药学学科发展报告

REPORTS ON ADVANCES IN PHARMACY

（2019—2020）

主编　孙咸泽　陈志南

第四军医大学出版社·西安

图书在版编目（CIP）数据

2019—2020 药学学科发展报告 / 孙咸泽，陈志南主
编 . —西安：第四军医大学出版社，2023.3
ISBN 978－7－5662－0969－6

Ⅰ.①2···　Ⅱ.①孙···②陈···　Ⅲ.①药物学-学科发
展-研究报告-中国-2019—2020　Ⅳ.①R9

中国国家版本馆 CIP 数据核字（2023）第 037009 号

2019—2020 YAOXUE XUEKE FAZHAN BAOGAO

2019—2020 药学学科发展报告

出版人：朱德强　　　责任编辑：土丽艳　　赵吉倩

出版发行：第四军医大学出版社
地址：西安市长乐西路 17 号　邮编：710032
电话：029－84776765　　　传真：029－84776764
网址：https：//www.fmmu.edu.cn/press/

制版：西安聚创图文设计有限责任公司
印刷：陕西天意印务有限责任公司
版次：2023 年 3 月第 1 版　　2023 年 3 月第 1 次印刷
开本：889×1194　1/16　　印张：22　　字数：500 千字
书号：ISBN 978－7－5662－0969－6
定价：168.00 元

版权所有　侵权必究
购买本社图书，凡有缺、倒、脱页者，本社负责调换

编 委 会

主　编　孙咸泽　陈志南

副主编（按姓氏笔画排序）

丁　健　丁丽霞　王晓良　孙飘扬　李　松　李　波
来茂德　吴春福　张晓东　陈凯先　黄璐琦　蔡东晨

编　委（按姓氏笔画排序）

丁　健　丁丽霞　于　航　于广利　大平东子　万　芳
马双成　王　欣　王　浩　王　琰　王志祥　王和枚
王美霞　王晓良　王爱国　王嗣岑　车明凤　方　宇
孔庆喜　叶　桦　田　侃　兰青山　冯　敏　司书毅
吕万良　吕建军　乔俊文　任　进　任　磊　刘　杰
刘国恩　刘新社　汤安邦　许　玲　许重远　孙利华
孙咸泽　孙飘扬　李　松　李　波　李国强　李雪宁
李德海　杨向民　杨秀英　杨国旺　来茂德　吴　晶
吴久鸿　吴传斌　吴春福　吴洽庆　吴嘉瑞　何　莉
何　勤　邱智东　辛华雯　汪秀琴　沈一峰　宋开超
张　文　张　玉　张　强　张　慧　张　聪　张卫东
张小波　张正威　张永清　张毕奎　张泽安　张重义
张晓东　张爱萍　陆　茵　陆伟跃　陈　孝　陈志南
陈明华　陈凯先　陈勇川　陈晓光　陈盛新　武新安
林　志　林文翰　林洪生　郑稳生　屈　建　赵　侠
赵　俊　赵秀丽　赵荣生　赵临襄　胡春燕　胡富强
姜力群　徐云根　高任龙　郭兰萍　郭明明　唐　娟
黄璐琦　曹　玉　章逸倩　尉　丁　彭代银　彭华胜
彭珂文　董朝晖　蒋建利　韩　丹　舒丽芯　游雪甫
甄雪燕　詹思延　解笑瑜　蔡东晨　谭晓川　缪丽燕
缪剑华　樊慧婷　魏　刚　瞿海滨

学术秘书　车明凤　何　莉　王献仁　孙文虹　文　瑾

前　言

为及时跟踪药学科技发展前沿,研究药学学科发展趋势,推动药学学科交叉融合和多学科协调发展,提出我国药学学科发展策略和建议,发布药学学科科研成果,提升服务科技创新和引领学科发展能力,中国药学会组织编撰出版了《药学学科发展报告(2006—2007)》《药学学科发展报告(2008—2009)》《药学学科发展报告(2010—2011)》《药学学科发展报告(2014—2015)》。2019年12月成立了以中国药学会副理事长陈志南院士为首席科学家的专家研究组。专家研究组经过认真调查研究、广泛搜集国内外期刊文献资料和数据,最后编撰成这本《药学学科发展报告(2019—2020)》。

本研究报告回顾总结了我国近两年来药学领域的新进展、新成果、新观点、新技术、新方法,比较全面地反映了我国药学学科发展的现状和水平。通过对我国药学学科发展现状的分析以及我国与国外药学学科发展现状的对比分析,客观地指出我国药学学科发展存在的问题与不足,并提出了我国药学学科发展中所面临的机遇与挑战。同时结合我国国情,提出了我国药学学科今后一段时期发展的思路和目标,以及实现这些目标应该采取的对策。

本研究报告分为"药学学科发展综合报告"和"药学学科发展专题报告"两大部分,专题报告分为十七个小节进行概括和总结,包括中国药学会所属十七个专业委员会的研究内容:药物化学、药物制剂、生化与生物技术药物、海洋药物、抗生素、药物分析、毒性病理、制药工程、中药资源、药物临床试验伦理学研究、药物临床评价研究、中医肿瘤药物与临床研究、医院药学、药物流行病、药物经济学、药学史、药事管理。本研究报告内容涵盖药学学科各领域,但因篇幅有限,有些专业和研究论文未及时收录,敬请谅解。

我们期望本报告能成为药学专业或相关专业技术人员不可多得的参考文献,药品监督管理人员可以借鉴的参考资料。由于编撰时间有限,疏漏及不当之处欢迎读者批评指正。

本报告在编写过程中,得到了国家药品监督管理局领导的指导以及我药学会所属各专业委员会的积极配合,谨致以衷心的感谢!并向为本报告的撰稿、编校、出版工作付出辛勤劳动的同志们致以深深的谢意!

中国药学会

2021 年 5 月

目　　录

Comprehensive Report

Reports on Special Topics

综合报告

药学学科发展现状

一、引言

习近平同志在党的十九大报告中提出的"实施健康中国战略",是以习近平同志为核心的党中央从长远发展和时代前沿出发,坚持和发展新时代中国特色社会主义的一项重大战略部署。"战略"将"健康中国"上升到国家战略层面,其中,大力发展医药行业更是放到了实施这一"战略"的优先位置。"战略"实施以来,至今已达三年,同时,2020年也是《国家中长期科学和科技发展规划纲要(2006—2020)》的最后一年,以及国家"十三五"规划的最后一年,在此期间,药学各学科与医药产业都得到了较快的发展。

近年来,药学领域发生了巨大的变革。2019年8月26日,中华人民共和国第十三届全国人民代表大会常务委员会第十二次会议修订通过了《中华人民共和国药品管理法》第二次修正案,并于2019年12月1日起正式实施,此次修订是继1984年颁布、2001年首次全面修订以来,对《中华人民共和国药品管理法》的第二次系统性、结构性地重大修改,将药品领域改革成果和行之有效的做法上升为法律,为公众健康提供更加有力的法治保障。与此对应的,我国自2002年9月15日实施的《中华人民共和国药品管理法实施条例》也于2016年2月6日进行了修订,该条例对《中华人民共和国药品管理法》有关条款进行了比较具体的解释,并依据《中华人民共和国药品管理法》立法宗旨和有关原则规定,针对药品监督管理工作的现实需要增加了新的规定和措施。

为优化药品审评审批工作流程,规范和加强药品注册管理,市场监管总局印发了《药品注册管理办法》;同时为落实药品全生命周期管理要求,加强药品生产监督管理,市场监管总局印发了《药品生产监督管理办法》。两个新版《办法》于2020年7月1日起正式施行。新版《生产监督管理办法》主要从全面规范生产许可、全面加强生产管理、全面加强监督检查、全面落实严厉处罚四个方面对药品生产全过程进行了规范,基本实现了与新修订《中华人民共和国药品管理法》及新修订《中华人民共和国药品管理法实施条例》的相互衔接。总体上看,新《生产监督管理办法》重过程、重监管、重责任,对企业遵守药品生产质量管理规范提出了更高的要求,客观上亦有利于药品质量的保障。

2020年7月2日,国家药品监督管理局、国家卫生健康委联合发布公告,正式颁布2020年版《中华人民共和国药典》。2020年版《中国药典》将于2020年12月30日起正式实施,其实施将有利于我国药品标准水平的整体提升,进一步保障公众用药安全,推动医药产业结构调整,促进我国医药产品走向国际，实现由制药大国向制药强国的跨越。

2017 年 6 月 19 日，国际人用药品注册技术协调会（ICH）2017 年第一次会议在加拿大蒙特利尔召开，会议通过了中国国家食品药品监督管理总局的申请，总局成为 ICH 正式成员。中国国家食品药品监督管理总局加入 ICH，有利于总局借鉴国际最新监管科学成果，吸收国际先进监管理念，进而提升我国的药品监管能力和水平，逐步参与和引导国际规则的制定，加强在国际组织中的话语权，也标志着国际社会对中国政府药品审评审批改革和中国医药产业的认可，意味着国际社会愿意接纳中国监管部门、制药产业和研究机构加入国际最高规则和标准的制定过程。这对于我们的监管体系和制药产业得到国际认可有着非常积极的影响。

2016 年 12 月 25 日，中华人民共和国第十二届全国人民代表大会常务委员会第二十五次会议通过了《中华人民共和国中医药法》，并于 2017 年 7 月 1 日正式施行。《中华人民共和国中医药法》是为继承和弘扬中医药，保障和促进中医药事业发展，保护人民健康制定的法律，其要求遵循中医药发展规律，建立符合中医药特点的管理制度，保持和发挥中医药特色和优势；坚持扶持与规范并重，大力扶持中医药事业发展，充分发挥中医药在医药卫生事业中的作用。同时，进一步规范中医药从业行为，保障医疗安全和中药质量。《中华人民共和国中医药法》的颁布实施，为中医药传承创新发展提供了坚实的法律保障。

为加强疫苗管理，保证疫苗质量和供应，规范预防接种，促进疫苗行业发展，保障公众健康，维护公共卫生安全，中华人民共和国第十三届全国人民代表大会常务委员会第十一次会议于 2019 年 6 月 29 日通过了《中华人民共和国疫苗管理法》，该法于 2019 年 12 月 1 日起施行。这意味着我国在疫苗管理领域的首次专门立法已经尘埃落定。疫苗是我们国家战略性和公益性产品，它不是一般的商品，其中很重要的原因是疫苗的主要对象是儿童，儿童是国家的未来，所以对疫苗管理制度的进一步总结经验、完善制度是十分必要的；同时，因为疫苗在管理上也有一些特殊性，质量要求也比较高，专门立法有利于增强立法的针对性、实效性和可行性。

另外，除了上述新修及新颁法律法规以外，近年来国家还相继推行了多项改革，积极推动我国医药事业良好规范发展。2015 年 8 月 18 日，国务院发布《国务院关于改革药品医疗器械审评审批制度的意见》，意见明确包括提高审评审批质量、提高仿制药质量、提高审评审批透明度等的主要目标，得益于此，我国药品医疗器械质量和标准不断提高，较好地满足了公众用药需要。2015 年 11 月 4 日，全国人民代表大会常务委员会决定授权国务院在部分地方开展药品上市许可持有人制度试点，允许药品研发机构和科研人员取得药品批准文号，对药品质量承担相应责任；同意国务院组织开展药品注册分类改革，提升药品质量，推进我国药品产业转型升级；推进药品审评审批制度改革，鼓励药品创新，提升药品质量，为进一步改革完善药品管理制度提供实践经验。2017 年 10 月 8 日，《关于深化审评审批制度改革鼓励药品医疗器械创新的意见》由中共中央办公厅、国务院办公厅发布实施，旨在促进药品医疗器械产业结构调整和技术创新，提高产业竞争力，满足公众的临床需要，深化审评审批制度改革，鼓励药品医疗器械创新。2019 年 10 月 20 日，《中共中央国务院关于促进中医药传承创新发展的意见》发布，该意见指出，中医药学是中华民族的伟大创造，是中国古代科学的瑰宝，也是打开中华文明宝库的钥匙，为中华民族繁衍生息做出了巨大贡献，对世界文明进步产生了积极影响。同时，也要求全面落实中西医并重的方针，建立健全遵循中医药规律的治理体系，坚实巩固中医药发展基础和大力推动中医药人才建设，切实把中医药这一祖先留给我们的宝贵财富继承好、发展好、利用好。

近年来，特别是党的十八届三中全会以来，我国医药卫生体制改革不断深化，人民健康状况和基本医疗卫生服务的公平性及可持续发展性得到改善。2020年7月16日，国务院办公厅发布了《深化医药卫生体制改革2020年下半年重点工作任务》，强调了加强公共卫生体系建设，深化实施健康中国行动，深化公立医院综合改革，深化医疗保证制度改革，健全药品供应保障体系以及统筹推进其他医疗相关重点改革的核心任务，坚持以人民为中心的发展思想，统筹推进深化医改与新冠肺炎疫情防治相关工作，把预防为主摆在更加突出的位置，把以治病为中心转变为以人民健康为中心，深化医疗、医保、医药联动改革，为打赢疫情防控阻击战，保障人民生命安全和身体健康提供有力支撑。

中国药学会继完成《药学学科发展报告（2006—2007）》《药学学科发展报告（2008—2009）》《药学学科发展报告（2010—2011）》与《药学学科发展报告（2014—2015）》之后，再次组织编撰《药学学科发展报告（2019—2020）》。中国药学会以促进我国药学学科发展、提高我国医药卫生健康产业水平为己任，不断努力，积极促进我国成为具有自主创新能力的药学基础研究与医药产业强国。

二、我国药学学科最新研究进展

（一）药物化学

药物发现是经济增长的驱动力之一，每年为全球GDP贡献数千亿美元。同时，它也是一个衡量国家创新能力的良好指标。为了成为世界领先的创新强国，提高国际地位，中国几乎在各行各业都进行了深入的创新体制改革。过去五年里，中国开展了全面的医药政策改革，中国制药业的发展重心开始向创新过渡，"重大新药创制"专项的持续实施，收获了数十种自主研发的新药。产业转型提高了对创新型人才和前沿技术的需求，这无疑促进了中国药物化学学科的快速发展，中国研究者在顶尖期刊上发表的学术论文占比不断增加。

尽管中国在新药创制领域发展迅速，但突破性的药物化学发现和创新仍由发达国家主导。革命性的肿瘤免疫疗法提供了新颖的肿瘤靶标，形成了抗肿瘤药物化学研究的新战线。蛋白水解靶向嵌合体（PROTAC）的巧妙构思提供了一种新颖的靶向方法，可能将极大程度地扩展可成药基因组。诸如DNA编码化合物库之类的新型筛选方法将继续加速药物发现过程。此外，在"大数据"时代，人工智能（AI）无疑将对未来的药物研发产生巨大影响。

通过比较中国和发达国家的药物化学研究现状可以发现，尽管中国研究者的文章发表量庞大，但在药物化学领域的源头创新仍然欠缺。此外，产学合作在中国的受重视程度不高，对学术研究的产出与转化产生了不利影响。尽管如此，国内的学科发展同样存在一些潜在的优势。中国监管机构为新药创制创造了极佳的环境；政府每年都为科研机构提供数以百亿计的科研基金；传统中医药仍是新药发现的"宝库"；制药产业更加重视环保与资源节约，这都为药物化学的长期和可持续发展奠定了基础。

通过分析并预测药物化学领域的未来方向可以发现，激酶作为一类被广泛研究且成药性高的靶标，将继续受到药物化学家的青睐。如何克服激酶抑制剂引起的耐药性以及如何将其临床适应证扩展至肿瘤之外是有待解决的难题。传统意义上难成药的目标，如 KRAS 和蛋白－蛋白相互作用（PPI）等正成为重点研究对象。这些靶标的调节剂将帮助我们更加清楚地认识它们的生物学意义和临床价值。构建结构新颖且复杂的新化合物筛选库对合成方法学研究提出了更高的要求，凸显药物化学与有机化学之间的共生关系。最后，随着计算资源的普及，计算方法在药物发现中起着举足轻重的作用，计算方法的进化是药物化学发展不可或缺的一部分。

（二）药剂学

药剂学是以解决临床用药为目的，研究药物剂型和药物制剂过程中的基本理论、处方工艺、质量控制和合理应用的综合性技术学科。目前，我国在药物制剂基础研究领域的总体水平与国外差距不大，尤其在基于纳米技术的高端制剂研究方面已经占有明显优势，但在高端制剂尤其是创新高端制剂的开发和产业化方面存在较大差距，仍然处于"药物制剂大国而非强国"的态势。

工业和信息化部《2018 中国医药统计年报》数据显示我国化学药品制剂、生物药制剂和中药制剂的生产品种共计 6076 个，其中只有 120 个高端制剂品种，仅占全部药物制剂品种的 1.97%，且多数为仿制产品。同时，6076 个药物制剂涉及生产企业共 1816 家，其中高端制剂生产企业仅154 家，占全部药物制剂生产企业的 8.48%。说明我国在创新技术应用能力、企业生产制造能力和高端制剂产出数量等方面存在明显短板。另外，我国药物制剂生产企业层次与其所处区域也有一定的关系，企业在各行政区域分布不平衡，华东地区拥有江浙沪鲁闽赣徽等省市群、华北地区拥有京津冀晋蒙等省市群，区域整体经济较为发达，药学院校、科研院所众多，在支撑高新技术产品产出方面具有得天独厚的资金、技术和人才优势。在高端制剂方面，全国拥有大于 10 家高端制剂生产企业的省市只有 5 个，其中江苏优势明显，其次是山东、上海、浙江和北京。

目前，我国在药物制剂基础研究领域已经拥有一批国家级高级学术和技术人才，随着学科交叉融合的持续深入和新技术、新方法的不断涌现，药剂的学科交叉、技术融合，显著提升了基础研究和应用研究的质量和水平。但目前制约我国成为药物制剂强国仍存在以下 5 个方面问题：理论创新发展问题、剂型与制剂创新问题、评价技术创新问题、智能制造与连续制造问题、应用型高端人才匮乏问题。对此，国家也相应地提出了"加强基础、保持平衡，创新发展、注重应用"的战略发展对策和 5 个方面战略布局：加强药物制剂克服生理屏障的机制及评价方法研究、开展药物制剂在病灶部位的释药机制及定量研究、加大创新制剂与原创剂型的设计与验证力度、推进智能制造和连续制造的学科交叉与联合攻关、加快药物制剂应用型高端人才的培养步伐。为实现我国药物制剂产品提质增效，由制剂大国向制剂强国转变提供理论、技术和人力保障。

（三）治疗性抗体药物

抗体作为现代科学研究的重要工具，在基因组学、表观蛋白组学等前沿领域具有不可或缺的作用，同时也是生物技术药物最主要和最成功的治疗产品。曲妥珠单抗（Herceptin，赫赛汀）是 FDA 通过的第 1 个用于实体瘤治疗的单克隆抗体。近 20 年来，靶向肿瘤的单克隆抗体基础和临床研究进展迅速，抗体药物成为当今发展最快，复合增长率最高的一类生物技术药物，发达国家都非常重视抗体药物的发展，通过各种计划或专项给予抗体药物研发支持，并取得了突出的成就。2018 年 6 月，在荷兰阿姆斯特丹举办的 Antibody Engineering & Therapeutics（AET）大会上，再次将治疗性抗体推向前沿，内容涵盖了抗体介导的肿瘤免疫治疗、新一代 ADC 及双特异抗体药物、新结构抗体类蛋白、抗体文库等进展。抗体药物的研发从第一代源于动物多价抗血清的抗体药物，历经第二代用杂交瘤技术制备的单克隆抗体，目前已经进入了第三代即基因工程抗体时代。抗体药物介导的靶向治疗已在肿瘤免疫治疗中占了半壁江山，是近年肿瘤综合治疗领域发展的生力军。

（四）海洋药物

海洋生态环境的特殊性和生物链之间密切的相关性，导致海洋生物产生丰富的结构多样性与新颖性。部分活性化合物对重大疾病具有潜在成药性，为新药研究与开发提供了大量模式结构和药物前体。近年，我国在海洋药源化合物源头发掘领域正主导国际研究方向，多学科融合正形成态势。在技术方面，以突破传统天然产物化学方法为核心的组合技术快速发展，包括分子网络系统、基因组操作技术、多组合色谱 - 波谱联用技术、化学 - 生物功能联合导向技术等，加速了药源分子快速、定向发掘；在生物资源方面，正向深远海独特生境（深渊、热液区、冷泉区、金属结合区等）发掘新生物资源，并由单一物种向共生体拓展，由大型生物向微生物（共附生菌）方向拓展。多种技术包括计算化学方法愈来愈多应用于药源分子的立体化学确定。针对天然药源分子含量低微难以深入成药性评价等技术瓶颈，以基因工程操作为主的合成生物学技术通过调控与激活关键基因达到高效表达目标产物，并发掘沉默合成基因簇以拓宽海洋生物资源的发掘潜力。化学合成方法学发展为海洋药源分子的规模化制备与结构优化提供了重要途径。海洋天然产物结构多样性为重大疾病和多药耐药等临床问题提供了大量潜在的药源化合物。功能研究从对疾病治疗向生物农业拓展。2019 年至今，我国海洋药物研发最具代表性之一的为自主研发的治疗阿尔茨海默病新药——"甘露寡糖二酸"（GV - 971）成功获批进入市场。该新药来源于海洋褐藻，可捕获 β 淀粉样蛋白（Aβ）和抑制 Aβ 纤丝形成，并通过调节肠道菌群失衡、重塑机体免疫稳态，具有降低脑内神经炎症和阻止阿尔茨海默病病程进展等特点，填补了国际在该领域 20 多年的研究空白。开发多个海洋微生物农药及植物免疫调节剂，并获得 10 个登记证，获得自主知识产权海洋鱼类疫苗两个一类新兽药证书，填补了国内的技术空白。海洋药物正成为带领我国创新药物率先走向国际舞台的引领力量之一，为推进健康中国建设增添蓝色动力，正形成"中国蓝色药库"雏形，以实现"海济苍生"的蓝色梦想。

（五）微生物药物与抗生素

微生物药物主要指来源于微生物次级代谢产物的临床药物，其中抗生素是微生物药物的主要代表。微生物药物一般是由丝状真菌、放线菌和细菌等微生物在繁殖过程中所产生的一类具有杀灭或抑制微生物生长及生理调节和治疗作用的物质，也可用人工合成或现代生物技术方法改造与优化制得。现主要通过利用微生物产生菌发酵后提取分离得到，或经半合成或生物技术转化或修饰获得。

抗生素的耐药性是一种普遍现象，是病原微生物面对抗菌压力，为了存活而采取的应对策略，自 20 世纪 40 年代首次引入青霉素就已出现。每一种新抗生素在应用 2 ~ 3 年后，都会出现细菌耐药现象，当出现临床相关的耐药性时，通常通过修改现有抗生素结构来解决，但对现有药物的交叉耐药性解决有限，因此需要开发全新的抗生素类别。当前，研发新型抗生素不仅仅是一个科学与技术问题，往往也要应对经济与商业问题的挑战。因此，国际健康卫生组织和负责任的大国都在致力于新型抗耐药菌抗生素研发的呼吁与布局。

综述近三年微生物天然产物权威期刊的研究内容发现，近年来对特殊生境真菌的研究越来越多，除了深海来源真菌依然是新颖骨架类化合物的重要源泉以外，中药内生真菌、红树林来源内生真菌发现的新颖次级代谢产物所占比例也越来越大。另外，从这些研究的通讯作者及通讯单位来看，中国学者在天然产物研究方向所占比重越来越大，已经成为国际上的第一军团。

目前，微生物药物及抗生素是国际原料药市场的重要组成部分。2018 年全球抗生素制剂市场规模在 420 亿美元到 450 亿美元，并将在接下来的六年时间内以年均 4% ~ 5% 的复合增长率不断扩大，最终可能会在 2024 年达到接近 600 亿美元的规模。

（六）药物分析

药物分析学已被运用到药物质量控制、毒物分析、临床药物分析及体外药物分析等领域。近年来，生物医药卫生科学的发展也对药物分析技术提出了更高的要求。

在化学药物分析技术领域中，《国家药品安全"十二五"规划》提出了化学药物一致性评价的重要要求，要求杂质谱一致、稳定性一致、体内外溶出规律一致，以期仿制药的质量。而具有高灵敏度的 GC – MS、LC – MS 联用技术，通过衍生化法将反应活性强或者不稳定的基因毒性杂质转化为稳定的化合物进行测定的药物分析技术在基因毒性杂质检测方面更是得到了广泛的应用。化学药物的药代动力学研究可以阐明药物在人体内的吸收、分布、代谢和排泄的动态变化规律，是全面认识人体与药物间相互作用不可或缺的重要组成部分，也是临床制订合理用药方案的依据。近年来，多种药物分析方法应用到药物代谢动力学的研究中，并与酶联免疫吸附试验、放射性同位素示踪技术、活体成像技术等方法联合使用，互为补充，提供更为可靠的数据。除此之外，药物分析在药物活性成分检测与非法药物检测中也发挥了重大的作用，极大地促进了药物有效成分作用的发挥，控制了药物中有害成分对公众健康的重大威胁。

长期临床实践证明，中药拥有不可替代的疗效和应用潜能。中药成分复杂，单一化学成分的检测往往难以解决其质量控制的问题。近年来，多级质谱结合色谱技术以及一测多评法作为新的多指标同步检测的方法，逐渐成为中药质量评价的主流方法。而针对重要的整体观和协同作用，由刘昌孝院士建立的"质量生物标记物"方法也已经在中药有效性分析的过程中得到了更多的应用。另外，系统生物学、转录组学以及疾病基因网络等方法也进一步用于中药有效性的机制研究。

除此之外，不同类型的色谱质谱的联用技术、高分辨率质谱、质谱成像技术、微流控芯片技术以及光谱技术等的发展，都极大地丰富了药物分析技术的检测手段，提高了药物分析的准确度，未来药物分析技术将继续形成与多学科交叉融合的特点与优势，做好药学学科发展的眼睛。

（七）毒性病理学科

药物安全性居药物三个基本要素的首位，药物安全性评价是新药进入最终临床试验和上市前的必要程序和重要步骤，而毒性病理学是药物安全性评价的核心基础，发挥着不可替代的重要作用。通过毒性病理学的检查，能够判断药物造成病理损伤的部位、程度、性质和预后等基本问题，为药物安全性评价提供最重要的依据。目前我国毒性病理与发达国家相比存在较大的差距，主要是诊断标准不统一、操作规程不规范、专业技术水平参差不齐、缺乏培训和考核体系等。这严重影响了药物安全性评价的质量和科学性、可靠性，也是中国创新药进入国际市场、获得国际认可急需解决的关键瓶颈和技术壁垒。

中国药学会毒性病理专业委员会于 2015 年 3 月 19 日在北京成立，这是我国首个毒性病理学专业委员会。在成立大会上，十一届全国人大常委会副委员长、中国药学会理事长桑国卫院士出席并讲话，标志着我国临床前药物毒性病理学研究领域开启了新里程。毒性病理专业委员会的成立为我国从事临床前毒性病理学专业人员搭建了一个高水平的学术交流平台、与国际同行交流的窗口以及与政府监管部门交流的通道，必将为国家创新驱动发展战略的实施及医药卫生健康事业的发展做出贡献。

近年来，随着生物医药产业的蓬勃发展，新型药物和新技术方法不断涌现，人工智能技术、大数据等先进技术的应用为临床前安全性评价乃至毒性病理学带来了极大的机遇和挑战。同时，生物医药研发企业的不断扩大，专业性极强的毒性病理学人才需求日益增加，因此，必须进一步加强人才培养，建立毒性病理学专业人员的资格考核和评定体系，为我国新药研发提供后备力量；同时应继续开展多种形式的学术交流和培训，努力提高专业技术水平；加强与国际同行的广泛交流与合作；努力发展新技术方法与国际接轨。

（八）制药工程学科

制药工程学科是一门建立在药学、化学、工程学、生命科学和管理学基础之上的新兴交叉学科，主要研究制药过程中的工程技术和生产现场管理问题。制药工程可分为化学制药工程、中药制药工程、生物制药工程以及药物制剂工程。化学制药工程侧重于利用技术手段解决化学药物生产过程中的工程技术问题，实现化学药物的规模化生产，工程技术特征较强，是制药工程的主要部分。近些年，化学制药工程领域大量新技术、新工艺研发并应用，例如分子蒸馏技术、不对称催化技术、生物催化技术、微反应连续流技术以及医药智能制造技术等，极大地促进了制药工程的发展。

中药制药工程的核心内容是研究中药制药工业过程规律及解决生产实践中单元操作系统中的工

程技术问题，是实现中药现代化的重要组成部分。自 2019 年 10 月 20 日，中共中央国务院发布《关于促进中医药传承创新发展的意见》后，伴随着中药生产技术水平的提升，中药制药工程水平也得到不断发展。近红外光谱、太赫兹光谱的广泛应用，中药智能制造的大力推进，中药连续制造的推行，都极大地加速了中药制药工程的发展。同时，国内诸多高校开设的中药制药专业，也为中药制药工程产业培养了大量的储备人才。

生物制药工程包含微生物制药工程和以基因工程为核心，组合运用细胞工程、酶工程、发酵工程和蛋白质工程的现代生物制药工程。生物制药工程的发展至今已近百年，特别是近年来得益于新传感技术的应用、新型动物细胞培养装置的使用、分离纯化技术和合成生物技术的发展，生物制药方面取得了大量的科技成果。单是 2019 年，国内就有拓益、宏汉霖、甘露特钠胶囊等多个生物制药领域的重磅新闻。

近年来，现代药物制剂技术取得了一系列进展和突破，制剂新技术和新方法的发展及其与生命科学、工程科学等学科的进一步交叉融合，为药物制剂创新、改革发展和新技术的产业化提供了前所未有的机遇。如微针经皮给药技术、抗肿瘤药物/支架组合体、3D 打印技术、微流控技术等多种创新技术的应用，也推动了药物制剂的革新。目前，我国的药剂学历经了从仿制为主到仿创结合的过程，产业结构优化升级，竞争力得到加强。但由于长期对于药物制剂技术的忽视，我国制剂水平相对于发达国家还处于落后水平，在药物制剂研究已发展到根据体内反馈情报靶向于细胞水平的第四代给药系统的关键时期，我国应抓住机遇，大力发展药物制剂技术，争取在最短时间内完成弯道超车，成为药物制剂的强国。

（九）中药资源学

中药资源是中医中药的源头，是中医药事业传承与发展的物质基础。中药资源因其重要性已成为国家战略性资源。中药资源学是在生物分类学、生态学、地理学、生物化学、天然药物化学等学科基础上发展起来的一门多学科、跨学科并兼有管理学科性质的新兴学科，是研究中药资源的种类、数量、分布、时空变化、合理开发利用和科学管理的学科。

近两年，中药资源学基础理论研究在原有理论的基础上，正持续不断地向前发展与创新。中药资源学基础研究的核心是阐述中药资源的质量、评价、保护及其可持续利用。通过对中药资源的不断研究，可以发现新的药用资源、提升中药材质量、保障临床用药安全有效。中药资源学科的研究对象和研究思路十分广泛，采用分子生药学等多学科交叉手段从宏观到微观综合分析。中药资源学科理论研究主要体现在中药资源种类、分布及区划、道地药材形成机制、药用植物育种与栽培、中药资源生态及环境适应性、中药资源品质与评价及中药有效成分生物合成与调控等方面。近几年，道地药材形成机制、品质评价、有效成分生物合成与调控等分子生药学研究，药用植物育种与栽培研究领域中药材种植连作机制的揭示，中药资源生态与环境适应性研究领域中微生态和微进化研究等是中药资源学领域存在的热点和难点问题。从以上研究内容不难看出，目前大多数研究均体现了中药资源基础研究与现代生物学科（如分子生物学、生物信息学、系统生物学、合成生物学等）和多种组学技术的有机结合。中药资源的科学研究成果主要集中在道地药材形成机制、药用植物分类研究、药用植物育种与栽培、中药资源生态与环境适应性、中药资源品质与评价及中药有效成分生物合成与调控、中药资源学与其他学科的融合建立等方面。这些研究的科技硕果为中药资源的质量、评价、保护、开发及其可持续利用提供理论基础和实践依据。

虽然近几年中药资源学科发展迅猛，研究成果颇丰，但是部分研究领域仍然存在一定不足，如道地药材的多角度、深层次、系统性研究，中药资源开发和保护研究，中药基因资源及其可持续利用研究等。因此，未来中药资源学科发展方向主要包括中药资源调查及动态监测、珍稀濒危中药资源保护、道地药材成因及产地追溯研究、中药生态农业及土壤修复、中药资源开发及循环利用、中药资源合成生物学、中药资源经济学等研究。随着中药资源基础理论的不断发展和多种组学及现代生物技术的不断提高，相信在不久的将来，中药资源学领域一些重点和难点问题也将迎刃而解。同时，我们期待未来 10 年内，在中医理论指导下，结合数据科学、信息技术、生物技术等国际前沿科学技术，中药资源学科发展成为一门资源管理数字化、资源保护立体化、资源利用生态化、科学研究分子化、人才培养复合化的国内一流学科。

（十）中国医学研究伦理学

总体来说，中国伦理委员会的组建以及医学研究伦理审查工作是沿着欧美国家，特别是美国伦理委员会和伦理审查制度的足迹一步步走过来的。在此过程中经过不断扬弃，从完全照搬到逐渐加入自己的核心文化和价值观，结合中国国情，最终形成自己的特色。

中国的伦理委员会最初是以医德医风建设为目的出现的，伦理审查只是其辅助职能。这主要是因为当时国内临床医学研究不够活跃、临床医学研究的国际合作尚不多。随着现代科技革命的迅猛发展，生命科学和医学研究中伦理学问题不断涌现，医院伦理委员会被赋予了重要的使命，即如何在临床医学研究中保护受试者的安全、健康和权益，伦理审查也逐渐成为伦理委员会的主要职能之一。

在中国，医学研究发展中出现的新的伦理问题和挑战与研究伦理的发展相伴相生，促成了医学研究管理和伦理审查工作的螺旋式进步。2018 年 11 月 26 报道的贺建奎"基因编辑婴儿"事件成为当年震惊全球科学界的事件，一时间国际上指责中国研究缺乏伦理底线的声音甚嚣尘上，引发国家卫健委和科技部开展调查工作，最终贺建奎等相关人员因此获刑。国家卫健委紧急行动，于 2019 年 2 月 26 日颁布了《生物医学新技术临床应用管理条例》（征求意见稿），开宗明义强调制定本条例的目的是"规范生物医学新技术临床研究与转化应用，促进医学进步，保障医疗质量安全，维护人的尊严和生命健康"，并且开创性地提出生物医学新技术临床研究实行分级管理，中低风险生物医学新技术的临床研究由省级卫生主管部门管理，高风险生物医学新技术的临床研究由国务院卫生主管部门管理。时隔 1 个月后的 2019 年 3 月 29 日，《体细胞治疗临床研究和转化应用管理办法（试行）》（征求意见稿）应运而生，国家卫健委强调："为满足临床需求，规范和促进体细胞治疗临床研究及转化应用，依照《中华人民共和国药品管理法》和《医疗机构管理条例》等法律法规，制定本办法。"

（十一）药物临床试验行业发展报告

2004 年 2 月 19 日，原国家食品药品监督管理局和卫生部共同制定了《药物临床试验机构资格认定办法（试行）》，并由此开始实施药物临床试验机构的资格认定。截至 2019 年底，全国药物临床试验机构资格认定数量增长幅度达近十倍，目前已达 886 家，主要分布在广州、江苏、北京等医疗水平较高的区域。2019 年 12 月 1 日施行的《中华人民共和国药品管理法》，将药物临床试验机构由资质认定改为备案管理，截至 2020 年 9 月底，已有 739 家医院完成药物临床试验机构备案，按照现有备案速度，预计 2020 年底药物临床试验机构资格备案数将超过药物临床试验机构资格认定数。

2013 年 9 月 6 日，国家食品药品监督管理总局通过其官网发布了 2013 年第 28 号公告，要求凡获国家食品药品监督管理总局临床试验批件并在我国进行临床试验的，均应在本平台进行登记与信息公示。截至 2020 年 8 月，平台共登记临床研究 11 372 个，登记数量自 2016 年始，整体呈稳定上涨趋势。

2005 年，四川大学华西医院吴泰相教授和李幼平教授团队建立中国临床试验注册中心。2007 年，卫生部指定其代表我国参加世界卫生组织国际临床试验注册平台。从对过往登记的临床研究类型分析来看，目前在中国临床试验注册中心登记的临床研究绝大部分都是研究者发起的临床研究。近十年间，中国临床试验注册中心登记的临床研究呈逐年上涨的趋势，目前已累计 36 000 余项，项目登记区域同样集中在上海、北京、广州等地。整体来讲，随着中国大陆药物临床试验相关政策与法律法规的完善，药物临床试验的数量与质量逐渐提升。

（十二）中医药肿瘤临床试验的科学评价

尽管世界范围内的患者和医疗工作者对中草药都有着越来越广泛的使用和越来越多的兴趣，但中草药在肿瘤学方面的高质量临床试验仍然有限。我们针对科学严谨设计的临床试验提出了建议，以评估其对肿瘤患者的安全性和有效性。为了实现这一目标，中国药学会中医肿瘤药物与临床研究专业委员会召集了一个由临床肿瘤学专家、中医专家、临床研究人员、生物统计学家以及行业和政府代表组成的工作组，以制定中医肿瘤药物临床试验的原则和方法。他们根据治疗目的确定了两类药物研发方向：以延长生存为主和以症状管理为主。工作组还强调采用适当的国际标准评价中草药效果，并根据中医特点制定更适宜的标准化中医诊断标准、治疗方法和结局评价。这些建议旨在改进研究设计和方法，以推动更严谨、科学的肿瘤中医药临床研究。

（十三）医院药学

我国医院药学学科建设的进展表现为：确立临床药学专业学制教育与培养临床药师；推动药师参与临床合理用药；发挥中国药学会医院药学专业委员会组织引领作用；开展医院药学学术活动与国际交流；出版医院药学学术期刊与系列教材；评选国家临床药学重点专科建设单位等；截至 2019 年底，国家卫生健康委员会委托中国医院协会将 262 家医院建设为国家临床药师培训基地，累计培训 14 498 名临床药师和 2071 名临床师资；委托中华医学会临床药学分会开设 153 家临床药学学员培训中心和 36 家师资培训中心。中国药学会医院药学专业委员会始终把学术活动和学科建设放在首位：与清华大学及西安杨森制药有限公司联合举办"清华大学国际创新管理（医院药事管理）研究生课程进修项目"，迄今办班十一期，为医院培养 618 名具有现代管理理念的新型药学科主任；不断探讨医院药学学科研究目标与任务，拓展学科建设内涵与外延，发表系列论文并出版专著《中国医院药学学科发展史》；搭建学术交流平台，加强与兄弟学会的合作与交流，扩大学术影响力；积极参与国际交流，引领中国医院药师走向世界；2020 年 4 月 21 日，国际药学联合会（FIP）正式发布由中国药学会医院药学专业委员会制定的中英文版《新型冠状病毒肺炎临床合理用药专家共识》，为全球共同抗疫贡献出"中国经验"与"中国智慧"。

通过查阅近 20 年来国内外医院药学文献，借助文献计量学与 CiteSpace 软件，比较国内外医院药学学科进展：国外医院药学研究始终重视"药学服务"和"教育"，"care"和"education"作为关键词频次高达 1419 次，占 44.3%；国内文献中"教育"却未进入关键词频前列，"服务"仅占 7.4%；最近几年出现的相关文献突现词"interprofessional education"（跨专业教育）、"medication reconciliation"（用药比对），值得我们高度关注；国外医院药学文献共被引次数前三位（78 次、68 次、55 次），依然与"药学服务"和"教育"有关，再次证明这是全球医院药学的研究重点。

我国医院药学学科未来发展应该重视解决以下问题：抓紧医院药学学科建设，完善临床药学教育体系，推动相关法律法规建设，全面推进药学服务。国际药学联合会（FIP）关于医院药学未来发展的巴塞尔声明修订版的亮点为：首次提出"药物尽责使用"的概念，并阐述具体含义；进一步明确医院药师的职责；扩大医院药师的职责和权限；首次提出"七个正确"概念；"合作处方"成为一种新的处方模式得以加速推广。FIP 对于健康的全球性视角 2020 年发展远景：提升药学实践与科学水平，使患者受益。美国卫生系统药师协会对医院药学的展望：未来医院药学的发展，行业使命必须是以患者为中心、满足患者个体的用药需求；在医院持续提升医疗质量、为患者提供更优质服务发展的过程中，药师地位将越来越重要。

（十四）药物流行病学

本文介绍了药物流行病学国内外的研究进展，同时对该学科的研究趋势和发展方向提出了预测和建议。近年来，国内药品不良反应（ADR）的自动监测和药品不良反应的主动监测更加深入，从而提高了药品不良反应的报告效率与质量，减少不良反应漏报病例，共享了药物安全性警示信息。国内学者利用数据挖掘技术对 ADR 信号进行了挖掘和评价，能够及时、准确地发现危害人类健康的药物，为人们安全用药提供参考依据。吉向敏等选择了药理学网络模型（PNM）等对药品不良反应进行了预测。此外，国内真实世界电子诊疗数据得到了进一步利用。吴嘉瑞团队近几年来共完成了 120 项中药注射剂 Meta 分析研究，涉及 32 种中药注射剂和 31 种疾病，这为中药注射剂的再评价提供了范例。中国药学会药物流行病学专业委员会在系统综述国内外药物流行病学研究方法学标准或指南的基础上，制定出了符合我国国情的药物流行病学研究方法学指南。国外多个国家目前已经启动对上市后药品安全性主动监测系统的建设，其中的典型例子就是美国的哨点计划（FDA's

Sentinel Initiative）。近年来真实世界证据（RWE）在理念、立法与实践方面均有重大的突破，而利用真实世界数据（RWD）通过恰当的设计和分析产生RWE，也已成为学术界、工业界和监管机构共同关注的话题。由WHO成立的国际合理用药监测网、欧洲药物流行病学和药物警戒中心网络、欧洲抗菌药滥用监测网、亚洲药物流行病学合作网络等合作网络或组织在促进不同国家或地区间药物利用比较研究发挥了重要作用。药物流行病学研究中几乎总是遇到各种类型的偏倚，因此，选择偏倚及其控制、信息偏倚及其控制、混杂偏倚及其控制是药物流行病学研究最活跃的领域。药物流行病学未来发展的趋势是医疗大数据研究从"数据挖掘"向"数据耕耘"转换，真实世界研究愈来愈广泛，循证药学研究进一步发展。今后要加大政策引导，加大对药物流行病学研究的支持，鼓励机构合作和国际交流，健全药物警戒数据体系，借鉴国外的ADR救济制度，逐步建立适合我国国情的ADR救济制度。

（十五）药物经济学

随着政策需求逐步明确和学科能力不断提升，药物经济学在中国医改相关政策中的证据支持作用越来越凸显。2017—2019年，国家医保相关部门连续三年开展了药品准入谈判工作，并明确要求参加谈判的医药企业提交药物经济学评价和预算影响分析研究报告等相关材料，不断强调药物经济学证据的重要性。同时，随着中国按疾病诊断相关组（DRGs）付费方式改革的持续推进，药物经济学在医院药品遴选和临床合理使用方面也将发挥更大的作用。

药物经济学评价是药物经济学的核心内容之一，旨在识别、测量和比较不同医疗干预措施的成本和健康产出。近两年，国内外学者持续聚焦于药物经济学评价研究设计中的关键要素，并取得了一定的方法学上的研究进展。主要包括：构建了基于中国人群偏好的EQ-5D-3L、EQ-5D-5L和SF-6D量表效用积分体系，从而促进健康产出指标的准确测量；基于分区生存模型和离散事件模拟模型（DES）等新的模型技术开展药物经济学评价；采用网状荟萃分析（NMA）对缺少头对头疗效比较证据的两种药物进行药物经济学评价；使用相关统计分析方法（多元回归分析、分层分析和倾向评分分析等）进行因果推断，从而获得更准确的RWE并应用于药物经济学评价。

目前，中国药物经济学的高校教育经过近十年的发展，课程体系已逐步完善，师资力量也不断增强。除了高校外，各大科研院所、行业协会和医疗机构等也已纷纷开始涉足药物经济学研究。为了指导中国学者更加规范地开展药物经济学研究，提升研究质量与水平，中国药学会药物经济学专业委员会在刘国恩主委牵头下编写了《中国药物经济学评价指南2020（中英双语版）》。此外，中国学者还编写了多部药物经济学方法学相关书籍或教材，促进了药物经济学在中国的发展和推广。

未来中国的药物经济学将在基础研究和应用转化方面继续发力，不断提升研究质量，为优化医保药品遴选和促进临床合理用药提供更多高质量的证据支持，进一步助力中国医改的循证决策。

（十六）药学史与本草学研究进展

药学史与本草学是中药学研究的基础，是中医药科研体系的重要组成部分，其主要研究内容包含了药学史研究、本草考证研究及本草考古研究三个方面。

近年来，随着中医药的繁荣发展，药学史的研究逐渐受到学者的关注。药学史的研究内容包括许多方面，如古代药学史、近代药学史（特别是西药的传入及在国内的发展历史）、中外药物交流史、药材生产经营厂店史与名优成药史、地方药事史、药商发展史、药材集散史、药学机构史、药学教育史、人物史、与医药有关的民俗研究等；药学史的研究主要从期刊论文、专业委员会学术会议论文、学术著作、地方志、实地查访等方面展开。

对本草进行考证研究，理清中药源流，为中药的品质评价提供指导。中国特色的传统药物学在古代称为"本草"，寓意"以草为本"。对本草进行考证研究即是研究中国特色药物在历史朝代中的沿革与变迁，这一研究包含许多内容，如古今中药基原的延续与变迁，中药道地性的历史依据，中药质量评价的继承与变革。

2018年，黄璐琦院士结合本草学与考古学的学科领域创造性提出本草考古的学科概念。本草考古是系统研究考古出土药物或药物相关遗存的新方向，是考古学与本草学的交叉领域，不仅服务于考古学，也是本草学的重要领域，它们共同的目标均是认识和了解古代人类与预防疾病、治疗疾病的历史，包括药物的利用，进而阐述人类医药文化的发展过程。

本文通过梳理近年来药学史及本草学的研究进展，旨在关注药学史的研究动态，指导药学研究新方向；理清本草源流，阐述本草道地性，为本草学的质量评价研究提供依据；揭示本草起源、变迁的规律，获得新的发展契机。

（十七）药事管理

药事管理学教育总体规模稳定，高校加大学科建设投入。国内400余所设立药学类专业点的高校中，13所高校设立了药事管理专业，23所高校自主设立了药事管理相关二级学科，2所高校自主设立了与药事管理相关的交叉学科，6所高校为博士学位授予点，2所高校入选"双一流"学科。近两年，培养学术型博士硕士130余名，专业硕士110余名，各专业研究生毕业答辩学位论文涉及药事管理领域专题582篇，出版教材18部，建有国家级实验教学中心2个，国家虚拟仿真实验教学中心2个，省部级教学中心有4个。

药事管理学术研究活跃，智库建设助力监管科学发展。2018—2019年，48所院校65项药事管理相关专题获得国家社会科学（15项）、国家自然科学（30项）和教育部人文社科基金项目（20项）立项资助。近两年，中文科技期刊上发表的药事管理学术论文近万篇，其中约2600篇发表在中文核心期刊，出版专著36部。新增药事管理研究平台9个，药品监管科学研究院（中心）7个。监管科学研究基地的建设，集中了优势学科资源，传导了药品监管科学创新压力，刺激了各高校对药事管理学科的投入，对学科发展极好。

药事管理实践"产学研用"深度融合。以院校、协会或科研单位为中心，通过各类学术会议、论坛、峰会等活动，促进政府机关、医药产业、院校科研单位及社会其他主体对药事管理学科相关的问题进行探索交流和研究，促进我国医药产业的健康快速发展。

应用医学主题词对中外学术论文进行分析，中外研究热点不尽相同。共同关注的有药品法规、药物利用、药师和医药产业。不同之处在于，国内论文关注药房管理、医院药学服务、药物治疗管理主题更多，仍以"医院药事管理"为主体；而国外论文对于社会科学、调查研究、用药差错、药物误用等关注更多，更具"社会与管理药学"特征。

得益于国内医疗机构巨大的处方调配、医嘱审核工作量，医疗机构药事管理的集约化、信息化、智能化学术论文发表量已超过或接近 PubMed 检出量，涉及静脉输液集中配制（PIVAS）管理，信息化，自动化发药，智能药房，临床药学信息系统，处方监测项目（包括处方点评、处方前置审核、住院医嘱监测干预等）等方面。大数据挖掘进一步促进了药事管理、科学监管的发展。

目前药事管理呈现以下四个特点：一是多学科对药事管理领域关注（表现在基金和研究生学位论文上），随着学科交叉融合的深入，未来药事管理可能分化出多个亚学科亚专业。二是学科研究热点受政府需求驱动，未来药事管理智库对各领域规划和决策将会发挥积极作用。三是学科发展不断借鉴学习国外先进理论和经验，未来可在智能化、信息化和大数据挖掘上领先国际同行。四是药事管理专业人才培养规模将继续扩大，未来可借助高校的人才高地辐射效应壮大师资队伍。

三、我国药学发展现状与趋势展望

近年来，我国药学学科与医药产业均发生了前所未有的变化，药学学科基础研究突出数量多、比例大、质量高的特点，而医药产业也同样获得了突飞猛进式的发展。2020 年 10 月 3 日，张伯礼院士在第四届健康投资创新生态大会上发言："医药产业是一个朝阳产业，创新技术向医学应用层面转化迅速，老龄化社会促使医疗需求进一步加大。要推动医药创新发展，推动传统产业的结构升级换代，更要重视资本在医药创新行业中的重要作用，为创新、创业、企业提供有力的资金支持。"发言表达了对医药行业发展前景的看好，鼓励大家在当前形势下，继续挖掘医药事业发展的潜力。医药产业具有关乎国计民生的特性，随着国家经济的发展，人们对高水平医疗条件和生活健康水准都提出了越来越高的要求。人们对生活质量提高的诉求要求我们医药行业更快更有目标地发展，这也决定了我国医药产业在未来一定会向好的方面发展的。

近年来，我国生物医药市场规模逐步上升，已经从 2015 年的 1.62 万亿元增长到了 2019 年的 2.47 万亿元，五年间市场规模增速最低为 8.8%。虽然我国的生物医药市场规模逐步增大，但我国生物医药市场结构却发生了小幅变化，其中医疗器械市场占比增长明显，市场占有率从 2015 年的 19% 增长到了 2019 年的 25%，增幅达 6%；生物药市场占比同样有一定的扩大，五年来，市场占比由 9% 增长至 12.5%，增幅为 3.5%；与此相应，化学药与中药的市场占比则分别由 47.8% 和 24.2% 下降到 41.9% 和 20.6%。然而这并不意味着化学药和中药的市场衰败，恰恰相反，相比较于 2015 年二者的市场规模，到 2019 年化学药与中药的市场规模不减反增，分别增长了约 0.26 万亿元与 0.12 万亿元，市场前景仍然看好。

近年来，我国医药申报数量也逐年增加。据统计，2019 年全年，以受理号计，CDE 共承办新的药品注册申请 8056 个，预计未来几年会保持稳中求进的趋势。从申报受理类型的占比来看，化学药始终占据着我国医药申报的主流地位，年均申报比例在七成以上；中药占比稍有减少，相比较于 2016 年，2019 年度申报受理比例降低了 1.7%。但由于申报总量的大幅增加，实际上中药申报的数量增加了约 140 个。整体来讲，各类药物的申报受理均处于上升的势头。

近五年来，我国医药领域专利申请数量呈现逐年下降的趋势，数量逐年减少。2016 年我国医药领域专利申请数量为 11 956 件，但至 2019 年专利申请数量仅约 2400 件，申请数量大幅下降，下降速度逐年增加，这一现象说明了医药创新的竞争越来越激烈。而专利申请的类型及比例相对固定，制备方法、组合物与制剂始终占据主导地位，其他类型申请比例相对不固定。

这些变化都呈现出一种医药产业积极向上的态势，发展势头迅猛，但其过程也十分坎坷。例如，2019 年底爆发的新型冠状病毒引起的急性呼吸道传染病，更是在很大程度上考验了我国乃至全球医学研究者的能力与水平，也在某种程度上影响了部分医药行业者以及整个行业的发展。2021 年是"十四五"的开局之年，各药学学科与药学产业应在梳理"十三五"期间医药产业发展取得的成就与存在的问题的同时，融会贯通，找到一条适合于"十四五"的切实可行且行之有效的发展方式。

现阶段，新药研发日益增多，模型分析技术在药物研发中的应用越来越广泛。为鼓励创新药，提高研发效率，引导基于模型的分析方法在药物研发中的合理使用，2020 年 8 月 3 号，国家药品审评中心组织起草了首个《模型引导的药物研发技术指导原则》（征求意见稿）。模型引导的药物研发即是通过采用建模与模拟技术对生理学、药理学等疾病信息进行一系列整合与研究，有针对性地指导西药研究与开发的研究模式。模型引导的药物研发技术可应用于药物研发的各个阶段，从非临床到首次临床数据转化再到药物上市后的获利分析，从企业内部研发决策到监管部门提出意见都可以看到模型引导的药物研发技术的身影。在美国，以模型引导的药物研发于 2017 年被《处方药使用者付费法案》（第六次修订版）正式认定为高效和有效药物开发的重要推动因素，并被纳入《处方药使用者付费法案》（第六次修订版）在 2018—2020 年度财政绩效目标和流程中，着力将模型引导的药物研发技术整合到更多的药物应用中。而在国内，在原国家食品药品监督管理总局发布的指导原则中，也同样推荐模型引导的药物研发技术能够在《成人用药数据外推至儿科人群的技术指导原则》《抗菌药物药代动力学药效学研究技术指导原则》等原则中，预计在未来几年内，模型引导的药物研发技术会作为一种行之有效的技术方法广泛成熟地运用在药学研究的各个领域中。

2019 年 3 月 5 日，十三届全国人大二次会议开幕，"支持中医药事业传承创新发展"被列入重点工作任务，这是连续第三年政府在工作报告中强调"支持"中医药事业的发展。党的十八大以来，习近平总书记多次对中医药工作作出指示，强调要遵循中医药发展规律，传承精华，守正创新，加快推进中医药现代化、产业化，坚持中西医并重，推动中医药和西医药相互补充、协调发展，推动中医药事业和产业高质量发展，推动中医药走向世界，充分发挥中医药防病治病的独特优势和作用。运用现代科技成果，加快推进中医药现代化，完善中医药理论，提升中医药学术水平，增加中医药服务供给，满足人民日益增长的中医药需求，建设健康中国。

　　AI 研发新药是指通过 AI 的深度学习技术，结合大数据分析等手段，在众多的化合物中准确、快速挖掘和筛选合适的化合物，用于新药的研究，这样就使新药的研发成本降低、研发周期大为缩短，较大程度地提高了新药研发的成功率。据报道，IBM 公司建立了一个名为 RoboRXN 的云端制药实验室，将 AI 模型、云计算模型和机器人结合在一起，帮助科学家远程设计合成新分子。如今，RoboRNX 仍以 90％ 的正确率位居依据数据处理进行化学反应预测的人工智能技术之首。在研究者极为关注的药物活性、安全性和毒副作用方面，以及在与 AI 结合的药物研发中，有机会通过 AI 寻找捷径，省略其中的步骤，缩短研发周期，进而减少研发成本。目前，AI 借助深度学习，在抗肿瘤药、心血管药和常见传染病治疗药等领域取得了新进展和突破。新药研发是非常漫长的过程，人工智能在新药研发中表现出色，或许已经成为药物研发不可或缺的一部分，为药物研究创造了无限的想象空间。

专题报告

药物化学学科研究进展

一、引言

药物化学是一门以化学为基础的交叉学科，涵盖生物学、医学和药物科学等方面的知识。药物化学的任务包括活性化合物的设计、发现与制备，活性化合物的代谢研究，在分子水平上阐明药物的作用模式，构效关系的建立。

药物化学对现代药物发现与发展起着至关重要的作用。21世纪前，大多数药物是凭经验和运气发现的，通常是先发现新药后研究其作用机制和作用靶点，再对其进行优化设计。21世纪后，随着结构蛋白组学及其测试技术的发展，许多与疾病相关的靶标被确认和分离出来，并得到了其三维结构乃至药物与靶标复合物的三维结构，使药物化学家能够更好地分析药物和靶标分子的实际作用情况，为药物分子的模拟设计奠定了基础。从蛋白质到先导化合物，再对先导化合物进行优化和评价是一个循环反复、螺旋上升的过程。

药物化学既要研究化学药物的结构、性质和变化规律，又要了解药物作用于人体的生理生化效应和毒副反应以及构效关系。有人比喻，如果现代药物化学是一只鼎，那么支撑这只鼎的分别是化学、生命学科和计算机技术。创制新药是涉及多学科、多环节的探索性系统工程，是集体研究的成果。计算机辅助药物设计（computer-aided drug design，CADD）、高通量筛选（high-throughput screening，HTS）以及高效的化合物合成技术的良好配合，极大加快了药物先导化合物发现的速度。基于药物化学首先要发现先导物，为后续学科研究提供物质基础，在新药发现过程中起着十分重要的作用，因此药物化学在药学科学领域处于带头学科的地位[1]。

二、药物化学学科国内发展现状

自2015年8月国务院发布《关于改革药品医疗器械审评审批制度的意见》以来，中国经历了一系列重大的医药政策改革[2]，国内的药物研发产业发生了翻天覆地的变化，也对药物化学的基础研究产生了深远的影响。原中国食品药品监督管理局于2016年3月发布了《化学药品注册分类改革工作方案》，重新定义了1类新药这一概念，使之与国际标准接轨，从原先的"中国新"变更为"世界新"，大大拔高了"创新药"的门槛；而新2类化学药（改良型新药）则堵死了以往改剂型、改酸根碱基的"套路"，激励创新，为中国从仿制药大国向创新药强国的转变拉开了帷幕。2017年10月，国务院发布《关于深化审评审批制度改革鼓励药品医疗器械创新的意见》，在上市审评审批、临床试验管理、全生命周期管理和创新者权益等方面做出一系列调整，为我国医药产业的结构调整和技术创新提供了政策支撑。"重大新药创制"科技重大专项已完成了"十一五"和"十二五"的铺垫与梳理阶段，在"十三五"时期聚焦重大品种研发及其关键技术研发和国家药物创新体系建设[3]。

这一系列的政策支持为国内医药企业的创新提供了良好的发展环境，带来了令人瞩目的研发成果。截至 2019 年 7 月，"重大新药创制"专项支持的 139 个品种获得新药证书。其中 44 个是 1 类新药，数量是专项实施前的 8 倍[4]。2017 年以来专项支持获批的 14 个 1 类新药中，前沿生物研发的抗艾滋病药物艾博卫泰是全球首个长效 HIV 融合抑制剂[5]；珐博进（中国）研发的罗沙司他为首个全球研发中国首发的 1.1 类新药，用于治疗慢性肾性贫血[6]；深圳天济药业研发的抗银屑病药物本维莫德是首个具有自主知识产权的芳香烃受体调节剂类药物，为全球首创[7]。2019 年 1 月，美国 FDA 授予百济神州 BTK 抑制剂泽布替尼突破性疗法认定，用于治疗复发/难治性的成年套细胞淋巴瘤（MCL）患者。泽布替尼成为中国大陆首个获得该认定的抗癌新药，具有里程碑式意义[8]。2019 年 11 月，国家药品监督管理局（NMPA）有条件地批准我国自主研发的阿尔兹海默病（AD）新药甘露特钠（代号：GV‐971）上市，填补了全球 17 年无 AD 新药获批的空白，为广大的 AD 患者带来了希望[9]。

中国的药物化学研究正处于高速发展时期。2014—2016 年，药物化学领域的顶级期刊 *Journal of Medicinal Chemistry* 共刊登 2230 篇学术论文，其中以中国研究机构为通讯地址的文章有 252 篇，占比为 11.3%。而在近三年（2017—2019 年）*Journal of Medicinal Chemistry* 刊登的 2048 篇学术论文中，439 篇的通讯地址为中国研究机构，占比达到了 21.4%，相比于 2014—2016 年增长了近一倍。于中国成都举办的 2019 中国药物化学学术会议（CMCS2019）暨中欧药物化学研讨会吸引了国内外近 3000 名药物化学工作者参与，与会人数创历史新高，反映了中国药物化学领域极大的研究热情。

利用 Web of Science 数据库分析 2017—2019 年中国学者发表在 *Journal of Medicinal Chemistry* 和 *European Journal of Medicinal Chemistry* 两大药物化学杂志共 1522 篇文章的研究领域，我们发现肿瘤仍是当今国内药物化学研究的重心，相关文章的占比达到 52.8%。对中国研究者发表在这两大期刊的论文进行主题词统计（图 1），结果显示，乳腺癌（breast cancer）、肺癌（lung cancer）、抗菌（antibacterial）、肺结核（tuberculosis）、阿尔茨海默病（Alzheimer's disease）、白血病（leukemia）、炎症（inflammation）、感染（infection）、肝细胞癌（hepatocellular carcinoma）、疟疾（malarial）、前列腺癌（prostate cancer）、结肠癌（colorectal cancer）为国内药物化学研究者广泛研究的疾病领域；PI3K、HDAC、微管蛋白（tubulin）、NF‐κB、Aβ 蛋白、AchE、BRD、IDO、p53 蛋白、拓扑异构酶（topoisomerase）、单胺氧化酶（MAO）、EGFR、Hsp90、NEDD8、c-Myc、雌激素受体（ER）、PDE4、VEGFR2 等是当今中国药物化学领域研究的热门靶点（图 2）。

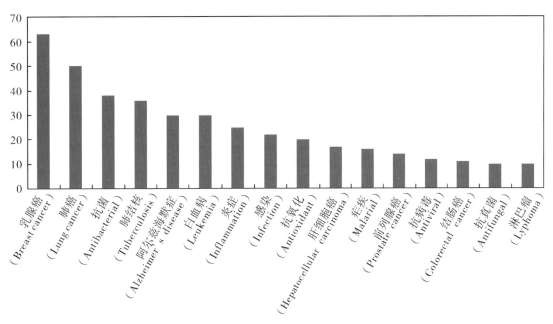

图1　2017—2019 年中国研究者发表论文的主题词频数（疾病领域）

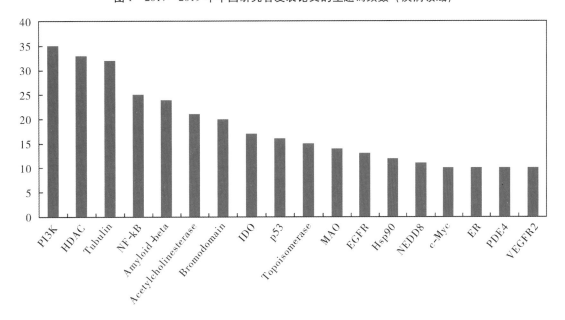

023

图2　2017—2019 年中国研究者发表论文的主题词频数（靶点）

通过分析一些概念性名词出现的频率（图3），我们发现：①基于结构的药物设计是国内研究者广泛运用的药物设计手段，相关主题词出现的频率较高，如对接（docking）、晶体结构（crystal structure）和基于结构的设计（structure-based design）；②中国生物资源丰富，天然产物（natural product）仍是活性化合物发现的重要源泉；③对抗耐药性（drug resistance）或多药耐药性（multidrug resistance）成为药物化学研究的关键目标；④一些前沿的概念与方法已被较为广泛地应用于药物化学研究，如点击化学（click chemistry）、微波辅助合成（microwave-assisted synthesis）和纳米颗粒（nanoparticle）等；⑤某些较新的领域，如氧化应激（oxidative stress）、细胞自噬（autophagy）、表观遗传学（epigenetics）、蛋白间相互作用（protein-protein interaction）和双靶点抑制剂（dual inhibitors）等，也已成为热点研究方向。

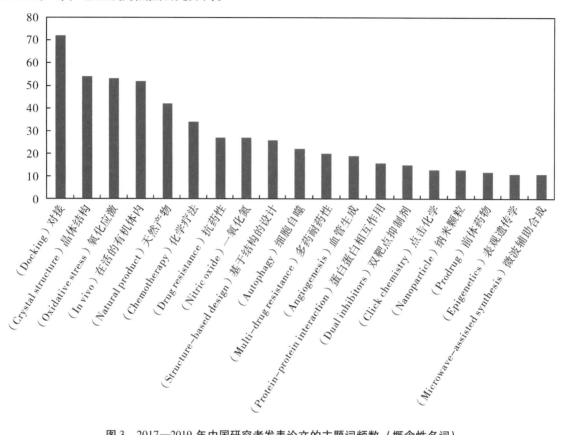

图3 2017—2019年中国研究者发表论文的主题词频数（概念性名词）

三、药物化学学科国外发展现状

新靶点的发现与确证是药物化学学科得以延续及发展的基础。因传统的靶向抗肿瘤药物和化疗药物广泛存在易产生耐药性、毒副作用大等缺点，这些药物对多种癌症的治疗效果有限。而被称为"抗肿瘤药物第三次革命"的肿瘤免疫疗法给人们带来了新的希望。2018年，美国免疫学家詹姆斯·艾利森（James Allison）和日本免疫学家本庶佑（Tasuku Honjo）被授予诺贝尔生理学或医学奖，以表彰两位科学家在肿瘤免疫学领域的开拓性贡献。不同于靶向药物的作用方式，肿瘤免疫疗法作用于人体免疫细胞，通过增强免疫系统对肿瘤细胞的杀伤力来达到抗肿瘤的效果[10]。现已发现多个与肿瘤免疫相关的新靶点，为小分子抗肿瘤药物的研发开辟了全新的思路。其中，肿瘤免疫检查点（immune checkpoint），如PD-1/PD-L1，是目前研究的大热门。2014年以来，已有多个PD-1抗体或PD-L1抗体获批上市，这些抗体药物对多种肿瘤具有突破性的治疗效果。PD-1/PD-L1小分子抑制剂是目前新药开发的热点之一，已有许多骨架多样的活性化合物相继被报道[11]，其中Curis公司的CA-170研发最快，于2018年完成了初步的Ⅱ期临床试验。遗憾的是，多种类型的肿瘤缺少免疫细胞浸润，如同一片"免疫荒漠"。这些肿瘤被称为"冷"肿瘤，相关患者对免疫检查点抑制剂不产生应答。后来的研究确证了一批肿瘤固有免疫靶点，激动这些靶点能够增强T细胞向肿瘤组织的浸润，从而协同增强免疫检查点抑制剂的疗效[12]。STING是最受关注的固有免疫靶点，已有多个小分子 STING 激动剂以单一用药或联合用药的形式进入临床研究，新化学结构的 STING 激动剂的发现也是目前医药领域内的研究热点[13]。此外，许多研究致力于发现靶向肿瘤代谢相关靶点（如 IDO、IDH 等）的新型化合物，从而达到改善肿瘤微环境，增强抗肿瘤免疫的目的[14,15]。总之，肿瘤免疫疗法给我们带来了许多颇有希望的新靶点，这些靶点形成了发现抗肿瘤药物的新战线。

蛋白水解靶向嵌合分子（protein proteolysis-targeting chimeras，PROTACs）是一类将目标蛋白（protein of interest，POI）配体和 E3 泛素连接酶配体用一段连接链拼合起来的双功能分子。PROTACs 同时与 POI 和 E3 泛素连接酶发生结合，形成三元复合物，利用泛素 - 蛋白酶系统（ubiquitin-proteasome system，UPS）将靶蛋白降解，从而达到"化学敲除"靶蛋白的效果。由于其独特的作用机制，PROTACs 相比于传统的小分子药物具有如下优点：①不通过占据蛋白口袋发挥作用，催化量的 PROTAC 就能高效降解靶蛋白；②不需要与靶蛋白发生强结合，因此能降解许多传统意义上"不可成药"的靶点；③降解蛋白不会出现抑制蛋白时的代偿性增加或突变情况，可以有效解决耐药性问题；④根据不同 E3 泛素连接酶在不同组织中的表达情况，能够设计出组织特异性的降解剂，降低潜在的脱靶作用[16,17]。如何降低其分子量，提高成药性是 PROTAC 技术亟待解决的关键问题[18]。此外，迄今为止只有 CRBN、VHL 等个别 E3 泛素连接酶被运用于 PROTAC 的设计中，探索其他 E3 泛素连接酶无疑是该技术未来重要的研究方向。近五年，PROTAC 技术发展迅速，研究者已在数十个靶标中验证了该技术的有效性[19]，实验体系也从细胞实验逐步发展至体内实验。2019 年 3 月，FDA 批准首个 PROTAC 分子 ARV - 110 进入 I 期临床实验。我们可以期望 PROTAC 药物能够进一步扩展人类"可成药"基因组的疆域，为更多的患者带来福音。

药物筛选是苗头化合物的主要来源，药物化学的发展离不开药物筛选方法的进化。运用组合化学方法可以构建数量庞大、结构多样的高通量化合物筛选库。但由于存在难以确证活性化合物结构等致命缺点，其难以直接用于筛选。因此，DNA 编码化合物库（DNA-encode library，DEL）技术应运而生[20]。DEL 是在库合成过程中将每个化合物连接一段记录合成历史、序列独特的 DNA 标签。在筛选完成后，可由活性化合物连接的 DNA 序列推断出该化合物的准确分子结构。DEL 技术可以实现上亿个化合物的快速、低成本的筛选，现已广泛用于学术和工业界的药物筛选。由于与 DNA 相容的化学反应数量有限，该技术的进一步发展依赖于温和、可自动化的有机合成方法学研究。

AI 无疑是近两年出现于各个学科的热词。AI 也被广泛用于药物化学领域的各个方面，如虚拟筛选、从头化合物设计、ADMET 性质预测、老药新用、合成可行性分析等[21]。在大数据时代，AI 技术的运用无疑会极大地提升药物发现的速度与效率。比如，Zhavoronkov 等利用一种机器学习的方法在 21 天内就完成了针对 DDR1 的全新化合物设计；在第 46 天就完成了化合物的合成与生物活性测定。结果表明，设计合成的 6 个化合物中有 4 个为活性化合物[22]。

四、药物化学学科国内外发展现状比较

近几年，中国颁布实施了一系列鼓励创新的医药政策法规，对国内医药企业的创新能力做出了很高的要求，创新成为药企保持竞争力的唯一法宝。将于 2020 年在全国范围内生效的"带量采购"政策将使国内药品市场全面洗牌，空前巨大的竞争压力将迫使各大药企投入更多的资金用于研发[23]。国内医药产业向创新转型的同时，对创新型人才的需求也会持续升高[24]，这势必会加速国内药学学科的发展。近五年来，中国药物化学的基础研究保持迅速增长的势头，*Journal of Medicinal Chemistry* 杂志上中国学者发表的文章逐年上升，目前占比仅次于美国（图4）。

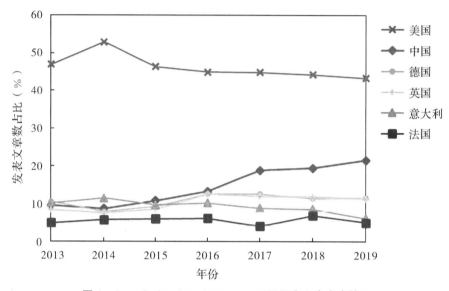

图 4 *Journal of Medicinal Chemistry* 不同国家文章发表情况

但是，国内药物化学研究存在"多而不精"的问题。虽然国内学者在国际期刊发表的工作数目庞大，但他们大多数都是围绕已知靶点、已知活性化合物、已广泛使用的方法学进行的研究，源头创新极少甚至缺乏。近年来的新可成药靶点、"同类第一（first in class）"药物分子几乎都是由国外学者引领发现。此外，中国药物化学领域仍缺乏转化医学的概念，许多研究没有考虑到临床转化，研究层次不够深入，实际应用价值相对较低[25]。

虽然国内一些药企在创新型人才队伍和创新平台建设方面取得了重大突破，并在创新药物研究方面取得了不少阶段性成果，但国内药物化学学科的研发主体仍然是科研院所和大学，其研发投入主要依靠政府的财政拨款；国内药企很少与科研机构在基础研究方面进行合作，向科研机构投入的资金远低于国外水平。国内药企与科研机构的合作仍不够紧密，产学研联盟的运行机制不适应创新药物研发的要求。科研机构的组织管理不利于研发产出，其评价指标和团队运营有别于企业，主要侧重于人才培养和基础研究，无法胜任新药研发项目的工程化管理过程，且科研成果与市场需求存在脱节。而在欧美等发达国家的新药研发组织中，企业承担主体的地位，广大科研院所多数进行生命科学等基础性研究，两者分工明确，且又紧密联系在一起。

然而相比于国外，国内的学科发展同样存在一些潜在的优势，比如，国内的研发成本相对较

低，可以为研发单位节省大量的研发资金。此外，国内对新药研发的扶持力度较大，"重大新药创制"专场预计投入 300 亿元用于支持新药创新和平台建设。最后，天然产物是苗头化合物发现的重要源泉，在全球新药研发中发挥着重要作用。中国生物资源丰富，继续深入挖掘传统中草药这一"宝库"必定可以获得更多像青蒿素一样的"明星"分子[26]。

全国各地开始践行"绿水青山就是金山银山"理念，节约资源、保护环境的思想使化学原料药生产面临更大的环保压力。2019 年 11 月，工业和信息化部、生态环境部、国家卫生健康委员会、国家药品监督管理局等四部门联合发布《推动原料药产业绿色发展的指导意见》，目标是在 2025 年实现行业绿色生产技术替代。国内药物化学研究将紧跟发达国家的步伐，更加注重于绿色化学、绿色工艺的研究，如水相合成、高原子经济性的合成工艺、绿色催化体系、固相合成等，这也将是全球药物生产的大势所趋。

总体上来说，中国从仿制药大国向创新药强国的转变才刚刚起步，良好的政治经济环境极大地促进着国内药物化学学科的发展。国内药物化学研究与世界先进水平的差距将进一步缩小，而这可能需要更长的时间来见证。

五、药物化学学科的发展趋势预测

自从实验确证蛋白的三维结构成为可能以来，基于靶点的药物发现成为药物化学的典范。激酶作为一类研究透彻、结合口袋确切的靶标，在多种肿瘤病理过程中均发挥着重要作用，一直是药物发现的热点领域。过去的三十多年里，FDA 累计批准了四十余个激酶抑制剂药物上市，这些药物大多是用于治疗肿瘤的酪氨酸激酶抑制剂（tyrosine kinase inhibitor，TKI）。由于其良好的临床收益，可以预测，激酶抑制剂仍将是未来药物研发的重点对象。如何克服耐药性，增强药物的选择性，减少脱靶带来的毒性是该类药物未来亟待解决的难题。此外，激酶靶标具有高成药性，这促使越来越多的研究者跳出肿瘤这一传统领域。激酶抑制剂的临床管线现已拓展至肿瘤之外的疾病领域（如自身免疫性疾病和炎症等），针对其他疾病（如神经退行性疾病和传染病等）的激酶靶标发现与确证、相关体外及体内实验方法的建立是未来研究的重点[27]。

更具有挑战性的靶标已成为药物化学研究的主角，并有可能成为未来研究的重要突破点[28]。比如，尽管人们早就意识到 KRAS 基因是人类癌症中最常出现突变的致癌基因，直到近几年研究者才发展出有效抑制 KRAS 的策略[29]。因为 KRAS 突变蛋白一直被认为是不可成药的靶点，其与内源配体 GTP 间具有极强的亲和力。KRAS 抑制剂已成为炙手可热的研发项目，多款 KRAS 抑制剂迅速进入临床研究，受到了业界的广泛关注。同样受人瞩目的是蛋白间相互作用（PPI）抑制剂的发展。PPI 虽在多种疾病中扮演着重要的作用，可是由于 PPI 接触面大且浅，缺乏合适的口袋，长期以来被认为是难成药的靶标。近几年，随着结构生物学和化学信息学技术的迅速发展，PPI 抑制剂的研究逐年增多，为临床研究提供了许多小分子探针以及候选药物[30]。小分子免疫治疗药物是近几年的研究热点，尽管目前尚未有药物上市，但已经进入临床研究的一些小分子免疫治疗药物展现出了令人期待的疗效，未来它们将与生物大分子药物一起使患者受益，并相得益彰。此外，无序蛋

027

白[31]、变构抑制剂[32]等也将是未来不可忽视的热点研究方向。

解决"难成药"的靶标势必需要结构复杂的小分子、新的筛选方法和更复杂的筛选库。药物化学与有机化学间的"共生"关系[33]日趋明显：有机化学是药物分子合成的基础，对复杂药物分子结构的需求也刺激着有机化学的发展。与药物发现息息相关的有机合成方法包括：多样性导向合成（DOS）、生物导向合成（BIOS）、先导物导向合成（LOS）、合成砌块与药物片段库的合成、DNA编码化合物库（DEL）的合成以及天然产物的合成。这些方法的发展将进一步拓展药物分子的化学空间（chemical space），为药物化学的持续发展提供动力。

CADD 包括分子对接、药效团模型、同源模建、分子动力学、定量构效关系等，已是现代药物化学学科的重要组成部分[34]。随着个人电脑和计算机集群的普及与计算机算力的提升，CADD 的方法将会被越来越多应用于药物设计中。CADD 的发展将注重于更准确的打分函数（scoring function）、分子力场（force field）参数的优化、自由能计算方法的优化、第一性原理的更有效运用等方面。在"大数据"时代，机器学习等 AI 技术已被广泛应用于药物发现[35]。AI 助力新药研发，可以通过发展药学数据采集技术和机器学习技术，同步整合外部和内部多学科实验数据，构建基于大数据和人工智能的药物设计技术体系[36]。虽然目前成功案例较少，但随着 AI 技术的进一步发展与方法的验证，我们可以期待 AI 能够极大地加速新药研发的速度。

六、我国药物化学学科发展目标和前景展望

药物化学学科是药学领域中的核心学科，是化学、生命科学、医学与计算机科学相互渗透的交叉性学科，在新药研发过程中起着不可替代的作用。

通过实施"重大新药创制"科技重大专项以及创新型企业建设的持续推进，我国新药研制的格局也正在发生变化。我国药物的研究体系主要由大学、研究机构和企业组成。过去，企业的研发能力非常薄弱，大学、研究机构把研发的新药转让给企业，企业承担中试放大和规模产业化的任务。现在，这样的局面已开始变化，企业的创新能力逐步增强，一些优秀企业基本具备"me too, me better"模仿式创新的能力，逐步成为技术创新的主体。

我国的新药研发在"十一五"和"十二五"时，以"me-too"为主，到了"十三五"，以"me-better"为目标成为共识。随着我国新药研发国际化的持续推进，科研机构和大学对自己承担的责任和定位应该有所调整，要更加重视"同类第一（First in Class）"的新药研发，更加重视前瞻性、战略性的新方法、新技术、新策略的研究，从跟企业并排竞争到引领企业创新方向[37]。这既是受到我国创新政策和氛围的驱使，也是药物化学学科自身发展的内在动力。

通过多年的积累，我国创新药物研发的平台建设和关键技术储备已能初步满足新药研发的需求，但在人才储备，特别是生命科学领域的基础研究人才储备方面，与国外发达国家相比仍有不小的差距。因此，顺应我国对于创新的需求，积极利用国家的政策支持，抓住时机，吸纳国际上的高水平人才回国参与到高层次的药物创新基地的建设中，同时着力培养国内专业人才队伍，鼓励企业参与原始创新，不断完善我国的创新体系和人才队伍建设，共同为创新药物研究提供智力源泉。这

是药物化学学科能否顺利实施新药原始创新的重要因素之一。

在我国一系列积极的医药政策支持下，特别是"十三五"国家科技重大专项"重大新药创制专项"的实施，在聚焦重大品种研发及其关键技术研发和国家药物创新体系建设方面，我们取得了一系列阶段性的创新成果。2017 年以来专项支持获批的 14 个 1 类新药中，既有全球首个长效 HIV 融合抑制剂艾博卫泰，又有首个具有自主知识产权的芳香烃受体调节剂类药物本维莫德，还有获得美国 FDA 授予的突破性疗法认定的泽布替尼，更有我国自主研发的 AD 新药甘露特钠（代号：GV - 971）。这些标志性成果的取得，是我国自主创新能力的展示，并将进一步提振我国自主创新的信心。药物化学学科发展的黄金时期正在拉开序幕。

参考文献

［1］彭司勋. 20 世纪药物化学发展的回顾［J］. 中国药科大学学报，2001，32（1）：75 - 76.

［2］Xu L, Gao H, Kaitin KI, et al. Reforming China's drug regulatory system［J］. Nat Rev Drug Discov, 2018, 17（12）：858 - 859.

［3］桑国卫. 2018 中国创新药进展及十三五展望［C］. 2018 年中国药学大会资料汇编，2018.

［4］宁艳阳. 新药创制专项成果喜人［J］. 中国卫生，2019，（11）：68.

［5］全球首个治疗艾滋病的长效药临床三期试验达到临床终点指标［J］. 临床合理用药，2016，9（6B）：181.

［6］Dhillon S. Roxadustat：First Global Approval. Drugs, 2019, 79（5）：563 - 572.

［7］姚冬琴. 全球首创新药本维莫德是如何诞生的［J］. 中国经济周刊，2019. 7. 30，37 - 39.

［8］张洪涛. 中国第一个获得美国 FDA "突破性疗法" 认证的抗癌新药，到底好在哪？［J］. 科技导报，2019，37（11）：6 - 8.

［9］Syed YY. Sodium Oligomannate：First Approval. Drugs, 2020.

［10］李芳芳，郑尚永. 肿瘤免疫治疗现状及发展前景［J］. 昆明理工大学学报（自然科学版），2019，44（5）：76 - 83.

［11］田季平，张剑，周金培，等. 免疫检查点 PD - 1/PD - L1 小分子抑制剂的研究进展［J］. 中国药科大学学报，2019，501 - 510.

［12］Mullard A. Can innate immune system targets turn up the heat on 'cold' tumours?［J］. Nat Rev Drug Discov, 2018, 17（1）：3 - 5.

［13］Feng X, Liu D, Li Z, et al. Bioactive modulators targeting STING adaptor in cGAS - STING pathway［J］. Drug Discov Today, 2020, 25（1）：230 - 237.

［14］Munn DH, Mellor AL. IDO in the Tumor Microenvironment：Inflammation, Counter - Regulation, and Tolerance［J］. Trends Immunol, 2016, 37（3）：193 - 207.

［15］Vander MG, DeBerardinis RJ. Understanding the Intersections between Metabolism and Cancer Biology［J］. Cell, 2017, 168（4）：657 - 669.

［16］Schapira M, Calabrese MF, Bullock AN, et al. Targeted protein degradation：expanding the toolbox, Nat Rev Drug Discov［J］. 2019, 18（12）：949 - 963.

［17］王瑞峰，杨博文，赵冬梅，等. 蛋白降解靶向嵌合体（PROTAC）的研究进展［J］. 中国药物化学杂志，2019，29（3）：234 - 240.

［18］Edmondson SD, Yang B, Fallan C. Proteolysis targeting chimeras（PROTACs）in ′beyond rule–of–five′chemical space：Recent progress and future challenges［J］. Bioorg Med Chem Lett, 2019, 29（13）：1555–1564.

［19］王媛, 龙菁, 唱祺, 等. 小分子 PROTAC 在不同靶点研究中的应用［J］. 药学学报, 2020, 网络首发.

［20］徐力昆, 张东娜, 窦媛媛, 等. DNA 编码化合物库在药物筛选和发现中的研究与应用［J］. 国际药学研究杂志, 2018, 45（10）：736–742.

［21］Yang X, Wang Y, Byrne R, et al. Concepts of Artificial Intelligence for Computer–Assisted Drug Discovery［J］. Chem Rev, 2019, 119（18）：10520–10594.

［22］Zhavoronkov A, Ivanenkov YA, Aliper A, et al. Deep learning enables rapid identification of potent DDR1 kinase inhibitors［J］. Nat Biotechnol, 2019, 37（9）：1038–1040.

［23］傅鸿鹏. 国家带量采购重在保障和创新［J］, 中国卫生, 2019,（3）：47.

［24］张焕, 杨明利, 王维维. 2015 年至 2018 年国家医药政策对药学人才需求的影响分析［J］. 学咨询（科技·管理）, 2019, 53–54.

［25］李校堃. 中国转化医学的思考和启示［J］. 药学进展, 2019, 43（1）：1–2.

［26］Yang GX, Ma GL, Li H, et al. Advanced natural products chemistry research in China between 2015 and 2017［J］. Chinese Journal of Natural Medicines, 2018, 16（12）：881–906.

［27］Ferguson FM, Gray NS. Kinase inhibitors：the road ahead［J］. Nat Rev Drug Discov, 2018, 17（5）：353–377.

［28］Dang CV, Reddy EP, Shokat KM, et al. Drugging the ′undruggable′cancer targets［J］. Nat Rev Cancer, 2017, 17（8）：502–508.

［29］Herbst RS, Schlessinger J. ′Undruggable′cancer protein targeted［J］. Nature, 2019, 575294–295.

［30］Scott DE, Bayly AR, Abell C, et al. Small molecules, big targets：drug discovery faces the protein–protein interaction challenge［J］. Nat Rev Drug Discov, 2016, 15（8）：533–550.

［31］Ruan H, Sun Q, Zhang W, et al. Targeting intrinsically disordered proteins at the edge of chaos［J］. Drug Discov Today, 2019, 24（1）：217–227.

［32］Lu S, Ji M, Ni D, et al. Discovery of hidden allosteric sites as novel targets for allosteric drug design［J］. Drug Discov Today, 2018, 23（2）：359–365.

［33］Grygorenko O, Volochnyuk DM, Ryabukhin SV, et al. The Symbiotic Relationship Between Drug Discovery and Organic Chemistry［J］. Chemistry, 2020, 26（6）：1196–1237.

［34］Sliwoski G, Kothiwale S, Meiler J, et al. Computational Methods in Drug Discovery［J］. Pharmacological Reviews, 2014, 66（1）：334–395.

［35］Lavecchia A. Deep learning in drug discovery：opportunities, challenges and future prospects［J］. Drug Discov Today, 2019, 24（10）：2017–2032.

［36］蒋华良. AI 赋能药物创新［J］. 浦东开发, 2020,（1）：41.

［37］陈凯先. 我国新药研发正在迎来新的发展机遇［J］. 张江科技评论, 2019,（1）：38–41.

（徐云根　彭珂文　赵临襄　陈凯先）

药剂学科发展报告

一、引言

药剂学科（Pharmaceutics）是以解决临床用药为目的，研究药物剂型和药物制剂过程中的基本理论、处方工艺、质量控制和合理应用的综合性技术学科。药剂学可划分成基础药剂学和应用药剂学两大部分，其中，基础药剂学包括分子药剂学、物理药剂学、生物药剂学和药物动力学；应用药剂学包括工业药剂学和临床药剂学。

药物制剂是临床用药的必要形式，也是提高候选药物成药性、改善药物疗效和降低毒副作用、拓展药物临床适应证等的重要手段。药物高端制剂（如控释制剂、靶向制剂等）则因其能实现精准给药，可最大限度地改善药物安全性和提高药物有效性，既是国内外药物制剂创新发展的竞技场，也是衡量一个国家在药物制剂技术领域国际话语权的指标和能否成为药物制剂强国的标志。

目前，我国在药物制剂基础研究领域的总体水平与国外差距不大，而且在基于纳米技术的高端制剂研究方面已经占有明显优势，但在创新高端制剂的开发和产业化方面存在较大差距，仍然处于"药物制剂大国而非强国"的态势。

二、我国药物制剂发展现状

（一）我国药物制剂产品及其生产企业现状

对工业和信息化部《2018 中国医药统计年报》（化学制药分册、中药生物制药分册，统计数据不包括港澳台）数据分析显示，我国化药制剂（年报主要收载口服和注射制剂，笔者另加了贴片制剂）、生物药制剂和中药制剂的生产品种共计 6076 个，其中只有 120 个高端制剂品种（涉及口服缓控释制剂，注射用脂质体、白蛋白纳米粒及微粒、脂肪乳、聚合物微球制剂，透皮贴片和口腔贴片制剂等），仅占全部药物制剂品种的 1.97%，且多数为仿制产品。

1. 高端制剂产品及其生产企业情况

在 120 个高端制剂品种中，化药制剂 115 个（占总化药制剂产品的 4.73%）、生物药制剂 1 个（占总生物制剂产品的 0.64%）、中药制剂 4 个（占总中药制剂产品的 0.11%），其中多数为口服缓控释制剂，占比高达 74.17%（图 5）。6076 个药物制剂品种涉及生产企业共 1816 家（化药制剂企业占 43.45%、生物药制剂企业占 10.68%、中药制剂企业占 45.87%），其中高端制剂生产企业仅154 家，占全部药物制剂生产企业的 8.48%（图 6）。目前，我国在创新技术应用能力、企业生产制造能力和高端制剂产出数量等方面存在明显短板。

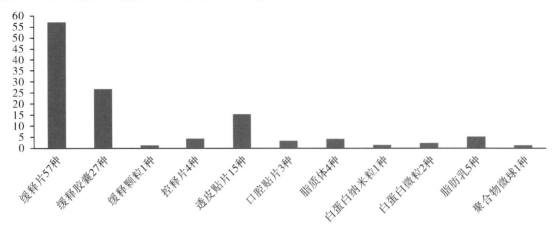

图5　2018年中国高端制剂生产品种统计分布图（不含港澳台）

（主要数据来源：工业和信息化部《2018中国医药统计年报》化学制药分册和中药生物药制药分册）

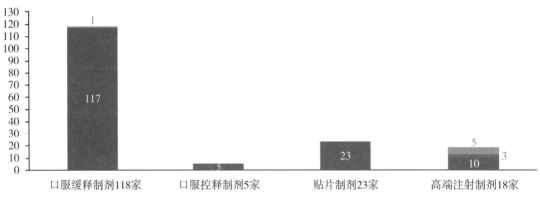

图6　2018年中国高端制剂生产企业归类统计分布图（不含港澳台）

（主要数据来源：工业和信息化部《2018中国医药统计年报》化学制药分册和中药生物药制药分册）

2. 药物制剂生产企业层次与区域发展关系

按我国行政区域七大板块（东北地区、华北地区、华东地区、华中地区、华南地区、西南地区、西北地区）划分，华东地区药物制剂生产企业最多，占全部生产企业的30.34%，其后排序为西南地区（15.75%）、东北地区（15.25%）、华北地区（14.04%）、华南地区（10.85%）、华中地区（9.25%），西北地区仅占4.52%，可见，国内药物制剂生产企业的区域分布不平衡。西南地区和东北地区药物制剂生产企业数量排序第二和第三，主要是中药制剂生产企业数量的贡献（图7）。在高端制剂生产企业拥有数量方面，华东地区最多，占全部高端制剂生产企业的45.45%，其次为华北地区（18.18%）、华中地区（9.09%）、西南地区（8.44%）、东北地区（7.79%）和华南地区（7.79%）相近，西北地区最少（3.25%）（图8）。可见，高端制剂生产企业分布数量与区域经济发达程度、科技发展水平密切相关，如华东地区拥有江浙沪鲁闽赣徽等省市群、华北地区拥有京津冀晋蒙等省市群，区域整体经济较为发达，药学院校、科研院所众多，体现在支撑高新技术产品产出方面具有得天独厚的资金、技术和人才优势。

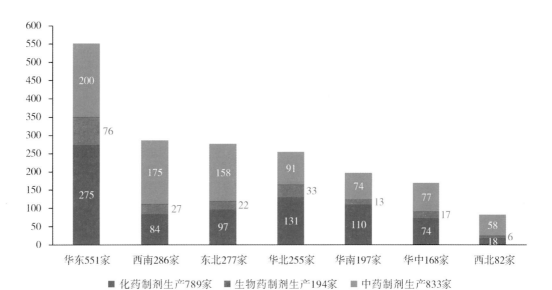

图7　2018 年中国行政区域的七大划分区域药物制剂生产企业分布图（不含港澳台）

（主要数据来源：工业和信息部《2018 中国医药统计年报》化学制药分册和中药生物药制药分册）

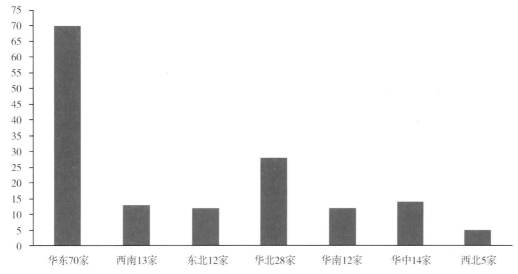

图8　2018 年中国行政区域的七大划分区域高端制剂生产企业分布图（不含港澳台）

（主要数据来源：工业和信息化部《2018 中国医药统计年报》化学制药分册和中药生物药制药分册）

按我国 31 个省市自治区（不含港澳台）拥有的药物制剂生产企业进行比较分析，药物制剂生产企业数量排名前 10 位分别是浙江（7.27%）、四川（6.83%）、吉林（6.72%）、北京（5.89%）、广东（5.40%）、上海（5.23%）、山东（4.79%）、黑龙江（4.79%）、江苏（4.68%）、江西（4.40%），其中中药制剂生产企业贡献率大于 40% 的省有 4 个，分别为江西（77.50%）、吉林（70.49%）、黑龙江（50.57%）和四川（49.19%）（图9）。高端制剂生产企业数量排名前 10 位分别为江苏（14.94%）、山东（8.44%）、上海（8.44%）、浙江（8.44%）、北京（7.14%）、广东（5.84%）、山西（5.19%）、河南（4.54%）、天津（3.90%）、四川（3.90%），但大于 10 家高端制剂生产企业的省市就 5 个，其中江苏优势明显，其次是山东、上海和浙江，再者是北京（图10）。拥有国家重点实验室和国家工程技术中心 1 个及以上的药物制剂生

033

产企业有 22 家，涉及江苏、山东、河北、江西、广东、天津、上海、四川、辽宁、湖南等 13 个省市，其中江苏和山东最多（各有 4 个），河北、江西和广东各占 2 个（图 11）。总体而言，科技支撑与高端制剂产出具有一定相关性，但科技优势转化为高端制剂产能尚未得到充分体现。

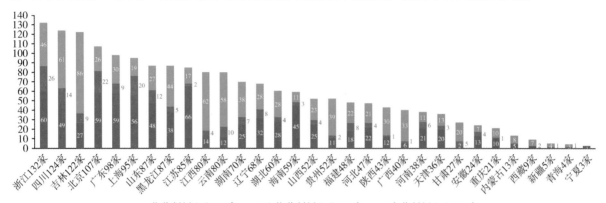

图 9　2018 年中国药物制剂生产企业的 31 个省市自治区分布图（不含港澳台）

（主要数据来源：工业和信息化部《2018 中国医药统计年报》化学制药分册和中药生物药制药分册）

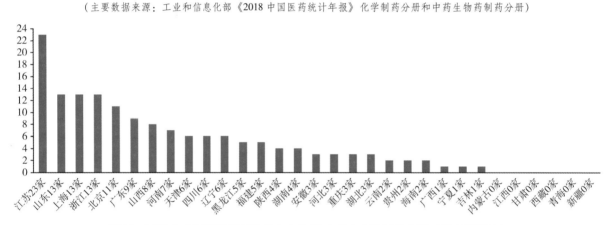

图 10　2018 年中国高端制剂生产企业的 31 个省市自治区分布图（不含港澳台）

（主要数据来源：工业和信息化部《2018 中国医药统计年报》化学制药分册和中药生物药制药分册）

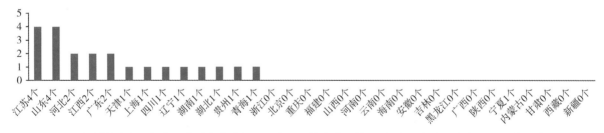

图 11　制剂生产企业拥有国家重点实验室和国家工程技术中心的 31 个省市自治区分布图（不含港澳台）

（主要数据来源：工业和信息化部《2018 中国医药统计年报》化学制药分册和中药生物药制药分册）

我国在药物制剂创新和高端制剂产出方面尚不尽如人意，仿制药一致性评价过程中也暴露出我国在国产药用辅料和制备工艺技术上的问题，但仿制药一致性评价及 4＋X 带量采购政策的实施，一定程度上也迫使药物制剂生产企业提升了创新和质量意识，特别是高端制剂创新产品的研制开发与应用转化方面已初露端倪。相信在我国药物制剂新材料关联审评的政策激励下，高端制剂创制及其产业化的春天将会到来。

（二）我国药物制剂研究现状

目前，我国在药物制剂基础研究领域已经拥有一批国家级高级学术和技术人才，包括高端引进人才（国家的千人计划专家和青年千人学者）、高端培养人才（国家的万人领军计划专家、长江特聘教授和青年长江学者、杰出青年和优秀青年基金获得者、青年拔尖人才等）、重大项目首席科学家（国家的重大科学研究计划、重点研发计划、重大新药创制专项计划、自然科学基金重大项目和创新群体等）等76位，更有一大批省部级药物制剂人才和专家学者，尤其是该研究领域的生力军博士后和研究生，为我国在药剂学的创新和发展方面奠定了高层次人才基础。

随着学科交叉融合的持续深入和新技术新方法的不断涌现，药剂的学科交叉、技术融合，显著提升了基础研究和应用研究的质量和水平，如高分子化学为创新制剂开发提供了新辅料；纳米科学和仿生学为高端制剂制备提供了新技术；物理学和病理学为高端制剂响应释药提供了新策略；分析技术、生物技术和动物实验技术为高端制剂机制探索提供了新方法和新模型；机械、光电与微软技术促进了药物制剂的智能制造和连续制造，为药物制剂产品升级换代和提高质量提供了技术保障等。

1. 我国药物制剂研究的发展态势

我国药剂学科在历代前辈药剂学家的带领下，经过近90年的奋斗，形成了学科布局基本完成、人才培养成效显著、科研成果节节攀升的现代药剂学科体系，尤其是药物制剂基础研究领域，近20年来发展呈明显上升态势。

在承担国家自然科学基金项目方面，面上项目从2000年7项到2010年以后每年24项以上，20年来共承担420项；青年项目从2003年1项到2011年以后每年20项以上，17年共承担324项；继1999年获得第1项重点项目后，2004年和2011年分别获得2项；2016年整合药剂学科优质资源，"生物大分子药物高效递释系统"获得了药物学领域首个重大项目基金资助（图12）。

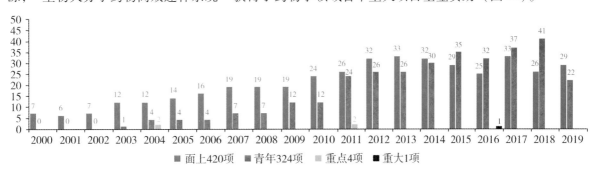

图12 我国药剂学科承担国家自然科学基金项目数年份统计分布图

（数据来源：https://isisn.nsfc.gov.cn/egrantindex/funcindex/prjsearch-list）

随着纳米技术在多个研究领域应用的不断深入，自国家在重大科学研究计划中设立"纳米科学研究"专项、在重点研发计划中设立"纳米科技"重点专项以来，2006—2018年，我国纳米药物制剂研究学者作为国家级重大项目首席科学家共承担了15个项目之多，同时与纳米技术在药物制剂研究领域应用的相关项目也获得了国家自然科学基金重大项目和创新团队项目的支持（表1），显

035

示出药物制剂研究专家队伍承担国家重大研究任务的责任担当显著提升。

表1 我国纳米药物制剂研究学者承担国家重大项目汇总

序号	项目名称	承担单位及首席	起止时间	项目来源
1	纳米药物载体增强药物导向性及效应的研究	中国科技大学 温龙平	2006—2010	重大科学研究计划
2	导向性纳米载药系统及其在脑部疾病治疗与诊断中的应用基础研究	复旦大学 蒋新国	2007—2011	同上
3	纳米技术改善难溶性药物功效的应用基础研究	北京大学 张强	2009—2013	同上
4	基于纳米技术的药物新剂型改善肿瘤治疗效果的应用基础研究	上海药物所 李亚平	2010—2014	同上
5	基于肿瘤微环境调控的抗肿瘤纳米材料设计和机制研究	国家纳米中心 聂广军	2012—2016	同上
6	肝癌治疗的新型纳米药物研究	华中科技大学 杨祥良	2012—2016	同上
7	用于脑部肿瘤治疗的新型纳米药物研究	复旦大学 陆伟跃	2013—2017	同上
8	纳米材料调控自噬的机制、安全性及在肿瘤诊疗中的应用研究	中国科技大学 温龙平	2013—2017	同上
9	核酸药物高效纳米载药系统的研究	浙江大学 申有青	2014—2018	同上
10	难溶性药物口服纳米制剂的转运机制及临床转化研究	北京大学 张强	2015—2019	同上
11	肿瘤乏氧微环境相关的纳米药物设计及其规模化制备研究	南京大学 胡一桥	2016—2020	重点研发计划
12	基于肿瘤微环境调控的纳米药物研究	华南理工大学 王均	2017—2021	同上
13	微环境响应型自组装生物纳米材料的表/界面调控及肿瘤治疗研究	国家纳米中心 聂广军	2018—2022	同上
14	肿瘤微环境响应型磁性纳米粒子组装用于肝癌的可视化治疗	浙江大学 凌代舜	2016—2020	重点研发青年计划
15	仿生纳米药物用于高转移性肿瘤的精准治疗	四川大学 米鹏	2017—2021	同上
16	生物大分子药物高效递释系统	四川大学 张志荣	2017—2021	国家自然重大项目
17	基于纳米技术的抗癌药物新型递释系统	上海药物所 李亚平	2016—2020	国家自然创新群体

2000—2020年，我国药物制剂研究学者运用纳米技术和缓控释技术在药物高端制剂研制领域已取得多项有较高显示度的科技成果，获得国家自然科学奖二等奖2项、国家科学技术进步奖二等奖6项和国家技术发明奖二等奖1项（表2），以及一批省部级自然科学奖、科技进步奖的一等奖和二等奖，中国药学会科学技术奖一等奖和二等奖等奖项，为我国药物高端制剂的基础研究与产业进步做出了积极贡献。

表 2　我国药物高端制剂研究学者获得国家科技奖汇总

序号	获奖类型及等级	项目名称	完成人及单位	制剂分类
1	国家科技进步奖二等奖（2000 年）	薏苡仁酯制剂及其抗癌作用机理和临床研究	李大鹏等，浙江省中医院	高端制剂
2	国家技术发明奖二等奖（2009 年）	尺度均一，可控的微乳、微球和微囊制备设备	马光辉等，中科院过程工程研究所	高端制剂制造
3	国家科技进步奖二等奖（2011 年）	药物制剂缓控释技术的开发与产业化	贺芬等，药物制剂工程研究中心等	高端制剂
4	国家科技进步奖二等奖（2012 年）	榄香烯脂质体系列靶向抗癌天然药物产业化技术及其应用	谢恬等，大连华立金港药业有限公司等	高端制剂
5	国家科技进步奖二等奖（2018 年）	泮托拉唑钠及制剂关键技术研究与产业化	胡言强等，浙江大学等	含高端制剂
6	国家自然奖二等奖（2018 年）	纳米材料蛋白冠的化学生物学特性及其机制	陈春英等，国家纳米科学中心等	高端制剂载体
7	国家科技进步奖二等奖（2019 年）	药物新制剂中乳化关键技术体系建立与应用	张强等，北京大学等	高端制剂
8	国家科技进步奖二等奖（2020 年）	静脉注射用脂质类纳米药物制剂关键技术及产业化	张志荣等，四川大学等	高端制剂
9	国家自然奖二等奖（2020 年）	新型纳米载药系统克服肿瘤化疗耐药的应用基础研究	李亚平等，中科院上海药物研究所	高端制剂

037

　　20 年来，我国药物制剂研究学者在药剂学相关的重要国际学术期刊上发表高水平论文，且数量呈上升趋势，在药剂学基础研究领域显示出强劲的话语权。例如，在主要登载药剂学应用性学术成果的《国际药剂学杂志》（International Journal of Pharmaceutics，2019 年影响因子 4.213）上，中国学者发表文章占比数由 2000 年 2.40% 上升至 2008 年以后年均达 15% 左右（图 13）；在主要登载高端制剂基础性学术成果的《控制释放杂志》（Journal of Controlled Release，2019 年影响因子 7.901）上，中国学者发表文章占比数由 2000 年 0.89% 上升至 2016 年以后年均达 18% 以上（图 14）。

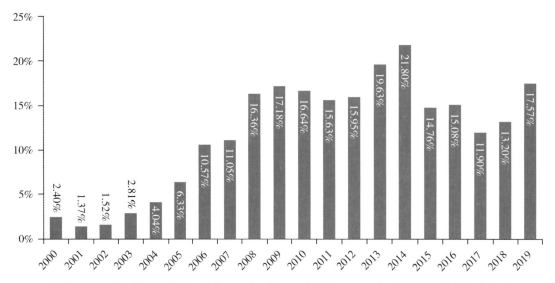

图 13　我国药物制剂研究学者在 *International Journal of Pharmaceutics* 发表文章数年份分布图

（数据来源：*International Journal of Pharmaceutics* 2000—2019 年）

038

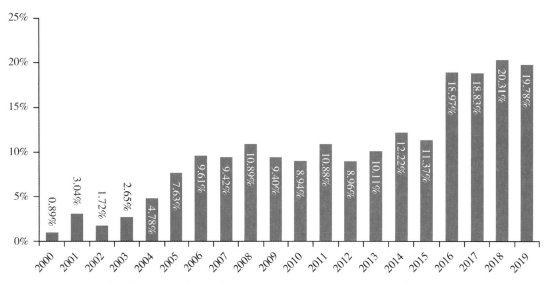

图 14　我国药物制剂研究学者在 *Journal of Controlled Release* 发表文章数年份分布图

（数据来源：*Journal of Controlled Release* 2000—2019 年）

药物制剂尤其是高端制剂与高分子材料及其功能化关系密切，中国药物制剂研究学者在主要登载生物材料应用性学术成果的《生物材料》（*Biomaterials*，2019 年影响因子 10.273）上发表高水平文章，且文章占比数由 2000 年 1.03% 上升至 2017 年以后每年达 25% 以上（图 15）；中国药物制剂研究学者在主要登载功能材料应用性学术成果的《先进功能材料》（*Advanced Functional Materials*，2019 年影响因子 15.621）上近三年（2017—2019 年）发表文章占比数均在 8% 以上（图 16）；在主要登载先进材料应用性学术成果的《先进材料》（*Advanced Materials*，2019 年影响因子 25.809）上近三年（2017—2019 年）发表文章占比数均在 3% 以上（图 17）。

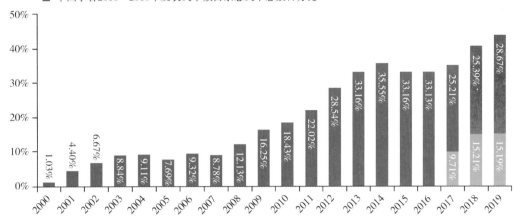

■ 中国药剂学者2017—2019年发表文章数占杂志文章总数百分比

■ 中国学者2010—2016年发表文章数占杂志文章总数百分比

图 15　我国药物制剂研究学者在 *Biomaterials* 发表文章数年份分布图

（数据来源：*Biomaterials* 2000—2019 年）

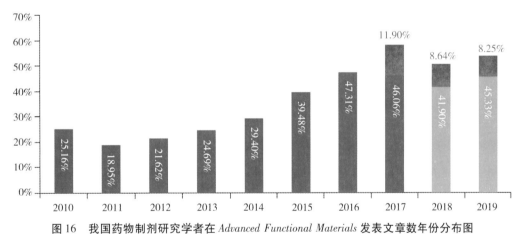

■ 中国药剂学者2017—2019年发表文章数占杂志年文章总数百分比

■ 中国学者2010—2016年发表文章数占杂志年文章总数百分比

图 16　我国药物制剂研究学者在 *Advanced Functional Materials* 发表文章数年份分布图

（数据来源：*Advanced Functional Materials* 2010—2019 年）

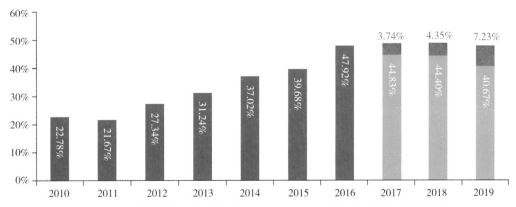

■ 中国药剂学者2017—2019年发表文章数占杂志年文章总数百分比

■ 中国学者2010—2016年发表文章数占杂志年文章总数百分比

图 17　我国药物制剂研究学者在 *Advanced Materials* 发表文章数年份分布图

（数据来源：*Advanced Materials* 2010—2019 年）

039

2. 我国药物制剂研究存在的主要问题

尽管我国在药物制剂基础研究领域取得了显著进步，有些甚至处于国际领先水平，发展态势喜人，但仍存在诸多不容忽视的问题。

一是基础研究发展不平衡问题。2000—2019 年，国家自然科学基金面上项目资助药剂学科与纳米相关的研究项目数为面上资助数的 60.48%，其中 2012—2018 年均达到了 70% 左右（图 18），纳米技术应用于药物制剂研究的项目明显偏多，导致了药剂学科基础研究明显失衡。2000—2019 年，国家自然科学基金面上项目资助药剂学科与肿瘤相关研究项目占面上资助数的 40.24%，最多时达到近 60% 之多（图 18），国家自然科学基金委也在其 2019 年项目指南导言中警示药剂学科"青年基金申请项目涉及抗肿瘤药物研究仍然偏高"；2006—2018 年，我国纳米药物制剂研究学者承担国家重大项目和国家创新团队项目涉及肿瘤占比也超过 80%。

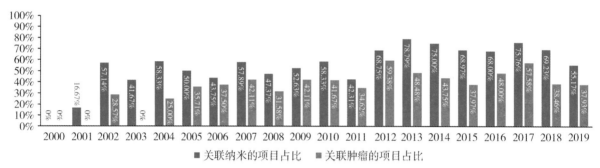

图 18 国家自然科学基金面上项目资助与纳米、肿瘤相关项目的占比数年份分布图

药剂学科国际学术杂志《国际药剂学杂志》（*International Journal of Pharmaceutics*，*IJP*）、《控制释放杂志》（*Journal of Controlled Release*，*JCR*）和材料学科国际学术杂志《生物材料》（*Biomaterials*，*BM*）、《先进功能材料》（*Advanced Functional Materials*，*AFM*）和《先进材料》（*Advanced Materials*，*AM*），2017—2019 年发表与肿瘤相关的文章占比数分别为 35%、71%、65%、19% 和 18%，其中，IJP 和 JCR 上 25% 与肿瘤相关文章是中国药物制剂研究者贡献的；BM、AFM 和 AM 上则达到了一半左右（图 19）。统计数据显示，中国药物制剂研究者发表的与肿瘤相关文章占中国学者发表药物制剂文章总数的 63%～93%（图 19）。可见，无论在研究项目还是发表文章方面，我国药物制剂研究领域学者针对肿瘤一类病种的药物制剂研究侧重明显，而其他疾病的药物制剂基础研究明显弱化。

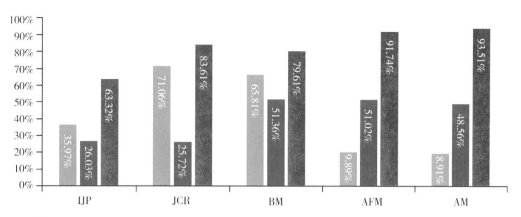

图19　中国药物制剂研究者在国际药剂学科杂志（*IJP*，*JCR*）和材料学科杂志（*BM*，*AFM*，*AM*）

上发表与肿瘤相关文章占比数

反之，2000—2019年，国家自然科学基金面上项目资助药剂学科与蛋白药物制剂研究相关项目数却仅占面上资助项目数的2.86%，显然蛋白类药物高端制剂的基础研究也被明显弱化，这也是我国蛋白类生物药高端制剂应用转化严重缺乏的原因之一。

二是基础研究与应用转化脱节问题。在国家及省部级项目申请和研究中，盲目追求创新，药物制剂设计越来越复杂、功能组合越来越繁多，以SCI论文为研究目标的创新现象随处可见，背离了解决临床用药实际问题的初心，与应用开发的"大道至简"理念背道而驰，且人力、财力和时间浪费严重。为此，国家自然科学基金委在其2019年项目指南导言中一针见血地指出："药剂学项目中多功能递释系统研究应关注组合设计的合理性和成药性研究"。

近20年来，我国在药物纳米制剂尤其是抗肿瘤纳米靶向制剂研究领域布局了众多课题、投入了大量经费，研究者们也发表了数量可观的高影响因子SCI论文，但与我国高端注射制剂，尤其是抗肿瘤靶向制剂的应用转化现状明显不符。

（1）被动靶向制剂临床转化不足问题　就被动靶向制剂而言，我国在抗肿瘤纳米制剂生产品种及化药原研产品方面明显落后国外（表3、表4）。

表3　我国批准上市的抗肿瘤药物靶向制剂生产品种

制剂类型	药品名	生产商	批准上市时间	备注
脂质体	榄香烯乳注射液（脂质体）	大连华立金港药业有限公司	1992年	原研
	紫杉醇脂质体（力扑素）	南京绿叶制药有限公司	2003年	原研
	多柔比星脂质体注射液（里葆多）	上海复旦张江生物医药股份有限公司	2008年	仿制
	多柔比星脂质体注射液（多美素）	石药集团欧意药业有限公司	2011年	仿制
	多柔比星脂质体注射液（立幸）	常州金远药业制造有限公司	2014年	仿制

续表

制剂类型	药品名	生产商	批准上市时间	备注
纳米粒	注射用紫杉醇－白蛋白结合型（克艾力）	石药集团欧意药业有限公司	2018 年	仿制
		石药集团中诺药业（石家庄）有限公司		仿制
	注射用紫杉醇－白蛋白结合型（艾越）	江苏恒瑞医药股份有限公司	2018 年	仿制
	注射用紫杉醇－白蛋白结合型（齐鲁锐贝）	齐鲁制药（海南）有限公司	2019 年	仿制
脂肪乳	康莱特注射液（薏苡仁酯脂肪乳）	浙江康莱特药业有限公司	1995 年	原研
	鸦胆子油乳注射液（脂肪乳）	沈阳药大雷允上药业有限公司	2010 年	原研
	鸦胆子油乳注射液	江苏九旭药业有限公司	2010 年	–
	鸦胆子油乳注射液	广州白云山明兴制药有限公司	2011 年	–

表 4　国外批准上市的抗肿瘤药物靶向制剂生产品种

制剂类型	药品名	生产商	批准上市时间	备注
脂质体	多柔比星脂质体（Doxil）	Janssen（美国）	1995 年	
	柔红霉素脂质体（DaunoXome）	Galen（美国）	1996 年	
	阿糖胞苷脂质体（DepoCyt）	Sigma-Tau（美国）	1999 年	
	米伐木肽脂质体（Mepact）	IDM Pharma（美国）	2009 年	原研
	长春新碱脂质体（Marqibo）	Spectrum Pharma（美国）	2012 年	
	伊立替康脂质体（Onivyde）	lpsen Biopharma（美国）	2015 年	
	多柔比星阿糖胞苷脂质体（Vyxeos）	Jazz Pharma（美国）	2017 年	
纳米粒	紫杉醇白蛋白纳米粒（Abraxane）	Celgene（美国）	2005 年	原研
	紫杉醇纳米分散体（PICN）	Sun Pharma（印度）	2014 年	
胶束	紫杉醇 PEG-PLA 胶束（Genexol PM）	Samyang（韩国）	2006 年	
	多西他赛 PEG-PLA 胶束（Nanoxel M）	Samyang（韩国）	2006 年	
	紫杉醇 NIPAM-VP 胶束（Nanoxel）	Dabur Pharma（印度）	2008 年	原研
	紫杉醇 XR-17 胶束（Paclical）	Oasmia（瑞典）	2015 年	
	阿霉素 XR-17 胶束（Doxophos）	Oasmia（瑞典）	2016 年	

　　目前我国上市并临床应用的国产品种大约有 6 种。其中，化药纳米制剂 3 种（紫杉醇脂质体——原研、多柔比星脂质体——仿制、紫杉醇白蛋白纳米粒——仿制），8 家企业生产，7 家仿制；中药纳米制剂 3 种（榄香烯脂质体、薏苡仁油脂肪乳、鸦胆子油脂肪乳），5 家企业生产，创制为主旋律。以脂质体、纳米粒和胶束等纳米制剂为例，美国在被动靶向制剂原研产品方面明显领先，其次是韩国、印度、瑞典等。

　　迄今为止，国内外研发的抗肿瘤被动靶向制剂均是基于肿瘤 EPR 效应（肿瘤组织高渗透性和高滞留性导致大分子和颗粒性物质的蓄积效应）设计的。尽管 EPR 效应在皮下移植瘤动物模型中确实存在，且依据 EPR 效应设计的被动靶向制剂在这类动物模型上抗肿瘤药效非常显著，但在体内器官的肿瘤组织中此效应并不明显，且在人体肿瘤组织中尚无证据表明存在 EPR 效应。因此，目前临床上用于抗肿瘤的药物靶向制剂并未体现其被动靶向功能，只是改变了药物在体内的组织分布和药动学特征，提高了药物的治疗指数（即在药效不变的情况下降低了毒副作用，或在毒副作用相当时提高了药效）。即便如此，这类"被动靶向制剂"在临床肿瘤治疗中依然优于普通制剂，体现了高端注射制剂的明显优势。

（2）主动靶向制剂临床转化问题　肿瘤难治在于其存在的生理屏障、耐药和转移，采用制剂学手段将药物精准递送至肿瘤组织乃至细胞，最大限度地发挥药效、降低毒副作用，是临床用药治疗肿瘤的关键，而抗肿瘤药物主动靶向制剂理论上能够担负起该使命。针对肿瘤组织和细胞特有或高表达的识别靶点，将其对应配体分子（如小分子、多肽和核酸适体、蛋白和抗体等）修饰在药物纳米制剂表面，体内可主动识别肿瘤组织、跨越屏障将药物递送至肿瘤细胞内，对肿瘤组织实施精准打击。尽管我国在该领域做了大量的基础研究工作，但至今尚无开展抗肿瘤主动靶向制剂临床研究的报道，而国外已有多项主动靶向制剂进入临床试验阶段（表5）。

表5　国外临床研究的抗肿瘤药物主动靶向制剂

制剂类型	药品名	开发商	研究状态	研究时间
脂质体	抗 ErbB2（Her2）抗体片段修饰的阿霉素脂质体（MM – 302）	Merrimack Pharmaceuticals（夭国）	Ⅰ期（中止）	2011.2—
	抗体片段修饰的黑色素瘤抗原脂质体（Lipovaxin-MM）	Lipotech（澳大利亚）	Ⅰ期（完成）	2010.1—2012.4
	谷胱甘肽修饰的阿霉素脂质体（2B3 – 101）	to-BBB Technoligies（荷兰）	Ⅰ期（完成）	2011.6—2015.1
	抗 TfR 抗体片段修饰的 RB – 94 质粒脂质体（SGT – 94）	Synergene Therapeutics（印度）	Ⅰ期（完成）	2012.1—2017.4
	抗 TfR 抗体片段修饰的 p53 cDNA 脂质体（sGT – 53）	Synergene Therapeutics（印度）	Ⅱ期	2014.12—
	抗 EGFR 抗体片段修饰的阿霉素脂质体（Anti-EGFR-Immunoliposomes）	临床癌症研究集团（瑞士）	Ⅰ期	2016.10—
纳米粒	转铁蛋白修饰的 siRNA 环糊精聚合物纳米粒（CALAA – 01）	Calando Pharmaceuticals（美国）	Ⅰ期（中止）	2008.5—2013.10
	ACUPA 修饰的多西紫杉醇 PEG – PLA PEG – PLGA 聚合物纳米粒（BING –014）	BING Therapeutics（美国）	Ⅰ期（完成）	2013.3—2016.4

尽管临床研究多有挫折，目前还没有能成功应用于临床治疗肿瘤的主动靶向制剂面世，但也为探索解决问题提供了思路。例如：如何规避主动靶向制剂界面血浆蛋白吸附而形成的"蛋白冠"？如何利用"蛋白冠"进行体内自组装主动靶向制剂？如何提高主动靶向分子血中和跨屏障过程中的稳定性？如何弱化主动靶向制剂载体的免疫原性？如何利用肿瘤新生血管内皮细胞上特定的酶促发

靶向纳米制剂穿屏障能力？如何按照肿瘤患者血浆自有 IgM 抗体水平实现主动靶向制剂的精准用药？如何利用靶向制剂颗粒剂量效应改善临床治疗效果？等等。总之，如何采用简单实用的方法，促使主动靶向制剂体内行为有利于跨越肿瘤组织生理屏障、提高药物在肿瘤组织乃至细胞内聚集，实现对肿瘤的精准打击，为主动靶向制剂成功临床转化奠定基础。

三、我国药剂学科发展的优势与不足

通过对上述药物制剂产品产出和基础研究现状的分析与比较，我国在药物制剂研究开发的平台基地打造、项目经费支持、人力资源投入、科技文章产出等方面具有明显优势，在高端药物制剂尤其是抗肿瘤靶向制剂基础研究领域，国际影响力大幅提升。但在解决临床用药问题的成果转化、高端制剂产品创新与制造能力等方面存在明显短板，致使我国药物制剂创新成果转化和高端制剂产业化明显滞后，基础研究与应用转化的匹配度问题显而易见。

具体来说，我国药剂学科发展存在如下问题：

（1）理论创新发展问题（共性问题）　药剂学理论的系统性不强，有些存在适用性问题，有时甚至出现误导现象，如基于肿瘤 EPR 效应理论开发的被动靶向制剂体内过程不明确，EPR 效应也未得到临床验证，急需对该理论进行完善或进行理论创新，以正确指导靶向制剂等注射用高端制剂的有效开发。

（2）剂型与制剂创新问题（个性问题）　我国独创且可应用的现代药物剂型缺乏，要担负起引领国际药物制剂发展的责任，需要在原创剂型技术开发方面有所建树。我国在新型药用辅料方面不乏设计能力，但生产企业开发新型药用辅料的积极性不高、生产能力不强，制约了我国新型高端制剂的开发和创新药物制剂的产出。

（3）评价技术创新问题（共性问题）　高端制剂尤其是靶向制剂的药物动力学与普通制剂不同，其不仅涉及包载药物与释放药物的动力学行为差异问题，还涉及药物在病灶组织甚至细胞内动力学行为问题，传统的药物血液动力学数据与靶向制剂药效之间没有关联性，一定程度上制约靶向制剂等新型高端制剂的开发效率和临床监管的有效性。

（4）智能制造与连续制造问题（共性问题）　药物制剂工艺质量、制造效率，尤其是高端制剂的技术难度、质控要求、批间差异和成本控制等方面，都需要智能制造和连续制造加以解决并完善。尽管美国药品生产企业在 3D 打印和连续制造生产片剂方面处于领跑地位，FDA 也于 2019 年发布了实施连续和流动化学制造的指南，但全球制药行业仍然处于探索的前行阶段。

（5）应用型高端人才匮乏问题（个性问题）　我国药学专业硕士学位研究生培养已经历了 10 个年头，但其培养的人才层次尚无法担当起我国药物制剂创新发展的重任。我国 2012 年开展的生物医药工程博士学位研究生培养，前期主要解决医药行业存量人才的学位提升问题，且目前培养规模也十分有限，无法满足药物制剂研制开发与生产应用领域对应用型高端人才的需求，严重制约了药物制剂行业的创新能力提升。此外，由于我国在科研人员考核指标导向方面出现的明显偏差，药剂学科人才培养更倾向于基础研究和发表 SCI 论文，应用型高端人才培养的资源投入也相对薄弱。

四、我国药剂制剂发展趋势与对策

鉴于我国现行的原料药、制剂、辅料和包材四证合一的药品管理模式，要实现从制药大国走向制药强国，药物制剂行业肩负着重要职责，解决上述问题也将成为我国药剂学科后续发展的必然趋势。

药物通过不同的制剂形式和给药途径进入机体均涉及克服相关生理屏障的问题，如口服制剂吸收存在胃酸、消化酶和上皮细胞膜等消化道屏障，注射制剂存在血浆代谢酶屏障、血脑屏障、血眼屏障、血胎屏障、血瘤屏障和细胞膜屏障，经皮制剂吸收存在皮肤细胞屏障，吸入制剂吸收存在呼气排出屏障和肺泡细胞膜屏障，滴眼制剂吸收存在角膜屏障等。因此，克服药物制剂给药过程中的机体生理屏障，将药物递送至病灶部位，提高病灶组织及其细胞药物的生物利用度，并高效低毒发挥药效，是药物制剂发展的共性目标。实现该共性目标需要解决的核心问题是：采用新技术新方法，研究药物制剂体内发挥作用的过程及其与生理屏障的作用机制，形成系统的理论体系，为药物制剂尤其是高端创新制剂和原创剂型研制开发、临床转化提供支撑和保障。相应对策包括：

（一）战略目标

加强基础、保持平衡：针对常见病、多发病和药物制剂的共性目标，发挥多学科交叉和多种技术并举优势，开展克服生理屏障递送药物的机制研究，形成系统完整的理论体系，建立新颖实用的评价方法，为高端制剂创制奠定基础。

创新发展、注重应用：强化临床问题导向和制剂创新应用价值，运用最新科技成果、智能制造和连续制造，开展创新药用辅料、药物高端制剂和原创药物剂型的研发和生产，为临床患者提供安全、高效、优质的高端创新制剂。

（二）战略布局

1. 加强药物制剂克服生理屏障的机制及评价方法研究

针对高端制剂在注射、口服、吸入、经皮、滴眼等给药途径中吸收、转运、跨膜、入胞等涉及的生理屏障，开展深入系统的作用机制和体内过程研究，形成系统完整的理论体系，建立创新的体内评价方法，为高端创新制剂设计提供理论依据和评价技术。

2. 开展药物制剂在病灶部位的释药机制及定量研究

针对靶向制剂、智能释药制剂等高端制剂，在病灶部位开展深入系统的药物释放机制、药物生物利用度、定量药效关系等研究，为此类高端创新制剂的临床转化提供证据支撑。

3. 加大创新制剂与原创剂型的设计与验证力度

针对智能靶向、控释、透皮、透膜等创新制剂和创新剂型及其功能辅料，开展系统深入的理论设计与实践探索，为我国药物制剂从仿制为主向创制为主转型提供技术支撑。

4. 推进智能制造和连续制造的学科交叉与联合攻关

针对智能制造和连续制造高端制剂（如激光打孔控释制剂，环保包衣技术制剂，3D 打印口服、经皮和植入制剂，注射用纳米制剂等）开展学科交叉和联合攻关，对其过程、质控、性能等问题开展系统深入的研究，为《中国制造 2025》中的药品研发保驾护航。

5. 加快药物制剂应用型高端人才的培养步伐

针对药物制剂研制开发和生产应用领域的高端人才严重短缺问题，我国应该尽快建立具有中国特色的药学学科专业博士学位研究生的培养体制和运行机制，并设定相应二级学科的专业博士学位，加快步伐、加大力度培养药学应用型高端人才。药物高端制剂的技术含量高、产业化难度大，急需大量的应用型高端人才解决其研发和生产过程中的技术问题，以转变我国目前药物高端制剂产品创新、开发与生产的落后局面。

我们相信，通过药物制剂基础研究与应用研究的协同发展，提高药物制剂应用型人才培养的层次和规模，坚持药物制剂创新发展的初心和使命，我国一定会在不远的将来实现药物制剂产品提质增效、由制剂大国向制剂强国的转变。

（陆伟跃　张强　吕万良　何勤　王浩　胡富强　吴传斌　魏刚）

治疗性抗体药物研究进展

一、引言

自 1975 年 Kohler 和 Milstein 发明杂交瘤技术以来，抗体不仅在基因组学、表观蛋白组学等前沿领域发挥着不可或缺的作用，更是成为新一代生物技术药物的突出代表。抗体药物是当今发展最快，复合增长率最高的一类生物技术药物。1986 年首个抗体药物 OKT3 上市；2011 年，FDA 批准 CTLA－4 单抗 ipilimumab 用于恶性黑色素瘤的治疗；2014 年，FDA 批准 PD－1 抗体 Keytruda 和 Opdivo 用于治疗黑色素瘤。经过 30 年的发展，截至 2019 年 6 月，FDA 和 EMA 共批准了 90 个抗体新药和 11 个 Fc 抗体融合蛋白（5 个退市或停止销售）[1]。目前全球临床阶段的抗体药物超过 800 个，其中 90% 处于临床 Ⅰ／Ⅱ 期，10% 处于临床 Ⅲ 期。

全球年销售额从 1997 年的 3.10 亿美元已上升到 2018 年的 1200 亿美元，增幅大约为 350 倍。2018 年抗体药物销售额在所有生物制品中的份额超过 60%，年复合增长率达到 14.4%，预计 2025 年销售额将达到 2400 亿美元。世界各主要发达国家都非常重视抗体药物的发展，通过各种计划或专项给予抗体药物研发支持，取得了突出的成就。2018 年 6 月，在荷兰阿姆斯特丹举办的 Antibody Engineering & Therapeutics（AET）大会上，再次将治疗性抗体推向前沿，内容涵盖了抗体介导的肿瘤免疫治疗、新一代 ADC 及双特异抗体药物、新结构抗体类蛋白、抗体文库等进展。

二、治疗性抗体药物的概述及发展

治疗性抗体的应用，最早可追溯至 1888 年，Emile Roux 使用含多克隆抗体血清治愈白喉病患者。早在 1897 年 Paul Ehrlich's 提出了"魔术子弹"（magic bullet）的假说，即利用抗体进行"靶向治疗"。19 世纪初，免疫学之父 Emil von Behring 提出了基于抗体的体液免疫理论。此后，Porter 与 Edelman 发现抗体化学结构；Tonegawa 阐述了抗体多样性产生的分子遗传机制；Kohler 和 Milstein 发明了生产单克隆抗体的杂交瘤技术。以上免疫学领域基础研究的突破，为重组抗体用于疾病的治疗奠定了基础。

抗体作为机体免疫应答的主要效应分子，能够特异性地识别、中和或清除诱发疾病的抗原。抗体独特的分子结构与生物功能，保证了其作为治疗性蛋白的临床疗效。治疗性抗体药物的作用机制是多样性的，如免疫调控、抗体位阻和通路阻断等，从而达到治疗的目的。主要可以通过：①靶点封闭作用。抗体作为拮抗剂，封闭靶抗原（受体）的功能表位，阻断其效应，如 Avastin（靶点

VEGF）。②阻断信号转导。抗体特异性结合靶抗原，阻断其下游信号通路，终止其生物学效应，如Herceptin（HER2 抗体）[2]。③靶向载体作用。抗体作为靶向载体，特异性强、亲和力好，交联化学药物和同位素，组成抗体药物偶联物，发挥其靶向杀伤作用，如 T – DM1 和利卡汀。④免疫应答作用。抗体本身具有的 ADCC、CDC 效应而杀伤靶细胞，如 Rituximab。⑤抗体中和作用。抗体与靶抗原（配体）结合，中和其效应分子，如针对炭疽的抗体药物 Raxibacumab（中和炭疽芽孢杆菌毒素发挥作用）。⑥免疫调节作用。特异性与人 T 细胞抗原结合，阻断 T 细胞再生及其功能，如抗CD3 抗体药物（Orthoclone）。

抗体药物的研发从第一代源于动物多价抗血清的抗体药物，历经第二代用杂交瘤技术制备的单克隆抗体[3]，目前已经进入了第三代即基因工程抗体时代，包括单价片段抗体（单链抗体、Fab、单域抗体、超变区多肽等），多价小分子抗体（双链抗体、三链抗体、微型抗体），某些特殊类型抗体（双特异抗体、抗原化抗体、细胞内抗体、催化抗体、免疫脂质体），人源化抗体及抗体融合蛋白（免疫毒素、免疫粘连素）。此外，对抗体的人源化改造可以极大地降低抗体的免疫原性，从而减少其在临床应用中的抗原抗体反应发生的频率和程度。考虑到抗体药物的研发成本、在实际中的应用效果和使用的稳定性等因素，对抗体进行人源化改造制备基因工程抗体仍是目前较为可行的减小抗体分子免疫原性的最重要途径。与杂交瘤制备的单抗相比，基因工程抗体具有如下优点：①通过基因工程技术的改造，可以降低甚至消除人体对抗体的排斥反应；②基因工程抗体的分子量较小，可以部分降低抗体的鼠源性，更有利于穿透血管壁，进入病灶的核心部位；③根据治疗的需要，制备新型形式抗体；④可以采用原核细胞、真核细胞和植物等多种表达形式，大量表达抗体分子，大大降低生产成本。

三、抗免疫检测点治疗性抗体

机体免疫系统在进化过程中建立了高度复杂而精细的调控机制，既要防止对自身组织抗原、食物抗原、机体共生微生物和环境抗原发生有害于机体的反应，同时还要确保其在识别外来病原微生物和内在转化恶变的细胞时，能够启动免疫反应将其清除，并且不至于对机体自身造成严重损伤。这就要求在机体的免疫调控体系中，必须有快速而高效的免疫负调控机制，以保证机体内环境稳定和免疫稳态的维持，目前针对免疫负性调控分子抗体药物特别是针对 T 细胞免疫激活和抑制受体，如 PD – 1、CTLA – 4、KIR、TIM3 等，已成为抗体药物研发的亮点。

1987 年，法国科学家发现了一类表达于 T 细胞表面的蛋白 CTLA4，接种了肿瘤细胞的小鼠注射CTLA4 抗体后，小鼠体内的肿瘤完全消退。免疫检查点抑制剂的雏形由此诞生。1992 年，日本京都大学本庶佑教授发现了 PD – 1，1999 年美国耶鲁大学教授 Lieping Chen 发现了 PD – L1（PD – 1的配体），与 CTLA4 一起构成了免疫检查点蛋白家族[4]。这些免疫检查点被激活时能抑制 T 细胞的增殖和功能，使肿瘤细胞逃避免疫系统的检测和攻击。2011 年 3 月，美国 FDA 首次批准了Ipilimumab（CTLA – 4 单抗，Yervoy，百时美施贵宝）用于治疗晚期黑色素瘤。当前已经开发的靶向免疫检验点靶点，包括抑制性受体（PD1、CTLA4、BTLA、KIR、LAG3、TIM3 等）和激活性受体（CD137、OX40 等）[5]，现已开发上市的药物有 Pembrolizumab（Merck）、Nivolumab（BMS）及 Ipilimumab（BMS），其靶点分别为 PD1 和 CTLA4。

2011 年 3 月，美国 FDA 首次批准了 Ipilimumab（CTLA-4 单抗，Yervoy，百时美施贵宝）用于治疗晚期黑色素瘤。其主要原理就是通过抑制活化 T 细胞与 APC 的 B7 结合，增强人体 T 细胞活性。此后，PD-1 单抗（Pembrolizumab/默克和 Nivolumab/BMS）用于治疗不可切除性或转移性黑色素瘤（2014 年）和肺鳞癌的治疗（2015 年）也获得 FDA 批准[6]。

全球目前已有 5 款 PD-（L）1 抗体上市（表6），包括默沙东的 PD-1 抗体 Keytruda、BMS 的 PD-1 抗体 Opdivo、罗氏的 PD-L1 抗体 Tecentriq、辉瑞默克的 Bavencio 和 AstraZeneca 的 PD-L1 抗体 Durvalumab。2018 年 4 月 30 日，FDA 授予赛诺菲/再生元 Cemiplimab 优先审批资格，年内有望成为全球第六款 PD-1/L1 药物（Immune checkpoint inhibitors，ICIs）。Cemiplimab 上市申请的第一个适应证为转移性/局部晚期皮肤鳞状细胞癌（Cutaneous Squamous Cell Carcinoma，CSCC）。

表6　截至 2018 年 6 月 FDA 批准上市 5 款针对免疫检查点 PD-（L）1 抗体药物

Generic name (Abbreviation)	Trade name	Sponsor company	Target	Indication	Type	Approval time
Pembrolizumab（K）	Keytruda	Merck	PD1	Malignant melanoma	Humanized	2014
Nivolumab（O）	Opdivo	BMS	PD1	Malignant melanoma	Human	2014
Atezolizumab（T）	Tecentriq	GENENTECH INC	PD-L1	Bladder cancer, metastatic non-small cell lung cancer	Humanized	2016
Avelumab（B）	Bavencio	Merck KGaA & Pfizer	PD-L1	Metastatic Merkel cell carcinoma	Human	2017
Durvalumab（I）	Imfinzi	AstraZeneca	PD-L1	Bladder Cancer	Human	2017

（1）Keytruda 通用名 Pembrolizumab（派姆单抗），是默沙东推出的一款抗 PD1 单克隆抗体，是 BMS 的 Opdivo 的强有力的竞争对手，二者在 PD1 抑制剂的市场上的竞争也颇有看点和富有戏剧性。不过在肺癌的市场，Keytruda 目前还是领先 Opdivo 的。2015 年 10 月 Keytruda 被批准用于二线治疗接受过传统化疗治疗后的肺癌；2016 年 10 月 FDA 批准 Keytruda 用于一线治疗高表达 PD-L1 的同时无 EGFR 和 ALK 突变的非小细胞肺癌，此次获批主要是基于一组名为 keynote-024 的随机、开放、Ⅲ期的临床试验数据。keynote-024 研究比较了 Keytruda 单药治疗与标准铂类药物化疗对转移性鳞状（18%）或非鳞状（82%）nsclc 的治疗效果。结果表明与标准的含铂化疗相比，使用 Keytruda 的患

者无进展生存期与总体生存率都得到了显著的改善。目前，该药物可用于非小细胞肺癌、没有 EGFR 突变且肿瘤 PD－L1 表达阳性的患者。

（2）Opdivo 通用名 nivolumab（纳武单抗），是 BMS 推出的一款新型的 PD－1 抑制剂类靶向抗肿瘤药物，是被各路人士看好的一款重磅药物。从 2014 年它被批准上市起，适应证已经多达 4 个，其中包括晚期转移性鳞状非小细胞肺癌、以铂类为基础化疗或化疗后恶化的肺癌。但是它在肺癌适应证上的战果没有扩大，2016 年 10 月它治疗新诊断的肺癌三期临床研究宣布失败。但是，Opdivo 广泛被认为在竞争激烈的 PD－1 抑制剂类新型抗肿瘤药物中处于领先地位，而它的销售额也证明了这一点。

（3）Tecentriq 通用名 Atezolizumab，是罗氏旗下基因泰克公司开发的一种针对 PD－L1 的单克隆抗体。2016 年 10 月，Atezolizumab 被 FDA 批准用于二线治疗转移性非小细胞肺癌，适应的患者包括经过铂化疗期间或之后疾病有所恶化，具有 EGFR 或 ALK 基因异常，经其他靶向治疗后无效的患者。FDA 的批准是基于名为 POPLAR 和 OAK 两项临床试验研究的积极结果：POPLAR 是一项全球性、多中心、开放标签、随机的二期临床试验，评估了 Tecentriq 与多西他赛治疗复发性局部晚期或转移性 NSCLC 的患者的疗效和安全性，研究显示与多西他赛治疗相比，Tecentriq 可以显著提高整体研究人群的中位生存期。另外，Tecentriq 三线治疗非小细胞肺癌的上市申请处于 FDA 审批阶段，Tecentriq 还有多达 15 项的肺癌临床试验正在进行中，其中 7 项处于·线初治肺癌的Ⅲ期研究中。

（4）Avelumab 是一种靶向于 PD－L1 的全人源 IgG1λ 型单克隆抗体，能结合 PD－L1 并阻止其与受体 PD－1 和 B7.1 的结合。该药批准用于治疗 Merkel 细胞癌（成人或 12 岁以上儿童）和晚期或转移性尿路上皮癌。这次批准的依据是一个叫做 JAVELIN Merkel 200 的二期临床试验。在这个 88 人参与的临床试验中，Avelumab 的客观应答率为 33%，其中 11% 为完全应答。与其他 PD－1 药物一样，很多患者应答相对持久，45% 的患者应答达到一年。同年，该药获批在日本 PMDA 上市，并由默克雪兰诺和辉瑞在美国、欧洲和日本市场共同销售，商品名为 Bavencio®。

（5）Durvalumab 是由 AstraZeneca/Medimmune 开发的用于治疗局部晚期或转移性尿路上皮癌患者，这些患者在含铂化疗期间或之后有疾病进展，或在含铂化疗的新辅助或辅助治疗后 12 个月内有疾病进展。阿斯利康公司的药品定价为一年 180 000 美元。

2016 年伊始，Syndax 发布了一项临床前报告，表明其公司候选药物 Entinostat（HDAC 抑制剂）联合 PD－1 抑制剂可以提高肿瘤 CD8⁺T 细胞（具有抗肿瘤免疫活性的细胞毒 T 细胞）的数量及促进其向肿瘤浸润、降低免疫抑制 Tregs（调节性 T 细胞）和 MDSCs（骨髓来源的抑制性细胞）。这些研究提示，选择性的 HDAC 抑制剂可能是肿瘤免疫治疗的一个重要的"Priming"（初始化）药物，是联合抗肿瘤免疫治疗或启动抗肿瘤免疫反应的关键步骤，相关研究结果发表在 *Clin Cancer Res* 期刊上。2016 年 Jesse 发现癌细胞 *JAK*1、*JAK*2 基因（干扰素－γ 免疫信号通路中的关键成分）和 B2M 的功能缺陷突变与晚期黑色素瘤患者对免疫治疗的原发性和获得性耐药相关。

2017 年 5 月 23 日，美国 FDA 宣布：加速批准 PD－1 抗体 pembrolizumab（商品名：Keytruda，

简称"K药")用于确定有高度微卫星不稳定性（MSI-H）或错配修复基因缺陷（dMMR）的成人和儿童晚期或转移性实体肿瘤患者——这是FDA首次批准不以肿瘤部位为参考，仅依靠生物标志物进行治疗选择的药物，而且是成人和儿童都适用[7]。MSI是微卫星不稳定、MMR是基因错配修复。MMR基因是DNA错配修复基因，它的表达缺失可引起DNA复制过程中错配的累积，导致MSI的发生，约15%的结直肠癌是经由MSI途径引发的。此外，患者血液中CD14$^+$CD16 HLA-DRhi（hi表示high，即高表达的意思）单核细胞的数量是预测患者Anti-PD1免疫治疗无进展生存和总生存期的最准确指标。

ASCO 2018年大会上，默沙东展示Keytruda可以帮助肺癌患者活得更长，与PD-L1的表达水平无关。与化疗比较，Keytruda单药将所有PD-L1检测阳性患者的死亡风险进一步降低了19%。在高表达PD-L1患者中，Keytruda表现得更好。PD-L1水平在20%或更高的患者中，死亡风险被降低了23%。

2018年6月，药明康德集团合作伙伴默沙东宣布，美国FDA批准其重磅免疫疗法Keytruda（pembrolizumab）治疗晚期宫颈癌患者，为患者带来了重要的二线治疗选择。在77名（79%）表达PD-L1（综合阳性评分不小于1）的患者中，Keytruda取得了14.3%的总体缓解率（95% CI：7.4%~24.1%），完全缓解率为2.6%。

从全球来看，BMS、默沙东、罗氏以及阿斯利康为PD-1/PD-L1靶点药物第一梯队；从国内来看，第一梯队分别是恒瑞医药、信达生物、君实生物及百济神州。除百济神州因开展国际多中心临床试验导致上市进度较慢以外，另外三家均已经上报上市申请。免疫检查点抑制剂的诞生已经改变了癌症的治疗方案。目前PD-1/L1抗体在黑色素瘤、非小细胞肺癌、肾细胞癌、经典型霍奇金淋巴癌和头颈癌等10余个癌症中显示了一定疗效，希望PD-1/L1抗体继续在如三阴乳腺癌等难以攻克的癌症继续发挥疗效，同时在一线肿瘤免疫治疗方面再创佳绩。2018年6月15日，国家食品药品监督总局正式批准百时美施贵宝旗下的PD-1抑制剂Opdivo进入中国临床，用于治疗表皮生长因子受体基因突变阴性和间变性淋巴瘤激酶阴性、既往接受过含铂方案化疗后疾病进展或不可耐受的局部晚期或NSCLC成人患者。

四、修饰型治疗单抗——ADC抗体药物

当前，国际创新抗体药物种类不断丰富，修饰性抗体药物成为前沿热点，特别是通过功能性抗体重组、优效修饰技术获得的修饰性抗体药物成为当今抗体药物开发的前沿热点，包括人源化抗体ADCC效应增强修饰技术、糖基化结构优化技术（变构恒定区序列）、重构抗体亚类、片段抗体、类抗体长效修饰（PEG偶联、融合蛋白技术）及双接头抗体等。修饰型抗体的作用机制，包括提高效应功能（ADCC、CDC、点突变、糖基化修饰）、直接杀伤（连接细胞因子、小分子药物、毒素、核素）、间接杀伤（通过双功能抗体连接核素、毒素、免疫效应细胞，单链抗体-脂质体包裹的免疫毒素）、预靶向（由生物素化核素-链亲和素标记的抗体前体靶向药物）。

目前，特别是新一代 ADC 取得了较快的进展。ADC 抗体药物，即通过双功能偶联剂或非天然氨基酸定点链接弹头药物（如美登素、卡其霉素、海葵毒素、蓖麻毒素等），可大幅度提高靶向杀伤效应，降低抗体用量，减少毒副作用。随着 FDA 近年批准抗 CD30 和 HER2/neu 两个 ADC 上市，使原来无效的 CD30 抗体药物获得新生，且抗 HER2 的单抗药物 T－DM1（Trastuzumab 交联微管蛋白抑制剂美登素 DM1）是在 FDA 优先审评程序下获得批准，人们对 ADC 药物寄予厚望。

Ibritumomab tiuxetan（Zevalin®）是放射性标记的单克隆抗体的一个例子。这是针对 CD20 抗原的抗体，其在称为癌性（不确定）B 细胞的淋巴细胞上发现。该抗体将放射性直接递送至癌性 B 细胞，并可用于治疗某些类型的非霍奇金淋巴瘤[8]。Brentuximab vedotin（Adcetris®）是一种靶向 CD30 抗原（发现于淋巴细胞上）的抗体，附着于名为 MMAE 的化疗药物。该药用于治疗霍奇金淋巴瘤和间变性大细胞淋巴瘤。Ado-trastuzumab emtansine（Kadcyla 也称为 TDM－1），一种靶向 HER2 蛋白的抗体，附着于名为 DM1 的化疗药物。它用于治疗某些癌细胞含有过多 HER2 的乳腺癌患者[9]。2017 年 8 月，FDA 正式授予日本第一三共制药乳腺癌新药 DS－8201 突破性疗法认定，该药物是一种 ADC 药物（抗体偶联药物：人源抗体和 I 型拓扑异构酶抑制剂），用于治疗既往接受曲妥单抗、帕妥珠单抗以及经 T－DM1 治疗后出现病情恶化的 HER2 阳性、局部晚期或者转移性乳腺癌患者；在 I 期研究（NCT02564900）纳入 T－DM1 治疗后的 HER2⁺乳腺癌，曲妥珠单抗治疗后的 HER2⁺胃癌，HER2 低表达（IHC 1⁺或 2⁺、ISH⁻）的乳腺癌和其他表达 HER2（IIIC≥1⁺）的实体瘤。2015 年 9 月至 2017 年 12 月期间，共 218 名受试者接受 DS－8201a 治疗，200 名剂量为5.4 mg/kg或 6.4 mg/kg。可评估受试者中 RECIST 确认的总体缓解率为 49.3%，86.3% 的受试者在≥1 次基线扫描出现肿瘤缩小。

未来有望获得批准的新一代 ADC 包括：Celldex/Seattle Genetics 的 CDX011（glembatumumab vedotin），以及靶向作用于糖蛋白的非转移性黑色素瘤蛋白 B（GPNMB）。2018 年 6 月，中检院组织业内专家共同起草的《抗体偶联药物质量控制和临床前评价专家共识（征求意见稿)》，探讨了抗体及抗体偶联药物在研发制造、质量控制及临床前评价方面的技术要点[10]。

五、新靶点抗体药物进展

（一）抗 CD47 抗体药物

研究显示，阻断 CD47/SIRP-α 信号通路是目前研究恢复巨噬细胞抗肿瘤功能的重要分子。通过阻止肿瘤细胞表面的 CD47 分子与 SIRP-α 结合，从而达到修复巨噬细胞对肿瘤细胞吞噬能力的作用。

Forty Seven 的 5F9 是针对 CD47 靶点的单克隆抗体，CD47 为癌细胞上过度表达的免疫调节分子，是癌细胞为了避免被巨噬细胞摄取而发出"别吃我"的信号。5F9 干扰巨噬细胞上的 SIRPα 受体，以类似于检查点抑制剂激活 T 细胞的方式，激活巨噬细胞。美国 FDA 为 5F9 颁发了快速通道资格，用于治疗两种形式的 B 细胞 NHL，包括复发性或难治性 DLBCL 和滤泡性淋巴瘤（FL）。

Forty Seven 的第一项 1b/2 期临床试验是使用 5F9 联合利妥昔单抗治疗 DLBCL 和 FL 患者。在试验的 1b 期部分，患者接受 1 mg/kg 预注给药剂量的 5F9，以减轻靶向性贫血（on-target anemia），随后接受全剂量的利妥昔单抗和逐渐增加剂量的 5F9，剂量范围为每周一次 10～30 mg/kg。根据 Lugano 标准，研究使用 PET/CT 成像来测量临床活性，其中包括肿瘤大小和代谢活性测量。在 22 名可评估患者中，数据显示客观缓解率（ORR）为 50%，完全缓解率（CR）为 36%。全球共有 3 个 CD47 抗体项目处于 Phase 1 阶段、1 个处于 IND 阶段、4 个处于临床前研究阶段。处于 Phase 1 阶段的三个药物分别为 Forty Seven 公司的 Hu5F9 - G4、Celgene 公司的 CC - 90002 以及 Tril-lium 公司的 TTI -621。值得注意的是，Trillium 的 CD47 抗体项目为 SIRP - αFc 融合蛋白形式。

（二）抗 Basigin/CD147 单抗药物

Basigin/CD147 是免疫球蛋白超家族成员，高表达于多种肿瘤细胞的跨膜糖蛋白，是肿瘤恶性行为表型的特异性标志物，具有抑制肿瘤凋亡、促进肿瘤侵袭转移等多种功能。HAb18G/CD147 是一个癌特异性的、新型广谱的生物标志物，在正常及胚胎组织低表达，癌组织高表达，与癌症发生、发展密切相关（HAb18G/CD147 在癌中表达，总体阳性率为 82.67%，对照组织交叉反应率为 5.05%）。此外，该分子表达于细胞膜表面，药物可及性好，目前没有已知同源性较高的分子，不易出现脱靶效应，在癌症诊断早期、病理分型分级、预后判断及作为全新药靶有重要的应用价值。我国在 2007 年上市了同位素标记的 CD147 抗体"美妥昔单抗"——利卡汀，靶向治疗适应证为肝癌；2015 年研发了 ADCC 增强人源化修饰型单抗"美妥珠"，进入临床研究，靶向适应证为肺非小细胞肺癌；目前第二代 HcHAb18 人源化抗体经糖基化修饰，具有明显的 ADCC 增强效应，在抗肺癌及其转移的药效学实验中显示了良好的抑瘤和抑制转移效果，已进入临床研究；与其配套的分子分型诊断试剂——HAb18G/CD147 分子免疫组化诊断试剂盒已获得生产批文。同时，发展了 CD147 抗体新一代 ADC 药物 HAb18 - DM1、h5A12 - DM1，在抗癌征程中不断地探索新靶点、新结构、新功能抗体药物[11]。

六、单抗药物临床应用可能的毒副作用

与化疗药物相比，抗体药物比传统化药小分子药物的毒性小。但由于抗体本身就是蛋白质，单抗静脉给药有时会引起过敏反应。可能的副作用包括：发热、发冷、头痛、恶心、呕吐、腹泻、低血压和皮疹等。不同类型的抗体药物，在使用中也可能触发严重的过敏样反应，包括某些单抗会增加高血压、充血性心力衰竭和心脏病发作的风险，甚至有报道显示与炎性肺病的高风险相关。某些情况下，皮肤上的疮疡和皮疹可能会导致严重的感染；在脸颊和牙龈（黏膜）的组织上也会出现严重的溃疡，这些均需抱有谨慎的观察态度。此外，免疫检查点抑制剂（ICIs）正在改善晚期癌症的预后，但可能也会导致与免疫相关的不良事件（IRAEs）。在使用 ICIs 单抗治疗的患者中，关节痛和肌痛常有报道。风湿性 IRAEs 多表现为炎性关节病及血管炎的原因尚不明确[12]。

七、结语

抗体介导的肿瘤免疫疗法正在推动治疗性抗体药物的飞速发展。特别是随着 2017 年 8 月 30 日，FDA 批准诺华 CD19 CAR－T 疗法 Kymriah（Tisagenlecleucel）正式上市，用于治疗复发性或难治性儿童、青少年 B－细胞急性淋巴细胞白血病；10 月 18 日，FDA 批准 Kite Pharma 的 CD19 CAR－T 疗法产品 YESCARTA（Axcabtagene Ciloleucel）上市，用于治疗成人大 B 细胞淋巴瘤。这些通过抗体分子修饰 T 细胞治疗正在彻底改变肿瘤的治疗模式，同时新的 CAR－T 疗法也必将推动治疗性抗体药物的不断发展[13]。目前 FDA 和 EMA 批准的 90 个抗体新药中，人源化及全人抗体有 67 个；而鼠源抗体仅 3 个；嵌合抗体 9 个；双特异抗体 2 个；ADC 抗体药物 6 个；纳米抗体 1 个；其他来源抗体 2 个；11 个 Fc 抗体融合蛋白，可见人源性或全人源抗体将是抗体药物的发展方向。目前全球临床阶段的抗体药物超过 800 个，其中接近 90% 处于临床 Ⅰ / Ⅱ 期的早期阶段，10% 左右的项目处于临床 Ⅲ 期的后期阶段。

特别是 2017 年美国临床肿瘤学会（American Society of Clinical Oncology，ASCO）年会中，将"肿瘤免疫疗法 2.0"评选为 2017 年肿瘤免疫疗法的年度进展（Adoptive cell immunotherapy），"精准、联合、广谱"的免疫疗法成为免疫治疗 2.0 时代的潮头。治疗性抗体药物，特别是靶向免疫检测点的单抗药物占据了肿瘤免疫治疗的半壁江山，如何寻找抗体药物新的机遇，或许已经十分紧迫了。

事实上，肿瘤的生物学以及免疫学都极其复杂，因此从治疗性抗体药物的角度去审视并尝试解决肿瘤问题的时候，仍会面临诸多困惑，其原因在于目前对于肿瘤免疫机制的了解还不够透彻。抗 PD－（L）1 治疗到底是如何对抗肿瘤，让患者受益的？抗 PD－（L）1 治疗是如何重塑肿瘤的微环境？我们是否能找到预测反应的 biomarker？从肿瘤免疫的研究中我们能得到哪些启发？免疫正常化（Normalization），即矫正缺陷的免疫机制，而不是免疫增强（Enhancement），把免疫反应提高到一定的高度，是否会带来更大的副作用？技术的进步（如 CRISPR）能为肿瘤免疫治疗带来哪些帮助[14]？今后的研究还需要揭示新的细胞、分子以及调控机制，更重要的是要将这些研究成果整合成生理情况下细胞、分子之间的网络作用模式，实现这一目标仍将是漫长并充满挑战的过程。

通过不同机制的抗肿瘤联合治疗，如抗肿瘤疫苗与 PD－L1 联用、CAR－T 疗法与 PD－L1 联用，以及肿瘤免疫疗法与基因疗法联用等，靶向药物和免疫抗肿瘤药物的联合治疗必将得以广泛应用。在不远的未来，针对高效低毒的新型肿瘤靶点的药物研发、细胞疗法的安全性和经济性改造、克服耐药性的联合用药方案以及以预防和早期发现为主的精准医疗将是癌症治疗领域最引人注目的方向。可以预见，以 CAR－T 和靶向抗体药物为代表的个体化免疫治疗将为心脑血管疾病、神经退行性疾病、恶性肿瘤、代谢综合征、传染性疾病等难治性重大疾病的治疗带来革命性的转变，为人类健康保驾护航[15]。

参考文献

[1] US. Food and Drug Administration. Novel Drug Approvals for 2019 [EB/OL]. (2019 - 06 - 17) [2019 - 08 - 20]. https：//www. fda. gov/drugs/new - drugs - fda - cders - new - molecular - entities - and - new - therapeutic - biological - products/novel - drug - approvals - 2019.

[2] Zhang N, Chang Y, Rios A, et al. HER3/ErbB3, an emerging cancer therapeutic target [J]. Acta Biochim Biophys Sin (Shanghai), 2016, 48 (1): 39 - 48.

[3] Glukhova XA, Prusakova OV, Trizna JA, et al. Updates on the production of therapeutic antibodies using human hybridoma technique [J]. Curr Pharm Des, 2016, 22 (7): 870 - 878.

[4] Gong J, Chehrazi RA, Reddi S, et al. Development of PD - 1 and PD - L1 inhibitors as a form of cancer immunotherapy：a comprehensive review of registration trials and future considerations [J]. J Immunother Cancer, 2018, 6 (1): 8.

[5] Vinay DS, Kwon BS. Therapeutic potential of anti - CD137 (4 - 1BB) monoclonal antibodies [J]. Expert Opin Ther Targets, 2016, 20 (3): 361 - 373.

[6] Sullivan RJ, Atkins MB, Kirkwood JM, et al. An update on the Society for Immunotherapy of Cancer consensus statement on tumor immunotherapy for the treatment of cutaneous melanoma：version 2. 0 [J]. J Immunother Cancer, 2018, 6 (1): 44.

[7] Couzin FJ. Baby's leukemia recedes after novel cell therapy [J]. Science, 2015, 350 (6262): 731.

[8] Goebeler ME, Knop S, Viardot A, et al. Bispecific t - cell engager (BiTE) antibody construct blinatumomab for the treatment of patients with relapsed/refractory non - hodgkin lymphoma：final results from a phase I study [J]. J Clin Oncol, 2016, 34 (10): 1104 - 1111.

[9] Amiri KL, Blumenthal GM, Xu QC, et al. FDA approval：ado - trastuzumab emtansine for the treatment of patients with HER2 - positive metastatic breast cancer [J]. Clin Cancer Res, 2014, 20 (17): 4436 - 4441.

[10] Bournazos S, Wang TT, Dahan R, et al. Signaling by antibodies：recent progress [J]. Annu Rev Immunol, 2017, 35: 285 - 311.

[11] Li Y, Xu J, Chen L, et al. HAb18G (CD147), a cancer - associated biomarker and its role in cancer detection [J]. Histopathology, 2009, 54 (6): 677 - 687.

[12] Swisher JF, Feldman GM. The many faces of FcgammaRI：implications for therapeutic antibody function [J]. Immunol Rev, 2015, 268 (1): 160 - 174.

[13] Jackson HJ, S Rafiq, RJ Brentjens, Driving CAR T - cells forward [J]. Nat Rev Clin Oncol, 2016, 13 (6): 370 - 383.

[14] Song B, Fan Y, He W, et al. Improved hematopoietic differentiation efficiency of gene - corrected beta - thalassemia induced pluripotent stem cells by CRISPR/Cas9 system [J]. Stem Cells Dev, 2015, 24 (9): 1053 - 1065.

[15] Newick K, OBrien S, Moon E, et al. CAR T Cell therapy for solid tumors [J]. Annu Rev Med, 2017, 68: 139 - 152.

（杨向民　唐娟　尉丁　蒋建利）

海洋药物研究进展

一、引言

海洋生物资源的保护和开发利用，尤其是海洋生物医药产品研究与产业化已成为发达国家竞争最激烈的领域之一。海洋生物医药产业是面向海洋战略性新兴产业发展国家需求的支柱性产业。从陆生生物中发现新生物医药资源越来越难，海洋生物及遗传资源储量达陆地的四倍，是尚待开发的生物医药资源宝库。海洋生物因其独特的生境特征，呈现区别于陆地的生命代谢特征，易产生结构和活性新奇的药物分子，具备较高的成药率[1]。海洋生物活性物质主要包括生物信息物质、各类活性成分、海生毒素、生物功能材料等。近年来，国际上出现了大量涉及药物、食品（包括功能食品）、化妆品、酶制剂等的海洋天然产物专利产品。一大批具有高效抗菌、抗病毒、消炎、抗肿瘤、镇痛功能的海洋生物活性物质被发现，多数化合物具有新药开发潜力，其中部分次生代谢产物已进入临床研究阶段[2]。近两年，国际上对海洋生物研究侧重于以微生物资源发掘为核心的新技术发展、药源分子源头发现与分子机制研究、生物技术融合等领域。

二、海洋药物研发进展

（一）海洋糖类药物研发

近 2 年来，我国在海洋糖类创新药物的研究方面发展迅速，取得了一批具有自主知识产权的创新成果。自 1985 年上市的藻酸双酯钠 PSS 和 1994 年上市的甘糖酯 PMS 后，2019 年又有条件地批准上市了抗阿尔茨海默病寡糖药物 GV－971。目前，仍有数种海洋糖类药物处于临床研究（911、916、DPS、K－001 等），并有多个海洋糖类化合物（BG136、HS203、PGGS、GS19、FvF 等）处在系统临床前研究中[2]。尽管我国有丰富的海洋生物资源，但因受海洋糖类化合物结构复杂、作用靶点多、筛选体系不全、药代动力学方法难等限制，糖药物的研发速度低于海洋小分子药物，如能构建符合国际标准的糖类新药研发"一体化"筛选评价技术平台，将有利于加快推进海洋糖类创新药物的研究与开发。

2019 年 11 月，由中国海洋大学和中科院上海药物研究所等单位联合研发具有自主知识产权的治疗阿尔茨海默病新药"甘露寡糖二酸"（GV－971）经 CFDA 批准进入市场，突破国际上在该领域 20 多年无新药的局面。该糖类药物来源于海洋褐藻并具有明确结构组成的多寡糖分子。GV－971 与传统靶向抗体药物不同，多方位捕获 β 淀粉样蛋白（Aβ），抑制 Aβ 纤丝形成，并使已形成的纤丝解聚为无毒单体；GV－971还通过调节肠道菌群失衡、重塑机体免疫稳态，进而降低脑内神经炎症，阻止阿尔茨海默病的病程进展[3]。

褐藻来源的衍生物PGS是一种低分子量硫酸化聚古洛糖醛酸，由聚古洛糖醛酸经化学硫酸化修饰制备，PGS能有效干扰乙型肝炎病毒（HBV）转录，提高HepG2肝细胞活力，在体内外对免疫性肝损伤均具有明显的肝保护作用，PGS作为一种新型抗乙肝病毒海洋糖类化合物正在进行药物开发[4]。

海昆肾喜胶囊是治疗慢性肾衰竭的单方海洋中药，结构以α－（1→2）－L－Fuc－4－OSO$_3^-$为主。海昆肾喜胶囊联合其他中西药治疗慢性肾病的临床研究中有令人满意的疗效。以海昆肾喜原料为基础开发的低聚糖正在开展治疗糖尿病肾病的临床前研究[2]。

褐藻淀粉是褐藻中除褐藻胶和褐藻糖胶之外的另一活性多糖，在褐藻中发现的β－1，3/1，6－葡聚糖（BG136）通过toll样受体4促进RAW264.7巨噬细胞的促炎反应[5]；荷瘤小鼠实验表明，BG136可增加巨噬细胞的吞噬作用，增加细胞因子的分泌，调节天然免疫系统和瘤内免疫细胞的组成[6]，BG136作为一种具有免疫调节作用的抗肿瘤先导化合物，正处于系统临床前研究阶段。褐藻衍生物TGC161抗HPV凝胶Ⅱ类医疗器械已经进入临床研究[5,6]。

卡拉胶是从红藻中提取的一类硫酸半乳聚糖，该多糖是由α－（1→3）和β－（1→4）连接的半乳聚糖组成。卡拉胶的抗病毒作用主要发生在病毒感染早期，通过抑制吸附、侵入、脱离等病毒复制过程，还可通过增强宿主免疫力或直接杀死病毒来发挥抗病毒作用[7]。德国Marinomed公司研发的角叉菜糖喷雾剂其主要成分是卡拉胶，用于治疗或缓解病毒引起的普通感冒。此外，化学或酶解法制备的卡拉胶寡糖在人细胞和小鼠体内均具有良好的抗病毒活性，但还需进一步的临床试验确定其是否对人类有效。

螺旋藻糖肽（K－001）是从螺旋藻提取分离获得的一种含有肽的杂多糖，具有清热解毒，宣肺透表，预防和治疗病毒性感冒、病毒性肺炎、非典型性肺炎的功能，目前用于治疗流行感冒的藻糖蛋白胶囊正处于Ⅱ期临床研究（登记号：CTR20160745）中；用于治疗胰腺癌的K－001胶囊处于Ⅱ期临床研究（登记号：CTR 20171139）中；用于治疗晚期肝癌K－001处于Ⅲ临床期研究（登记号：CTR20132910）中。螺旋藻多糖丰富的活性，显示了其作为药物开发的巨大潜力。从绿藻*Monostroma latissimum*中分离得到的硫酸多糖PML对EV71病毒感染有很强的抑制作用且作用机制清晰，展现了PML作为抗EV71感染药物的开发潜力[8]。

海参多糖是海洋动物来源多糖的重要组成部分，主要包含岩藻糖化硫酸软骨素（FCS）和海参盐藻多糖硫酸酯两大类。FCS的主链通常由氨基半乳糖和葡糖醛酸交替连接组成，在葡糖醛酸的C3位或氨基半乳糖的C6位具有α－（1→3）或α－（1→4）连接的盐藻糖侧链，且存在不同硫酸化修饰位点，表现出结构的细微差异。FCS的抗凝血作用被广泛研究，从海参中分离得到的FCS通过肝素辅因子Ⅱ（HCⅡ）和抗凝血酶（AT）介导了较高的抗凝血活性。由哈尔滨红豆杉生物制药有限公司和上海开润生物医药有限公司开发的用于治疗急性缺血性脑卒中（瘀血阻络证）的注射用海

057

参糖胺聚糖，于 2019 年进入临床研究阶段（登记号：CTR20192370）。此外，从海参中分离得到两种结构不同的 FCS，对免疫低下小鼠表现出免疫调节和刺激造血功能。海参多糖作为一种潜在的抗凝血、免疫调节、抗肿瘤等多种疾病的候选药物，具有很大的开发潜力。

（二）海洋候选药物的发现

深海动植物资源丰富多样、物种数量巨大且未知物种多，是现代海洋药物研发的重要源头。我国学者对海洋无脊椎动物（海绵、珊瑚、软体动物等）和海洋植物进行了较系统的化学成分及其功能研究，在国家科技部专项基金的资助下，获得了一批具有自主知识产权并具有研发潜力的药源分子[9]。

从红树植物获得的二萜化合物 tagalsin C（TC）是 PAPR - 1 靶向抑制剂，具有膜通透性和选择性抑制肿瘤活性，对人白血病细胞、肝癌细胞等有明显抑制活性，并对人乳腺癌紫杉醇耐药细胞等多种临床一线抗肿瘤药物耐药的肿瘤细胞具有显著的抑制作用，而对正常细胞的毒性低。该化合物选择性抑制 Bcl - 2/Bcl - xL 高表达细胞的生长，并诱导肿瘤细胞凋亡。对 5 种肿瘤动物模型，包括小鼠移植性肿瘤 H22（肝癌）、人肝癌 BEL - 7404 裸小鼠移植瘤、S180 细胞小鼠移植瘤、Lewis 荷瘤小鼠、107 CEM 人白血病裸鼠，表现出显著药效。适用于治疗临床 Bcl - 2 高表达、耐常规化疗的药物或治疗复发癌症的药物。TC 的毒性明显低于临床细胞毒药物。TC 诱导肿瘤细胞凋亡与阻断肿瘤细胞的 DNA 合成和 DNA 片断化直接相关，该过程由激活 caspase 通路促使 PARP 的降解，特异的抑制热休克蛋白的表达，HSP 的负调控能激活 RAS 信号通路从而促进细胞的凋亡。因此，TC 的抗肿瘤作用由多种机制协同作用。急性毒性结果表明 TC 的安全指数高。

从红树植物中获得的结构新颖的大环内酯 GSW - 1，具有显著拮抗盐皮质激素受体（MR）、抑制胰脂肪酶、抑制蛋白酪氨酸磷酸酶 1B（PTP1B）、抑制 11 β - 羟基类固醇脱氢酶 1 型（11 β - HSD1）等生物活性。通过化学全合成解决了药源提供问题。药效结果表明 GSW - 1 显著逆转 Aldo 对 AKT 磷酸化的抑制作用，不同剂量的 GSW - 1 对 DIO 小鼠表现出明显的改善糖耐量和胰岛素耐量作用，改善甘油三酯（TG）作用；在 db/db 模型小鼠中降血糖，改善胰岛素耐量，降低 PEPCK、G6Pase 表达作用。与降糖药物罗格列酮相比，GSW - 1 具有多靶点协同拮抗活性优点，该化合物具有较高安全性。GSW - 1 是盐皮质激素受体（mineralocorticoid receptor，MR）的拮抗剂，具有高效低毒抗 2 型糖尿病的潜力[10,11]。

从南极真菌中获得的二酮哌嗪 HDN - 1，对 HIF - 1α 有强抑制作用，1 μM 下对自然缺氧条件的人乳腺癌 T47D 细胞的抑制率为 94%，对 1，10 - 菲罗啉化学诱导缺氧条件下 T47D 细胞的抑制率为 95%。HDN - 1 作用于 20 多种细胞株 72 小时后，对肝癌、肺腺癌、胃癌、乳腺癌等细胞株均有显著的杀伤作用，IC_{50} 值为 0.03 ~ 3 μM，对人白血病细胞的生长抑制作用最强。HDN - 1 诱导 HL - 60 细胞分化，诱导白血病细胞发生分化，比临床应用的抗白血病药物反式维 A 酸在更低剂量下诱导 HL - 60 细胞分化，并与反式维 A 酸有强协同作用。体内 NOD - SCID 小鼠证明 HDN - 1 明显抑制 HL - 60 移植瘤细胞生长，不影响正常的骨髓细胞生长；对小鼠 S180 肉瘤和肝癌 H22 瘤株异体移植瘤具有显著生长抑制作用；对人肝癌 BCL7402 移植瘤和 C57 小鼠 Lewis 肺癌移植瘤生长均有明显抗肿瘤作用。早期安全性评价发现腹腔给予 HDN－1 最大耐受量为 8 mg/kg，半数致死量为 12.1 mg/kg，静脉给予 HDN－1 半数致死量（LD50）为 27.5 mg/kg。HDN－1 靶向细胞内 HSP90 蛋白的 C 端，抑制 HSP90 与共分子伴侣 HSP70 相结合，抑制肺癌细胞、白血病细胞内与细胞增殖分化有关的 HSP90 顾客蛋白 EGFR、p－AKT、p－ERK、cyclinD、BCR－ABL、c－RAF 等。

从南海黑星芋螺获得芋螺多肽 GCCSNPACMLKNPNLC－NH2（Eb1.6），对其进行了规模化全合成。该化合物对大鼠坐骨神经半切镇痛模型（PNL）镇痛活性在 15 nM/kg 剂量可提高镇痛痛阈 97.5%，活性显著高于临床新药芋螺多肽 Vc1.1（GCCSDPRCNYDHPEIC－NH2，靶点为钙通道）。采用静脉注射或肌内注射，Eb1.6 均对大鼠慢性疼痛模型 PNL 及 CCI 有强镇痛活性，剂量为 24.9 μg/kg（肌内注射）及 49.8 μg/kg（静脉注射）的 Eb1.6 的镇痛活性显著高于临床对照药吗啡及加巴喷丁联合用药（吗啡 5 mg/kg＋加巴喷丁 100 mg/kg）。镇痛活性为联合用药的 1000 倍（摩尔比）。Eb1.6 对大鼠糖尿病模型也有很好的镇痛效果，对急性疼痛模型也有一定的镇痛效果。Eb1.6 对烟碱型乙酰胆碱各受体亚型、TTX－S 及 TTX－R 钠离子通道、L－钙通道、DRG 神经元钙通道、阿片受体、辣椒素受体、KCNQ1 离子通道、HCN2 通道等靶点有结合活性，对烟碱型乙酰胆碱各受体亚型 $\alpha_3\beta_4$、α_7 有一定的活性。Eb1.6 作用于 N－钙通道，为其镇痛活性的靶点。Eb1.6 能显著提高 BDNF、NGF－β 的表达量，降低 AMPA、GABA 的表达量，而对 PKC－γ、C－fos 的表达量影响不显著。Eb1.6 能降低 CaMKⅡ－β 蛋白表达量。SD 大鼠单次肌内注射 Eb1.6 的 MTD 大于 25 mg/kg 体重（约相当于人临床拟用剂量的 7500 倍）。SD 大鼠单次静脉注射 Eb1.6 的最大耐受剂量（MTD）大于 100 mg/kg 体重（约相当于人临床拟用剂量的 30 000 倍）。Eb1.6 对慢性疼痛具有很强的镇痛活性，副作用低，具有很好的药物发展前景。

总合草苔虫的大环内酯 Bryostatin－19 含独特的聚乙酰基骨架的高度氧化大环内酯，具有显著的抗肿瘤细胞活性，包括白血病 K562、胃癌 MKN45 和肝癌 QGY 肿瘤细胞。Bryostatin－19 诱发线粒体途径介导的急性单核细胞白血病的细胞凋亡，抑制急性单核细胞白血病细胞增殖、诱导其凋亡；诱发 U937 细胞凋亡涉及线粒体途径和 puma 及 Bcl－X$_L$ 蛋白密切相关；依赖 caspase－9 及其下游 caspase－3 的依次活化。裸鼠体内试验显示 Bryostatin－19 对 K562 人白血病和 QGY 人肝癌模型有显著的抗肿瘤作用，对小鼠 P388 白血病模型显示较明显的生命延长作用，体内对与临床相关性较好人体肿瘤异种移植模型有较好及较敏感的疗效。Bryostatin－19 在治疗剂量时与化疗药相比毒性小且对免疫功能没有影响。完成了 Bryostatin－19 小鼠急性毒性试验和特殊毒性试验。在国际上首次完成了 bryostatin 19 的脂质体冻干粉针剂型研究。

海洋长孢葡萄穗霉 FG216 中获得杂合化合物 FGFC1 对纤维蛋白具有专一性，在溶解血栓的同时不引起全身性纤维蛋白原溶解。FGFC1 是一种避免降解血液中纤维蛋白原的溶血栓候选药物，大鼠急性肺血栓溶解实验显示 FGFC1 具有优良的溶栓作用。非临床安全性评价显示 FGFC1 的急性毒性 LD_{50}＞250 mg/kg，无遗传毒性；初步药代动力学显示符合二房室模型，大鼠的 FGFC1 给药 $T_{1/2}$ 为 23 分钟，比格犬的 FGFC1 给药 $T_{1/2}$ 为 48 分钟；血浆纤维蛋白原降解产物、纤维蛋白原含量显示

FGFC1 无纤维蛋白溶解性，优球蛋白时间缩短和 FGFC1 的纤溶作用相一致；大鼠体内溶栓作用显示 FGFC1 的 EC_{50} 剂量为 5 mg/kg。

从海洋真菌获得的生物碱 HDZ－137，体外（细胞）和体内（裸鼠）对 MCF－7 和 MCF－7/ADR 均有不同程度的抑制作用，与阿霉素联合使用后抑制率有显著地升高，证明 HDZ－137 可以逆转 MCF－7/ADR 对阿霉素的耐药性。明显降低耐药细胞中耐药蛋白的表达，使阿霉素进入耐药细胞的量增加，增强阿霉素作用；HDZ－137 和阿霉素联合应用后，通过抑制 MAPK 信号途径中的 JNK 途径增强阿霉素引起的耐药细胞通过线粒体途径的凋亡以及细胞周期的阻滞。化合物 HDZ－137 对多药耐药乳腺癌抗化疗药物有显著的逆转作用，机制明确，初步的安全性评价为一个低毒的化合物，成药前景良好。

三、药源分子发掘技术提升

采用"传统"技术开展海洋药物源头发现、研究的程序长期主导药源分子发掘，但由于这种研究程序对活性成分或新颖结构天然产物的前期识别和鉴定不充分，易导致在生物中已知化合物重复发现率高、中微量成分或活性成分"丢失"等问题。常规色谱和波谱技术难以快速获得目标产物，阻碍了我国海洋天然药物的研发进程。天然活性成分难以快速制备，也阻碍了快速发展的药理筛选系统如高内涵和高通量技术的应用[12,13]。我国学者在海洋天然产物的复杂体系的结构特征"智能"识别与鉴定以及快速分析目标产物方面取得了卓有成效的成绩。现代色谱与现代波谱的组合系统与其信息库的综合应用提高了快速分析活性产物的效率，建立了系统识别和解析生物分子指纹全谱复杂体系中各分子指纹峰的结构特征和类型的分析技术，该技术应用 HPLC 与 UV、MS/MS、NMR 的组合与在线分析，结合海洋天然产物 UV 库和 ESIMS/MS 数据库信息，达到快速、灵敏、微量、准确地系统分析分子指纹的结构特征，并从复杂指纹中在线"锁定"新颖结构的天然产物[14]。建立了以 HPLC 全指纹谱为谱－效二维相关图并应用于海洋生物的活性分子或活性分子群的快速确定和快速制备，显著提高海洋生物中活性化合物的发现概率。海洋真菌代谢产物谱结构复杂，LC－MS/MS 分子网络技术为解决该问题提供了重要方法。天然产物分子网络（GNPS）数据库（数据库收录了约 22 644 个化合物和 235 850 个谱图，并免费共享 MS/MS 质谱数据）加速了未知化合物的指认[15]。运用分子网络及非靶向代谢组学等方法对植物病原菌与海洋真菌共培养物进行化学成分分析，已发现系列新颖结构活性化合物。组合分析技术的应用缩短了药源分子发现的时间与周期[16]。基于生物色谱的活性导向从复杂代谢谱中快速定位对靶酶抑制活性分子群微馏分，并通过一级至四级高分辨抑制谱靶向活性分子，进而应用 HPLC－PDA－HRMS－SPE－NMR 组合技术明确活性分子[17,18]。

组学技术的发展改变了传统天然药物化学研究模式，解决了从海洋生物全代谢谱复杂体系精准获得结构特性突出和生物活性的技术瓶颈。

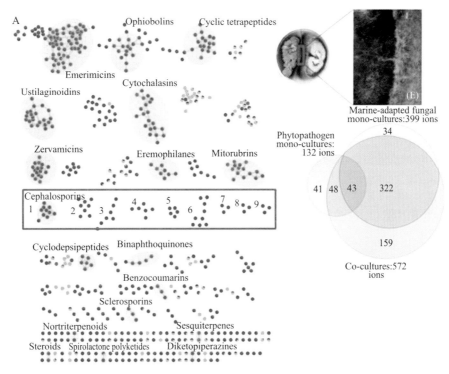

图20　分子网络技术应用于复杂体系的分子排重

四、海洋生物药源分子靶向发掘

大多数海洋微生物在实验室或规模化培养的条件下多数合成基因簇处于沉默状态，生物体基因组信息和生物信息学阐明完整生物合成基因。结合化学表观遗传技术，基因敲除和突变技术，仿生培养技术等，以激活沉默代谢产物的合成途径，获得全新结构天然分子。基因组测序技术的飞速进步大大推动了微生物基因组测序的规模化开展，目前已有249 377种细菌、17 551种真核生物和2408种古细菌的基因组测序工作完成或正在进行中（http：//www. genomesonline. org/）[19-22]。生物信息学分析揭示了微生物具有超乎想象的代谢产物合成能力（如许多放线菌的基因组中有8%～10%的序列与次级代谢相关），然而只有少数基因簇和已鉴别的天然产物关联，大部分未知基因簇可能编码结构新颖的次级代谢产物[23-27]。微生物基因组中次级代谢产物合成基因簇的数目远远大于从这些微生物中分离得到的化合物种类，这一现象暗示着其中大部分基因簇在实验室条件下表达量很低或不表达，处于"隐性"状态，如链霉菌中负责次级代谢产物组装的功能基因往往受到多层次多水平的级联调控[28,29]。面对丰富的基因资源，以基因组信息指导新化合物发现的基因组挖掘技术应运而生，为天然产物发现领域带来了全新的思路，迅速成为国内外研究的热点。如何建立"基因簇－化合物"之间的关联性，成为当前天然产物研究领域亟待解决的关键科学问题之一。通过培养条件优化（如营养胁迫、稀有金属、仿生培养等）和（或）核糖体工程等策略，能够有效影响次级代谢产物生物合成基因的表达，改变化合物产生情况；然而这些策略随机性强，被激活的基因簇很可能是已知的[30]。随着天然产物生物合成机制研究的不断深入，特别是对模块型的聚酮合酶

（PKS）、非核糖体肽合成酶（NRPS）及杂合 NRPS - PKS 有序组装机制的认知，结合飞速发展的生物信息学技术，它们的产物和（或）结构特征往往可以预测[31,32]。因此，以生物合成基因簇为切入点，预测其编码产物的结构特征，能够排除已知化合物，瞄准潜在结构新颖化合物，实现活性化合物的定向发现。近年，通过途径特异性激活和多效性激活策略激活了一系列隐性基因簇[33,34]。导致隐性基因簇沉默的阻遏因素可能途径特异和调控单一，例如 Laureti 等通过组成型高表达一个途径特异性 LuxR 家族调节蛋白，激活了处于沉默状态的 I 型 PKS 基因簇，从生二素链霉菌中分离得到了 51 元大环内酯类抗肿瘤化合物 Stambomycins A - D；通过敲除途径特异性负调控基因 *scbR*2，天蓝色链霉菌中隐性基因簇 *cpk* 被激活，进一步结合核糖体工程策略使之产量提高，分离和鉴定了黄色色素 Coelimycin P1。在许多情况下，阻遏隐性基因簇表达的因素是多方面的、复杂性调控，在遗传背景清楚的宿主中进行异源表达是解除天然菌株复杂调控网络的有效手段，例如将来自海洋糖单孢菌 sp. CNQ - 490 中一个 *NRPS* 基因簇导入天蓝色链霉菌 M512 中，激活了其表达，得到了新颖的肽类抗生素 Taromycin A；根据合成生物学理念设计了即插即用（plug-and-play）的模型，以 *Streptomyces orinoci* 中编码 Spectinabilin 的隐性基因簇 *nor* 为研究对象，将诱导型启动子 nitAp 组装至途径中的第一个关键基因 *norG* 之前，将看家基因的强启动子组装至其他 *nor* 基因之前，然后将构建成的新基因簇导入变铅青链霉菌中进行异源表达，成功产生了 Spectinabilin。在原始产生菌中，全基因组水平的随机性突变是解除复杂性阻遏因素的有效手段，与此相应需要一个高通量的筛选策略。一种高效的报告基因指导下的突变株筛选策略（reporter-guided mutant selection，RGMS）成功激活了 *Streptomyces venezuelae* ISP5230 中 jadomycin 基因簇的表达和 *Streptomyces* sp. PGA64 中隐性基因簇 *pga* 的表达，分离得到了两个新的蒽醌类化合物 Gaudimycin D - E。上述例子证明了基因组信息在定向分离新型化合物方面的重要指导作用和优势。鉴于链霉菌次级代谢产物生物合成调控网络的级联性和复杂性，更多的激活机制亟待人们的探索和发现。针对国际热点海洋天然候选药物，如抗肿瘤和抗感染性疾病非核糖体肽类 bleomycin、daptomycin、vancomycin、teicoplanin、actinomycin，以及聚酮类 erythromycin、midecamycin、daunorubicin 等，通过生物合成途径的工程改造和生物合成途径的阐明，运用多种技术和方法对生物合成途径进行工程改造，包括敲除生物合成基因簇中的负调控基因或增强正调控基因的拷贝数，或选择性地对生物合成基因簇中的基因进行异源表达并进行组合生物合成，以提高目标分子的产量。

五、海洋天然药物发展趋势

海洋生物在特殊生态中的长期进化导致其产生丰富的具有独特结构的功能分子，成为研发重大疾病创新候选药物和保健食品最重要的新资源。我国虽是海洋大国，但在海洋活性物质与新药研究方面起步较晚，海洋生物资源对国家竞争力的贡献份额极其有限。我国海洋生物科技水平与国际先进水平相比，还有不小的差距。海洋药物和海洋生物制品研发离国际先进水平还有 8 ~ 10 年的距离。我国海洋生物产业研究基础薄弱，关键技术亟待完善与集成，如海洋动植物细胞的大规模培养技术，海洋生物制品用微生物菌株的筛选、改造、大规模发酵技术，海洋活性天然产物的大规模高效制备技术等。进入 21 世纪以来，在基金委和科技部的共同支持下，已见"后来居上"之势：①研究能力和国际地位同步跃升。在海洋药学创新链的各环节形成了以中青年为主的中坚力量，部分成果已处于国际领先水平。生物资源研究逐步挺进深海和远海，确保了我国的相关研究工作在整体上更加逼近海洋药学领域的主流，一批中青年海洋药学家正在跻身世界舞台的中央区域。②贡献份额的攀升。中国学者近年发现的海洋新活性物质数量位居世界之冠。近 10 年全球报道新活性海洋天然产物 3500 余个，中国学者发现率达 40%，远超任一发达国家[35]。这些长足进步已为我国海洋药学的发展奠定了厚实基础，使我国的海洋药学领域在数年内实现从"跟跑"向"领（并）跑"的转型。在转型端倪初现的关键时段，如何发现结构更新的海洋药物先导化合物并研建其高效保障途径成了亟须研究解决的核心科学问题，此瓶颈问题的突破必将显著强化我国在海洋药学领域的国际领先地位，助推海洋新药研发，把我国海洋生物资源优势较快地转化为国家核心竞争力的构成要素。

中国已经是海洋生物制品原料生产大国，壳聚糖、海藻酸钠产量占世界的 80% 以上，部分酶制剂如溶菌酶、蛋白酶、脂肪酶、酯酶等已经实现了产业化；部分海洋功能材料如止血、愈创、抗菌敷料和手术防粘连产品进入了产业化实施阶段；海洋绿色农用制剂寡糖农药应用全面展开；海洋功能食品如多糖寡糖制品、系列鱼油制品、系列高附加值蛋白肽类制品等品种丰富；海洋动物疫苗如鳗弧菌疫苗、迟钝爱德华菌疫苗、虹彩病毒疫苗等实现了自主研发。

深海微生物资源是人类尚待研发和国际竞先开拓的新生物资源，蕴藏丰富的新物种和独特的生命机制，特别是嗜热、嗜冷、嗜压和以化能为营养源的严酷生态特殊微生物，产生的代谢产物的结构与功能与其他来源生物有显著区别，为我国新型药源分子提供全新的生物资源。然而，海洋生物不可大规模获得，高活性分子含量低微，及其标准实验室条件下海洋微生物多数合成基因沉默等因素严重阻碍创新海洋药物的研发。发展海洋生物合成生物学技术将解决约束我国海洋药物研发的关键技术瓶颈。此外，开展海洋功能天然产物生物合成研究将揭示海洋生物体进化与生物防御的具体机制和规律，以及生物体对整个生物合成途径的严格调控和生物合成途径中新颖的酶催化特征。开展海洋天然产物生物合成途径的工程化改造和对类天然产物重要分子生物合成途径的阐明，为探索发现结构更复杂和生物活性更特异的海洋天然产物药物先导物奠定基础。

《"十三五"国家科技创新规划》明确了"聚焦深海，拓展远海，深耕近海"的发展方向，围绕海洋生物科学研究和蓝色经济发展需求，针对海洋特有的群体资源、遗传资源、产物资源，将基于微生物基因组、转录组数据的生物信息学分析及微生物基因工程改造技术引入海洋新颖药源分子发掘中，以解决当前海洋微生物天然产物研究的盲目性、微量性、分子重复的问题，从而做到理性设计、定向发掘、靶向分离，高效率发掘海洋微生物新颖药源分子。在科学问题认知、关键技术突破、产业示范应用三个层面，一体化布局海洋生物资源开发利用重点任务创新链，培育与壮大我国海洋生物产业，全面提升海洋生物资源可持续开发创新能力。以显著提高我国深海生物资源勘探、获取和开发能力，获得一批具有重要工、农、医等领域应用价值的新物种、新基因；开发一批创新海洋药物，推进一批高端海洋生物制品和健康产品产业化，培育规模超千亿元的海洋生物战略性新兴产业。

参考文献

[1] Newman DJ, Cragg GM. Natural products as sources of new drugs over the nearly four decades from 01/1981 to 09/2019 [J]. J Nat Prod, 2020, 83（3）：770 – 803.

[2] 王成, 张国建, 刘文典, 等. 海洋药物研究开发进展 [J]. 中国海洋药物, 2019, 38（06）：35 – 69.

[3] Wang X, Sun G, Feng T, et al. Sodium oligomannate therapeutically remodels gut microbiota and suppresses gut bacterial amino acids – shaped neuroinflammation to inhibit Alzheimer's disease progression [J]. Cell Res, 2019, 29 （10）：787 – 803.

[4] Wu L, Wang W, Zhang X, et al. Anti – HBV activity and mechanism of marine – derived polyguluronate sulfate（PGS）in vitro [J]. Carbohydr Polym, 2016, 143：139 – 48.

[5] Yang Y, Zhao X, Li J, et al. A β – glucan from Durvillaea Antarctica has immunomodulatory effects on RAW264. 7 macrophages via toll – like receptor 4 [J]. Carbohydr Polym, 2018, 191：255 – 265.

[6] Su F, Song Q, Zhang C, et al. A β – 1, 3/1, 6 – glucan from Durvillaea Antarctica inhibits tumor progression in vivo as an immune stimulator [J]. Carbohydr Polym, 2019, 222：114993.

[7] Hao C, Yu G, He Y, et al. Marine glycan – based antiviral agents in clinical or preclinical trials [J]. Rev Med Virol, 2019, 29（3）：e2043.

[8] Wang S, Wang W, Hao C, et al. Antiviral activity against enterovirus 71 of sulfated rhamnan isolated from the green alga Monostroma latissimum [J]. Carbohydr Polym, 2018, 200：43 – 53.

[9] Zhang J, Wu Y, Yuan B, et al. DMOA – based meroterpenoids with diverse scaffolds from the sponge – associated fungus Penicillium brasilianum [J]. Tetrahedron, 2019, 75（14）：2193 – 2205.

[10] Mccurley A, Pires PW, Bender SB, et al. Direct regulation of blood pressure by smooth muscle cell mineralocorticoid receptors [J]. Nat Med, 2012, 18（9）：1429 – 33.

[11] Hu X, Li S, Mcmahon E G, et al. Molecular mechanisms of mineralocorticoid receptor antagonism by eplerenone [J]. Mini Rev Med Chem, 2005, 5（8）：709 – 18.

[12] Li JW, Vederas JC. Drug discovery and natural products：end of an era or an endless frontier? [J]. Science, 2009, 325（5937）：161 – 5.

[13] Grauso L, Teta R, Esposito G, et al. Computational prediction of chiroptical properties in structure elucidation of natural products [J]. Nat Prod Rep, 2019, 36（7）：1005 – 1030.

[14] Böde HB, Bethe B, Hofs R, et al. Big effects from small changes：possible ways to explore nature's chemical diversity

［J］. Chembiochem, 2002, 3 (7): 619 –27.

［15］ Xie T, Song S, Li S, et al. Review of natural product databases［J］. Cell Prolif, 2015, 48 (4): 398 –404.

［16］ Stuart KA, Welsh K, Walker MC, et al. Metabolomic tools used in marine natural product drug discovery［J］. Expert Opin Drug Discov, 2020, 15 (4): 499 –522.

［17］ Pedersen HA, Ndi C, Semple SJ, et al. PTP1B – inhibiting branched – Chain fatty acid dimers from eremophila oppositifolia subsp. angustifolia Identified by high – resolution PTP1B inhibition profiling and HPLC – PDA – HRMS – SPE – NMR analysis［J］. J Nat Prod, 2020, 83 (5): 1598 –1610.

［18］ Linington RG, Kubanek J, Luesch H. New methods for isolation and structure determination of natural products ［J］. Nat Prod Rep, 2019, 36 (7): 942 –943.

［19］ Bibi F, Faheem M, Azhar E I, et al. Bacteria from marine sponges: a source of new drugs［J］. Curr Drug Metab, 2017, 18 (1): 11 –15.

［20］ Lyu HN, Liu HW, Keller NP, et al. Harnessing diverse transcriptional regulators for natural product discovery in fungi ［J］. Nat Prod Rep, 2020, 37 (1): 6 –16.

［21］ Bok JW, Hoffmeister D, Maggio – Hall LA, et al. Genomic mining for Aspergillus natural products［J］. Chem Biol, 2006, 13 (1): 31 –7.

［22］ Frisvad JC, Møller LH, Larsen TO, et al. Safety of the fungal workhorses of industrial biotechnology: update on the mycotoxin and secondary metabolite potential of Aspergillus niger, Aspergillus oryzae, and Trichoderma reesei ［J］. Appl Microbiol Biotechnol, 2018, 102 (22): 9481 –9515.

［23］ Pan R, Bai X, Chen J, et al. Exploring structural diversity of microbe secondary metabolites using OSMAC strategy: A literature review［J］. Front Microbiol, 2019, 10: 294.

［24］ Romano S, Jackson SA, Patry S, et al. Extending the "one strain many compounds"（OSMAC）principle to marine microorganisms［J］. Mar Drugs, 2018, 16 (7).

［25］ Mao XM, Xu W, Li D, et al. Epigenetic genome mining of an endophytic fungus leads to the pleiotropic biosynthesis of natural products［J］. Angew Chem Int Ed Engl, 2015, 54 (26): 7592 –6.

［26］ Li L, Tang MC, Tang S, et al. Genome mining and assembly – line biosynthesis of the UCS1025A pyrrolizidinone family of fungal alkaloids［J］. J Am Chem Soc, 2018, 140 (6): 2067 –2071.

［27］ Wang G, Liu Z, Lin R, et al. Biosynthesis of antibiotic leucinostatins in bio – control fungus Purpureocillium lilacinum and their inhibition on phytophthora revealed by genome mining［J］. PLoS Pathog, 2016, 12 (7): e1005685.

［28］ Fan A, Mi W, Liu Z, et al. Deletion of a histone acetyltransferase leads to the pleiotropic activation of natural products in Metarhizium robertsii［J］. Org Lett, 2017, 19 (7): 1686 –1689.

［29］ Matsuda Y, Wakimoto T, Mori T, et al. Complete biosynthetic pathway of anditomin: nature's sophisticated synthetic route to a complex fungal meroterpenoid［J］. J Am Chem Soc, 2014, 136 (43): 15326 –36.

［30］ Wu G, Zhou H, Zhang P, et al. Polyketide production of pestaloficiols and macrodiolide ficiolides revealed by manipulations of epigenetic regulators in an endophytic fungus［J］. Org Lett, 2016, 18 (8): 1832 –5.

［31］ Blunt JW, Carroll AR, Copp BR, et al. Marine natural products［J］. Nat Prod Rep, 2018, 35 (1): 8 –53.

［32］Yang XL, Awakawa T, Wakimoto T, et al. Three acyltetronic acid derivatives: noncanonical cryptic polyketides from Aspergillus niger identified by genome mining ［J］. Chembiochem, 2014, 15 (11): 1578 – 83.

［33］Yaegashi J, Oakley BR, Wang CC. Recent advances in genome mining of secondary metabolite biosynthetic gene clusters and the development of heterologous expression systems in Aspergillus nidulans ［J］. J Ind Microbiol Biotechnol, 2014, 41 (2): 433 – 42.

［34］Bayram O, Krappmann S, Ni M, et al. VelB/VeA/LaeA complex coordinates light signal with fungal development and secondary metabolism ［J］. Science, 2008, 320 (5882): 1504 – 6.

［35］Sun W, Wu W, Liu X, et al. Bioactive compounds isolated from marine – derived microbes in China: 2009 – 2018 ［J］. Mar Drugs, 2019, 17 (6).

（林文翰　于广利　张文　李国强　李德海）

微生物药物与抗生素研发及世界市场

一、微生物药物与抗生素概念以及细菌耐药问题

微生物药物主要是指来源于微生物次级代谢产物的临床药物，其中抗生素是微生物药物的主要代表。微生物药物一般是由丝状真菌、放线菌和细菌等微生物在繁殖过程中所产生的一类杀灭或抑制微生物生长及具有生理调节和治疗作用的物质，也可用人工合成或现代生物技术方法改造与优化制得，现主要通过利用微生物产生菌发酵后经提取分离得到，或经半合成或生物技术转化或修饰获得。自 1940 年青霉素应用于临床，抗生素的种类已达上万种，在临床上常用的亦有几百种，主要是利用微生物大量发酵、经提取分离或者用合成、半合成的方法制造获得。按照化学结构类型及活性种类现主要分为以下 10 类：β-内酰胺类、氨基糖苷类、四环素类、氯霉素类、大环内酯类、糖肽类抗生素、安沙类抗生素、抗真菌抗生素、抗肿瘤抗生素和免疫抑制作用及调血脂作用的微生物药物。除了在临床上广泛用于细菌感染的微生物来源的抗生素以外，最初由微生物来源的具有抗生素的基本结构优化改造或模拟天然来源抗生素而来的合成抗菌药如喹诺酮类药物等也是临床上广泛使用的抗菌药物，由于在临床上与抗生素同时使用，因此，本报告也包括抗菌药物的研发及市场进展。

抗生素耐药性是一种普遍现象，自 20 世纪 40 年代首次引入青霉素就已开始，是病原微生物面对抗菌压力，为了存活而采取的应对策略。而且，每一种新抗生素在应用 2~3 年后，都会出现细菌耐药现象，每当出现临床相关的耐药性时，通常通过修改现有抗生素结构来解决，但对现有药物的交叉耐药性解决有限，因此需要开发全新的抗生素类别。由于 20 世纪 80 年末是抗生素的黄金发展期，使人们对于抗菌感染形势过于乐观，当时生物技术大分子药物兴起，国际大的制药企业更热衷于研发新型的生物技术药物。同时，人们对于已有的抗生素的使用缺乏谨慎，诸多因素造成了在 20 世纪末到 21 世纪初，细菌耐药问题日益凸显。尤其是近年来，革兰氏阴性菌的耐药问题日益严重。WHO 于 2017 年 2 月 27 日公布了首份急需新型抗生素的重点病原耐药菌清单[1]，这些病原耐药菌是威胁人类健康的最致命的超级细菌。这份清单旨在指导和促进新型抗生素的研究与开发，包含已开发的用于治疗常见感染的 12 种细菌以及细菌家族。现在每年因为抗生素耐药性导致近 70 万人死亡；如果这种现象得不到改善，专家预测到 2050 年这一数字可能增长到每年 1000 多万人。WHO 负责卫生系统和创新事务的助理总干事 Marie Paule Kieny 说，抗生素耐药性在不断增长，我们的治疗方案正在快速地耗尽！WHO 这份清单将 12 种细菌分为 3 个类别：极高、高和中等度危险，

高度警示我们迫切地需要新的抗生素来治疗各种级别的耐药超级细菌。其中，急需新型抗生素的重点病原体清单"极高"类别包括三类细菌：碳青霉烯类药物耐药鲍曼不动杆菌，碳青霉烯类药物耐药绿脓杆菌和碳青霉烯类药物耐药、产超广谱 β - 内酰胺酶（ESBL）肠杆菌科。这三类耐药菌主要对碳青霉烯类抗生素产生了耐药性，并可引起一系列严重感染，包括肺炎、脑膜炎、菌血症、痢疾等疾病，此级别的主要耐碳青霉烯类抗生素的革兰氏阴性菌。"高"类别包括了万古霉素耐药屎肠球菌，甲氧西林耐药、万古霉素介导和耐药的金黄色葡萄球菌，克拉霉素耐药幽门螺杆菌，氟喹诺酮类药物耐药弯曲菌属，氟喹诺酮类药物耐药沙门氏菌，头孢菌素耐药和氟喹诺酮类药物耐药淋病奈瑟菌，此级别主要是严重耐药的革兰氏阳性菌及特殊菌；"中等"类别的包括青霉素不敏感肺炎链球菌、氨苄西林耐药流感嗜血杆菌和氟喹诺酮类药物耐药志贺氏菌属。这些耐药菌感染可能是致命的，并且对抗生素的耐药性日益增加。当前，研发新型抗生素不仅仅是一个科学与技术问题，往往也要应对经济与商业问题的挑战。因此，国际健康卫生组织和负责任的大国都在致力于新型抗耐药菌抗生素的研发的呼吁与布局。

二、新型活性微生物次级代谢产物的发现研究

据对 2017—2019 年主要报道微生物天然产物的国际权威刊物 *Org Lett*，*J Nat Prod* 和 *J Antibiotics* 三个刊物的统计，近二年 共从微生物（包括细菌、蓝细菌和真菌）中共分离出 1940 多个新颖结构天然产物，其中含有 300 多个全新骨架类化合物，其中，2017—2019 年 *Org Lett*，*J Nat Prod* 报道了 281 个全新骨架类化合物。从这些新颖结构天然产物化学成分的来源来看，近几年对特殊生境真菌的研究越来越多，除深海来源真菌依然是新颖骨架类化合物的重要源泉之一，另外中药内生真菌、红树林来源内生真菌发现的新颖次级代谢产物所占比例越来越大。因为相对于深海资源的成本以及获取条件来说，中药及红树林资源更加容易获得，获取成本较低，资源也更加具有可持续性发展。2017—2019 年 *J Antibiotics* 共报道了 382 个新颖结构微生物次级代谢产物，其产生菌以放线菌和丝状真菌为主。另外，从这三年的通讯作者及通讯单位来看，中国学者在天然产物研究方向所占比重越来越大，已经成为国际上第一军团。特别是 2019 年，*Org Lett*，*J Nat Prod* 这两个国际刊物上共发表了 698 个新颖结构天然产物，中国学者发现了其中的 415 个，所占比例达到了 59.5%（表 7）。总体上，这三年中国学者在这三个杂志发表的新结构天然产物在 30% ~ 40%。

表 7　2017—2019 年微生物来源新颖天然产物数目

期刊	*J Nat Prod*			*Org Lett*			合计
年份	2017	2018	2019	2017	2018	2019	2017—2019
真菌	257	212	446	52	57	81	1105
细菌	97	63	108	21	21	21	331
蓝细菌	27	30	11	3	3	10	84

期刊	J Nat Prod			Org Lett			合计
其他（生物转化及异源表达等）	–	7	8	12	–	13	40
小计	381	312	573	88	81	125	1560
共计		1266			294		1560

化学成分的种类非常丰富，主要集中在聚酮类、生物碱、萜类、寡肽类化合物（环肽及直链肽）、大环内酯类化合物及少量甾体和一些杂合途径产生的代谢产物。聚酮类及生物碱依然是微生物次级代谢产物的代表性类型，在萜类化合物方面，除了大家熟悉的倍半萜、二萜及少数三萜，大量的混源萜类（Meroterpenoids）化合物被发现，在 J Nat Prod 和 Org Lett 发表的 281 个全新骨架类化合物中，该类化合物有 29 个。

科学家对这些次级代谢产物进行了广泛的生物活性筛选，例如肿瘤细胞毒性、抗菌活性方面，降血糖、抗炎及神经保护等活性，但是只有近 10% 的化学成分（142 个）在体外体现出了较显著的生理活性（与文章中所选阳性对照药相当），主要集中在肿瘤细胞毒性、抗菌和抗炎活性上，共得到 49 个在体外具有显著细胞毒作用的活性成分，27 个体外抗菌的活性成分，以及 17 个具有体外抗炎的活性成分（表 8 ~ 10）。

表 8　2017—2019 年真菌来源新颖强活性天然产物

序号	化合物名称	来源	类型	活性
1	Nigriterpene C	*Xylaria nigripes*	Sesquiterpenes	抗炎
2	Xylariphilone	*Annulohypoxylon truncatum*	Azaphilone	抗炎
3	Eupenicinicol D	*Eupenicillium* sp. LG42	Decalin	抗金黄色葡萄球菌
4	Penicilone B	*Penicillium janthinellum HK16*	Azaphilones	抗 MRSA
5	Penicilone C	*Penicillium janthinellum HK16*	Azaphilones	
6	Penicilone D	*Penicillium janthinellum HK16*	Azaphilones	抗肿瘤
7	Botrysphin D	*Botrysphaeria laricina*	Diterpenoids	
8	Talaraculone A	*Talaromyces aculeatus.*	Azaphilone	降 α - 葡萄糖苷酶
9	Talaraculone B	*Talaromyces aculeatus*	Azaphilone	
10	Chondroterpene A	*Chondrostereum* sp. NTOU4196	Sesquiterpenes	抗炎
11	Deoxyecumicin	*Nonomuraea* sp.	Oligopeptides	
12	Norecumicin	*Nonomuraea* sp.	Oligopeptides	抗结核分枝杆菌活性
13	Nordeoxyecumicin	*Nonomuraea*sp.	Oligopeptides	
14	Chrysogenolide C	*Penicillium chrysogenum*	Meroterpenoids	
15	Chrysogenolide D	*Penicillium chrysogenum*	Meroterpenoids	抗炎
16	Chrysogenolide F	*Penicillium chrysogenum*	Meroterpenoids	
17	Libertalide B	*Libertasomyces* sp.	Polyketides	
18	Libertalide G	*Libertasomyces* sp.	Polyketides	显著增加 eCD$_4$ $^+$/CD$_8$ $^+$ 比例
19	Libertalide K	*Libertasomyces*sp.	Polyketides	
20	Libertalide N	*Libertasomyces* sp.	Polyketides	
21	Lipovelutibol B	*Trichoderma velutinum*	Peptides	抗肿瘤
22	Lipovelutibol D	*Trichoderma velutinum*	Peptides	
23	Alveolaride A	*Microascus alveolaris*	Cyclodepsipeptides	抗植物病原菌
24	Nafuredin B	*Talaromyces aculeatus Penicillium variabile*	Polyketides	抗肿瘤

续表

序号	化合物名称	来源	类型	活性
25	Peyronellone B	*Peyronellaea glomerata.*	Azaphilone	缺氧保护
26	Irpeksin A	*Irpex lacteus*	Triterpenoids	抗炎
27	Irpeksin D	*Irpex lacteus*	Triterpenoids	
28	Chrysogenester	*Penicillium chrysogenum J08NF4*	Meroterpene	抗炎
29	Peniisocoumarin C	*Penicillium commune*	Isocoumarins	
30	Peniisocoumarin G	*Penicillium commune*	Isocoumarins	降 α – 葡萄糖苷酶
31	Peniisocoumarin I	*Penicillium commune*	Isocoumarins	
32	Dothideopyrone F	*Dothideomycetes* sp.	αPyrone	抗炎
33	Asperterpene E	*Aspergillus terreus*	Meroterpenoids	
34	Asperterpene F	*Aspergillus terreus*	Meroterpenoids	降 BACE1 活性
35	Asperterpene J	*Aspergillus terreus*	Meroterpenoids	
36	Libertellenone O	*Eutypella* sp. D1	Diterpene	抗肿瘤
37	Libertellenone P	*Eutypella* sp. D1	Diterpene	
38	Eutypellenone A	*Eutypella* sp. D1	Diterpene	抗炎
39	Eutypellenone B	*Eutypella* sp. D1	Diterpene	
40	Trichorenin A	*Trichoderma virens Y133*	Polyketide	
41	Trichorenin B	*Trichoderma virens Y133*	Polyketide	抗海洋浮游植物活性
42	Trichorenin C	*Trichoderma virens Y133*	Polyketide	
43	Colletopeptide A	*Colletotrichum* sp. S8	Cyclic Tridepsipeptides	
44	Colletopeptide B	*Colletotrichum* sp. S8	Cyclic Tridepsipeptides	抗炎
45	Colletopeptide C	*Colletotrichum* sp. S8	Cyclic Tridepsipeptides	
46	Colletopeptide D	*Colletotrichum* sp. S8	Cyclic Tridepsipeptides	
47	14′ – Dehydrovertisporin	*Myrothecium roridum*	Trichothecene Macrolides	抗肿瘤

序号	化合物名称	来源	类型	活性
48	Oxepinamide H	Aspergillus puniceus	Diketopiperazine-type alkaloids	
49	Oxepinamide I	Aspergillus puniceus	Diketopiperazine-type alkaloids	
50	Oxepinamide J	Aspergillus puniceus	Diketopiperazine-type alkaloids	
51	Oxepinamide K	Aspergillus puniceus	Diketopiperazine-type alkaloids	抗动脉粥样硬化
52	Puniceloid A	Aspergillus puniceus	4－Quinazolinone alkaloids	
53	Puniceloid B	Aspergillus puniceus	4－Quinazolinone alkaloids	
54	Puniceloid C	Aspergillus puniceus	4－Quinazolinone alkaloids	
55	Puniceloid D	Aspergillus puniceus	4－Quinazolinone alkaloids	
56	Pestalone C	Pestalotiopsis neglecta	Benzophenone	抗肿瘤
57	Pestalone E	Pestalotiopsis neglecta	Benzophenone	
58	Aphidicolin A8	Botryotinia fuckeliana	Aphidicolin	抗肿瘤
59	Bipolaricin B	Bipolaris sp. TJ403－B1	Tetracyclic Sesterterpenes	抗炎
60	Bipolaricin C	Bipolaris sp. TJ403－B1	Tetracyclic Sesterterpenes	
61	Nonthmicin	Actinomadura sp.	Polyether polyketide	神经保护
62	Ecteinamycin	Actinomadura sp.	Polyether polyketide	
63	Acaulide	Acaulium sp. HJQSF	Macrodiolide	抗骨质疏松
64	Tricholumin A	Trichoderma asperellum	Ergosterol	抗植物病原菌
65	Isopenicin A	Penicillium sp. Sh18	Meroterpenoids	抗肿瘤
66	Amichalasine A	Aspergillus micronesiensis PG1	Cytochalasan Heterotrimers	抗肿瘤
67	Amichalasine B	Aspergillus micronesiensis PG1	Cytochalasan Heterotrimers	
68	Isocoumarindole A	Aspergillus sp.	Isocoumarin-Alkaloid	抗肿瘤
69	Kozupeptin A	Paracamarosporium sp.	Lipopeptides	抗疟原虫
70	Penerpene A	Penicillium sp. KFD28	Indole Terpenoids	PTPs 抑制剂
71	WBP－29479A1	L. antibioticus ATCC 29479	Cyclic lipodepsipeptide	抗 MRSA

续表

序号	化合物名称	来源	类型	活性
72	Talaromyolide D	Talaromyces sp. CX11	Polycyclic Meroterpenoids	抗假狂犬病毒
73	Xylarichalasin A	Xylaria cf. curta	Cytochalasan	抗肿瘤
74	Chrysosporazine A	Chrysosporium sp.	Piperazines	抗肿瘤

表 9　2017—2019 年细菌来源新颖强活性天然产物

序号	化合物名称	来源	类型	活性
1	Spoxazomicin D	Streptomyces sp. RM–146	Carboxamides	神经保护
2	Oxachelin C	Streptomyces sp. RM–146	Carboxamides	
3	Naphthablin B	Streptomyces sp. CP26–58	Meroterpenoids	抗肿瘤
4	piericidin F	Streptomycessp.	Pydine	抗肿瘤
5	Dibohemamine F	Streptomyces sp. CPCC 200497	Bohemamines	抗肿瘤
6	Microsporanate A	Micromonospora harpali SCSIO GJ089	Spirotetronate	
7	Microsporanate B	Micromonospora harpali SCSIO GJ089	Spirotetronate	
8	Microsporanate C	Micromonospora harpali SCSIO GJ089	Spirotetronate	抗菌
9	Microsporanate D	Micromonospora harpali SCSIO GJ089	Spirotetronate	
10	Microsporanate E	Micromonospora harpaliSCSIO GJ089	Spirotetronate	
11	Microsporanate F	Micromonospora harpaliSCSIO GJ089	Spirotetronate	
12	Bacilotetrin A	Bacillus subtilis	Cyclic-Lipotetrapeptides	抗 MRSA
13	Bacilotetrin B	Bacillus subtilis	Cyclic-Lipotetrapeptides	
14	Deinococcucin A	Deinococcus sp.	Aminoglycolipids	抗肿瘤
15	Deinococcucin C	Deinococcus sp.	Aminoglycolipids	
16	Plymuthipyranone A	Serratia plymuthica MF3712	Pyrones	抗菌
17	Plymuthipyranone B	Serratia plymuthica MF3712	Pyrones	
18	Muraymycin B8	Streptomyces sp. NRRL 30471	Nucleoside antibiotics	抗菌
19	Muraymycin B9	Streptomycessp. NRRL 30471	Nucleoside antibiotics	抗菌

序号	化合物名称	来源	类型	活性
20	Cyclizidine C	Streptomyces sp. HNA39	Cyclizidine-type alkaloids	抗肿瘤
21	3'-O-Demethyl-4'-N-demethyl-4'-N-acetyl-4'-epi-staurosporine	Streptomyces sp. DT-A61	Indolocarbazoles	抗肿瘤
22	Trienomycin J	Streptomyces cacaoisubsp. Asoensis H2S5	Ansamycins	抗肿瘤
23	MDN-0185	Micromonospora sp. CA-256353	Polycyclic Xanthone	抗疟原虫
24	Strepantibin A	Streptomycessp.	p-Terphenyls	抗肿瘤
25	Corchorusoside C	Streptocaulon juventas	Poliketides	抗肿瘤
26	Cervinomycins B1	Streptomyces CPCC 204980	Polycyclic xanthone	
27	Cervinomycins B2	Streptomyces CPCC 204980	Polycyclic xanthone	抗肿瘤
28	Cervinomycins B3	Streptomyces CPCC 204980	Polycyclic xanthone	
29	Cervinomycins B4	Streptomyces CPCC 204980	Polycyclic xanthone	
30	Photopiperazine A	Actinomycete	Diketopiperazines	
31	Photopiperazine B	Actinomycete	Diketopiperazines	抗肿瘤
32	Photopiperazine C	Actinomycete	Diketopiperazines	
33	Photopiperazine D	Actinomycete	Diketopiperazines	
34	Kendomycin B	Verrucosispora sp.	Ansamycin-type polyketide	抗菌
35	Kendomycin C	Verrucosispora sp.	Ansamycin-type polyketide	
36	Kendomycin D	Verrucosispora sp.	Ansamycin-type polyketide	抗肿瘤
37	Nocarterphenyl A	Nocardiopsis sp. OUCMDZ-4936	pTerphenyls	抗肿瘤
38	Deplelide A	Streptomyces sp. MM581-NF15	Polyol macrolides	抗肿瘤
39	Deplelide B	Streptomyces sp. MM581-NF15	Polyol macrolides	抗肿瘤
40	Yangpumicin A	Micromonospora yangpuensis DSM 45577	Anthraquinone	抗肿瘤
41	Amycolamycin A	Amycolatopsissp. HCa4	Enediyne-derived	抗肿瘤
42	Bombyxamycin A	Silkworm Bombyx mori	Macrocyclic Lactams	抗菌,抗肿瘤
43	Atrovimycin	Streptomyces atrovirens LQ13	Cyclodepsipeptide	抗结核
44	Tenebrathin	Streptoalloteichus tenebrarius NBRC 16177	γPyrone	抗肿瘤

表10　2017—2019 年蓝细菌来源新颖强活性天然产物

序号	化合物名称	来源	类型	活性
1	Samoamide A	Marine Cyanobacterium	Cyclic Octapeptide	抗肿瘤
2	Lyngbyabellin O	*Okeania* sp.	Lactam	抗肿瘤
3	Lyngbyabellin P	*Okeania* sp.	Lactam	
4	Grassystatin F	Marine Cyanobacterium	Peptides	cathepsins D 和 E 抑制
5	Cybastacine B	*Nostoc* sp.	Sesterterpenes	抗菌
6	Ribocyclophane D	*Nostoc* spp.	Cylindrocyclophanes	抗肿瘤
7	Microcolin G	*Moorea producens*	Linear lipopeptides	抗肿瘤
8	Microcolin H	*Moorea producens*	Linear lipopeptides	
9	Microcolin J	*Moorea producens*	Linear lipopeptides	
10	Minnamide A	*Okeania hirsuta*	Linear Lipopeptide	抗肿瘤

三、全球新上市抗生素及抗菌药物

　　自新世纪以来，全球共批准上市 52 个新型抗菌药物，其中 5 个为新结构类型抗菌药物（first-in-class）[2-4]，包括 2000 年上市的利奈唑胺（噁唑烷酮类化学合成抗菌药）、2003 年上市的达托霉素（脂肽类天然产物）、2007 年上市的瑞他莫林（截短侧耳素类天然产物衍生物）、2011 年上市的非达霉素（台勾霉素类即十八元环大环内酯类天然产物）、2012 年上市的贝达喹啉（二芳基喹啉类化学合成抗结核药物）。这五种新结构类型抗菌药物仅针对革兰氏阳性菌，其中贝达喹啉为 1963 年以后第一个上市的抗 TB 新药。虽然针对革兰氏阴性菌的上市药物比较稀少，但仍有两个新结构类型的 β - 内酰胺酶抑制剂首次上市，包括 2015 年上市的阿维巴坦（二氮杂双环辛烷类化学合成药物）、2017 年上市的法硼巴坦（含硼类化学合成药物）。在抗体药物中，2012 年获批的瑞西巴库单抗（raxibacumab）及 2016 年获批的 Anthim（obiltoxaximab），皆用于治疗吸入性炭疽，其中瑞西巴库单抗为皮下注射剂，Anthim 为静脉注射剂。而 Zinplava（bezlotoxumab）为中和艰难梭菌毒素 B 的人源化单克隆抗体，2016 年经 FDA 批准用于预防 18 岁以上患者的艰难梭菌感染复发。

　　从结构类型上划分，2000 年后上市最多的为喹诺酮类（14 个），其次为碳青霉烯类（4 个）、四环素类（4 个），然后为糖肽类（3 个）、硝基咪唑类（3 个）、头孢菌素类（3 个）。2010 年后共上市 22 个小分子抗生素或抗菌药物，其中较多的结构类型仍为喹诺酮类（5 个）、四环素类（3 个）、硝基咪唑类（3 个）、糖肽类（2 个）、头孢类（2 个）和抗结核类药物（2 个），但没有新碳青霉烯类上市。2010 年后有 4 个新 β - 内酰胺酶抑制剂与三代头孢或碳青霉烯类抗生素配对上市，有 3 个抗菌单克隆抗体上市。其中，由我国江苏豪森研发的吗啉硝唑氯化钠（Morinidazole）已于 2014 年 2 月被批准上市，主要用于治疗厌氧菌、阿米巴虫和毛滴虫所致的感染，同时也具有优良的抗炎作用，用于阑尾炎和盆腔炎的治疗。

自 2016 年以来，已有 7 个抗生素和抗菌药物上市，另有 2 个新 β - 内酰胺酶抑制剂与头孢类和碳青霉烯类抗生素配对上市[5]。2018 年批准了两个四环素类抗生素：Eravacycline 是一种可注射的、全合成的氟化四环素类抗菌药物。对临床常见革兰氏阳性、革兰氏阴性需氧及兼性厌氧菌，大多数厌氧菌以及对头孢菌素、大环内酯类、β 内酰胺类/β 内酰胺酶抑制剂多重耐药菌均有较强的体外抗菌活性。Omadacycline 奥马环素也是一种四环素衍生物。sulopenem 是一种新型的青霉烯（penem）抗感染化合物，具有口服和 Ⅳ 制剂，已被证实针对其他耐药的多种革兰氏阴性菌、革兰氏阳性菌和厌氧菌具有很强的体外活性。

2019 年全球批准新上市的 6 个抗菌药物包括：①可利霉素。国际上第一个利用合成生物学技术研发的抗感染 1.1 类新药，2019 年 6 月中国 NMPA 批准上市，用于治疗上呼吸道感染。近期研究发现，可利霉素具有抗新型冠状病毒和抗炎等多种药理活性[6,7]。②抗生素复方 Recarbrio。2019 年 7 月 FDA 批准上市，用于治疗由革兰氏阴性菌导致的复杂性尿路感染（cUTI）和复杂性腹腔内感染（cIAI）[8,9]。Recarbrio 由固定剂量的 relebactam 和亚胺培南/西司他丁组成，其中 relebactam 化学结构与阿维巴坦类似，是一种二氮杂双环辛烷类 β - 内酰胺酶抑制剂，具有广谱抗 β - 内酰胺酶活性，包括对 A 类（ESBL 及 KPC 酶）和 C 类（AmpC 酶）酶的抑制作用。③Pretomanid（PA - 824）。硝基咪唑类，由全球结核病药物开发联盟研发，2019 年 8 月 FDA 批准上市，用于药物不耐受或无应答的 XDR - TB 或 MDR - TB 的治疗[10]。Pretomanid 为前药，在体内由硝基还原酶催化形成多种活性物质，从而抑制分枝菌酸的合成，为近 50 年 FDA 批准的第三个治疗结核病的药物。④Xenleta（lefamulin）。截短侧耳素类抗生素，2019 年 8 月 FDA 批准上市，用于治疗社区获得性细菌性肺炎（CABP）的成人患者[11]。Xenleta 通过与细菌核糖体 50 S 亚基的肽基转移酶中心（PTC）相结合，从而抑制细菌的蛋白质合成，达到抑制细菌生长的效果[11]。Xenleta 的作用机制不同于其他抗生素，因而耐药发生率较低，并且对于 β - 内酰胺类、氟喹诺酮类、糖肽类、大环内酯类和四环素类抗生素不具有交叉耐药性。⑤Lasvic（Lascufloxacin）。氟喹诺酮类抗生素，由日本杏林制药研发，2019 年 9 月日本 PMDA 批准上市[12]，用于治疗耳鼻喉感染及呼吸道感染。⑥Fetroja（cefiderocol，头孢地尔）。全球第一个上市的铁载体头孢菌素类抗生素，通过著名的"特洛伊木马"策略研发成功[13]。2019 年 11 月 FDA 批准上市，用于治疗 18 岁以上复杂性尿路感染（cUTI）患者，包括由敏感革兰阴性菌引起的肾脏感染。Fetroja 可与三价铁结合，并通过细菌铁转蛋白主动运输至细菌的细胞内，在周围空间中与青霉素结合蛋白结合并抑制细菌细胞壁的合成。Contezolid（康替唑胺，MRX - 1）国内盟科药业研发的一种新型的口服噁唑烷酮类抗菌药，对多重耐药的革兰氏阳性菌有明显的疗效，包括耐甲氧西林金黄色葡萄球菌等，刚刚获得中国药品审评中心的批准。

四、处于临床试验及临床前研究的新抗生素及新抗生素研究热点

现在正处于临床研究的抗生素有 44 个传统的抗生素或抗菌药物小分子，有 8 个 β - 内酰胺酶抑制剂，另外，有近 10 个是针对耐药结核杆菌的药物。还有 10 个抗体药物或小分子与抗体偶联药

物，2019 年还处在临床试验Ⅰ期、Ⅱ期和Ⅲ期试验的药物有 53 个，其中，天然来源的抗生素衍生物 14 个，合成抗菌药 27 个，多肽 1 个，ADC 2 个，β-内酰胺酶抑制剂 8 个[14]。

根据 314 个机构的 407 项目的统计，全球处于临床前研发的抗菌药物中约有 46% 是传统的小分子抗生素或抗菌药物，8% 属于 β-内酰胺酶抑制剂或外排泵类增效剂；有近 50% 的药物是非典型抗菌药物，这些新型抗菌药物主要是抗毒素的新型疫苗、抗体、免疫调节剂和菌群调节剂等[15]。临床前项目分为以下几类：①直接作用的传统药物（直接抑制细菌生长或杀死细菌的传统抗生素）；②抗菌疫苗、抗体和抗体偶联药物；③噬菌体或噬菌体衍生的蛋白质和微生物调节疗法；④增强其他药物的抗致病力药物；⑤增强或转化其他药物的增强剂；⑥重新利用已经批准的药物；⑦为细菌疾病开发的免疫调节剂。所有处于临床前研发的抗生素或抗菌药物，主要集中在抗耐药革兰氏阴性菌活性的，其中相当一部分是针对 2017 年 WHO 公布的 12 种急需新型抗生素的重点耐药菌。直接作用于病原菌的创新抗生素或抗菌药物有 135 个，这些新品种均具有新的结构类型或新的作用靶标或作用机制。而在创新抗生素的研发中，中小型创新型企业约占参与开发企业的 81%，各种学术研究机构占 12%，大型跨国制药企业只占 3%。

五、全球抗生素市场

（一）微生物药物及抗生素是国际原料药市场的重要组成部分

据爱尔兰医药商业咨询公司 BUSINESS WIRE 报道，2015 年全球抗生素原料药市场总销售额为 111.87 亿美元，并且全球抗生素原料药的总产销量仍在逐年稳定上升。2015 年中国出口的各种原料药约占国际原料药市场 28% 的份额，印度占 6.5%，美国、日本、德国、英国、法国、瑞士、意大利、西班牙等先进制药工业国的原料药合计占国际原料药市场 50%~60% 的份额，其他国家则分享剩余市场份额。

2018 年全球抗生素制剂市场规模在 420 亿美元到 450 亿美元之间，并将在接下来的六年时间内以年均 4%~5% 的复合增长率不断扩大，最终可能会在 2024 年达到接近 600 亿美元的规模。

（二）中国抗生素生产及市场

1. 中国抗生素原料产量情况

2018 年，我国抗生素原料药产量约为 19.6 万吨，较 2017 年略有增长，但与国家出台限抗政策前相比，略有下降。19.6 万吨为 22 个主要抗生素原料药产品产量的总和，这 22 种产品分别为青霉素钠、阿莫西林、头孢氨苄、头孢唑啉钠、头孢拉定、头孢噻肟钠、头孢曲松钠、头孢哌酮钠、庆大霉素、盐酸四环素、土霉素碱、多西环素、氯霉素、罗红霉素、阿奇霉素、乙酰螺旋霉素、林可霉素、磺胺嘧啶、磺胺二甲基嘧啶、磺胺甲噁唑、甲氧苄啶、链霉素。其中，青霉素类抗生素原料药为 2 万多吨，出口 5462 吨；头孢类抗生素原料药为 8300 多吨，出口 1506 吨。抗生素原料主要中间体为 8 万多吨，出口 1 万多吨。

2. 抗生素制剂市场情况

抗生素在医院市场中占整个全身用抗感染药物的80%以上，市场规模超过1600亿元。但是近四年市场份额有下滑的趋势，说明全身用抗细菌药的增速低于整个全身用抗感染药市场，近四年由于门诊输液限制、医保控费、控制药占比、招标降价以及重点监控目录等一系列政策的出台，以注射剂为主的抗生素用药受此影响较大，在医院市场的增速缓慢。

在我国零售市场中，抗生素占据了60%以上的抗感染市场份额。近几年医疗市场受医保控费，控制药占比，处方外流等政策的影响比较大，抗生素在医院市场增长缓慢，而在零售市场不断呈上升趋势。

3. 抗生素出口情况

3.1 2015—2019年10月中国抗生素（制剂除外）出口情况

2015—2019年10月中国抗生素（制剂除外）出口数量分别为86 420吨、88 494吨、88 328吨、81 741吨和72 021吨，均价分别为3.648万元/吨，3.411万元/吨，3.556万元/吨，4.268万元/吨和4.166万元/吨。

3.2 2018年度主要抗生素中间体海关出口情况

中国化学制药工业协会信息部报道，2018年抗生素中间体整体出口形势不错，各品种出口均价都上涨15%以上。6 - 氨基青霉烷酸（6APA）出口量增长3%，均价增长34.2%，7 - ACA和7 - ADCA出口量增长38.4%，均价上涨18.9%；青霉素工业盐出口量下降6.6%，均价上涨15.5%（表11）。

表11 2018年主要抗生素中间体产品出口情况

产品名称	出口量（吨）	出口量同比增长（%）	出口金额（万美元）	平均单价同比增长（%）
6 - 氨基表霉烷酸（6APA）	10 809	2.97	30 774	34.23
青霉素工业盐	10 042	- 6.62	20 340	15.47
7 - ACA 和 7 - ADCA	2250	38.40	15656	18.85
氨苄青霉素三水酸	1290	24.00	3677	22.87

3.3 其他抗生素出口数据

济研咨询数据显示，2016年我国其他抗生素出口数量为2.31万吨，与上年同期相比增长了2.67%。

2013—2016年我国其他抗生素（海关编码：29419090）出口金额年复合增长率为5.86%。2016年我国其他抗生素出口金额为945.42百万美元，与上年同期相比增长了4.81%。

3.4 抗生素制剂出口情况

2017年，青霉素类、头孢菌素类出口数量分别增长7.8%和14.6%，价格分别同比上升2.83%和1%。青霉素类药品在经历几年低速增长后，2018年首次实现量价齐升，主要出口到非洲、东南亚、中东几个地区。头孢类药品摆脱价格持续走低之势，近年来首次实现量价齐升，且以较为高端的头孢类药品出口增长为主,主要出口到东盟、日本、德国、美国、意大利、巴基斯坦、尼日利亚、埃及等市场。

(三)重点抗生素品种市场分析

1. β-内酰胺类全身用抗细菌用药市场情况分析

β-内酰胺类全身用抗菌药物是指化学结构中具有β-内酰胺环的一大类抗菌药物,其抑菌机理主要在于可以通过抑制致病菌细胞壁黏肽合成酶的活性,阻碍其细胞壁合成,致使致病菌因外环境水分渗入菌体而膨胀裂解死亡。由于哺乳动物自身细胞无细胞壁,不受β-内酰胺类全身用抗菌药物的影响,故β-内酰胺类全身用抗菌药物对人体的毒性小。β-内酰胺类全身用抗菌药物是人类最早应用于临床的抗菌药物之一,又因其具有抑菌作用强、抗菌谱广的特点,成为应用时间长、应用范围广的里程碑式全身用抗细菌药物。

我国β-内酰胺类是全身用抗生素用药最主要的一个类别,市场销售额呈上升趋势,由2014年的1100多亿元上升至2018年的1300多亿元。近五年复合增长超过3%。

β-内酰胺类全身用抗细菌用药主要分为头孢菌素类、青霉素类、碳青霉烯类和其他类。其中头孢菌素类是最大类别,占据了市场份额六成以上,近五年市场份额呈下降趋势。青霉素类是第二大类别,近五年市场份额在23%左右,相对比较稳定。碳青霉烯类虽然占比不到10%,但是近五年市场份额上升比较明显,由2014年的6.01%上升到2018年的7.92%(图21)。

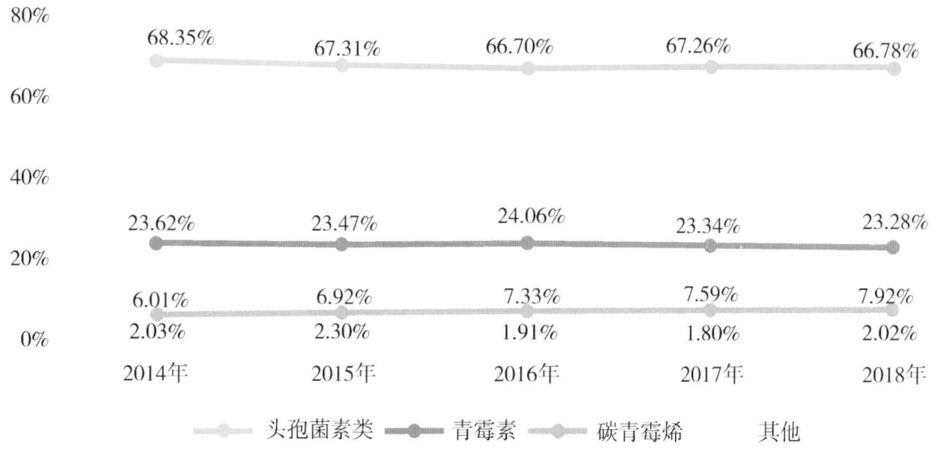

图21 2014—2018年我国β-内酰胺类全身用抗细菌用药市场各类别分布状况

注:数据来源于广州标点医药信息股份有限公司米内网数据库。

2. 我国头孢菌素类市场情况分析

头孢菌素类抗菌药又称先锋霉素,是一类分子中含有头孢烯的广谱半合成抗细菌药。头孢菌素类药物对细菌的选择作用强,而且对人几乎没有毒性,具有抗菌谱广、抗菌作用强、耐青霉素酶、过敏反应较青霉素类少等优点,是一类高效、低毒、临床应用广泛的重要全身抗细菌药物。

作为全身用抗感染类药物的主要品种,头孢菌素类已占据了全身用抗感染类药物的半壁江山。2014—2018年我国头孢菌素制剂市场销售额逐年上升,随着"限抗令""限输令"以及受药品招标采购和药品连续降价的影响，头孢菌素类药物市场增速放缓。尽管如此，我国头孢菌素类制剂仍然是最大类别的全身用抗细菌药物制剂，至 2018 年我国头孢菌素类制剂市场销售额接近 900 亿元，近五年复合增长率与 β - 内酰胺类较为接近。

从主要品种销售额来看，2018 年我国头孢菌素类制剂市场前十五个品种市场销售额都在 20 亿元以上，其中 50 亿元以上的品种有头孢呋辛、头孢克肟、头孢他啶、头孢西丁和头孢哌酮舒巴坦。

3. 我国碳青霉烯类市场情况分析

碳青霉烯类抗菌药是抗菌谱最广，抗菌活性最强的非典型 β - 内酰胺抗菌药，因其具有对 β - 内酰胺酶稳定以及毒性低等特点，已经成为治疗严重细菌感染最主要的抗菌药物之一。

近年来，碳青霉烯类药物在我国的临床使用过程中出现了一些不合理的现象，部分细菌对其耐药性明显上升，因此 2018 年 9 月我国医政医改局发布了《碳青霉烯类抗菌药物临床应用专家共识》和《碳青霉烯类抗菌药物临床应用评价细则》，以进一步规范碳青霉烯类药物的使用，持续提高碳青霉烯类药物这一特殊使用级抗菌药物的临床应用水平。

近五年，我国碳青霉烯类制剂市场份额不断上升，由 2014 年的近 70 亿元上升至 2018 年的 100 亿元以上，复合增长率超过 10%。我国碳青霉烯类制剂市场中，主要有 6 个品种。前三个品种的市场销售额在 10 亿元以上，其中美罗培南市场销售额最大，2018 年为超过 50 亿元，遥遥领先于其他品种。亚胺培南西司他丁钠排在第二位，2018 年市场销售额接近 30 亿元。比阿培南排在第三位，2018 年市场销售额超过 10 亿元。其他品种的市场销售额都在 3 亿元以下。

4. 我国喹诺酮类药物市场分析

喹诺酮类药物是一种人工合成的抗菌药，通过抑制 DNA 螺旋酶作用，阻碍 DNA 合成而导致细菌死亡，对细菌的选择性较高，对人的安全性较强。喹诺酮类药物具有药物动力学特性良好、口服给药生物利用度较高、半衰期较长、血药浓度较高、组织分布较广等特点，临床广泛应用于呼吸道感染、肠道感染、泌尿生殖道感染等。

临床上常用的为氟喹诺酮类，有诺氟沙星、氧氟沙星、环丙沙星、左氧氟沙星、莫西沙星等。其中左氧氟沙星、莫西沙星对肺炎链球菌、A 组溶血性链球菌等革兰氏阳性球菌、衣原体属、支原体属、军团菌等细胞内病原或厌氧菌的作用强。

近年受限抗令、输液门诊限用、医保控费、环保限量、不良反应等因素影响，我国抗菌药物市场增速放缓，输液市场也有一定比例下滑，但喹诺酮抗菌药作为临床应用最为广泛的抗菌药物之一，市场需求仍处在稳定增长阶段。2014—2018 年，我国喹诺酮类抗菌药市场销售额由 120 亿元左右增长至 2018 年的 150 亿元以上，年复合增长率接近 8%。

在我国喹诺酮类抗菌药制剂市场，2014—2018 年前五位品种制剂销售市场份额合计超过九成，其中第三代喹诺酮类抗菌药依然占据主导地位。

从主要品种的市场销售额来看，2018 年我国左氧氟沙星制剂和莫西沙星制剂销售额均超过 40 亿元；其中，左氧氟沙星制剂销售额超过 90 亿元，是目前应用最广泛的喹诺酮类抗菌药之一。

5. 我国抗真菌用药市场分析

真菌病分为浅部真菌病和系统性真菌病。浅部真菌病是病原真菌侵犯人体皮肤、毛发、指（趾）甲等组织引起的感染性皮肤疾病，根据部位的不同可分为头癣、手足癣、体癣、股癣及甲真菌病等。深部真菌病又称侵袭性真菌病，可侵犯呼吸系统、中枢神经系统、消化系统、泌尿系统和循环系统等全身多个器官，引起严重系统症状等后遗症。因此，根据使用场景分类，抗真菌药物可分为全身用抗真菌药物、妇科用抗真菌药和皮肤病用抗真菌药。

目前，我国皮肤病发病率相关的全国性统计数据仍较为缺乏。然而，现已有多篇文章表明皮肤病的患病率非常高，据近几年不少相关报道显示，化妆品、精神压力以及天气炎热等原因引起的各类皮肤病的发病率均不断上升。我国皮肤病多为感染（真菌、细菌等导致）、湿疹、过敏等，所以抗真菌药、抗生素、皮质激素等类别药物在我国皮肤病用药市场占据重要地位。近年来，皮肤病用抗真菌药的用药需求及品种竞争格局较为稳定，没有新的品种或厂家强势进入该市场，故市场销售额的成长相对平稳，市场销售额维持在 60 亿元左右。

近五年，特比萘芬呈现较好的成长性，并于 2018 年跃居我国皮肤用抗真菌药的第一位。受复方酮康唑发用洗剂、复方酮康唑软膏、酮康他索乳膏（商品名：顺峰康王）调出非处方药目录的影响，2018 年复方酮康唑的销售额呈现负增长，被特比萘芬超越，市场销售额排名第二。

抗生素药物是指用以治疗病原体（衣原体、支原体、立克次体、细菌、螺旋体、真菌、蠕虫等）所致感染的各种药物。抗感染药物是基础性药物，是临床用药中最主要的分支类别之一。随着病原微生物种类日益增多、细菌耐药性日益严重，感染类疾病的治疗难度进一步加大，抗感染药物市场需求持续增长。

六、发展趋势

（一）我国全身用抗生素具有如下行业特点

（1）我国抗生素生产企业较多，市场相对较为分散。

（2）我国抗生素品种多，剂型丰富，临床使用量大，适用证广泛，市场需求很大且为刚性需求。

（3）国内企业自主创新能力较差，仿制现象普遍。

（4）国内抗生素药制剂企业实行原料药－制剂一体化发展战略成为一种趋势，产业链环节不断丰富，成本优势不断凸显。

（5）我国是抗生素生产和使用大国，细菌耐药问题日益突出。

（6）我国抗生素制剂市场正处在转型的关键时期。

尽管近年来在国家治理抗菌药滥用的大背景下，我国全身用抗细菌药物市场规模增速放缓。因为"限抗令"政策的实质是限制抗菌药不被滥用，而不是禁用，且抗细菌药品作为我国医药市场中的重要品类，市场上有着刚性需求，随着限抗令的负面影响逐渐消除，近五年我国全身用抗细菌制剂用药金额呈总体上升趋势。2014 年销售额超过 1500 亿元，2018 年已上升至接近 1800 亿元，近五年复合增速接近4%，我国抗菌药制剂市场进入常态化的良性发展轨道，市场发展平稳。

（二）抗生素发展趋势

（1）抗细菌药物临床使用广泛，是治疗疾病的重要药物。

（2）耐药性推动抗细菌药物制剂的市场发展。

（3）新型抗菌药的研发热情回暖。

（4）全球抗细菌药物的发展将进入常态化发展。

根据 Evaluate Pharma 数据，2014—2016 年全球抗菌药市场销售额呈下降趋势。预计未来将保持个位数增长率缓慢增长，到 2022 年预测市场规模为 128 亿美元（表12）。

表12　2014—2016 年全球抗菌药销售情况及预测（十亿美元）

类别	2014 年	2015 年	2016 年	三年复合增长率	2022 年预测	预测增长率
抗菌药	13.4	12.4	10.5	−11.4%	12.8	3.40%

注：数据来源于 EvaluatePharma World Preview 2017，此处的全球医药市场包括处方药和 OTC 市场，治疗领域以 Evaluate 评估划分，此数据基于公司公布的销售额。

根据新思界产业研究中心发布的《2019—2023 年抗感染药物行业深度市场调研及投资策略建议报告》显示，2018 年，国内重点城市医院抗感染药物销售额达到 345.5 亿元，较 2017 年增长 2.6%，略低于整体药品市场增幅，但仍是化药市场中份额占比最大的药物大类。2018 年，我国抗感染药物细分市场中，头孢菌素类占比为 36.0%。头孢菌素类抗感染药物具有抗菌谱广、抗菌活性强、不良反应少等优点，持续在我国抗感染药物领域份额排名第一。

抗生素是最大的抗感染药物类别，90.0% 左右的抗感染药物均为抗生素。抗生素为人类疾病的治疗做出巨大贡献，但抗生素滥用现象在我国以及全球市场中均存在，导致细菌耐药性增强，抗生素有效性降低。为促进药物合理使用，2012 年我国政府颁布"限抗令"，加强对抗生素药物临床使用的规范管理，抗生素药物的市场需求增速放缓，但仍是我国化药市场中份额占比最大的药物大类，市场规模依然庞大，相较于欧美等成熟市场，其份额占比依然偏高。

全球抗生素药物产业已经进入成熟期，研发及新上市的药物数量减少，行业进入技术门槛不断降低。21 世纪以来，发达国家生产成本及环保成本快速上升，全球抗生素产业链逐渐向发展中国家转移。在此情况下，中国地区抗生素药物产能迅速扩张，特别是使用传统化学法合成工艺生产的抗生素原料药技术门槛低，小型企业数量不断增多，导致行业产能过剩，整体盈利能力有限。

随着我国环保政策日益严厉，国家要求原料药生产企业以低耗能、低污染的生物法代替高耗能、高污染的化学法。在此背景下，实力较强的抗感染药物企业不断提升生产设备水平、改进生产工艺、加大环保投入，达到国家环保要求标准；而规模较小的企业资金、实力较弱，无法担负改进生产设备及生产工艺所需的成本，逐步被淘汰出局，使得我国抗生素行业集中度不断提升。大型企业市场份额不断提高，行业盈利能力有所增强。总的来看，我国抗生素市场未来发展前景良好。

参考文献

[1] World Health Organization. Global priority list of antibiotic – resistant bacteria to guide research, discovery, and development of new antibiotics. (2017) [2020 – 11 – 20]. http：//www. who. int/medicines/publications/WHO – PPL – Short Summary 25Feb – ET NM WHO. pdf.

[2] Butler MS, Blaskovich MAT, Cooper MA. Antibiotics in the clinical pipeline at the end of 2015 [J]. J Antibiot, 2017, 70：3 – 24.

[3] Butler MS, Blaskovich MA, Cooper MA. Antibiotics in the clinical pipeline in 2013 [J]. J Antibiot, 2013, 66：571 – 91.

[4] Butler MS, Cooper MA. Antibiotics in the clinical pipeline in 2011 [J]. J Antibiot, 2011, 64：413 – 25.

[5] Butler MS, Paterson DL. Antibiotics in the clinical pipeline in October 2019 [J], J Antibiot, (2020) 73：329 – 364.

[6] Lima WG, Brito JCM, Overhage J, et al. The potential of drug repositioning as a short – term strategy for the control and treatment of COVID – 19 (SARS – CoV – 2)：a systematic review [J]. Arch Virol, 2020 Aug, 165 (8)：1729 – 1737.

[7] Yan H, Sun J, Wang K, et al. Repurposing CFDA – approved drug carrimycin as an antiviral agent against human coronaviruses, including the currently pandemic SARS – CoV – 2 [J]. Acta Pharm Sin B, 2021 Mar 11. doi：10. 1016/j. apsb. 2021. 02. 024. Epub ahead of print.

[8] Cottreau JM, Christensen AB. Newly Approved Antimicrobials [J]. Orthop Nurs, 2020 Jan/Feb, 39 (1)：53 – 58.

[9] Ghazi IM, El Nekidy WS, Asay R, et al. Simultaneous administration of imipenem/cilastatin/relebactam with selected intravenous antimicrobials, a stewardship approach [J]. PLoS One, 2020 May 18, 15 (5)：e0233335.

[10] Susan JK. Pretomanid：First Approval, Drugs 2019, 79：1797 – 1803.

[11] Lefamulin (Xenleta) for Community – Acquired Bacterial Pneumonia [J]. JAMA 2019, 322：1709 – 1710.

[12] Thakare R, Singh S, Dasgupta A, et al. Lascufloxacin hydrochloride to treat bacterial infection [J]. Drugs Today (Barc), 2020 Jun, 56 (6)：365 – 376.

[13] Lee YR, Yeo S. Cefiderocol, a New Siderophore Cephalosporin for the Treatment of Complicated Urinary Tract Infections Caused by Multidrug – Resistant Pathogens：Preclinical and Clinical Pharmacokinetics, Pharmacodynamics, Efficacy and Safety [J]. Clin Drug Investig, 2020 Jul 22：1 – 13.

[14] Theuretzbacher U, Gottwalt S, Beyer P, et al. Analysis of the clinical antibacterial and antituberculosis pipeline [J]. Lancet Infect Dis 2019, 19：e40 – 50.

[15] Theuretzbacher U, Outterson K, Engel A, et al. The global preclinical antibacterial pipeline [J]. Nat Rev Microbiol, 2020 May, 18 (5)：275 – 285.

（司书毅　游雷甫　高任龙　阵明华）

药物分析学科的创新发展与展望

一、引言

药物分析学是综合运用化学、物理学、生物学、微生物学以及数学的方法和技术来研究化学结构明确的合成药物或天然药物及其制剂质量的一门学科，其研究内容涵盖药物质量控制、毒物分析、临床药物分析、体内药物分析等，是构成药学学科的重要组成之一。

近年来，随着医学和生命科学的迅速发展，化学药物、天然药物（中药）需要解决的"定性与定量"问题更趋于复杂化与多样化，而生物药物的质量控制也被逐步纳入药物分析的研究范畴，这些因素正在促进药物分析技术与多学科交叉融合的发展态势。因此，药物分析的前沿技术不但有效地应用于药物安全性和有效性评价，而且也推进了体内药物作用的过程、靶点的发现与验证、药物活性筛选、新药研究与评价等药学相关研究领域的发展。本文重点以 CNKI 中文学术期刊全文数据库、Web of Science、PubMed 等数据库为主要信息来源，对 2018 年药物分析领域的最新研究进展进行综述，并展望了未来药物分析的发展方向。

二、化学药物分析技术

化学药物是一类结构明确、以化合物为物质基础、以药效为应用基础的药物，其质量控制是药品安全性和有效性的基础，因此，发展与创新化学药物分析技术对于全面有效地控制化学药物质量具有重要意义。

（一）一致性评价

化学药物一致性评价是《国家药品安全"十二五"规划》中的一项重要要求。为达到药学等效（活性成分、给药途径、剂型、规格等）和生物等效（生物利用度和临床疗效）的要求，化学药物一致性评价中要求杂质谱一致、稳定性一致、体内外溶出规律一致，旨在提高仿制药质量。其中临床试验和生物等效性是评价的"金标准"。不同分析技术的联合使用，是药物分析学科提高药物质量的重要研究内容之一，如陈桂良团队[1-4]在仿制药疗效与质量一致性评价中对溶出度试验、人体生物等效性豁免风险管理等进行了探讨和规范，为建立以品种质量为核心的仿制药一致性评价工作模式提供了参考依据。同时，近两年来，许多化学药物分析技术也应用到化学药物一致性评价中。例如，许晓辉等[5]将拉曼光谱分析方法、数据采集与数据分析方法（如主成分分析法、多项式拟合和非线性最小二乘法等）应用到化学药物一致性评价中。Xinci Cao 等[6]采用 UPLC - QTOF -

MS/MS 分析方法，首次对不同来源的 N – 乙酰多巴胺进行了比较研究，通过化学药物一致性评价，有助于资源的利用和质量标准的提高。孙启慧等[7]首次建立了基于化学指纹图谱与生物评价联用的不同剂型的双黄连口服制剂质量一致性评价体系，能在一定程度上做到检测结果关联药物的临床有效性与安全性。为保障药物的分析数据质量，王林波等[8]对非那西汀熔点进行了制样和评估、子组数据正态性检验、预控制图的制作、控制图的建立和应用以及控制图的修订，建立了熔点测定质量控制图，可以直观地反映出检测过程的状态，对于药品检测实验室宏观、长期的质量控制有重要意义。

（二） 基因毒性杂质检测分析

基因毒性杂质可以直接或间接损害 DNA，引起基因突变，导致癌症的发生，严重威胁到人类的健康。基因毒性杂质的含量低、性质活泼、稳定性差，对其进行分析检测时要求具有较高的灵敏度和较显著的特异性。近两年来，相关人员根据不同基因毒性杂质的特点，开发了多种能够灵敏检测各种杂质的分析技术。例如，具有高灵敏度的 GC – MS、LC – MS 联用技术，该技术通过衍生化法将反应活性强或者不稳定的基因毒性杂质转化为稳定的化合物进行测定，在基因毒性杂质检测中得到了广泛应用[9,10]。此外，可通过萃取技术对成分复杂样品进行分离、纯化和富集，提高测定结果的准确性，减少基质效应。有效的前处理技术（如顶空分析法、固相微萃取法、衍生化法等），高选择性的检测方法（如电感耦合等离子质谱法、火焰离子化检测器的气相谱法、非水毛细管电泳法等）也广泛地应用于不同来源、性质的基因毒性杂质检测[11]。

（三） 药代动力学检测

化学药物的药代动力学研究可以阐明药物在人体内的吸收、分布、代谢和排泄的动态变化规律，是全面认识人体与药物间相互作用不可或缺的重要组成部分，也是临床制订合理用药方案的依据。近两年来，多种体内药物分析方法应用到药代动力学研究中。Mohamed Saleh Elgawish 等[12]建立了一种 LC – MS/MS 方法，可以同时测定大鼠血浆中瑞舒伐他汀和厄贝沙坦浓度，可为心血管患者的生物等效性和剂量监测提供参考。Tian Liu 等[13]利用 UFLC – MS 结合极性转换和定时选择性反应监测方法，同时测定人血浆中 8 种抗癫痫药物和一种活性代谢物，该方法对每个分析物都进行稳定的同位素标记、极性转换和定时选择反应监测，可以最大化提高多个分析物的分析性能，具有更广泛的线性和更高的灵敏度。Eirini Zilfidou 等[14]开发了一种新型的 FPSE – HPLC – DAD 方法，可同时提取、预浓缩并测定人血清中五种常用抗抑郁药物的含量。样品不需预先除去蛋白，节省了样品的预处理时间，可用于人体血清中的药物监测。此外，酶联免疫吸附测定、放射性同位素示踪技术、LC – MS/MS 技术、活体成像技术、电化学发光免疫分析以及微流控芯片免疫分析等方法可以联合使用，互为补充验证，从而获得药物在体内吸收、分布、代谢、排泄的全面可靠的数据[15]。

（四） 药物活性成分的检测

药物活性成分在治疗疾病中发挥作用。目前中国药典对于中药材、中成药、化学药品、生物制剂等都是通过测定药物的活性成分来进行定量研究。常用的测定方法有滴定法、UV、HPLC、ICP –

MS、电化学分析测定等。近两年来，多种现代分析手段应用到药物活性成分检测中，为药品的安全性和有效性提供依据，也为药物不良事件的及时发现、处理及危害性评价提供快速准确的有效分析手段，最终确保患者用药的安全有效。例如：Lin Liu 等[16]构建了基于肽功能化的上转换二氧化硅纳米粒子的荧光共振能量转移传感平台，通过检测细胞凋亡过程，发现凋亡靶向药物和评价抗癌药物的疗效。Yanshu Wang 等[17]开发了一种新型[18]F 标记的精氨酸 – 甘氨酸 – 天冬氨酸 – 偶联氧化铁纳米颗粒（[18]F – RGD@ USPIO），可用于检测乳腺癌异种移植抗血管生成（图22）。纳米脂质体作为最成功的纳米颗粒给药系统，成功地用于治疗癌症、感染和炎症的药物开发。通过荧光标记、放射标记、磁共振成像、质谱分析和计算机断层扫描等方法可以检测纳米脂质体在体内的药代动力学行为，有利于纳米脂质体生物分析技术的发展[18]。

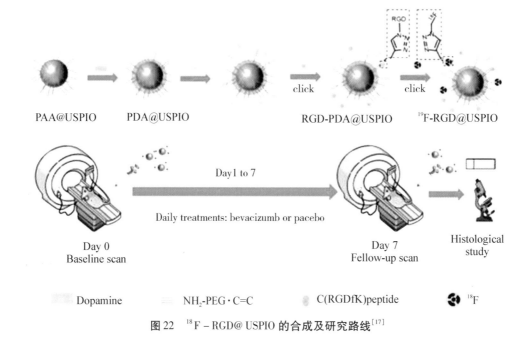

图22　[18]F – RGD@ USPIO 的合成及研究路线[17]

（五）非法药物检测

在化学药品使用中，非法药物的出现对公众健康构成极大地威胁，因此需要开发灵敏、快速筛选和准确鉴定的分析技术，这样有利于检测各种样本基质中的非法药物，从而保障药物安全和公共卫生。近两年来，质谱分析技术因具有高效、灵敏、快速等特点，在非法药物的检测中应用广泛。Ji Hyun Lee 等[19]建立一种使用 Orbitrap™ 质谱仪对药物进行检测，能够迅速而准确地甄别待测产品中存在的非法药物。Shuang Wang 等[20]研制了一种热解析丙酮辅助光电离微型离子阱质谱仪，可用于复杂基质中非法药品的现场快速鉴定。郑佳[21]等人基于 UHPLC – MS/MS 技术，建立同时测定抗疲劳、安神镇静保健食品中 21 种非法添加药物的方法。Weimin Wang 等[22]研究开发了一种同步"闪 – 热 – 脱附"净化和离子注射的方法（SFTDPI – ITMS），可以通过微型离子阱质谱增加敏感性并快速筛选非法药物（图23）。

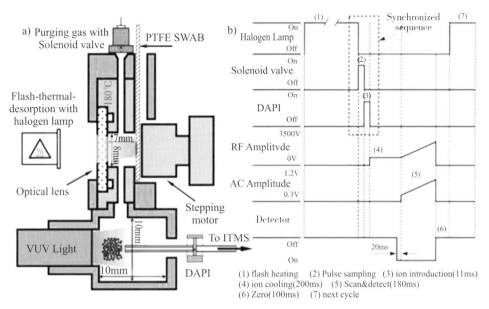

图 23 SFTDPI – ITMS 原理图与同步时序[22]

三、中药分析技术

长期临床实践证明，中药拥有不可替代的疗效和应用潜能。应用现代科学技术解释中药的有效性和作用机制，并逐步推动中药产业走向国际化，将对我国药学发展产生重要意义。

（一）中药成分分析

中药组分复杂，具有整体性、多组分、多靶点的特点。多级质谱并结合色谱技术被广泛用于现代中药成分的鉴定。为了兼顾中药的化学与药理特性，李萍团队[23]提出了基于指纹图谱并突出对有效物质检测的策略，即指纹 – 功效模型（图24）。这种模型是运用多种化学计量学的手段将指纹色谱峰与药理作用相结合研究成分与功效之间的相关性，从而实现高效评价中药整体水平及确证有效物质。该模型提高了中药有效成分的预测效率，如以吴茱萸为模型药物，结合能预测皮肤渗透系数（log Kp）的线性自由能关系（LFER），利用人体皮肤渗透实验与液相色谱 – 高分辨串联质谱分析技术，缩小了有效成分的筛选范围并提高了相应成分的药理学研究效率[24]。姜红等[25]应用了偏最小二乘法筛选活性成分的色谱峰，建立了中药复方三果汤液相色谱指纹图谱与抗氧化活性关系模型。Cao 等[26]建立了脱机二维CMC（细胞膜色谱）– HPLC 分析与 XCMS（各种形式的色谱法与质谱联用）相结合的在线统计方法，用于数据处理。这种新开发的离线二维方法不需要制备样品即可进行二维分析，具有灵敏且高效的特点（图25），可用于中草药活性鉴定成分以及中草药的先导化合物发现。而 Lin 等[27]使用高表达 Mas 相关 G 蛋白偶联受体 X_2 细胞，建立了细胞膜色谱与HPLC – ESI – IT – TOF – MS 组成的二维系统，用于筛选和鉴定苦碟子注射液中的类过敏成分。Wang 等[28]开发了非靶向多光谱集成的液相色谱 – 紫外二极管阵列检测器 – 离子阱/飞行时间多级质谱（LC – DAD – IT/TOF）系统，具有快速的切换模式，同时配合非破坏性预处理方法，对茵栀黄注射液进行色谱和多级质谱数据采集和处理，有望为复杂中药注射剂的全面质量控制提供有效策略。

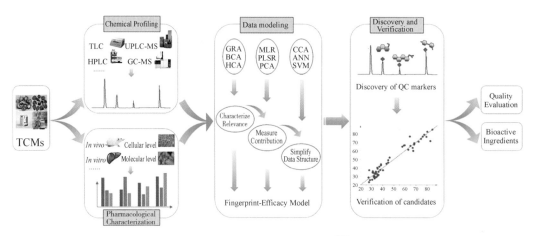

图 24　指纹－功效模型示意图[23]

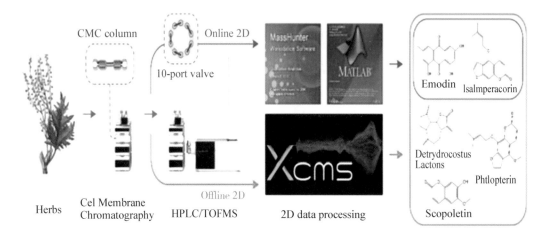

图 25　细胞膜色谱鉴定中药活性成分示意图[26]

（二）中药质量评价

中药质量评价始终是中药现代化的关键。随着中药现代化的不断推进，中药质量控制标准面临更加严格的要求，为此不少学者对中药质量评价进行了大量研究[29,30]。马双成等[31]采用高效液相色谱法建立鹅不食草药材的特征图谱，并同时测定绿原酸、隐绿原酸、咖啡酸、芦丁、异绿原酸B、异绿原酸A和异绿原酸C共7个成分的含量，能够为鹅不食草的质量控制提供科学依据。

动物药是中药的重要组成，而生物技术的引用为动物药的鉴定提供了有利的技术支撑。马双成等[32]优化了胆汁药材基因组提取方法，利用PCR技术建立了一种简便、快捷、准确的蛇胆汁药材DNA分子鉴别方法；他们也利用竞争性自适应重加权采样的算法将人工牛黄的近红外光谱特征进行分析和研究，构建了新型的分析模型[33]以更好地评价人工牛黄的质量。

多糖化学结构具有复杂、多样的特点，因此，建立多糖的含量测定方法一直是含多糖类中药质量标准研究的重点和难点。马双成等[34]对灵芝多糖进行三氟乙酸全水解后，以1－苯基－3－甲基－5－吡唑啉酮（PMP）进行衍生化，并采用HPLC法于250 nm波长处检测单糖组成及含量，为灵芝多糖的质量控制提供了依据。李绍平等[35-40]利用专利糖谱法研究了多种菌物和中药多糖，构建基于糖谱法及多元色谱技术的多糖质量评价体系，打破了多糖类产品研发中的瓶颈，提高了多糖类中药的质量控制水平。

由于中药成分的复杂性，单一化学成分的检测往往难以解决其质量控制的问题。一测多评法（Quantitative Analysis of Multi-components by Single-marker，QAMS）作为一种多指标同步检测的方法，因其节约时间和操作步骤简捷等优点，已经成为中药质量评价的主流方法[41]，并被广泛应用。马双成等[42]使用基于 QAMS 的方法同时测定了冬虫夏草中尿苷、肌苷、鸟苷、腺苷、2'－脱氧腺苷的含量，用于冬虫夏草中核苷类成分的质量控制。Li 等[43]利用牛膝中性质稳定且易得的成分 β－脱皮甾酮为内标，对杯苋甾酮和 5－羟甲基糠醛进行同时测定，大大提高了工作效率。此外，中药指纹图谱与 QAMS 方法的结合可以有效用于中药材质量控制体系的建立。Huang 等在黄芪的质量评价中，采用指纹图谱首先确定了中国不同生长地区的 21 批次黄芪的共有成分，获得了黄芪的特征成分，随后通过 QAMS 进行成分定量，建立了全面的黄芪质量评价体系[41]。Huang 等将 QAMS 应用在中药方剂的质量评价中，例如三黄石膏汤，该研究利用层次聚类分析、中药指纹图谱和相似性分析首先确认了待测的十五种成分，然后利用 QAMS 进行了成分定量分析，并且经外标法验证结果无显著性差异[41]。不过，由于多数中药方剂的成分复杂，结构类型丰富，QAMS 的应用尚有一定难度。所以，目前 QAMS 法的应用主要局限在单一中药材结构相似成分的研究。

（三）中药安全性分析技术

中药本身的安全性分析主要包括两个方面：一是来源于中药成分的固有属性，如治疗窗较窄、有生殖及遗传毒性或者与其他药物合用存在药物－药物相互作用风险，从而导致严重的不良反应；二是中药在生长、生产过程中从环境获得或者人为添加了对人健康产生危害的物质（如重金属、农药、非法添加化学药物等），也可能包括中药再加工或采收、运输、储存过程中产生的霉菌毒素，如黄曲霉素等。当前，中药的安全性分析已经成为中药质量控制的一项重要内容。其中，中药内源性有毒物质的含量测定至关重要。马双成等[44]利用高效液相色谱法，建立了骨刺片中士的宁和马钱子碱的含量测定方法，此法缩短了样品预处理时间并降低了标准品的使用要求。同时，他们也利用 HPLC－QDA 液质联用技术[45]，建立了同时测定附子理中丸中单脂型及双脂型乌头碱的含量测定方法体系，提高了中药复方制剂中有毒成分的检测灵敏度。农药残留也是影响中药安全性的重要因素，马双成等[46]利用 APGC－QTOF 技术建立了白花蛇舌草等药材中 71 种常见农药的快速筛查方法，满足了不同中药基质中农残快速筛查方法的要求。Wang 等[47]制备了一种磁性超支化聚酰胺，可作为 QuEChERS 吸附剂，与气相色谱－质谱联用后用于有机磷农药的检测。此外，Wang 等[48]基于改进的分散固相萃取（DSPE）程序和冷诱导乙腈水两相系统（ATPS），开发了一种简单的样品制备方法，用于农药的富集；在液相色谱－高分辨质谱分析时，完全扫描/数据独立的采集方法被用于农药的非目标筛选和目标确定。同时，不少学者结合生物技术，如利用待测物的免疫原性，建立了灵敏度高、特异性好的分析方法用于中药安全性的分析。Zhao 等[49]利用选择重组抗体的模拟表位技术，开发了一种针对霉菌毒素，如黄曲霉素 B_1（AFB1），的免疫测定方法。Wu 等[50]通过原子转移自由基沉淀聚合研制了一种分子印迹聚合物包被的 Co_3O_4 磁化的纳米孔碳复合物，可以用于黄曲霉毒素的磁性固相萃取，然后进行 HPLC 分析。

对于重金属残留，有不少学者对已上市中药成方制剂进行了安全性测定和风险评估。马双成等[51,52]结合 ICP – MS 以及现有对照制剂对牛黄清胃丸和复方苦参注射液中重金属及有害元素的残留进行测定，为其他中成药重金属限量测定提供了良好的示范作用。Wang 等[53]采用了一种基于改进的铋膜电极（BiEF）的 SWASV 方法以解决复杂机制中痕量重金属的检测，该方法已用于小柴胡汤三种重金属的快速筛选，也为其他复杂基质中其他类型重金属的快速筛选提供了重要参考和指导。

对于成瘾性天然药物衍生物的检测，Cui 等[54]基于毛细管电泳 – 飞行时间质谱法技术分离了苯丙胺类兴奋剂和麻黄碱，以根据化合物的手性特征推断药物的合成途径，提高了缉毒侦察办案的效率。

（四）中药有效性分析

1. 质量生物标志物（Q – Marker）

由于中药的整体观及协同作用，因此，基于整体观念的系统生物学在解释中药药效物质基础及分子机制方面将发挥独到的作用[55]。多个研究已将刘昌孝院士建立的"质量生物标志物"（Q – Marker）[30]方法应用于中药的药效物质基础及有效性评价研究中[56]，如整合液质联用技术、主成分分析、人工神经网络和生物学评价技术用于准确鉴别浙贝母的质量[56]。另外，系统生物学也进一步用于中药有效性的机制研究，如 Du 等[57]采用转录组学、代谢组学和药效学相结合，共同揭示保元汤治疗心肌梗死的分子机制；Kim 等[58]则构建了一种基于 GWAS 的疾病基因网络，可用于中药治疗靶标的研究与分析。

2. 药物活性筛选技术

近年来，从细胞水平研究药物与受体结合的药物活性筛选技术已经在药物分析、中药活性成分研究等方面得到了广泛的应用。其中，基于细胞膜的药物活性成分分析技术已将现有的色谱及质谱技术、细胞生物学与受体药理学结合起来，能够反映活性部位、活性成分与细胞膜及膜受体的相互作用，在复杂中药体系中活性成分识别和高通量的筛选上具有独特优势[59]。贺浪冲和王嗣岑团队将该技术分别与 HPLC、HPLC – MS 等技术联用进行中药活性成分的高效特异性筛选，已经发现了具有抗心肌缺血、抗炎、抗肿瘤、抗高血压、抗过敏及治疗糖尿病等活性的目标组分，并为进一步开发其药用价值奠定了基础[60-65]。此外，王嗣岑等[66-68]将细胞膜与磁性纳米材料结合应用于中药活性成分的筛选（图26），进一步提高了细胞膜药物活性成分分析方法的稳定性、吸附效率及筛选效率。

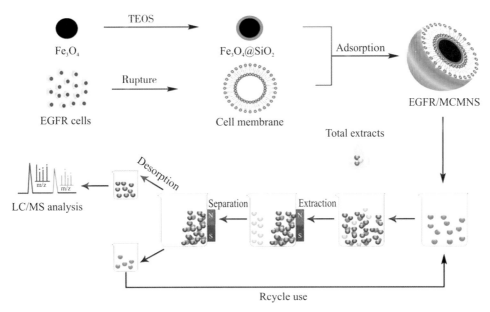

图 26   细胞膜包裹磁性纳米颗粒用于生物活性化合物的提取[69]

3. 肠道菌与体内药物分析

值得关注的是，中药或天然药物大多数以口服途径在体内产生疗效，而这些源于结构类型多样的天然药物（如生物碱、黄酮、皂苷、多糖等），普遍存在疗效确切而口服生物利用度低的特性，难以解释其疗效。因此，肠道菌作为口服药物代谢过程中至关重要的一环，势必将影响药物在体内的过程及作用机制。基于天然药物与肠道菌相互作用的技术体系，王琰团队[70]发现肠道菌的羧酸酯酶将芍药内酯苷转化为苯甲酸，苯甲酸被吸收进入体循环并透过血脑屏障，抑制脑中 D - 氨基酸氧化酶活性，改善脑功能，发挥抗抑郁作用。而小檗碱（BBR）是具有显著优势的多靶点药物，但是BBR 的血浆水平非常低。王琰和蒋建东团队[71]研究肠道菌介导的比格犬口服 BBR 的药代动力学，肠道菌的活性代谢物丁酸在连续口服 BBR 7 天后的比格犬血浆和粪便中分别增加了1.3 倍和1.2 倍，并且其产生 NR 酶的细菌丰度上调。基于小檗碱药代动力学研究，他们提出了肠道菌介导的PK - PD新模式。这种新模式可能为发现安全、有效（但是难吸收）药物并阐明其作用机制提供了研究依据（图 27）[72,73]。另外，Feng 等[74]对中药远志采用肠道细菌温孵模型，同时结合超高效液相色谱与四极杆飞行时间质谱（UHPLC - Q - TOF MS）等方法，表征了肠道菌群产生的 44 种代谢产物。

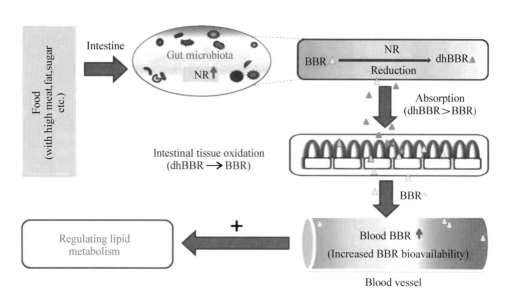

图27　肠道菌调节小檗碱对高脂血症的个性化治疗

4. 活细胞成像技术

很多慢性病与体内代谢功能紊乱关系密切，而中药（天然药物）在慢性病治疗上具有重要的地位，因此，在细胞水平阐明机体的生理生化反应对于药物药效的研究至关重要，而结合可视化技术对细胞代谢进行的原位检测不但可以直观地检测细胞内的生理生化反应，而且对代谢性疾病候选药物的开发有重要意义[76-78]。活细胞成像技术是近年来发展的前沿技术，它可以更加客观而全面评估完整活细胞中氧化还原态势和动力学，而可视化的多重分析对于监测健康和疾病状态下的细胞功能都很重要。赵玉政等[79]研发了对于 NADPH 响应性高、具有遗传编码的荧光传感器系列技术，这些传感器大大增强了现有的用于硫醇、H_2O_2 和 NADH 氧化还原态的传感器的灵敏度（图28）。此外，为了解决活细胞内（体内）Hg^{2+} 检测灵敏度和特异性问题，赵玉政等[80]通过将圆形排列的荧光蛋白插入高度汞特异性的阻遏物，开发了一种绿色或红色的 Hg^{2+} 荧光指示剂，为 Hg^{2+} 检测和生物成像提供了一种有效的新方法。

细胞模型也多用于中药有效成分的高通量筛选和中药有效成分机制的探索。黄莎等[81]采用高通量筛选技术建立大鼠肝星状细胞 HSC-T6 模型，对 23 种岭南单味中药提取物进行了细胞增殖活性评价，筛选出具有抗肝纤维化作用的有效成分。另外，Ruan 等[82]建立心脏间充质干细胞（C-MSC）外泌体模型，探究速效救心丸保护心脏的新机制，结果表明速效救心丸具有通过增加外泌体释放来促进内源性心脏保护的治疗潜力。

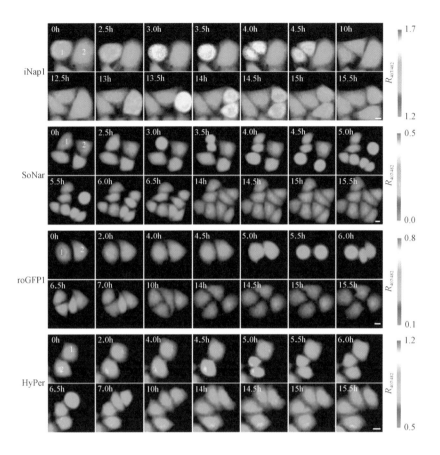

图 28　在细胞周期内氧化还原状态（NADPH/iNap1，NADH/SoNar，硫醇氧化还原/roGFP1）和
H₂O₂/HyPer的动态荧光图像

注：比例尺，10 μm。

5. 新型填料技术

新型填料技术不断扩展了色谱柱的选择性。亲水性色谱填料和手性色谱填料分别满足了对中药极性化合物和手性化合物的分离的要求，弥补了正相柱和反相柱的不足[83]。Peng 等[84]利用手性色谱柱（Chiralpak IC）首次阐明血浆中五味子乙素及其手性异构体的药代特征，该方法线性关系良好，操作简单，重复性强。

6. 二维色谱技术

二维色谱的应用能显著降低中药复杂化合物色谱峰的重叠的程度，提高色谱柱的峰容量，已广泛应用于中药有效成分的检测中。Li 等[85]利用二维色谱（HILIC 和反相色谱柱）从芪参益气滴丸中确定了 24 种生物活性成分。Jia 等[86]将 GC - MS 和 UPLC - MS 相结合，利用 poly - PK 模型，确认了血浆中黄芪汤的 56 个成分及 292 个代谢物。

四、生物技术药物分析技术

2018 年，尽管细胞和基因疗法已经逐步发展，但是单克隆抗体（mAbs）依然占据生物技术药物中的主导地位[87]。mAb 作为蛋白质药物，从初始表达到最终商业化经历了一个高度复杂的过程，研究人员需要在每个步骤对其进行仔细表征。Tomohiro 等[88]通过优化样品前处理、内标等条件，更灵敏而精确地对治疗性 mAb 贝伐单抗进行 HT - RPLC 分析；Valentina 等[89]针对反相色谱法（RPLC）和亲水色谱（HILIC），提出对治疗性 mAb 的完整分析表征过程中可能出现的问题以及解决方法；Wu 等[90]用成像技术比较了 10 个实验室的毛细管等电聚焦方法，发现其在蛋白质电荷表征和定量定性方面更具稳定性；Yuri 等[91]基于 MALDI 源内衰变（ISD）片段，结合傅里叶变换离子回旋共振（FT - ICR）质谱，对 mAb 进行结构表征。此外，Ehkirch 等[92]采用尺寸排阻色谱结合非变性条件质谱及其与离子迁移谱的联用技术（SEC-nativeMS／IM - MS），对完整 mAb 进行了定性和定量表征，既实现了样品自动制备，又提高了质量精度。由于翻译后修饰（PTM）引起的异质性，治疗性 mAbs 的表征对分析技术提出了重大挑战，其中最突出的是糖基化修饰，因为它们对 mAbs 的蛋白质结构和效应子功能有重大影响。Giorgetti[93]采用 CE - ESI - MS 方法全面鉴定 mAbs 的 N - 糖基化，并对 N - 聚糖种类进行相对定量；Arseniy 等[94]利用高分辨率毛细管区带电泳 - 质谱表征了具有多种翻译后修饰（PTM）和糖基化结构的生物治疗性 mAbs；Valentina 等[95]利用亲水相互作用色谱法与反相液相色谱相结合表征了抗体 - 药物偶联物的有效载荷和聚糖修饰；Chen 等[96]采用疏水相互作用色谱（HIC）与电子捕获解离（ECD）相结合的方法，分别与 Q - TOF 和 FTICR 质谱串联，以此分析完整 mAbs，并在线确定 mAbs 的相对疏水性、完整质量和糖基化谱图以及互补决定区的序列和结构特征。在 2018 年，mAbs 的其他电荷变异体分析技术也有了更多的突破。Anne 等[97]开发了基于 pH 梯度洗脱的 mAb 电荷变异体快速分析方法；Florian 等[98]针对多种 mAb 药物使用挥发性低离子强度缓冲液的 pH 梯度洗脱可直接与高分辨率 Orbitrap 质谱联用，对生物药物进行进一步完整的表征；Dina 等[99]利用液相色谱在线耦合至表面等离振子共振（LC - SPR）技术，可在接近自然条件下对 mAb 和抗体 - 药物偶联物（ADC）样品成分（包括大小和电荷变量）进行无标记的亲和力评估；Dai 等[100]开发了一种新的在线毛细管等电聚焦质谱（CIEF - MS）方法用于完整 mAb 电荷变体的分离和在线表征；Wang 等[101]采用高分辨率质谱（cIEF-MS）耦合的毛细管等电聚焦，分离和在线鉴定英夫利昔单抗的电荷变体。一些新型材料在 mAbs 的分析中发挥了重要作用。Balázs 等[102]评价了一种具有高覆盖率的苯基键合的宽孔二氧化硅基表面多孔固定相，并将其用于分析 mAb 和抗体 - 药物偶联物，发现分析速度、蛋白质回收率和减少三氟乙酸用量等方面均优于其他固定相。另外，更多的新技术也运用到了 mAbs 的分析中。Moussa 等[103]采用固态氢 - 氘交换与质谱分析（ssHDX - MS）研究了冻干固体中 IgG_1 单克隆抗体的构象与聚集率，以获得蛋白质在固态中的稳定性信息；同时 Moussa 等[104]采用 ssHDX - MS 更灵敏地检测了冻干和喷雾干燥制备过程中 IgG_1 单克隆抗体的固态构象和基质相互作用。在 mAbs 的杂质分析方面，Wang 等[105]利用亲水相互作用色谱（HILIC）与质谱分析相结合来鉴定出纯化的 mAbs 药品样品中存在的各种低分子量杂质。Wei 等[106]开发了一种通过部分还原 mAbs 和使用带有痕量碱性添加剂的酸性流动相（MPs）来表征蛋白质片段的新方法，获得了高质量的去卷积谱图和碎片的准确质量测量结果。Jaccoulet 等[107]利用流动注射分析方法结合紫外线吸收和二阶导数光谱分析，更简单快速地定性和定量异源 mAbs。

此外，一些研究也聚焦到了其他生物技术药物方面，尤其是激素类药物。众多研究推动了动物水平上的激素测定，包括样品前处理方法的改进。Lucyna 等[108]利用 3D 打印的吸附剂作为预浓缩技术，从血浆中更高效稳定地提取出痕量内源性类固醇；Gao 等开发了基于金属 – 有机骨架混合基质膜的涡流辅助膜萃取方法，更简单高效地分析了人类尿液中的 4 种雌激素。一些研究则是改进了检测的方法。Steven 等[110]开发了液相色谱 – 串联三重四极杆质谱（LC – MS／MS）同时定量 5 种常用激素避孕药（HCs）和 2 种内源性类固醇的方法，并将该方法应用于人体血清样品；Marina 等[111]利用超高效液相色谱 – Orbitrap 高分辨率质谱法同时测定了肉类样品 14 种类固醇及其代谢产物。Rumi 等[112]开发了一种高度灵敏且可靠的 LC – MS／MS 方法，用于测定动物和人体血清/血浆中的 6 种游离甲状腺激素 TH。Ruuskanen 等[113]开发了一个纳米 LC – MS／MS 方法，适用于测量低浓度和跨物种的 TH。另外，随着激素对环境污染的日益激增，部分研究也关注到了各类环境中的激素检测。Mnguni 等[114]采用固相萃取结合反相超快速液相色谱质谱法测定废水样本中的激素水平，Shen 等[115]利用超高效液相色谱 – 串联质谱法痕量分析了河水和污水中的 61 种天然和合成孕激素，Ma 等[116]采用超高效液相色谱 – 串联质谱（UPLC – MS／MS）同时测定了土壤中 12 种甾体激素的痕量水平。此外，部分研究关注到了植物激素的检测。Joon 等[117]开发了电膜萃取技术结合液相色谱 – 串联质谱法测定植物组织中的多种酸性植物激素，并显示出更高的净化效率和灵敏度。

目前，随着核酸类和细胞工程类的生物技术药物发展激增，一些研究把目光转移到了其分析技术上。Liu 等[118]开发了一种快速、高灵敏度的 DNA 检测方法，该方法使用了由磁性纳米粒子携带的基于量子点 – 球形富勒烯的分子信标组成的纳米传感器。Ma 等[119]设计了一种微流体液滴阵列芯片来执行数字环介导的等温扩增工艺，以高产率的方式快速扩增特定的 DNA 分子。Sano 等[120]开发了一种基于 Kaneka DNA 纸色谱芯片的带有偶氮苯修饰引物的单纯疱疹病毒快速检测系统，显示出更高的扩增速度、检测性能和更低的检出限，但保持了相同的反应时间。Scalabrin 等[121]评估了大量推定的双功能交联剂，作为基于质谱的核酸和蛋白质 – 核酸的结构阐明和相互作用组学分析的可能工具。Weston 等[122]利用无细胞蛋白质合成和自组装单分子层的质谱分析技术设计了由 6 种细菌和人体内 N 和 O 连接的多肽修饰糖基转移酶修饰的蛋白质糖基化位点。Haidas 等[123]采用基质辅助激光解吸/电离质谱（MALDI – MS）来监测 7 nL 含 50～100 个细胞的液滴中分泌的植酸酶对天然底物植酸的多步转化。

当前，全球临床开发的 6000 多种产品约 40% 是生物制药。这表明生物药品比例的大幅增加并不是短期现象，未来几年，以 mAbs 为基础的生物药物仍会占据优势[87]。

五、药物分析新技术进展及展望

我国的药品质量控制对于药物原料及制剂的含量测定日趋严格，使得对于有机杂质以及一些特殊药物的分析与鉴别变得更为复杂。为了进一步提高药品质量标准，阐明药物体内过程，保障临床用药安全，相关人员需要不断地发展新型的药物分析技术。

（一）色谱质谱联用技术

随着色谱和质谱分析技术的不断发展，不同类型的色质联用技术能够优势互补，实现快速、高通量、实时以及在线分析的多种需求，促进了药物分析向着更加精确的趋势发展[124]。在 GC－MS 技术中，结合近年来发展的固相微萃取技术[125,126]、顶空固相微萃取技术[127－129]，GC－MS 可以将样品萃取、富集以及进样结合起来，大大提高分析效率。将超高效液相色谱的高分离性能和串联质谱技术的高鉴别能力相结合，LC－MS 技术广泛应用于药物成分分析、药物代谢研究、残留药物成分研究等领域[130,131]。此外，借助液相色谱可以有效分离复杂混合物的能力，满足核磁共振波谱技术中较高的被分析物纯度的要求，LC－NMR 技术实现复杂混合物的在线结构鉴定。高效毛细管电泳是一种高效、快速、微量的新型分离分析技术，仪器的整体结构简单，应用范围广泛，与液相色谱具有很强的互补性。两者联用在蛋白、核苷类药物分析中具有显著的优势，同时在代谢研究领域也具有较好的推广应用前景[132]。

（二）高分辨质谱技术

高分辨质谱技术是在低分辨质谱的基础上由目标型低通量检测向未知物高通量检测转变，可以精确地测量离子的质量。目前使用较多的高分辨质谱主要有飞行时间质谱、静电场轨道阱质谱和傅里叶变换离子回旋共振质谱，可在单次分析中同时进行定性和定量分析，是未知物高通量检测中极具潜力的技术手段[133]。其中静电场轨道阱质谱是最新研发的高分辨质谱技术，克服了其他质谱技术中尺寸大、维护与操作复杂等缺点[134]，已经广泛应用于蛋白质组学、代谢组学、脂质组学以及农药残留检测、食品分析、药品分析、环境分析以及违禁药物检查等领域[135－137]。同时结合超高效液相色谱或高效液相色谱实时对分析物进行检测，能够进一步提高分析效率[138,139]。

（三）质谱成像技术

质谱成像技术作为一种新型的分子影像技术，可以获得样品表面多种分子化学组成及各组分的空间立体结构信息。其样品前处理过程简单，无需荧光或放射性同位素标记，空间分辨率高、质量分辨率高，可以实现从元素、小分子到多肽、蛋白质的检测。随着质谱成像技术的不断发展与成熟，其已被广泛应用于基础医学、药学、微生物学、动物学、植物学等各个生命科学领域，可在分子水平对人体生理或病理活动进行可视化分析，在识别组织病理特征、确定代谢差异物、疾病早期诊断及治疗等方面有着广泛的应用[140]。尤其是近年来迅速发展的基质辅助激光解吸电离质谱成像技术（图29），可以实现从蛋白质、多肽等生物大分子到脂类、核苷类物质等中等分子量生物分子及药物小分子的分析[141－143]。

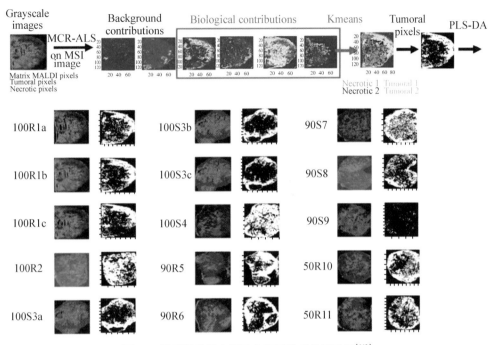

图 29　基质辅助激光解吸电离质谱成像策略图[143]

（四）微流控芯片技术

微流控芯片技术具有体积小、样品和分析试剂消耗量少、分析速度快、样品处理简单、分离效能高、兼具微型化和可集成化等特点，可以同时实现进样、反应、过滤、分离、检测等多种功能[144]。微流控技术作为用于体外评估生化反应的新兴技术，对未来临床研究有重要意义[145-147]。结合紫外–可见光吸收检测、激光诱导荧光检测、化学发光检测、电化学检测、质谱检测等检测方法，微流控芯片技术已应用到药物分析、药代动力学研究、手性药物检测、生物样本中药物浓度检测等方面，大大提高了药物分析效率[148-150]。林金明等[151]基于微流控技术设计了一种酶可活化探针，可用于实时跟踪内皮细胞中 MTI–MMP 的活性，实现了实时成像细胞膜定位。该团队[145]还利用微流控技术重建各种体内类环境，用以研究肿瘤细胞（TC）与内皮细胞（EC）之间的相互作用，揭示癌细胞降解细胞外基质并侵入人体周围和远处组织的转移机制。肿瘤细胞具有很高的谷氨酰胺分解率，并释放出副产物氨（NH_3），其可能在癌细胞之间充当扩散信号。林金明等[146]利用微流控技术研究了正常人脐静脉内皮细胞（HUVEC）、骨髓瘤、人原发性胶质母细胞瘤（U87）、人结肠癌（Caco–2）和人乳腺腺癌（MCF–7）细胞中 NH_3 的释放情况，阐明了不同肿瘤细胞的扩散机制（图 30）。此外，医用微流控芯片包括基因芯片、即时诊断芯片、免疫芯片、可穿戴式芯片、数字化聚合酶链式反应芯片、循环肿瘤细胞芯片、组织与器官仿生芯片等，仅在单个芯片上就可以形成具有多功能集成体系、多复合体系的微全分析系统，是未来分析仪器发展的方向[152]，也会在药物质量监控、药物分析研究等方面得到更为广泛的应用。

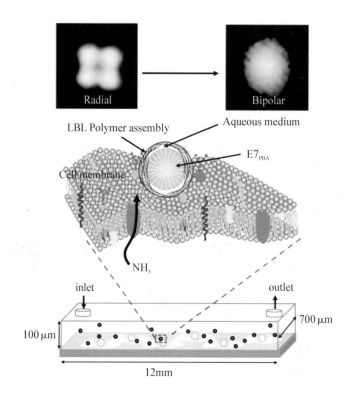

图 30　微流体通道中固定化细胞 P – E7$_{PBA}$ 小滴与细胞中释放出的 NH$_3$ 作用而发生径向 – 双极性变化[145]

（五）光谱技术

光谱技术因其快速、无损、便捷的特点，是目前发展较快，应用较广的技术之一。近年来应用广泛的有太赫兹光谱技术、拉曼光谱技术、近红外高光谱成像技术、在线红外技术等，分别在药物鉴别、药物定量分析、药物晶型分析、药物生产质量控制过程监测、药代动力学研究、农残检测等方面有着广泛应用[153 – 155]。其中，拉曼光谱术因其可有效避免样品中水的干扰、样品前处理简单、可快速无损分析以及表面增强拉曼可增强检测灵敏度等显著特点，在药物分析领域中的应用逐渐增多[156]。

（六）其他技术

药物分析技术在药物的质量控制、药物代谢、药物发现等方面的应用十分广泛。随着生物工程的发展，基因药物会日益增加，使用者肯定会对药物分析方法和质量控制内容提出更高的要求，这将会更新现有的分析技术，同时引入更多新的分析技术。例如，采用化学发光检测技术检测金霉素含量[69]。采用高效薄层色谱/质谱联用技术，建立药物活性成分快速分析新方法[157,158]。将色谱技术与胶体金免疫技术相结合，形成了一种固相膜免疫分析技术，为中药黄曲霉毒素的大批量快速检测和现场样品的即时检测提供了有效的技术手段[159,160]。作为现代生物学重大发现之一的聚合酶链式反应检测在药物分析研究中也得到了广泛的应用[69]。

（七）展望

化学药物的质量研究与质量控制依然是药品安全性和有效性的主要研究内容之一。同位素标记、结构衍生化等技术将有助于化学药物的质量分析与体内药物过程的研究，分子印记技术、纳米技术、高分辨质谱等技术也不断应用于体内药物分析、非法药物检测及药物代谢动力学的研究。因此，研发药物分析新技术对于全面有效地控制化学药物质量具有重要意义。

中药的质量研究与有效性分析一直是推动中药现代化的重要研究内容，其目的是阐明中药药效物质基础及其作用机制，进而更好地解释中药多药联合使用的科学性，优化临床用药，避免药物 – 药物相互作用。而运用准确、可靠的多种分析方法，并结合多组学的生物信息学、结构药理学、计算机建模等多种技术，以对中药有效性及作用机制进行确证，将是未来中药发展的趋势之一。目前，中药安全性评价也是影响中药现代化和保障临床用药安全的关键因素，建立准确、快速的评价中药毒性成分分析方法和质量标准，并进行有效控制，也将是中药质量研究的主要内容之一。

生物仿制药将继续在全球生物制药领域中引起越来越多的关注，仿制药一致性评价可能是未来不可忽视的关键技术领域。mAbs 为主要研发方向，将在未来几年占据主导地位。而基于核酸和细胞工程的生物技术药的研究也会愈发重要。

随着医学和生命科学的迅速发展，药物分析技术逐步形成与多学科交叉融合的特点与优势，如细胞膜色谱、质谱成像、微流控芯片、肠道菌分析技术，以及活细胞成像等，这些前沿技术不但有效地应用于药物安全性和有效性的评价，而且也推进了药物体内代谢过程、靶点的发现与验证、药物活性筛选、新药研究与评价等药学相关研究领域的发展。

参考文献

[1] 李帅，龚前飞，廖萍，等. 仿制药一致性评价中溶出度试验方法的探讨 [J]. 上海医药，2018，39（03）：1124 – 1128.

[2] 廖萍，张景辰，李帅，等. 仿制药一致性评价中人体生物等效性试验豁免的风险分析与管理 [J]. 上海医药，2018，39（03）：19 – 23.

[3] 龚前飞，张小红，刘朋，等. 以品种为核心的仿制药一致性评价工作模式探讨 [J]. 上海医药，2018，39（03）：16 – 18.

[4] 刘晓丹，何军，张景辰，等. 注射剂仿制药一致性评价技术要求浅析 [J]. 中国医药工业杂志，2018，49（07）：999 – 1005.

[5] 许晓辉，邱国玉，初明，等. 拉曼光谱技术在仿制药一致性评价研究中的应用 [J]. 转化医学电子杂志，2018，5（12）：95 – 98.

[6] Cao XC, Zhang XY, Xu JD, et al. Quality consistency evaluation on four origins of Cicadae Periostracum by ultra – performance liquid chromatography coupled with quadrupole/time – of – flight mass spectrometry analysis [J]. J Pharm Biomed Anal, 2019, 179: 112974.

[7] 孙启慧，高燕，吕凌，等. 基于 HPLC 指纹图谱及化学模式识别分析不同剂型双黄连口服制剂的质量差异 [J]. 中华中医药杂志，2019，34（08）：3426 – 3430.

[8] 王林波，陈祝康，李明程，等. 质量控制图在药物非那西汀熔点测定中的应用研究 [J]. 中国药事，2018，32（02）：225 – 233.

[9] 于瑞董，俞海荣，杨杰，等. 药物中基因毒性杂质磺酸酯类分析方法的研究近况 [J]. 海峡药学，2019，31

(08)：122 – 125.

［10］ Parr MK, Joseph JF. NDMA impurity in valsartan and other pharmaceutical products：Analytical methods for the determination of N – nitrosamines［J］. J Pharm Biomed Anal, 2019, 164：536 – 549.

［11］ 谢含仪, 林云良, 张瑞凌, 等. 基因毒性杂质分析方法和前处理技术的研究进展［J］. 药物分析杂志, 2018, 38 (10)：1668 – 1676.

［12］ Elgawish MS, Soltan MK, Sebaiy MM. An LC – MS/MS spectrometry method for the simultaneous determination of Rosuvastatin and Irbesartan in rat plasma：Insight into pharmacokinetic and drug – drug interaction studies［J］. J Pharm Biomed Anal, 2019, 174：226 – 234.

［13］ Liu T, Kotha RR, Jones JW, et al. Fast liquid chromatography – tandem mass spectrometry method for simultaneous determination of eight antiepileptic drugs and an active metabolite in human plasma using polarity switching and timed selected reaction monitoring［J］. J Pharm Biomed Anal, 2019, 176：112816.

［14］ Zilfidou E, Kabir A, Furton KG, et al. An improved fabric phase sorptive extraction method for the determination of five selected antidepressant drug residues in human blood serum prior to high performance liquid chromatography with diode array detection［J］. J Chromatogr B, 2019, 1125：121720.

［15］ 徐冉驰, 苗红, 郑剑恒. 抗体偶联药物吸收, 分布, 代谢, 排泄和毒性特征及分析方法研究进展［J］. 中国新药杂志, 2019, 28 (09)：1087 – 1093.

［16］ Liu L, Zhang H, Wang Z, et al. Peptide – functionalized upconversion nanoparticles – based FRET sensing platform for Caspase – 9 activity detection in vitro and in vivo［J］. Biosens Bioelectron, 2019, 141：111403.

［17］ Wang Y, Liu H, Yao D, et al. 18F – labeled magnetic nanoparticles for monitoring anti – angiogenic therapeutic effects in breast cancer xenografts［J］. J Nanobiotechnol, 2019, 17 (1)：105.

［18］ Su C, Liu Y, He Y, et al. Analytical methods for investigating in vivo fate of nanoliposomes：A review［J］. J Pharm Anal, 2018, 8 (4)：219 – 225.

［19］ Lee JH, Park HN, Kim NS, et al. Development of a specific fragmentation pattern – based quadrupole – Orbitrap™ mass spectrometry method to screen drugs in illicit products［J］. Sci Justice, 2019, 60 (1)：86 – 94.

［20］ Wang S, Wang W, Li H, et al. Rapid on – site detection of illegal drugs in complex matrix by thermal desorption acetone – assisted photoionization miniature ion trap mass spectrometer［J］. Anal chem, 2019, 91 (6)：3845 – 3851.

［21］ 郑佳. 保健食品中非法添加药物检测方法建立与应用研究［D］, 2019.

［22］ Wang W, Wang S, Xu C, et al. Rapid screening of trace volatile and nonvolatile illegal drugs by miniature ion trap mass spectrometry：synchronized flash – thermal – desorption purging and ion injection［J］. Anal Chem, 2019, 91 (15)：10212 – 10220.

［23］ Zhang C, Zheng X, Ni H, et al. Discovery of quality control markers from traditional Chinese medicines by fingerprint-efficacy modeling：Current status and future perspectives［J］. J Pharm Biomed Anal, 2018, 159：296 – 304.

［24］ Zeng XB, Wang ZF, Liu XL, et al. Predicting the skin – permeating components of externally – applied medicinal herbs：application of a newly constructed linear free – energy relationship equation for human skin permeation［J］. New J Chem, 2018, 42 (14)：11930 – 11943.

[25] 姜红，史亚军，赵生玉，等. 基于偏最小二乘法对三果汤抗氧化作用谱 – 效关系的分析 [J]. 中国实验方剂学杂志，2018，24（03）：8 – 12.

[26] Cao Y, Wang S, Li Y, et al. A method for screening active components from Chinese herbs by cell membrane chromatography – offline – high performance liquid chromatography/mass spectrometry and an online statistical tool for data processing [J]. J Chromatogr A, 2018, 1540：68 – 76.

[27] Lin Y, Lv Y, Fu J, et al. A high expression Mas – related G protein coupled receptor X2 cell membrane chromatography coupled with liquid chromatography and mass spectrometry method for screening potential anaphylactoid components in kudiezi injection [J]. J Pharm Biomed Anal, 2018, 159：483 – 489.

[28] Wang M, Liu Y, Guo B, et al. A dilute – and – shoot multispectral integration approach towards nontargeted component profiling of traditional herbal Yin – zhi – huang using liquid chromatography – photodiode array – ion trap/time – of – flight characterization [J]. J Chromatogr B, 2018, 1087 – 1088：118 – 132.

[29] Zhao J, Ma SC, Li SP. Advanced strategies for quality control of Chinese medicines [J]. J Pharm Biomed Anal, 2018, 147：473 – 478.

[30] 刘昌孝，陈士林，肖小河，等. 中药质量标志物（Q – Marker）：中药产品质量控制的新概念 [J]. 中草药，2016，47（09）：1443 – 1457.

[31] 昝珂，谢艳，过立农，等. 鹅不食草 HPLC 特征图谱和 7 个成分含量测定 [J]. 药物分析杂志，2018，38（01）：151 – 157.

[32] 吴桂凡，张文娟，程显隆，等. 特异性 PCR 方法鉴别蛇胆汁及其伪品 [J]. 中国中药杂志，2018，43（10）：2053 – 2056.

[33] 石岩，孙冬梅，熊婧，等. 近红外光谱结合竞争性自适应重加权采样算法用于人工牛黄的质量分析研究 [J]. 中国药学杂志，2018，53（14）：1216 – 1221.

[34] 王莹，王赵，许玮仪，等. 灵芝提取物中多糖质量控制方法初探 [J]. 药物分析杂志，2018，38（08）：1442 – 1447.

[35] 李绍平，赵静. 几种菌物多糖的质量评价研究；多彩菌物 美丽中国—中国菌物学会 2019 年学术年会论文摘要 [C]，西安，中国菌物学会，2019.

[36] 张菀鑫，颜奕曦，赵静，等. 枸杞多糖分析方法研究进展 [J]. 药物分析杂志，2018，38（01）：3 – 12.

[37] 邓勇，张杰良，宗凯，等. 基于 TLC 和 HPLC – CAD 法比较分析天然和市售蜂蜜糖类成分 [J]. 药物分析杂志，2018，38（01）：22 – 28.

[38] 邓勇，张杰良，王兰英，等. 薄层色谱法分析不同虫草多糖的单糖组成 [J]. 药物分析杂志，2018，38（01）：13 – 21.

[39] 韩邦兴，陈凌霄，邓勇，等. 糖谱法结合多元色谱分析比较铁皮石斛功能性多糖结构特征 [J]. 药物分析杂志，2018，38（01）：41 – 49.

[40] Deng Y, Han BX, Hu DJ, et al. Qualitation and quantification of water soluble non – starch polysaccharides from Pseudostellaria heterophylla in China using saccharide mapping and multiple chromatographic methods [J]. Carbohyd Polym, 2018, 199：619 – 27.

[41] Huang J, Yin L, Dong L, et al. Quality evaluation for Radix Astragali based on fingerprint, indicative components

selection and QAMS [J]. Biomed Chromatogr, 2018, 32 (11): e4343.

[42] 昝珂, 崔淦, 过立农, 等. 一测多评法同时测定冬虫夏草中 5 个核苷类成分的含量 [J]. 药物分析杂志, 2018, 38 (04): 630 – 635.

[43] Li F, Wu H, Sun LL, et al. Quantitative Analysis of Multi – components by Single Marker and Fingerprint Analysis of Achyranthes bidentata Blume [J]. J Chromatogr Sci, 2018, 56 (7): 595 – 603.

[44] 王菲菲, 张津梅, 郑笑为, 等. 骨刺片中士的宁和马钱子碱含量测定方法的研究 [J]. 药物分析杂志, 2018, 38 (10): 1824 – 1829.

[45] 张津梅, 何轶, 李耀磊, 等. 高效液相色谱与 QDA 质谱联用同时测定附子理中丸中 6 个单酯及双酯型生物碱含量 [J]. 药物分析杂志, 2018, 38 (07): 1248 – 1253.

[46] 王赵, 王莹, 郑征伟, 等. 采用 APGC – QTof 建立中药材中 71 种常见农药的快速筛查法 [J]. 药物分析杂志, 2018, 38 (12): 2152 – 2159.

[47] Wang J, Mou ZL, Duan HL, et al. A magnetic hyperbranched polyamide amine – based quick, easy, cheap, effective, rugged and safe method for the detection of organophosphorus pesticide residues [J]. J Chromatogr A, 2019, 1585: 202 – 206.

[48] Wang F, Li S, Feng H, et al. An enhanced sensitivity and cleanup strategy for the nontargeted screening and targeted determination of pesticides in tea using modified dispersive solid – phase extraction and cold – induced acetonitrile aqueous two – phase systems coupled with liquid chromatography – high resolution mass spectrometry [J]. Food Chem, 2019, 275: 530 – 538.

[49] Zhao F, Tian Y, Shen Q, et al. A novel nanobody and mimotope based immunoassay for rapid analysis of aflatoxin B1 [J]. Talanta, 2019, 195: 55 – 61.

[50] Wu C, He J, Li Y, et al. Solid – phase extraction of aflatoxins using a nanosorbent consisting of a magnetized nanoporous carbon core coated with a molecularly imprinted polymer [J]. Mikrochim Acta, 2018, 185 (11): 515.

[51] 聂黎行, 查祎凡, 左甜甜, 等. 基于 ICP – MS 和对照制剂的牛黄清胃丸中重金属及有害元素残留量测定及风险评估 [J]. 中国中药杂志, 2019, 44 (01): 82 – 87.

[52] 李耀磊, 张志成, 金红宇, 等. ICP – MS 法测定复方苦参注射液中铜、砷、镉、汞、铅元素的残留量 [J]. 药物分析杂志, 2018, 38 (10): 1781 – 1787.

[53] Wang R, Kong D, Yao J, et al. A BiFEs – based SWASV method for fast screening of multi – heavy metals in Xiaochaihu Tang [J]. Microchemical Journal, 2018, 143: 319 – 25.

[54] Cui X, Liang C, Gong F, et al. Simultaneous chiral analysis of amphetamine – type stimulants and ephedrine by capillary electrophoresis coupled to time – of – flight mass spectrometry [J]. Chirality, 2018, 30 (9): 1079 – 1087.

[55] Cai FF, Zhou WJ, Wu R, et al. Systems biology approaches in the study of Chinese herbal formulae [J]. Chin Med, 2018, 13: 65.

[56] He J, Feng X, Wang K, et al. Discovery and identification of quality markers of Chinese medicine based on pharmacokinetic analysis [J]. Phytomedicine, 2018, 44: 182 – 186.

[57] Du Z, Shu Z, Lei W, et al. Integration of Metabonomics and Transcriptomics Reveals the Therapeutic Effects and

Mechanisms of Baoyuan Decoction for Myocardial Ischemia [J]. Front Pharmacol, 2018, 9: 514.

[58] Kim J, Yoo M, Shin J, et al. Systems Pharmacology – Based Approach of Connecting Disease Genes in Genome – Wide Association Studies with Traditional Chinese Medicine [J]. Int J Genomics, 2018, 2018: (e) 7697356.

[59] 刘嘉君，贾晓妮，王静，等. 受体色谱：中药靶向活性成分高效筛选技术 [J]. 世界科学技术 – 中医药现代化，2018, 20 (08): 1476 – 1481.

[60] Bu Y, Hu Q, Xu K, et al. Improved cell membrane bioaffinity sample pretreatment technique with enhanced stability for screening of potential allergenic components from traditional Chinese medicine injections [J]. J Mater Chem B, 2018, 6 (4): 624 – 633.

[61] Li T, Xu K, He J, et al. Effects of isocorynoxeine, from Uncaria, on lower urinary tract dysfunction caused by benign prostatic hyperplasia via antagonism of $\alpha 1A$ – adrenoceptors [J]. Toxicol Appl Pharm, 2019, 376: 95 – 106.

[62] Han S, Lv Y, Wei F, et al. Screening of bioactive components from traditional Chinese medicines using cell membrane chromatography coupled with mass spectrometry [J]. Phytochem Anal, 2018, 29 (4): 341 – 350.

[63] He X, Sui Y, Wang S. Stepwise frontal affinity chromatography model for drug and protein interaction [J]. Anal Bioanal Chem, 2018, 410 (23): 5807 – 5815.

[64] Ma P, Che D, Zhao T, et al. Magnolin inhibits IgE/Ag – induced allergy in vivo and in vitro [J]. Internati Immunopharm, 2019, 76: 105867.

[65] Zhang T, Liu R, Che D, et al. A mast cell – specific receptor is critical for granuloma induced by intrathecal morphine infusion [J]. J Immunol, 2019, 203 (7): 1701 – 1714.

[66] Bu Y, Hu Q, Ke R, et al. Cell membrane camouflaged magnetic nanoparticles as a biomimetic drug discovery platform [J]. Chem Commun, 2018, 54 (95): 13427 – 13430.

[67] Hu Q, Bu Y, Zhen X, et al. Magnetic carbon nanotubes camouflaged with cell membrane as a drug discovery platform for selective extraction of bioactive compounds from natural products [J]. Chem Eng J, 2019, 364: 269 – 279.

[68] Hu Q, Bu Y, Cao R, et al. Stability designs of cell membrane cloaked magnetic carbon nanotubes for improved life span in screening drug leads [J]. Anal Chem, 2019, 91 (20): 13062 – 13070.

[69] 张金玺. 现代药物分析中快速检测技术的应用进展 [J]. 中国现代药物应用，2018, 12 (17): 212 – 214.

[70] Zhao ZX, Fu J, Ma SR, et al. Gut – brain axis metabolic pathway regulates antidepressant efficacy of albiflorin [J]. Theranostics, 2018, 8 (21): 5945 – 5959.

[71] Feng R, Zhao ZX, Ma SR, et al. Gut Microbiota – Regulated Pharmacokinetics of Berberine and Active Metabolites in Beagle Dogs After Oral Administration [J]. Front in pharmacol, 2018, 9: 214.

[72] 王琰，蒋建东. 肠道菌介导的 PK – PD 新模式：小檗碱药代动力学引发的思考 [J]. 药学学报，2018, 53 (05): 659 – 666.

[73] Li CH, Tang S C, Wong CH, et al. Berberine induces miR – 373 expression in hepatocytes to inactivate hepatic steatosis associated AKT – S6 kinase pathway [J]. Eur J Pharmacol, 2018, 825: 107 – 118.

[74] Feng GF, Liu S, Pi ZF, et al. Studies on the chemical and intestinal metabolic profiles of Polygalae Radix by using UHPLC – IT – MSn and UHPLC – Q – TOF – MS method coupled with intestinal bacteria incubation model in vitro [J].

103

J Pharm Biomed Anal, 2018, 148: 298 – 306.

[75] Wang Y, Tong Q, Shou JW, et al. Gut Microbiota – Mediated Personalized Treatment of Hyperlipidemia Using Berberine [J]. Theranostics, 2017, 7 (9): 2443 – 2451.

[76] Zhang Z, Chen W, Zhao Y, et al. Spatiotemporal Imaging of Cellular Energy Metabolism with Genetically – Encoded Fluorescent Sensors in Brain [J]. Neurosci Bull, 2018, 34 (5): 875 – 886.

[77] Hu H, Wang A, Huang L, et al. Monitoring cellular redox state under hypoxia using a fluorescent sensor based on eel fluorescent protein [J]. Free Radic Biol Med, 2018, 120: 255 – 265.

[78] Zhao Y, Zhang Z, Zou Y, et al. Visualization of Nicotine Adenine Dinucleotide Redox Homeostasis with Genetically Encoded Fluorescent Sensors [J]. Antioxid Redox Signal, 2018, 28 (3): 213 – 229.

[79] Zou Y, Wang A, Shi M, et al. Analysis of redox landscapes and dynamics in living cells and in vivo using genetically encoded fluorescent sensors [J]. Nat Protoc, 2018, 13 (10): 2362 – 2386.

[80] Tao R, Shi M, Zou Y, et al. Multicoloured fluorescent indicators for live – cell and in vivo imaging of inorganic mercury dynamics [J]. Free Radic Biol Med, 2018, 121: 26 – 37.

[81] 黄莎, 莫婵, 曾婷, 等. 23 种岭南中药抗肝纤维化有效部位的高通量筛选 [J]. 今日药学, 2018, 28 (10): 655 – 660.

[82] Ruan XF, Ju CW, Shen Y, et al. Suxiao Jiuxin pill promotes exosome secretion from mouse cardiac mesenchymal stem cells in vitro [J]. Acta Pharmacol Sin, 2018, 39 (4): 569 – 578.

[83] Rodriguez GE, García GD. Hydrophilic Interaction Chromatography: Current Trends and Applications [M]. 2018.

[84] Li D, Leng A, Qi Y, et al. Simultaneous quantification of Schisandrin B enantiomers in rat plasma by chiral LC – MS/MS: Application in a stereoselective pharmacokinetic study [J]. J Pharm Biomed Anal, 2018, 159: 186 – 191.

[85] Zhang Y, Yu J, Zhang W, et al. An integrated evidence – based targeting strategy for determining combinatorial bioactive ingredients of a compound herbal medicine Qishen Yiqi dripping pills [J]. J Ethnopharm, 2018, 219: 288 – 298.

[86] Xie G, Wang S, Zhang H, et al. Poly – pharmacokinetic Study of a Multicomponent Herbal Medicine in Healthy Chinese Volunteers [J]. Clin Pharmacol Ther, 2018, 103 (4): 692 – 702.

[87] Walsh G. Biopharmaceutical benchmarks 2018 [J]. Nat Biotechnol, 2018, 36 (12): 1136 – 1145.

[88] Yamada T, Mizuno H, Zhe MJ, et al. High Sensitivity and Precision High – Temperature Reversed – Phase LC Analysis of Bevacizumab for Intact Bioanalysis of Therapeutic Monoclonal Antibodies [J]. Chromatography, 2018, 39 (1): 21 – 26.

[89] D'atri V, Goyon A, Bobaly B, et al. Protocols for the analytical characterization of therapeutic monoclonal antibodies. III – Denaturing chromatographic techniques hyphenated to mass spectrometry [J]. J Chromatogr B Analyt Technol Biomed Life Sci, 2018, 1096: 95 – 106.

[90] Wu G, Yu C, Wang W, et al. Interlaboratory method validation of icIEF methodology for analysis of monoclonal antibodies [J]. Electrophoresis, 2018, 39 (16): 2091 – 2098.

[91] Van DBYEM, Kilgour DPA, Tsybin YO, et al. Structural Analysis of Monoclonal Antibodies by Ultrahigh Resolution

MALDI In – Source Decay FT – ICR Mass Spectrometry［J］. Anal Chem, 2019, 91（3）: 2079 – 2085.

［92］ Ehkirch A, Hernandez AO, Colas O, et al. Hyphenation of size exclusion chromatography to native ion mobility mass spectrometry for the analytical characterization of therapeutic antibodies and related products［J］. J Chromatogr B Analyt Technol Biomed Life Sci, 2018, 1086: 176 – 183.

［93］ Giorgetti J, D'atri V, Canonge J, et al. Monoclonal antibody N – glycosylation profiling using capillary electrophoresis-Mass spectrometry: Assessment and method validation［J］. Talanta, 2018, 178: 530 – 537.

［94］ Belov AM, Zang L, Sebastiano R, et al. Complementary middle – down and intact monoclonal antibody proteoform characterization by capillary zone electrophoresis-mass spectrometry［J］. Electrophoresis, 2018, 39（16）: 2069 – 2082.

［95］ D'atri V, Fekete S, Stoll D, et al. Characterization of an antibody – drug conjugate by hydrophilic interaction chromatography coupled to mass spectrometry［J］. J Chromatogr B Analyt Technol Biomed Life Sci, 2018, 1080: 37 – 41.

［96］ Chen B, Lin Z, Alpert AJ, et al. Online Hydrophobic Interaction Chromatography – Mass Spectrometry for the Analysis of Intact Monoclonal Antibodies［J］. Anal Chem, 2018, 90（12）: 7135 – 7138.

［97］ Trappe A, Fussl F, Carillo S, et al. Rapid charge variant analysis of monoclonal antibodies to support lead candidate biopharmaceutical development［J］. J Chromatogr B Analyt Technol Biomed Life Sci, 2018, 1095: 166 – 176.

［98］ Fussl F, Cook K, Scheffler K, et al. Charge Variant Analysis of Monoclonal Antibodies Using Direct Coupled pH Gradient Cation Exchange Chromatography to High-Resolution Native Mass Spectrometry［J］. Anal Chem, 2018, 90（7）: 4669 – 4676.

［99］ Lakayan D, Haselberg R, Gahoual R, et al. Affinity profiling of monoclonal antibody and antibody – drug – conjugate preparations by coupled liquid chromatography – surface plasmon resonance biosensing［J］. Anal Bioanal Chem, 2018, 410（30）: 7837 – 7848.

［100］ Dai J, Lamp J, Xia Q, et al. Capillary Isoelectric Focusing – Mass Spectrometry Method for the Separation and Online Characterization of Intact Monoclonal Antibody Charge Variants［J］. Anal Chem, 2018, 90（3）: 2246 – 2254.

［101］ Wang L, Bo T, Zhang Z, et al. High Resolution Capillary Isoelectric Focusing Mass Spectrometry Analysis of Peptides, Proteins, And Monoclonal Antibodies with a Flow – through Microvial Interface［J］. Anal Chem, 2018, 90（15）: 9495 – 9503.

［102］ Bobaly B, Lauber M, Beck A, et al. Utility of a high coverage phenyl – bonding and wide – pore superficially porous particle for the analysis of monoclonal antibodies and related products［J］. J Chromatogr A, 2018, 1549: 63 – 76.

［103］ Moussa EM, Singh SK, Kimmel M, et al. Probing the Conformation of an IgG1 Monoclonal Antibody in Lyophilized Solids Using Solid – State Hydrogen – Deuterium Exchange with Mass Spectrometric Analysis（ssHDX – MS）［J］. Mol Pharm, 2018, 15（2）: 356 – 368.

［104］ Moussa EM, Wilson NE, Zhou QT, et al. Effects of Drying Process on an IgG1 Monoclonal Antibody Using Solid – State Hydrogen Deuterium Exchange with Mass Spectrometric Analysis（ssHDX – MS）［J］. Pharm Res, 2018, 35（1）: 12.

［105］ Wang S, Liu AP, Yan Y, et al. Characterization of product – related low molecular weight impurities in therapeutic

105

monoclonal antibodies using hydrophilic interaction chromatography coupled with mass spectrometry ［J］. J Pharm Biomed Anal, 2018, 154: 468 –475.

［106］ Ding W, Qiu D, Bolgar MS, et al. Improving Mass Spectral Quality of Monoclonal Antibody Middle – Up LC – MS Analysis by Shifting the Protein Charge State Distribution ［J］. Anal Chem, 2018, 90 （3）: 1560 –1565.

［107］ Jaccoulet E, Schweitzer CA, Toussaint B, et al. Simple and ultra – fast recognition and quantitation of compounded monoclonal antibodies: Application to flow injection analysis combined to UV spectroscopy and matching method ［J］. Talanta, 2018, 187: 279 –286.

［108］ Konieczna L, Belka M, Okonska M, et al. New 3D – printed sorbent for extraction of steroids from human plasma preceding LC – MS analysis ［J］. J Chromatogr A, 2018, 1545: 1 –11.

［109］ Gao G, Li S, Li S, et al. Development and application of vortex – assisted membrane extraction based on metal – organic framework mixed – matrix membrane for the analysis of estrogens in human urine ［J］. Anal Chim Acta, 2018, 1023: 35 –43.

［110］ Blue SW, Winchell AJ, Kaucher AV, et al. Simultaneous quantitation of multiple contraceptive hormones in human serum by LC – MS/MS ［J］. Contraception, 2018, 97 （4）: 363 –369.

［111］ Lopez GM, Romero GR, Garrido FA. Determination of steroid hormones and their metabolite in several types of meat samples by ultra high performance liquid chromatography – Orbitrap high resolution mass spectrometry ［J］. J Chromatogr A, 2018, 1540: 21 –30.

［112］ Tanoue R, Kume I, Yamamoto Y, et al. Determination of free thyroid hormones in animal serum/plasma using ultrafiltration in combination with ultra – fast liquid chromatography – tandem mass spectrometry ［J］. J Chromatogr A, 2018, 1539: 30 –40.

［113］ Ruuskanen S, Hsu BY, Heinonen A, et al. A new method for measuring thyroid hormones using nano – LC – MS/MS ［J］. J Chromatogr B Analyt Technol Biomed Life Sci, 2018, 1093 – 1094: 24 –30.

［114］ Mnguni S, Schoeman C, Marais S, et al. Determination of oestrogen hormones in raw and treated water samples by reverse phase ultra – fast liquid chromatography mass spectrometry – a case study in Johannesburg South, South Africa ［J］. Water SA, 2018, 44 （1）: 111 –117.

［115］ Shen X, Chang H, Sun D, et al. Trace analysis of 61 natural and synthetic progestins in river water and sewage effluents by ultra – high performance liquid chromatography – tandem mass spectrometry ［J］. Water Res, 2018, 133: 142 –152.

［116］ Ma S, Han P, Li A, et al. Simultaneous Determination of Trace Levels of 12 Steroid Hormones in Soil Using Modified QuEChERS Extraction Followed by Ultra Performance Liquid Chromatography – Tandem Mass Spectrometry (UPLC – MS/MS) ［J］. Chromatographia, 2018, 81 （3）: 435 –445.

［117］ Suh JH, Han SB, Wang Y. Development of an improved sample preparation platform for acidic endogenous hormones in plant tissues using electromembrane extraction ［J］. J Chromatogr A, 2018, 1535: 1 –8.

［118］ Liu Y, Kannegulla A, Wu B, et al. Quantum Dot Fullerene – Based Molecular Beacon Nanosensors for Rapid, Highly Sensitive Nucleic Acid Detection ［J］. ACS Appl Mater Interfaces, 2018, 10 （22）: 18524 –18531.

［119］ Ma YD, Luo K, Chang WH, et al. A microfluidic chip capable of generating and trapping emulsion droplets for digital loop – mediated isothermal amplification analysis ［J］. Lab Chip, 2018, 18 （2）: 296 – 303.

［120］ Sano S, Miyamoto S, Kawamoto S. Rapid multiplex nucleic acid amplification test developed using paper chromatography chip and azobenzene – modified oligonucleotides ［J］. J Biosci Bioeng, 2018, 126 （3）: 397 – 403.

［121］ Scalabrin M, Dixit SM, Makshood MM, et al. Bifunctional cross – linking approaches for mass spectrometry – based investigation of nucleic acids and protein – nucleic acid assemblies ［J］. Methods, 2018, 144: 64 – 78.

［122］ Kightlinger W, Lin L, Rosztoczy M, et al. Design of glycosylation sites by rapid synthesis and analysis of glycosyltransferases ［J］. Nat Chem Biol, 2018, 14 （6）: 627 – 635.

［123］ Haidas D, Bachler S, Kohler M, et al. Microfluidic Platform for Multimodal Analysis of Enzyme Secretion in Nanoliter Droplet Arrays ［J］. Anal Chem, 2019, 91 （3）: 2066 – 2073.

［124］ 孙强, 林翠华. 探究色谱联用技术在药物分析中的应用特点和新趋势 ［J］. 临床医药文献电子杂志, 2019, 6 （64）: 176 – 177.

［125］ Chen T, Xu H. In vivo investigation of pesticide residues in garlic using solid phase microextraction – gas chromatography – mass spectrometry ［J］. Analytica chimica acta, 2019, 1090: 72 – 81.

［126］ Costa R, Albergamo A, Arrigo S, et al. Solid – Phase Microextraction – Gas Chromatography and Ultra – High Performance Liquid Chromatography applied to the characterization of lemon wax, a waste product from citrus industry ［J］. J Chromatogr A, 2019, 1603: 262 – 268.

［127］ Duffy E, Albero G, Morrin A. Headspace Solid – Phase Microextraction Gas Chromatography – Mass Spectrometry Analysis of Scent Profiles from Human Skin ［J］. Cosmetics, 2018, 5 （4）: 62.

［128］ Cecchi L, Migliorini M, Giambanelli E, et al. Headspace Solid – Phase Microextraction – Gas Chromatography – Mass Spectrometry Quantification of the Volatile Profile of More than 1200 Virgin Olive Oils for Supporting the Panel Test in Their Classification: Comparison of Different Chemometric Approaches ［J］. J Agricul Food Chem, 2019, 67 （32）: 9112 – 9120.

［129］ 陈凌霄, 张帅, 胡德俊, 等. 顶空 – 气相色谱/质谱联用分析比较雪菊不同产地和部位的挥发性成分 ［J］. 药物分析杂志, 2018, 38 （2）: 251 – 255.

［130］ Van DMTP, Van FM, Frederiksen H, et al. Development and Interlaboratory Validation of Two Fast UPLC – MS – MS Methods Determining Urinary Bisphenols, Parabens and Phthalates ［J］. J Anal Toxicol, 2019, 43 （6）: 452 – 464.

［131］ Herzog K, Ijlst L, Van CAG, et al. An UPLC – MS/MS Assay to Measure Glutathione as Marker for Oxidative Stress in Cultured Cells ［J］. Metabolites, 2019, 9 （3）: 45.

［132］ 曹菁, 孙国强, 张晓洁, 等. 色谱联用技术在药物分析中的应用特点 ［J］. 中国处方药, 2019, 17 （03）: 19 – 20.

［133］ 刘兆峰, 杨诞兴, 陈林, 等. 质谱技术在药物分析中的应用 ［J］. 今日药学, 2019, 29 （09）: 590 – 593.

［134］ 贺美莲, 郭常川, 石峰, 等. Orbitrap 高分辨质谱技术在药物分析领域中的应用进展 ［J］. 药物分析杂志, 2019, 39 （01）: 105 – 110.

［135］ Zheleva DD, Simeonova R, Gevrenova R, et al. In vivo toxicity assessment of Clinopodium vulgare L. water extract characterized by UHPLC – HRMS ［J］. Food Chem Toxicol, 2019, 134: 110841.

［136］Kisiala A, Kambhampati S, Stock NL, et al. Quantification of cytokinins using high – resolution accurate – mass orbitrap mass spectrometry and parallel reaction monitoring (PRM)［J］. Anal Chem, 2019, 91 (23)：15049 – 15056.

［137］Dong H, Xian Y, Li H, et al. Analysis of heterocyclic aromatic amine profiles in Chinese traditional bacon and sausage based on ultrahigh – performance liquid chromatography – quadrupole – Orbitrap high – resolution mass spectrometry (UHPLC – Q – Orbitrap – HRMS)［J］. Food Chem, 2019, 310：125937.

［138］Huo JH, Du XW, Sun GD, et al. Identification and characterization of major constituents in Juglans mandshurica using ultra performance liquid chromatography coupled with time – of – flight mass spectrometry (UPLC – ESI – Q – TOF/ MS)［J］. Chin J Nat Medic, 2018, 16 (7)：525 – 455.

［139］Sinitsyn MY, Aksenov A, Taranchenko M, et al. Structural Characterization of Triterpene Saponins from Manchurian Aralia by High Resolution Liquid Chromatography-Mass Spectrometry［J］. J Anal Chem, 2019, 74 (11)：1113 – 1121.

［140］张琦玥, 聂洪港. 质谱成像技术的研究进展［J］. 分析仪器, 2018 (05)：1 – 10.

［141］Seneviratne HK, Bumpus NN. Development of MALDI MSI methods for detection, identification and localization of tenofovir and tenofovir diphosphate［J］. Drug Metab Pharmac, 2018, 33 (1)：S24.

［142］Bednarz H, Roloff N, Niehaus K. Mass Spectrometry Imaging of the Spatial and Temporal Localization of Alkaloids in Nightshades［J］. J Agricul Food Chem, 2019, 67 (49)：13470 – 13477.

［143］Mas S, Torro A, Fernández L, et al. MALDI imaging mass spectrometry and chemometric tools to discriminate highly similar colorectal cancer tissues［J］. Talanta, 2020, 208：120455.

［144］李智磊, 李静岚, 陈缵光, 等. 微流控芯片技术在药物分析领域的研究进展［J］. 中国药房, 2019, 30 (16)：2279 – 2284.

［145］Li W, Khan M, Mao S, et al. Advances in tumor – endothelial cells co – culture and interaction on microfluidics［J］. J Pharm Anal, 2018, 8 (4)：210 – 218.

［146］Khan M, Li W, Mao S, et al. Real – Time Imaging of Ammonia Release from Single Live Cells via Liquid Crystal Droplets Immobilized on the Cell Membrane［J］. Adv Sci (Weinh), 2019, 6 (20)：1900778.

［147］Li N, Zhang W, Khan M, et al. MoS2 – LA – PEI nanocomposite carrier for real – time imaging of ATP metabolism in glioma stem cells co – cultured with endothelial cells on a microfluidic system［J］. Biosens Bioelectron, 2018, 99：142 – 149.

［148］Wang J, Mao S, Li HF, et al. Multi-DNAzymes-functionalized gold nanoparticles for ultrasensitive chemiluminescence detection of thrombin on microchip［J］. Analytica chimica acta, 2018, 1027：76 – 82.

［149］Zhang YZ, Ye WQ, Yang CG, et al. Simultaneous quantitative detection of multiple tumor markers in microfluidic nanoliter – volume droplets［J］. Talanta, 2019, 205：120096.

［150］苏子豪, 韦萍, 翟海云, 等. 微流控芯片非接触电导法快速测定盐酸多塞平［J］. 化学研究与应用, 2018, 30 (07)：1081 – 1085.

［151］Li N, Zhang W, Lin L, et al. Live imaging of cell membrane – localized MT1 – MMP activity on a microfluidic chip［J］. Chem Commun (Camb), 2018, 54 (81)：11435 – 11438.

［152］齐云, 李晖, 米佳, 等. 医用微流控芯片研究进展［J］. 微电子学, 2019, 49 (03)：366 – 372.

［153］ 马卿效，李春，李天莹，等. 太赫兹光谱技术在农药检测领域的研究进展［J］. 激光与光电子学进展，2020，57（13）：81 – 89.

［154］ 曹露，朱嘉森，管艳艳，等. 拉曼光谱技术在药物分析领域的研究进展［J］. 光散射学报，2019，31（02）：101 – 111.

［155］ 白文明，王来兵，成日青，等. 近红外高光谱成像技术在药物分析中的研究进展［J］. 药物分析杂志，2018，38（10）：1661 – 1667.

［156］ Gala DPJ, Armistead FJ, Peyman SA, et al. Biochemical fingerprint of colorectal cancer cell lines using label-free live single-cell Raman spectroscopy［J］. J Raman Spectr, 2018, 49（8）：1323 – 1332.

［157］ Galarce BO, Pavón P J, Henríquez AK, et al. An improved method for a fast screening of α – glucosidase inhibitors in cherimoya fruit (Annona cherimola Mill.) applying effect – directed analysis via high – performance thin – layer chromatography – bioassay – mass spectrometry［J］. J Chromatogr A, 2019, 1607：460415.

［158］ Galarce BO, Pavón J, Henríquez AK, et al. Detection and identification of acetylcholinesterase inhibitors in Annona cherimola Mill. by effect-directed analysis using thin - layer chromatography - bioassay - mass spectrometry［J］. Phytochem Anal, 2019, 30（6）：679 – 686.

［159］ 公爱娟，刘春娟，辛杰，等. 酶联吸附免疫法和胶体金免疫色谱技术在中药黄曲霉毒素检测中的应用进展［J］. 中草药，2018，49（09）：2195 – 2202.

［160］ 李耀磊，刘丽娜，姚云，等. 基于胶体金免疫层析技术对中药材中黄曲霉毒素 B1 的定量检测研究［J］. 中国药学杂志，2019，54（17）：1432 – 1437.

（解笑瑜　甄雪燕　于航　张正威　王嗣岑　王琰　马双成）

毒性病理学科现状和展望

一、引言

毒性病理学在新药临床前安全性评价中发挥着不可替代的关键作用。本报告简要描述了毒性病理学科在新药研发过程中的重要意义，以及国内毒性病理学科近些年在学会成立、学术交流、会议举办、著作编写和翻译以及国际交流与合作方面的进展。此外，也对毒性病理学科国内外一些研究进展进行了比较，包括新技术方法、病理同行评议、标准诊断术语、从业人员培训和资格认证等。报告结尾描述了我国毒性病理学科的发展趋势和对未来的展望。

二、毒性病理学在新药研发中的重要作用

医学上，病理学是研究疾病的学科，在基础医学和临床医学之间起到重要的桥梁作用。创新药物的研发过程中，毒性病理学是对药物在动物实验中出现的组织病理学改变进行科学地评估和解释的一门学科，更是临床前新药安全性评价的重要基石。毒性病理学通过肉眼观察动物个体水平和器官水平的变化，同时通过光学显微镜观察动物的组织细胞水平和小器官水平的变化，还可采用电子显微镜、免疫组织化学方法、原位杂交技术等现代技术方法，发现分子水平甚至基因水平的变化，进而分析形态变化与功能变化的内在关联以及病变的发生原因和程度、发展规律和累及范围，进一步阐明病理变化的发病机制，最终做出全面科学的安全性评价。根据创新药物在实验动物中出现的毒副作用谱，科学地预测其在人体可能发生的毒性反应，合理地设计临床试验的给药剂量和给药时间，确保临床试验的安全性。创新药物研发的初期，毒性病理学在筛选新药和选择相关动物种属方面也发挥着重要的作用。通过毒性病理学研究来发现和开发新的生物标志物，在监测临床试验的安全性方面同样具有重要的意义。随着新药研发的重点转移，越来越多的靶向治疗药物问世，导致出现前所未有的药理学作用放大效应和脱靶效应。毒性病理学研究对认识和理解这些药理学作用放大效应和脱靶效应引起的病理变化特征和性质、阐明发病机制做出了卓越的贡献[1-4]。

三、我国毒性病理学科发展现状和发展情况

（一）毒性病理专业委员会的成立和发展情况

中国药学会毒性病理专业委员会于2015年3月19日在北京成立，这是我国首个毒性病理学专业委员会。在成立大会上，十一届全国人大常委会副委员长、中国药学会理事长桑国卫院士出席并

讲话，标志着我国临床前药物毒性病理学研究领域开启了新里程。

本专业委员会首届委员共 32 人，第一次换届后委员为 35 人。全国从事临床前毒性病理学专业人员的队伍不断扩大，由约 200 人发展为约 400 人，其中年轻人员占 70% 以上。

（二）学术交流和会议

中国药学会毒性病理专业委员会自 2015 年成立至今，举办了 4 次大会，每次大会设立不同的主题，邀请了国外专家 10 余人次，国内专家 40 余人次在大会做报告，参加会议人次达 600 多人，扩大了国内外影响力，起到了重要的推广和培训作用。同时，大会通过线上线下等多种途径组织开展不同地区包括北方、南方、华东和西南片区的读片会，共计 40 余次，参加人员达到 1000 多人次。从正常组织器官的形态学到病理学改变的诊断；从理论知识到具体实例的讲解；从解剖和制片技术的操作和规范到新技术方法的探索和实践，极大地提高了毒性病理学研究能力和水平。同时，为了促进毒性病理行业诊断术语的专业化、标准化和规范化，并尽快与国际接轨，组织专业委员会主要成员完成了《毒性病理术语集（第一版）》，该读物已通过中国药学会理事会作为团体标准的审批，并在 2020 年 9 月中国药学大会上正式公开发布，这具有重要的里程碑意义，未来将继续扩大宣传和应用推广。

（三）著作编写和翻译

目前我国的毒性病理学专著尤其是原著还比较匮乏，也无毒性病理学专业刊物公开发行。毒性病理学专著方面，王捷主编的《毒性病理学》于 2004 年由辽宁科学技术出版社公开出版，是我国最早出版发行的毒性病理学专著；之后，苏宁主编的《新药毒理实验动物组织病理学图谱》以及任进等主编的《图解毒性病理学》分别在 2005 年与 2006 年出版。这些书籍为毒性病理学相关知识在国内的普及发挥了重要作用。2011 年岑小波等主编的《非人类灵长类动物组织病理学图谱》由人民卫生出版社出版，2020 年秦川等主编的《毒理病理学词典》由科学出版社出版，这些专著均由我国毒性病理学一线专业人员编写，反映了我国当前毒性病理学的发展水平。另据了解，张惠铭等总结昭衍实验室 20 余年积累的临床前研究病理资料，编写的《诊断毒性病理学》将于近期由科学出版社公开出版发行。

近年来有国内学者着手将国外重要的毒性病理学工具书翻译介绍到国内。目前已出版的有刘克剑等主译的《毒理病理学基础》，胡春燕等主译的《毒性病理学图谱》，王和枚等主译的《临床前毒性试验的组织病理学：药物安全性评价中的解释与相关性》，吕建军等主译的《毒性病理学：非临床安全性评价》，孔庆喜等主译的《实验动物背景性病变彩色图谱》，张妙红等主译的《毒理研究者实用病理学：实验动物病理学原则和实践》均已在近年陆续出版发行。杨利峰等主译的首批共 7 个章节的《The International Harmonization of Nomenclature and Diagnostic Criteria for Lesions in Rats and Mice》（INHAND）在 2019 年由中国农业出版社编辑出版[64-74]。剩余的 INHAND 章节的翻译已被列入中国药学会毒性病理专业委员会的工作计划。此外，以上述部分译著和 INHAND 为主要参考，中国药学会毒性病理专业委员会编辑的《毒性病理术语集（第一版）》，已作为中国药学会系列行业标准之一印刷出版。以上译著的出版发行，对规范国内毒性病理学诊断术语与国际接轨、促进我国毒性病理学专业发展、提高我国毒性病理学工作者的业务水平发挥了十分重要的作用。

（四）国际交流和合作

1. 日本方面

日本的毒性病理学研究起步较早，具有完整的组织机构和学术体系。其与我国毒性病理学界的正式交流起始于21世纪初的JICA项目。特别是2015年3月中国药学会毒性病理专业委员会正式成立以来，中日两国毒性病理领域之间的交流活动更加频繁，国内每年都有10多位会员赴日参加日本的毒性病理学年会和各种专业培训项目，也先后有多名日本毒性病理学家来我国讲学或工作。2019年11月，中国药学会毒性病理专业委员会还邀请了日本毒性病理学会理事长鳄渊英机教授等专家来华参加专业委员会组织的第三届学术研讨会，日本相关专家还对今后两国毒性病理领域的交流与合作、资格认证考试、成立亚洲毒性病理学会等工作意向达成了共识和初步的框架协议，期望在不远的将来，我国毒性病理学科将真正实现与国际接轨，跻身于本学科的国际先进行列。

2. 欧洲、美国方面

近年来与美国、欧洲毒性病理学会及其会员的交流合作，包括：①通过举办学会及分会培训班，邀请美国、欧洲病理专家以 INHAND 为依据，逐系统讲解交流，促使国内毒性病理诊断术语及标准尽快与国际接轨。②学会骨干牵头，选择国际具重要参考意义的多个专著及文献翻译出版，作为毒性病理诊断实践的工具书或从业规范指南，短期内提升整个行业理论与诊断水平。③赴美国、欧洲参加 STP、ESTP 年会，了解本领域及相近领域的学术前沿、行业动态，通过 Poster 或现场的交流展现国内研究水平。据统计，至今在 STP 拥有的1345位会员中，有29位（其中3位在中国台湾）会员来自中国。此外，部分人员也加入了欧洲毒性病理学会（ESTP）。④病理同行评议执行方面，各大安评机构聘请美国持证兽医病理学家（D. ACVP）进行同行评议，支持中美双报毒理实验，让国产新药走向世界的同时，使各机构病理报告的规范性及专业水平符合国际申报要求。

四、毒性病理学科国内外研究进展

（一）新技术方法研究

随着生物医药技术的发展，毒性病理学研究也出现了巨大的变化。传统的毒理学检测终点仅对组织病理改变进行评估，其过程烦琐且不敏感，不能反映某些重要的生物学变化。此外，由于受教育及工作背景差异的影响，病理学家的主观性突出，这已经无法满足药物毒性研究的高标准要求。随着分子生物学等现代新技术、方法的快速发展并逐渐应用到毒性病理学的评价过程中，相关人员发现了包括原位杂交及原位 PCR 技术、激光扫描显微镜技术、激光捕获显微切割技术、数字病理学以及人工智能病理诊断等技术，研究人员通过这些技术不但观察到组织细胞原位的形态结构特征，而且可以在细胞水平对 DNA、RNA 和蛋白质进行空间定位。此外，基于大数据分析和深度学习特征能力的人工智能技术在病理切片图像分析正不断推广，必将推动毒性病理学的蓬勃发展。

原位杂交是一种具有独特敏感性的方法，可将组织中的基因表达定位于细胞或亚细胞水平。它主要应用于基础和临床研究，并且对于毒理病理学家来说是一种越来越有价值的技术。近年来，免疫组织化学（IHC）和原位杂交（ISH）的双检测技术不断发展，在同一组织切片上，结合 IHC 和 ISH 技术可以检测到多个基因或基因产物。再者，这些技术可用于同一组织块的连续切片，以确定 mRNA 和蛋白质的组织分布。

激光扫描细胞技术（laser scanning cytometry，LSC）是药物研发中组织切片定性和定量分析的重要方法。该技术有效地结合了流式细胞组织结构保留的优势，主要与免疫荧光联合用于培养细胞以及组织切片的检测。激光扫描显微镜可以评价石蜡组织或冰冻组织中可发光的免疫组化或组织化学产物，即利用倒置散射测量或组合荧光倒置散射测量，自动测定发光的免疫组化及组织化学切片中的细胞或细胞核增殖标记指数、细胞面积（如细胞肥大）、间质成分、染色强度（如细胞质或细胞器的蛋白含量）等。

激光捕获显微切割技术（laser capture microdissection，LCM）可以帮助我们准确地获取组织切片中特定的显微结构，将感兴趣的细胞转移至已经被激光激活的聚合膜上，直观地进行视觉检测。LCM 技术直接从染色组织的纯细胞中获得 cDNA 文库，并从显微切割的人体组织标本中直接检测相应基因的表达。

近年来，随着数字化病理切片扫描技术及人工智能 AI 算法对图像特征提取的快速发展，为病理学诊断带来了新的发展空间。深度学习采用层次网络结构进行逐层特征变化，将样本特征表示变换到一个新的特征空间，以实现复杂函数逼近，表征输入数据分布式表示，其特别适合解决结构化数据分类问题。数字化病理图像是一种结构化数据，因此是人工智能创建或训练的绝佳应用场景。目前，人工智能在医学领域，特别是病理学领域展现了独特的优势。2019 年 7 月 Thomas Fuchs 等研发了临床级别的 AI 病理诊断系统，该系统对前列腺癌、基底细胞癌和腋窝淋巴结转移乳腺癌的测试曲线下面积（AUC）均高于 0.98。这些研究结果均表明深度学习算法用于病理诊断具有巨大的应用潜力[1,5,6]。

（二）毒性病理同行评议

毒性病理学是药物非临床安全性评价重要的组成部分，开展毒性病理学同行评议的目的是确保毒理试验中毒性病理学诊断结果及数据解释的质量得以充分的保障，因为病理结果对整个毒理试验的结果尤其是无可见不良作用剂量（no observable adverse effect level，NOAEL）的确定具有至关重要的影响。因此，计划、实施、记录和报告同行评议是必要的。同行评议的具体内容包括但不限于：诊断术语使用的规范性、准确性和一致性，诊断结果的准确性与完整性，病理报告中数据与内容解释的正确性。同行评议一般采用内部或外部评议形式，内部即由试验病理学家所在安评机构内其他有资质的病理学家执行，而外部则通常由委托方或安评机构指定或邀请第三方有资质的病理学家来执行。当试验结束时，由试验病理学家和评议病理学家在最终同行评议报告上签字，该报告将被包含于试验总报告并归档。如果试验病理学家与同行评议病理学家评议无法达成一致时，相关人员需要邀请独立的专家或专家小组来解决存在的分歧，最终专家小组的结论应清楚地记录在同行评议报告和试验总报告中。

经济合作与发展组织（OECD）于2012年颁布了长期毒性和致癌性试验的设计和实施的指导性文件第116号，并在其中"3.6.3.7"部分阐述了有关如何实施组织病理学同行评议，并于2014年颁布了良好实验室规范（GLP）和符合性监督原则系列文件第16号《组织病理学同行评议GLP要求指导原则》，该指导原则是对指导性文件第116号的补充。中国国家认证认可监督管理委员会（CNAS）于2015年发布了《良好实验室规范在组织病理学同行评议中的应用指南》。原国家食品药品监督管理总局在2017年9月1日起实施的《药物非临床研究质量管理规范》（国家食品药品监督管理总局令第34号）第二章术语及其定义第四条（二十九）中增加了同行评议的基本阐述："同行评议，指为保证数据质量而采用的一种复核程序，由同一领域的其他专家学者对研究者的研究计划或者结果进行评审"，并在第8章研究工作的实施项增加了第31条规定"进行组织病理学同行评议工作时，同行评议的计划、管理、记录和报告应符合的要求"。2019年7月，美国卫生与公共服务部下属FDA编写并颁布了《非临床毒理学研究病理学同行评议指南草案》，指南草案以简明扼要的问题与回答的形式向委托方和非临床研究机构的工作人员提供有关在符合GLP要求的毒理学研究中进行病理学同行评议的管理和实施的信息，并强调实施病理学同行评议时应做好相应记录。美国毒性病理学会（STP）科学和监管政策委员会工作组于2019年9月16日向美国FDA提交了该草案的电子版评论。日本，除了药品和医疗器械处（PMDA）于2006年提出了一个同行评议指南要求，并在近年来应日本毒性病理学会（JSTP）的建议有所调整更新外，所有其他监管机构建议进行但不强制要求同行评议，而日本毒性病理学会提倡遵循美国STP于2010年发表的同行评议指导性文件"病理同行评议的建议"。以上可见，近年来国内外的机构或组织对同行评议的要求日趋规范、成熟，目的就是要规范、提高临床前安全性评价毒性病理学的水准。当前，国内药企进行NMPA和FDA双报试验项目逐年增多，有效落实和把控同行评议的迫切需要提到日程上来。国内目前法规机构尚未正式颁布与毒性病理同行评议有关的指南或指导性文件。希望今后国家药品监管机构联合中国药学会毒性病理专业委员会以及国内各大安评机构毒性病理从业者，参考FDA颁布的《非临床毒理学研究病理学同行评议指南草案》及STP对FDA非临床毒理学研究病理学同行评议指南草案的评论及建议，借鉴OECD颁布的有关病理学同行评议指导性文件和指导原则，并结合我国现阶段的毒性病理从业人员现状，制定行之有效的国内CRO行业毒性病理学同行评议指南，以促进我国毒性病理学专业领域持续、稳步、良性发展，并进一步与美、日、欧同行业拉近距离与并轨，进而为提高国家新药临床前研究和评价水平保驾护航[7-13]。

（三）国际标准诊断术语研究进展

毒性病理学是临床前药物安全性评价的核心和基础，可以帮助判断药物造成病变的部位、程度、性质和预后等基本问题。目前我国毒性病理学诊断术语不统一、不规范，严重影响了不同诊断人员和实验室间对病变的描述或报告的解读，以及同行间交流和诊断水平的提高。毒性病理学术语和诊断标准的统一，已成为国内外病理学家多年来共同努力的目标。20 世纪后叶，STP 出版了术语和诊断标准规范化系统（SSNDC）指南及大鼠术语的国际协调。欧洲工业毒理学动物数据注册数据库（RITA）与世界卫生组织国际肿瘤研究机构（IARC）联合出版了啮齿类动物肿瘤国际分类。2005 年，美国 STP 和 ESTP 联合 RITA、英国毒性病理学会（BSTP）和 JSTP 开展了 INHAND，2009 年至今已发表 16 篇文章，涵盖了基本原则概述、呼吸系统、肝胆系统、神经系统、生殖系统、乳腺、Zymbal 腺、包皮腺和阴蒂腺、泌尿系统、体被系统、软组织、骨骼肌、间皮、心血管系统、胃肠道、胰腺和唾液腺、骨骼肌组织（骨、关节和牙齿）、内分泌系统、特殊感官以及血液淋巴系统。比格犬和非人灵长类动物病变术语的国际协调正在进行中。我国于 2019 年出版了 INHAND 译著，包括基本原则概述、呼吸系统、肝胆系统、泌尿系统、神经系统、雄性生殖系统、乳腺、Zymbal 腺、包皮腺和阴蒂腺，其他系统 INHAND 译著将陆续出版。2020 年出版的《毒理病理学词典》，结合 INHAND 以及病理学、毒理学、兽医病理学、法医病理学和实验动物学等相关学科专著和杂志编写，共收录 1600 多个词条，涵盖了毒理病理学常用概念，重点收录了毒理学试验的实验动物各脏器和组织病变的病理学术语。2020 年中国药学会毒性病理专业委员会参考已发表的 INAHND 系列文章以及国内外权威毒性病理学书籍及译著，制定了中英文对照《毒性病理学术语集》，共收录 4530 多条术语，适用于高等院校、科研机构、政府监管部门以及从事生物医药、保健食品、化妆品及医疗器械安全性评价的机构或合同研究组织，也适用于毒性病理学教学、科研、诊断、出版及翻译等领域。毒性病理学符合国际标准的诊断术语的建立并应用于临床前药物安全评价工作中，必将有助于提高我国毒性病理学从业人员的诊断水平，加快与国际先进国家接轨的进程，为我国的创新药物研发及进入国际市场奠定坚实的基础[14-63]。

（四）国内外毒性病理从业人员培训和资格认证

1. 美国

美国毒性病理相关组织为美国兽医病理学家协会（ACVP）和美国毒性病理学会（STP）。两个组织机构分别于 1949 年、1971 年成立，其中 ACVP 是美国兽医病理学家的认证机构，而 STP 则为毒性病理学家提供从业培训和交流的团体。

（1）ACVP 机构美国兽医病理学家培训和资格认证情况

要求申请者已于美国大学兽医专业毕业，并完成病理住院医师 2～3 年的培训，才可申请并通过资格认证考试。认证考试的范围包括兽医解剖病理学、兽医临床病理学。取得 ACVP 认证后的从业范围为高等院校、政府机构、诊断实验室、制药机构及 CRO 等。总之，美国兽医病理培训是一个高度强化的过程，需要大量学习和实践。考试内容涵盖的病理知识面和技巧既深又广，包括农畜、禽类、实验动物等各类动物，考试的难度较高。早年，ACVP 认证考试的通过率徘徊在 33% 左右，近几年的通过率略有提高（50% 左右）。目前，全美持证的兽医病理学家约 2200 人。曾在中国高校毕业并取得 ACVP 者仅 5 人，多在美国就业。

（2）STP机构毒性病理学家培训和学术交流情况

在兽医病理学领域中，STP主要关注于毒性病理学部分，其会员通常受雇于药企、CRO、政府监管部门和高等院校。尽管许多会员持有ACVP的认证，但是STP是向所有从业于毒性病理领域的兽医、医学博士和科研人员甚或学生等专业人士开放。STP每年举办一次毒性病理年度专业研讨会，打造行业内交流的平台，提供高质量的科研、继续教育和毒性病理学职业生涯发展的相关资源。作为业内权威机构，STP提供丰富的网络平台教育活动和资源，发布毒性病理学工作最佳实践，国际化术语和诊断标准。定期出版享誉全球业内的专业杂志《毒性病理学》双月刊，通常每年还会增加2期特刊发行，展示领域内的前沿研究成果及规范解读，推动行业的发展。

2. 欧洲

欧洲地区有数个正式的毒性病理学学会，包括欧洲毒性病理学会（ESTP，由前德国GTP演变而来）、英国毒性病理学会（BSTP）、荷兰毒性病理学会（NLSTP）、法国毒性病理学会（SFTP）等。近年来欧洲各国STP加强合作，多次共同举办年会及培训班。同时，ESTP在其执行委员会中也增加了各欧洲STP学会代表成员，为密切合作奠定良好的基础。ESTP现有成员300多人，BSTP 200多人，分别来自高等院校、药企和合同外包公司等。

ESTP有些值得学习的成功地方，如提供使用诊断术语和图像的网站 goRENI. org，帮助毒性病理学家的日常诊断和评估工作。连续25年每年举办"毒性病理学经典实例"会议，提供从机制到组织切片分享毒性病理学的经验。而BSTP也有其成功之处，例如其系统的毒性病理再教育系统。这个教育课程按器官系统设计，每年举行二次（常在3月和7月），完成整个课程需6~7年。学习包括理论知识和图像诊断及讨论。ESTP和BSTP都没有正式的毒性病理学资格认证项目，尽管两者对加入学会皆有一定的要求。

欧洲的毒性病理学认证形式不一，但都为兽医专业的病理学家设计。ESTP使用欧洲兽医病理学院（ECVP）体系。一般受训人在兽医培训中心接受为期3年的住院培训。培训者必须有认证资格，并提出严格的培训计划。培训完成后受训者可在ECVP注册的兽医病理培训中心参加考试。英国的认证为英国皇家病理学院（RCPath）体系，英国的系统相对灵活，培训的地点可以在工作单位，但必须有合格的培训者帮助，完成后通过参加考试获得认证。

3. 日本

（1）日本毒性病理学会（JSTP）　自1994年第一次举行JSTP专家的资格认定考试并一直延续至今，制定了严格的考试参加条件，如JSTP会员五年及以上，积累分数达到80分；并明确规定资格考试具体项目分为笔试、肉眼观察和镜下诊断三个部分。

（2）日本兽医病理学专家协会（JCVP）资格认证　1994年第一次举行JCVP资格认定考试并一直延续至今，主要考察对动物（畜禽、宠物及实验动物）疾病诊断的知识及实践能力，包含兽医病理学总论和各论（畜禽、宠物及实验动物）及其毒性病理学、免疫病理学和分子病理学的基础知识。资格考试的具体项目分为笔试和镜检。

4. 中国

中国目前尚未建立专门针对毒性病理从业人员的资格认证体系，中国药学会毒性病理专业委员会目前正在积极筹备，其主要原则如下：

（1）坚持资格认证的主体是行业学会　目前国际上各国的毒性病理学资格认证体系的执行和发起组织均是各种学会，如美国兽医病理学家学会，欧洲兽医病理学家学会以及日本毒性病理学会等。因此，毒性病理学家培训和资格认证的主体应该是行业学会。

（2）努力获得官方和社会行业认可、支持　培训机构的建立都需要官方和社会给予人力、物力支持和认可。从毒性病理对医药研发的重要性和必要性出发，官方和社会应对相关培训、资格认证机构的设立给予足够的重视和支持认可，这样才能有效促进行业的发展，提高民众对毒性病理学的重视，增强培训、认证机构、组织的权威性和影响力。

（3）建立资格认证前的专门培训制度　专业化培训毒性病理学家，需要建立专门的培训机构，包括人员和设施两方面。人员方面重要的是要聘请毒性病理学培训导师，一般为资深的国内外毒性病理学家。设施建设方面要有学员学习理论知识的教学场所（多媒体教室、显微镜室和解剖场所等）或在线会议软件资源，还要有相应的实习、培训场所，类似于美国 ACVP 设立在各个大学兽医学院的住院实习制度。

（4）建立毒性病理人才评价体系　参考国际成熟学会资格认证经验，建立国内综合、多方位评价人员专业背景、从业年龄、工作经验和专业水平等能力的体系，构建毒性病理资格考试题库和考试制度，最终建立可被国际公认的毒性病理学资格认定体系。

五、毒性病理学发展趋势和展望

进一步在中国药学会的领导下，在主任委员和全体委员的共同努力下，广泛团结全国广大同道，做好以下工作：①加强人才培养，建立毒性病理学专业人员的资格考核和评定体系，为我国新药研发提供后备力量；②继续开展多种形式的学术交流和培训，努力提高专业技术水平；③加强与国际同行的广泛交流与合作；④瞄准国际发展的新趋势，努力发展新技术新方法如 AI 人工智能、大数据等以满足新型药物的需求，为我国从事临床前毒性病理学专业人员搭建一个高水平的学术交流平台、与国际同行交流的窗口、与政府监管部门交流的通道，为国家创新驱动发展战略的实施及医药卫生健康事业的发展做出贡献。

参考文献

［1］吕建军，李波. 临床前药物安全性评价中毒性病理学新技术的应用［J］. 药物分析杂志, 2010, 30（7）: 1336 – 1339.

［2］林志，吕建军，霍桂桃，等. 临床前药物安全性评价中的毒性病理学［J］. 药物评价研究, 2017, 40（4）: 450 – 454.

［3］Wanda MH, Colin GR, Matthew AW. Toxicology Pathology Handbook［M］. Academic Press, Third edition, 2013.

［4］ Gabriele C, Matthew GH, Luke G, et al. Chinical – grade computational pathology using weakly super vised deep learning on whole slide images. Nature Med［J］. 2019, 25（8）：1301 – 1309.

［5］ 张世豪，冼丽英，高敏，等. 基于深度学习的人工智能在病理诊断的应用进展与展望［J］. 中国医学创新，15（25）：130 – 133.

［6］ Organization for Economic Cooperation and Development（OECD）. Guidance document 116 on the conduct and design of chronic toxicity and carcinogenicity studies, supporting test guideline 451, 452 and 453：second edition, OECD series on testing and assessment, No. 116［EB/OL］. 2012 – 04 – 13.

［7］ Organization for Economic Cooperation and Development（OECD）. OECD series on principles of good laboratory practice and compliance monitoring：No. 16, Advisory document of the working group on good laboratory practice guidance on the GLP requirements for peer review of histopathology［EB/OL］. 2014 – 12 – 15.

［8］ 中国国家认证认可监督管理委员会. 良好实验室规范在组织病理学同行评议中的应用指南［M］. 北京：中国标准出版社，2016：4.

［9］ 国家食品药品监督管理总局. 国家食品药品监督管理总局令第 34 号药物非临床研究质量管理规范［EB/OL］. 2017 – 07 – 27.

［10］ US. Food and Drug Administration. Pathology peer review in nonclinical toxicology studies：questions and answers, guidance for industry. Draft guidance［EB/OL］. 2019 – 07 – 31.

［11］ Society of Toxicologic Pathology（STP）. Comments on docket no. FDA – 2019 – 16361, Pathology peer review in nonclinical toxicology studies：questions and answers（draft guidance document）［EB/OL］. 2019 – 09 – 16.

［12］ 吕建军，屈哲，霍桂，等. OECD 组织病理学同行评议 GLP 要求指导原则解读［J］. 中国药事，2016, 30（10）：968 – 976.

［13］ 霍桂桃，屈哲，林志，等. 美国毒性病理学会对 FDA 非临床毒理学研究病理学同行评议指南草案的评论［J］. 药物评价研究，2020, 43（1）：6 – 14.

［14］ Solleveld HA, Gorgacz EJ, Koestner A. Central nervous system neoplasms in the rats, In：Guides for Toxicologic Pathology［J］. NS – 1. STP/ARP/AFIP, Washington, DC. 1991.

［15］ Frith CH, Ward JM, Brown RH, et al. Proliferative lesions of the hematopoietic and lymphatic systems in rats, In：Guides for Toxicologic Pathology［J］. HL – 1. STP/ARP/AFIP, Washington, DC. 1996.

［16］ Ackerman LJ, Yoshitomi K, Fix AS, et al. Proliferative lesions of the eye in rats, In：Guides for Toxicologic Pathology［J］. OSS. STP/ARP/AFIP, Washington, DC. 1998.

［17］ Ruben Z, Arceo RJ, Bishop SP, et al. Proliferative lesions of the heart and vasculature in rats, In：Guides for Toxicologic Pathology［J］. CV – 1. STP/ARP/AFIP, Washington, DC. 1997.

［18］ Frith CH, Eighmy JJ, Fukushima S, et al. Proliferative lesions of the lower urinary tract in rats, In：Guides for Toxicologic Pathology［J］. URG – 2. STP/ARP/AFIP, Washington, DC. 1995.

［19］ Hansen JF, Ross PE, Makovec GT, et al. Proliferative and other selected lesions of the exocrine pancreas in rats, In：Guides for Toxicologic Pathology［J］. GI – 6. STP/ARP/AFIP, Washington, DC. 1995.

［20］ Hard GC, Alden CL, Stula EF, et al. Proliferative lesions of the kidney in rats, In：Guides for Toxicologic Pathology ［J］. URG - 1. STP/ARP/AFIP, Washington, DC. 1995.

［21］ Patterson DR, Hamlin MH, Hottendorf GH, et al. Proliferative lesions of the adrenal glands in rats, In：Guides for Toxicologic Pathology ［J］. E - 4. STP/ARP/AFIP, Washington, DC. 1995.

［22］ Greaves P, Faccini JM, Courtney CL. Proliferative lesions of soft tissues and skeletal muscles in rats, In：Guides for Toxicologic Pathology ［J］. MST - 1. STP/ARP/AFIP, Washington, DC. 1992.

［23］ Evans MG, Cartwright ME, Sahota PS, et al. Proliferative lesions of the skin and adnexa in rats, In：Guides for Toxicologic Pathology ［J］. IS - 1. STP/ARP/AFIP, Washington, DC. 1997.

［24］ Mann PC, Boorman GA, Lollini LO, et al. Proliferative lesions of the mammary gland in rats, In：Guides for Toxicologic Pathology ［J］. IS - 2. STP/ARP/AFIP, Washington, DC. 1996.

［25］ Bosland MC, Tuomari DL, Elwell MR, et al. Proliferative lesions of the prostate and other accessory sex glands in male rats, In：Guides for Toxicologic Pathology ［J］. URG - 4. STP/ARP/AFIP, Washington, DC. 1998.

［26］ Majka JA, Solleveld HA, Barthel CH, et al. Proliferative lesions of the pituitray in rats, In：Guides for Toxicologic Pathology ［J］. E - 2. STP/ARP/AFIP, Washington, DC. 1990.

［27］ Riley MGI, Boorman GA, McDonald MM, et al. Proliferative and metaplastic lesions of the endocrine pancreas in rats, In：Guides for Toxicologic Pathology ［J］. E - 1. STP/ARP/AFIP, Washington, DC. 1990.

［28］ Dixon D, Leininger JR, Valerio MG, et al. Proliferative lesions of the ovary, uterus, vagina, cervix and oviduct in rats, In：Guides for Toxicologic Pathology ［J］. URG - 5. STP/ARP/AFIP, Washington, DC. 1999.

［29］ Botts S, Jokinen MP, Isaacs KR, et al. Proliferative lesions of the thyroid and parathyroid glands, In：Guides for Toxicologic Pathology ［J］. E - 3. STP/ARP/AFIP, Washington, DC. 1991.

［30］ Schwartz LW, Hahn FF, Keenan KP, et al. Proliferative lesions of the rat respiratory tract, In：Guides for Toxicologic Pathology ［J］. R - 1. STP/ARP/AFIP, Washington, DC. 1994.

［31］ Long PH, Leininger JR, Nold JB, et al. Proliferative lesions of bone, cartilage, tooth, and synovium in rats, In：Guides for Toxicologic Pathology ［J］. MST - 2. STP/ARP/AFIP, Washington, DC. 1993.

［32］ McConnell RF, Westen HH, Ulland BM, et al. Proliferative lesions of the testes in rats with selected examples from mice, In：Guides for Toxicologic Pathology ［J］. MRG - 3. STP/ARP/AFIP, Washington, DC. 1992.

［33］ Goodman DG, Maronpot RR, Newberne PM, et al. Proliferative and selected other lesions of the liver in rats, In：Guides for Toxicologic Pathology ［J］. GI - 5. STP/ARP/AFIP, Washington, DC. 1994.

［34］ Frantz JD, Betton G, Cartwright ME, et al. Proliferative lesions of the non - glandular and glandular stomach in rats, In：Guides for Toxicologic Pathology ［J］. GI - 3. STP/ARP/AFIP, Washington, DC. 1991.

［35］ Whiteley LO, Anver MR, Botts S, et al. Proliferative lesions of the intestine, salivary glands, oral cavity and esophagus in rats, In：Guides for Toxicologic Pathology ［J］. GI - 1/2/4. STP/ARP/AFIP, Washington, DC. 1996.

［36］ Frith CH, Ward JM, Chandra M, et al. Non - proliferative lesions of the hematopoietic system in rats, In：Guides for Toxicologic Pathology ［J］. HI - 1. STP/ARP/AFIP, Washington, DC. 2000.

［37］ Ruben Z, Arceo RJ, Bishop SP, et al. Non‐proliferative lesions of the heart and vasculature in rats, In：Guides for Toxicologic Pathology ［J］. CV‐1. STP/ARP/AFIP, Washington, DC. 2000.

［38］ McMartin DN, O'Donoghue JL, Morrissey R, et al. Non‐proliferative lesions of the nervous system in rats, In：Guides for Toxicologic Pathology ［J］. NS‐1. STP/ARP/AFIP, Washington, DC. 1997.

［39］ Bertram TA, Markovits JE, Juliana MM. Non‐proliferative lesions of the alimentary canal in rats, In：Guides for Toxicologic Pathology ［J］. GI‐1. STP/ARP/AFIP, Washington, DC. 1996.

［40］ Hard GC, Alden CL, Bruner RHG, et al. Non‐proliferative lesions of the kidney and lower urinary tract in rats, In：Guides for Toxicologic Pathology ［J］. URG‐1. STP/ARP/AFIP, Washington, DC. 1999.

［41］ Greaves P, Seely JC. Non‐proliferative lesions of soft tissues and skeletal muscle in rats, In：Guides for Toxicologic Pathology ［J］. MST‐1. STP/ARP/AFIP, Washington, DC. 1996.

［42］ Frith CH, Botts S, Jokinen MP, et al. Non‐proliferative lesions of the endocrine system in rats, In：Guides for Toxicologic Pathology ［J］. E‐1. STP/ARP/AFIP, Washington, DC. 2000.

［43］ Renne RA, Dungworth DL, Keenan CM, et al. Non‐proliferative lesions of the respiratory tract in rats, In：Guides for Toxicologic Pathology ［J］. R‐1. STP/ARP/AFIP, Washington, DC. 2003.

［44］ Long PH, Leininger JR, Ernst H. Non‐proliferative lesions of bone, cartilage, tooth, and synovium in rats, In：Guides for Toxicologic Pathology ［J］. MST‐2. STP/ARP/AFIP, Washington, DC. 1996.

［45］ Turusov VS, Mohr U. Pathology of tumours in laboratory animals ［M］. Second edition, International agency for research on cancer, Lyon, France. 1990.

［46］ Mohr U. International classification of rodent tumours part I – The rat ［M］. International agency for research on cancer, Lyon, France. 1992.

［47］ Mohr U. International classification of rodent tumours part II – The mouse ［J］. Sprinder, Berlin, Germany. 2001.

［48］ Mann PC, Vahle J, Keenan CM, et al. International harmonization of toxicologic pathology nomenclature：an overview and review of basic principles ［J］. Toxicol Pathol, 2012, 40（Suppl 4）：S7–S13.

［49］ Renne R, Brix A, Harkema J, et al. Proliferative and nonproliferative lesions of the rat and mouse respiratory tract ［J］. Toxicol Pathol, 2009, 37（Suppl 7）：S5–S73.

［50］ Thoolen B, Maronpot RR, Harada T, et al. Proliferative and nonproliferative lesions of the rat and mouse hepatobiliary system ［J］. Toxicol Pathol, 2010, 38（Suppl 7）：S5–S81.

［51］ Kaufmann W, Bolon B, Bradley A, et al. Proliferative and nonproliferative lesions of the rat and mouse central and peripheral nervous systems ［J］. Toxicol Pathol, 2012, 40（Suppl 4）：S87–S157.

［52］ Frazier KS, Seely JC, Hard GC, et al. Proliferative and nonproliferative lesions of the rat and mouse urinary system ［J］. Toxicol Pathol, 2012, 40（Suppl 4）：S14–S86.

［53］ Creasy D, Bube A, de Rijk E, et al. Proliferative and nonproliferative lesions of the rat and mouse male reproductive system ［J］. Toxicol Pathol, 2012, 40（Suppl 6）：S40–S121.

［54］ Rudmann D, Cardiff R, Chouinard L, et al. Proliferative and nonproliferative lesions of the rat and mouse mammary,

120

Zymbal's, preputial, and clitoral glands [J]. Toxicol Pathol, 2012, 40 (Suppl 6)：S7 - S39.

[55] Peter G, Luc C, Heinrich Ernst, et al. Proliferative and non - proliferative lesions of the rat and mouse soft tissue, skeletal muscle and mesothelium [J]. Toxicol Pathol, 2013, 26 (3 Suppl)：1S - 26S.

[56] Mecklenburg L, Kusewitt D, Kolly C, et al. Proliferative and non - proliferative lesions of the rat and mouse integument [J]. Toxicol Pathol. 2013, 26 (3 Suppl)：27S - 57S.

[57] Berridge BR, Mowat V, Nagai H, et al. Non - proliferative and proliferative lesions of the cardiovascular system of the rat and mouse [J]. Toxicol Pathol, 2016, 29 (3 Suppl)：1S - 47S.

[58] Fossey S, Vahle J, Long P, et al., Nonproliferative and proliferative lesions of the rat and mouse skeletal tissues (bones, joints, and teeth) [J]. Toxicol Pathol, 2016, 29 (3 Suppl)：49S - 103S.

[59] Nolte T, BranderWeber P, Dangler C, et al. Nonproliferative and proliferative lesions of the gastrointestinal tract, pancreas and salivary glands of the rat and mouse [J]. Toxicol Pathol, 2016, 29 (1 Suppl)：1S - 125S.

[60] Dixon D, Alison R, Bach U, et al. Nonproliferative and proliferative lesions of the rat and mouse female reproductive system [J]. Toxicol Pathol, 2014, 27 (3 - 4 Suppl)：1S - 107S.

[61] Brändli - Baiocco A, Balme E, Bruder M, et al. Nonproliferative and proliferative lesions of the rat and mouse endocrine system [J]. Toxicol Pathol, 2018, 31 (3 Suppl)：1S - 95S.

[62] Ramos MF, Baker J, Atzpodien EA, et al. Nonproliferative and proliferative lesions of the ratand mouse special sense organs (ocular [eye and glands], olfactory and otic) [J]. Toxicol Pathol, 2018, 31 (3 Suppl)：97S - 214S.

[63] Willard Mack CL, Elmore SA, Hall WC, et al. Nonproliferative and proliferative lesions of the rat and mouse hematolymphoid system [J]. Toxicol Pathol, 2019, 47 (6)：665 - 783.

[64] 任进. 图解毒性病理学 [M]. 昆明：云南科学技术出版社, 2006 年 10 月第一版.

[65] 基鲁坎达丝·戈皮奈特. 毒理病理学图谱 [M]. 胡春燕, 刘克剑, 王和枚, 等译. 北京：北京科学技术出版社, 2017 年 1 月第一版.

[66] Peter Greaves. 临床前毒性试验的组织病理学：药物安全性评价中的解释与相关性（第四版）[M]. 王和枚, 吕建军, 乔俊文, 等译. 北京：北京科学技术出版社, 2018 年 1 月第一版.

[67] 伊丽莎白·白金尼斯. 实验动物背景病变彩色图谱 [M]. 孔庆喜, 吕建军, 王和枚, 等译. 北京：北京科学技术出版社, 2018 年 11 月第一版.

[68] Pritam S. Sahota, James A. Popp, Jerry F. Hardisty, et al. 毒理病理学非临床安全性评价 [M]. 吕建军, 王和枚, 刘克剑, 等译. 北京：北京科学技术出版社, 2018 年 12 月第一版.

[69] 彼得·曼. 大鼠和小鼠病理变化术语及诊断标准的国际规范（INHAND）[M]. 杨利峰, 周向梅, 赵德明, 等译. 北京：中国农业出版社, 2019 年 11 月第一版.

[70] 秦川. 毒理病理学词典 [M]. 北京：科学出版社, 2020 年 2 月第一版.

[71] 王捷. 毒性病理学 [M]. 沈阳：辽宁科学技术出版社, 第一版, 2004 年 10 月.

[72] 苏宁, 姚全胜. 新药毒理实验动物组织病理学图谱 [M]. 南京：东南大学出版社, 2005 年 5 月第一版.

[73] 岑小波, 胡春燕. 非人类灵长类动物组织病理学图谱 [M]. 北京：人民卫生出版社, 第 1 版, 2011.9.

［74］ Wanda M. Haschek, Colin G. Rousseaux and Matthew A. Wallig. 毒理病理学基础 ［M］. 刘克剑，王和枚，杨威，等译. 北京：军事医学科学出版社，第 1 版，2013. 10.

（大平东子　王和枚　孔庆喜　吕建军　乔俊文　任进　杨秀英　张泽安　张慧　林志　胡春燕）

制药工程研究进展

一、引 言

制药工程学科是一门建立在药学、化学、工程学、生命科学和管理学基础之上的新兴交叉学科，主要研究制药过程中的工程技术和生产现场管理问题。人才培育目标是培养从事研究药品制造新工艺、新设备，以及新品种开发、生产工艺放大和设计等工程技术问题，实施"药品生产质量管理规范"（Good Manufacturing Practice，GMP），实现药品生产及管理的中高级工程技术人才。制药工程专业的特色在于融合了化学制药、中药制药、生物制药、药物制剂等领域的共性知识和规律，强化了药品生产过程的特殊要求及工程化特色。

二、现代制药工程学科体系的构建与形成

1995 年，在美国科学基金项目的资助下，美国新泽西州立大学实施了世界上第一个制药工程研究生教学计划，标志着"制药工程"专业高端教育的开始。目前，美国、加拿大、德国、日本、英国和印度等国家的相关高校均已设立了制药工程专业。在我国，伴随着 20 世纪 50 年代华北、东北等地以抗生素生产为主的制药企业以及化学合成制药企业的兴建，高校内开始设置化学制药、抗菌素制造、微生物制药、精细化工、中药制药、生物化工等专业的本科教育。1997 年，国务院学位委员会和教育部把制药工程研究生教育从药学类调整到工学类生物化工学科内。1998 年教育部又将原化学制药、生物制药、中药制药等专业整合为一个专业，即制药工程专业，并招收了首届制药工程专业本科生[1]。从此，我国制药工程专业设置数和招生人数逐年增加，伴随着制药工业的迅猛发展，制药工程专业呈现出良好的发展势头。

制药工程可细分为化学制药工程、中药制药工程、生药制药工程及药物制剂工程。

（一）化学制药工程

化学制药工程是一门新兴交叉应用学科，以化学、药学、工程学、管理学及相关管理法规为基础，涉及化学药物的研发、生产和运营管理等相关领域，尤其侧重于利用技术手段解决化学药物生产过程中的工程技术问题，实现化学药物的规模化生产，工程技术特征较强，是制药工程的主要部分。

1. 化学制药工程的发展历程

1949 年至今，化学制药工程基于医药科研为医药工业提供了大批新品种、新剂型和新工艺技

术，化学制药工业迅速发展，尤其是生产工艺的不断改进和革新，对提高产品质量、降低生产成本等起到了重要作用[2]。

特别是 20 世纪 80 年代以来，我国医药工业快速发展，工业总产值年均增长速度持续保持在 17.5% 左右，90 年代的工业总产值较 1980 年翻了三番。化学原料药工业仅用 30 余年时间即从原来自给自足的阶段一跃占据世界原料药产业的"领头羊"位置，2010 年我国原料药的年产量超过 221 万吨，在数量上已超过美国位居世界第一。

在大力发展原料药的同时，我国的医药产品质量亦不断提高，这得益于我国药品监督管理机构的设立和相关法律法规体系的建立。1978 年，我国成立国家医药管理局，旨在加强医药生产和经营的质量管理、监督、检测、标准、计量等工作，有效保证药品质量。1981 年以后，国家先后颁布相关法律法规，采取对开办医药生产、经营企业实行认证制度、实施监督性抽查等一系列的组合拳，逐步完善法制体系，加强监管效用，卓有成效地提高我国医药产品的质量。目前，我国约有 40% 的医药产品采用国际标准或国外先进标准，300 多种化学原料药标准达到英国药典（British Pharmacopoeia，BP）、美国药典（United States Pharmacopeia，USP）或日本药典（Japanese pharmacopoeia，JP）水平。

在七十多年的发展历程中，化学制药工程领域涌现出众多专家学者，代表人物有沈家祥院士、周后元院士、王静康院士、雷兴翰教授、王其灼研究员等，代表成果有两步发酵法维生素 C 生产新工艺、维生素 B_6 噁唑法合成新工艺、高纯度尿激酶的生产方法和装置、黄连素全合成工艺、青霉素结晶新工艺与设备等，这些成果均是我国首创且具有国际先进水平，并曾荣获国家发明奖或科技进步奖。此外，我国奈普生、扑热息痛中间体、头孢菌素 C 发酵等生产新工艺亦达到世界先进水平。

2. 化学制药生产质量管理

（1）我国生产质量管理的历史沿革　《药品生产质量管理规范》（以下简称 GMP）是药品生产和质量管理的基本准则。1982 年，我国医药工业公司制定了《药品生产管理规范》（试行稿），在一些制药企业中试行。1984 年，国家医药管理局正式颁布《药品生产管理规范》并在医药行业推行；在此基础上，1988 年 3 月卫生部颁布 GMP，并于 1992 年发布修订版；1999 年国家药品管理局颁布《药品生产质量管理规范》（1998 年版），此版本要求国内药品生产企业强制执行；2004 年后，我国药品生产企业（原料和制剂）基本通过国家 GMP 认证。[3,4] 在生产与质量管理水平大幅提高的基础上，2011 年 3 月国家食品药品监督管理局颁布了《药品生产质量管理规范》（2010 年版），该版本是我国现行版，其要求较前版大幅提高，引入与国际标准接轨的软硬件并重、质量风险管理、纠正与预防、变更控制、产品质量回顾分析等理念，细化对从业人员的素质要求，更具指导性和可操作性。

（2）现阶段生产质量管理水平　化学制药（包括原料和制剂）按生产洁净要求分类，可分为无菌及非无菌两类。从原则上讲，GMP 对制药生产的过程控制是从原料投入到成品出厂做全过程控制，但在硬件设施上更关注最终的成品阶段。GMP 的管理水平间接地体现了制药工程的技术水平，现阶段我国在化学制药 GMP 管理方面已经达到了高水准状态。同时，具备较先进的工艺设备，主要体现如下：

1）厂房设施　强调易燃易爆类原料或溶剂的专项管理，强调人流物流的专项管理，强调洁净区的严格管理，强调生产设施、辅助设施、环保设施等的合理布局和设计。

2）设备　必须易于在线清洗和在线灭菌，以降低生产中污染或交叉污染带来的风险，强调易于操作、便于清洁、方便维护；无菌药品或高活性药物生产中的关键设备，必须采用隔离设施并进行隔离操作，以减少对药品的污染或药品对人体的伤害；生产设备自控系统等计算机化系统的运用，使得生产设备自动化程度越来越高，最大限度地避免人员造成的污染。设备产生的电子记录易于储存和导出，便于进行生产数据的趋势分析；自动化程度较高的生产设备，还应具备审计追踪功能，确保人员登录、操作等关键信息，能进行追溯生产、检测、仓储等部门的鼓励使用网络管理系统，便于数据追溯，避免数据的真实性产生问题。

3）空气调节系统　要求相对负压设计；在生产高致敏性、高活性、激素类等特殊药品空调系统的排风口，加装合适的过滤器并远离其他空调系统的进风口；空调系统的温湿度、风量实时监控和自动调节的自动系统，可以确保有效控制洁净区的温、湿度和空气洁净度，更适合生产需求。

4）工艺设备配备

①过滤设备　已经逐步广泛采用全自动卧式刮刀离心机和翻袋式离心机。全自动卧式刮刀离心机可用隔墙分开离心机的过滤部分和机械部分，自动控速洗涤、自动调节离心速度，自动清洗，但卸料时会破坏晶体晶型，且颗粒度较细的固体卸料不彻底；新型翻袋式离心机是一种特殊的制药工业用翻袋式离心机，能够在全封闭，保证安全生产的条件下，全自动完成离心过滤、洗涤、下料的全过程，并实现完全下料（图31，32）。

125

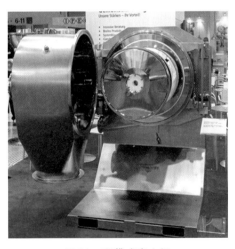 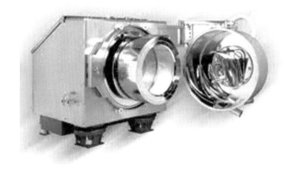

图31　翻袋式离心机　　　　　　　　　　图32　卧式刮刀离心机

②真空干燥设备　真空干燥设备与药品的质量密切相关，目前已经广泛采用双锥真空干燥机。双锥真空干燥机具有传热性能好，干燥时间短的优点。有利于药品质量的提高。但缺点是装料量较单锥小，设备体积较大，加料卸料操作不便。无菌双锥真空干燥机将罐体安装在无菌车间，传动部件及支架安装在无菌室外面，中间通过隔墙隔开，并用硅胶密封圈在隔墙上密封，确保在无菌区能

正常运转与生产，采用圆弧过渡，避免死角与积料，盖上装有振击铜锤，达到防粘、振击脱落料的效果（图33）。

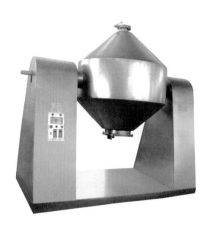

图33　双锥真空干燥机

③"三合一""四合一"过滤干燥设备　"过滤、洗涤、干燥"或"结晶、过滤、洗涤、干燥"为一体的设备有利于提高工作效率和产品质量，并辅以在线清洁及在线灭菌功能，可实现全封闭、全过程的连续操作生产，减少了洁净厂房面积、降低操作人员的劳动强度，更适合于无菌产品或有毒产品的生产，体现了制药工业的工艺技术水平（图34，35）。

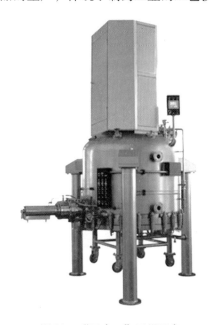

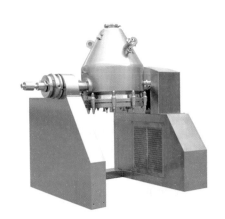

图34　"三合一"干燥设备　　　**图35　"四合一"干燥设备**

④无菌分装设备　制药行业通常在药物生产过程中会接触到药物或其中间体，他们具有不同程度的暴露危害，需确定所处理药物的OEL（职业接触限值）值，参考OEB（职业暴露分级）分级中的建议，确定防护等级，按照OEB建议，采用正确的设施。无菌分装设备体现了制药工程在硬件上的高端技术（包括原料药分装机＋隔离器/RABS或无菌原料药分装系统）。整个操作过程在密闭隔离腔体内相对背景环境负压的状态下进行操作，起到了保护操作者的作用，Pass－box进行物料自净传入，以及包装袋自动密封、出料装置，收集API。具有不漏粉、原料药利用率高、灌装环

境小、可控等优点，解决了药品对环境和人员保护的要求（图36）。

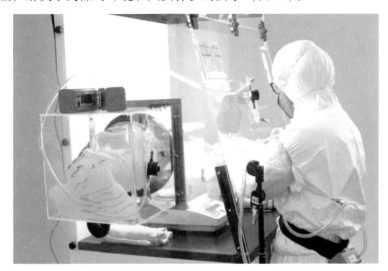

图36　原料药分装机示意图

3. 化学制药工程的发展趋势

经过七十多年的发展，我国已经形成门类齐全、产品配套、具有较高生产能力和水平的制药工业体系。而世界医药产业已经进入了一个全新的发展时期，表现出高技术、高投入、高集中、高效益的新特点，竞争非常激烈。相比之下，我国制药工业显露出创新研发能力、技术装备水平、国际化程度等方面的较大差距。

目前我国已成为全球最大的化学原料药生产国和出口国，2018年我国原料药出口量达到930万吨，同比增长3.75%，出口额达300亿美元。但我国原料药的国际竞争力是建立在三个低成本（劳动力、资源和环境）的"地基"上，尤其以资源消耗和环境污染为主要代价。2020年，国家四部门联合发布了《推动原料药产业绿色发展的指导意见》，鼓励优化资源配置，推动绿色生产技术改造。在目前国家高度重视资源和环境保护的大背景下，化学制药工程面临的新一轮发展遇到了极大的挑战。如何提高绿色工艺生产的原料药比重、如何将发展的重点转向特色原料药和高附加值原料药的研发与生产，是业界共同的命题。近年来欧美制药企业为应对专利到期和研发效率低下等系列问题，纷纷将研发和生产外包给发展中国家。包括建立跨国研发中心，如罗氏（Roche）、葛兰素史克（GlaxoSmithKline）、诺华（Novartis）等大集团都在我国创建了新药研发中心，以达到成本控制的目的和在价格竞争中掌握优势，这给我国医药产业的升级创新带来了空前机遇，加快了我国在新药原创领域进入国际队列的进程。

4. 国家对于化学制药工程的支持

研制具有自主知识产权的新药，是我国制药工业发展的历史性战略任务，也是从制药大国走向制药强国的必由之路。国家希望通过实施"重大新药创制"专项使我国实现从"仿制药大国"到"创新药大国"以及"医药大国"到"医药强国"的转变。"十一五"和"十二五"期间，国家通过"重大新药创制"等专项，投入近200亿元，带动社会资金约600亿元投入新药创制领域，通过产学研联盟等方式新建了以企业为主导的50多个国家级技术中心，技术创新能力不断增强，涌现出江苏恒瑞医药股份有限公司（以下简称"恒瑞医药"）、正大天晴药业集团股份有限公司（以下简称"正大天晴"）等一批创新型企业。"十三五"是我国全面建设小康社会，加快推进创新型国家建设的关键时期。重大专项"十三五"以"重大需求为导向、产品和技术为主线、协同创新为动力、完整体制机制为支撑、取得标志性成就为目标"的指导思想。在药品研究开发方面，重大专项"十三五"以产品和技术为主线，针对防治重大疾病、应对突发疾病等临床用药急需，通过仿制创结合、技术改造等方式，研制临床急需药品、提高药品质量，满足临床用药要求。在国家药物创新体系建设方面，重大专项"十三五"发展规划要求，依托已建立的各类技术平台、产学研联盟、生物医药科技创新园区等载体，进一步加强新药研发、关键技术和新技术研究以及先进性、规范化建设，强化功能互补和技术环节有机链接。

5. 新技术、新工艺的应用

新技术、新工艺在化学制药工程中的应用程度体现了该领域的整体水平。近十年来，我国与发达国家看齐，将新技术新装备融入新工艺研发并应用于工业大生产的进程。

（1）分子蒸馏技术　分子蒸馏（Molecular Distillation，MD）具有蒸馏温度低、物料受热时间短、分离产率高等特点，特别适用于热不稳定、易氧化的近代研发的高活性物质或高分子量、高沸点、高黏度物料的分离、浓缩与纯化，如天然产物中的各脂肪酸成分的分离与纯化、脂溶性高活性物质维生素 E 的分离与富集、从海产品鱼油中提取 EPA 和 DHA 等，是获得高产品质量的有效工具。

（2）不对称催化技术　2001 年度的诺贝尔化学奖颁发给了在不对称催化领域作出杰出贡献的诺尔斯（Knowles）、野依良治（Noyori）和夏普莱斯（Sharpless），这一技术已经在制药工业等领域得到成功应用。一个典型案例是金属催化的硫醚不对称氧化在（S）- 奥美拉唑工业制备中的应用[5]。阿斯利康公司（AstraZeneca）在全球主要国家申请并获得了不对称氧化制备（S）- 奥美拉唑的专利授权，以及（S）- 奥美拉唑镁盐的化合物专利授权，催化反应见图37。不对称催化技术促进了化学制造工业的绿色生产[6]。

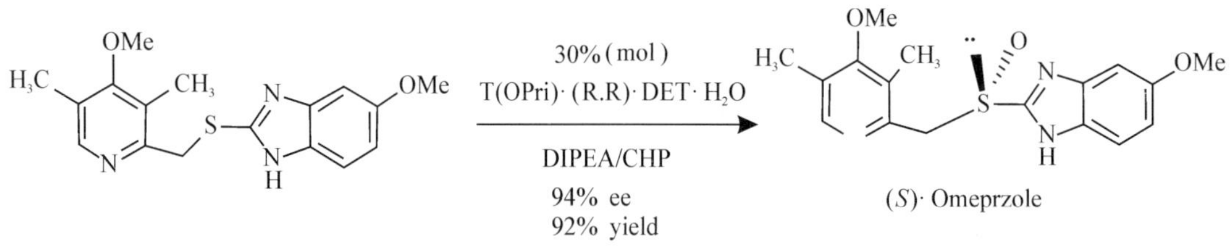

图37　（S）- 奥美拉唑的不对称催化反应

（3）生物催化技术　近年来，生物催化技术自身迎来了突破性的技术变革，这为化学制药工程中手性药物的绿色生产或缩短化学药物的合成路线、提升药品质量提供了有效的手段。生物催化具有反应条件温和，优异的立体选择性、化学选择性和区域选择性（避免了传统化学合成中的异构化、消旋化和重排等副反应），可减少有害重金属、过渡金属催化剂和作为反应介质或分离纯化时有机溶剂的使用。成功案例是 β - 内酰胺类抗生素的重要中间体合成。荷兰皇家帝斯曼集团

（DSM）拥有领先的全套技术，该技术在国内已有推广应用。类似的新工艺还有默沙东公司（Merck）与克迪科斯公司（Codexis）合作开发的酶抑制剂西格列汀（Sitagliptin），辉瑞公司（Pfizer）利用酮还原酶等技术制造阿伐他汀（Atorvastatin），葛兰素史克公司（GlaxoSmithKline）利用蛋白酶技术制造帕罗西汀（Paroxetine）等。

（4）有机光催化氧化反应　光能是一种绿色能源，取之不尽用之不竭。有机光催化氧化反应能够逾越较高的 C－H 键能垒，实现 C－H 官能化反应。此外，光催化反应还常有特殊的区域选择性，能够构建常规方法不能合成的有机分子。2－硝基－4－甲氧基苯胺是奥美拉唑合成的关键中间体，常用方法是采用混酸硝化 4－甲氧基乙酰苯胺。这种方法使用了大量的强酸，环境污染严重，且后处理过程会产生大量副产物。此外，硝酸稳定性不高，具有潜在的安全隐患。因此，此工艺过程显然不是一种环境友好的化学过程。对比传统方法，采用光催化硝化就显得十分高效。以 4－甲氧基叔丁氧羰基苯胺为原料，在可见光照射下以亚硝酸钠为硝化试剂，室温反应即可得到苯环 2－位硝化产物，产率可达 69%。其中的光催化剂为核黄素四乙酸酯，用量仅为 10 mol%。有机光催化硝化不仅高效、环境良好，并且具有特殊的选择性，在药物合成方面具有较大的发展潜力。

（5）离子液体　离子液体是一种由含氮、磷的有机阳离子和无机或有机阴离子组成的物质，通常在室温或近室温环境下呈液态离子液体。完全由不对称结构阴阳离子所组成，相较于传统有机溶剂，离子液体可通过调节阴阳离子调控其极性、亲水性或溶解度等物理化学性质；离子液体具有明显的促进反应过程、提高产率、减少环境污染等各方面的作用，在药物开发过程中可以利用离子液体具有可设计性和良好的增溶作用，为在反应中出现的溶解度差、产物晶型不稳定、生物活性差、药物传递效率低等问题提供新的开发思路。

（6）连续流微反应技术　基于微反应器，通过泵输送物料并以连续流动模式进行化学反应的技术称为连续流微反应技术（文献中也称流动化学）[7]。反应装置通常由微反应器（包括微混合器、微换热器、微分离器、微控制器和背压阀等）与泵相连而成，可包括单步转化、多步连续反应、在线检测分析、分离纯化、萃取、结晶、过滤和干燥等环节和相应的自动化控制系统。

连续流微反应技术不但提供了解决传统釜式合成方式不足和缺陷的新途径和新方法，而且通过将反应器串联（或并联）的方式实现从原材料到原料药（API）甚至制剂的"端－到－端"多步连续流自动化合成制造，中间无须外部干预，已经初步展现出改变，甚至革新化学制药传统工业制造方式的良好潜力，如布洛芬、伊马替尼、氟西汀、青蒿素、法奈替唑、盐酸苯海拉明、卢非酰胺、奥氮平、阿米替林、阿利吉仑等的合成[8]。

连续流微反应器模块已经逐步有成熟的商业化产品，成本也在不断降低。因其优异的性能和良好的应用前景，政府监管部门（如 FDA、CFDA 等）鼓励在化学制药工业中采用连续流微反应技术，并正在积极制定连续流制药的相关技术标准，预计在不久的未来，连续流微反应技术在化学制药工业中的应用将逐步展开。

（7）医药智能制造技术　智能制造是基于新一代信息通信技术与先进制造技术深度融合，贯穿于设计、生产、管理、服务等制造活动的各个环节，具有自感知、自学习、自决策、自执行、自适应等功能的新型生产方式。智能制造与医药工业融合发展可极大地推动药品制造的智能化、信息化及可追溯性，智能制药工程整体解决方案的应用，在确保药品生产与 GMP 合规性高度符合的同时，将极大地提高生产效率、生产柔性，优化资源配置，从而实现节能降耗。

发达国家医药制造智能化水平较为先进，主要集中于欧美日等制药跨国公司，如瑞士诺华制药、美国辉瑞和日本一三共制药。我国生物医药智能制造处于试点示范阶段，试点示范模式包括离散型智能制造模式、流程型智能制造模式、网络协同制造模式、大规模个性化定制模式和远程运维服务模式五大类。化学制剂智能制造示范点有普利药业、丽珠制药、华北制药、悦康药业和科伦制药，中药类智能制造示范点有康缘药业、天士力、江中药业、康美药业、香雪制药、昆药和晨光生物，医疗器械智能制造示范点有东软医疗、乐普医疗和奥美医疗。通过试点示范，制定并完善全国基本统一的应用流程和技术标准规范，形成可借鉴、可复制、可推广的试点成果。此外，关联产业将迎来发展的黄金期。在提倡生物医药智能制造大发展的背景下，智能制药装备行业将迎来发展黄金期，同样也将培育和壮大我国一批医药智能制造解决方案商，以楚天科技、东富龙和迦南科技为代表的智能制造设备和服务供应商发展迅速[9]。

（二）中药制药工程

中药制药工程是研究中药制药工业过程规律及解决生产实践中单元操作系统中的工程技术问题的一门应用科学。它是现代高新技术与中药传统生产工艺相结合及现代药学理论与传统中医药理论相结合的一门交叉学科。中药制药工程是实现中药现代化的重要组成部分，伴随着中药生产技术水平提升而不断发展。

六十余年来，中药产业的生产技术经历了三个发展阶段[10]：20 世纪 60—70 年代是中药机械化年代，即由机械设备替代传统的手工操作，称为第一代中药制药技术革命。80—90 年代是中药工业化年代，实现了中药制药设备的"管道化、半自动化和自动化"，称为第二代中药制药技术革命。21 世纪初至今，中药现代化的目标逐步付诸实施，中药现代化概念在中药制药工程中的体现是中药生产过程实现制药工艺精密化、数字化及智能化。

中药制药工程的发展一方面促进提升中药质量，另一方面促进提高资源利用率并降低能耗物耗[10]。相比化学药，中药由于质量评价难度大，更依赖通过制药过程来控制药品质量。依靠制药工程科技突破，实现"用不均一稳定的中药材原料制造出质量一致性高的中成药"是一条可行之路[11]。

虽然几十年来中药制药工程取得了很大发展，但未能完全满足中药质量控制和绿色高效生产的需求。浙江大学程翼宇教授最近总结了目前中药制药工程面临的科学问题和工程问题，包括：控制中药制药过程物料的哪些性质才能确保药品质量及生产效率（控什么），中药制药过程物料性质采用哪些手段才能控制在目标范围内（如何控），在制药工艺流程的哪些关键节点以及空间位置上测量哪些过程参数才能有效管控药品质量和生产效率（测什么），采用何种技术如何检测才能获知制药过程状况并辨识制药过程规律（如何测），优质中药产品应具备哪些质量属性（产什么），如何高效低耗可靠地规模化生产优质中药（如何造）[12]。解决上述问题必须依靠中药制药工程科技的进一步发展。

1. 国家的重视、支持与肯定

2019 年 10 月 20 日中共中央国务院发布《关于促进中医药传承创新发展的意见》。其中要求"加强中成药质量控制，促进现代信息技术，在中药生产中的应用，提高智能制造水平""鼓励运用新技术新工艺以及体现临床应用优势的新剂型改进已上市中药品种，优化已上市中药变更技术要求""在中央财政科技计划（专项、基金等）的框架下，研究设立国家中医药科技研发专项、关键技术装备重大专项和国际大科学计划"。

2018 年国家重点研发计划中的"中医药现代化研究"重点专项，在"中医药大健康产业科技示范"项下设置了"中药饮片智能化生产模式的建立"和"特色炮制方法的工艺与设备现代化研究"等多个项目。2019 年的"中医药现代化研究"重点专项，也在"中医药大健康产业科技示范"项下设置了"中药信息化与连续化先进制造关键技术研究""基于特种膜的中药绿色制造技术与专属装备研究""中药饮片与中成药整体质量控制及一致性评价技术""中药材净切关键技术与相关智能设备研究"等 4 个项目。

2018 年来，多项中药制药技术相关成果获得国家科技奖励，体现了国家对中药制药的重视和肯定。有关国家奖的信息见表13。

表13　2018—2019 年中药制药工程相关的国家科技奖励

年份	奖励类型和等级	名称	完成人	单位
2019	科学技术进步奖二等奖	中药制造现代化——固体制剂产业化关键技术研究及应用	刘红宁、杨世林、杨明、朱卫丰、刘旭海、罗晓健、廖正根、陈丽华、郑琴、杨明	江西中医药大学，江中药业股份有限公司，江西济民可信集团有限公司，天水华圆制药设备科技有限责任公司，北京翰林航宇科技发展股份公司，哈尔滨纳诺机械设备有限公司
2018	科学技术进步奖二等奖	中药资源产业化过程循环利用模式与适宜技术体系创建及其推广应用	段金廒、唐志书、王明耿、吴启南、权文杰、宿树兰、刘启明、郭盛、季浩、熊鹏	南京中医药大学，陕西中医药大学，山东步长制药股份有限公司，吉林省东北亚药业股份有限公司，延安制药股份有限公司，江苏天晟药业股份有限公司，淮安市百麦科宇绿色生物能源有限公司
2018	技术发明奖二等奖	银杏二萜内酯强效应组合物的发明及制备关键技术与应用	肖伟、楼凤昌、凌娅、阿基业、胡刚、马舒伟	中国药科大学，江苏康缘药业股份有限公司，南京医科大学，齐齐哈尔大学

2. 中药制药工程人才培养

目前国内已经有诸多高校开设了中药制药专业，包括：天津中医药大学、北京中医药大学、沈阳药科大学、黑龙江中医药大学、中国药科大学、长春中医药大学、南京中医药大学和江西中医药大学等。其中，天津中医药大学还设了中药制药工程学院。上述高校能为不断发展的中药行业培养所需的制药专业人才。

自 2018 年以来，出版了一批中药制药工程领域的人才培养用书，其信息见表 14。这些书籍涉及中药制药设备、制药技术和生产实习等内容，有利于培养专业人才。

表 14　2018—2020 年出版的中药制药工程领域的人才培养用书

书名	作者	出版社	出版时间
中药制药工程学	万海同 王春梅，朱华旭，陈京	化学工业出版社	2019 年 09 月
中药炮制	戴传勇，曾洁琼	中国农业大学出版社	2019 年 09 月
中药炮制技术 （第 2 版）	车勇，陈美燕	中国医药科技出版社	2019 年 07 月
中药炮制工程学	陆兔林 吴纯洁，金传山，张学兰	化学工业出版社	2019 年 06 月
制药生产实习指导 ——中药制药	何志成 刘晓秋，陈晓兰	化学工业出版社	2019 年 06 月
中药发酵炮制学	乔延江	科学出版社	2019 年 05 月
中药炮制技术项目 化实训指导	李术钗	科学出版社	2019 年 01 月
中药炮制技术	靳丽梅	化学工业出版社	2018 年 11 月
中药炮制技术 （第 4 版）	刘波	人民卫生出版社	2018 年 09 月
中药制药设备 （第 3 版）	魏增余	人民卫生出版社	2018 年 08 月
中药炮制学 （第二版）	陆兔林	中国医药科技出版社	2018 年 08 月
中药炮制技术 （第二版）	李逢菊	中国中医药出版社	2018 年 08 月
中药炮制技术 （第三版）	张中社、龙全江	人民卫生出版社	2018 年 07 月
中药炮制技术	张昌文	中国中医药出版社	2018 年 07 月
临床中药炮制学 （第二版）	张振凌	中国中医药出版社	2018 年 01 月

3. 中药制药工程技术的发展

（1）中药质量评价　中药制药新技术的应用效果判断离不开中药质量评价技术。相比化学药和生物药，中药质量评价时往往检测指标多、成本高、难以充分反映中药整体特征。

近红外光谱被广泛用于中药质量检测，具有快速无损的优势[13]，既能在线定量检测化学成分含量，也能判断制药过程终点。太赫兹光谱技术也被认为是有前景的检测技术之一[14]。采用光谱技术能够快速获得中药化学成分信息，但往往无法准确判断中药活性。周永峰课题组以大黄配方颗粒为例构建中药效应近红外谱，将近红外光谱信息与致泻生物效价相关联，筛选了活性波段，用于预测新批次大黄配方颗粒的活性[15]。

生物评价能从整体上评价中药质量。2016年12月，美国FDA发布的植物药开发指南中认为应采用生物评价反映植物药活性。鄢丹提出了中药临床生物特征谱学，建立包括但不限于活细胞动态监测、生物酶活性动态监测、电化学动态监测、等温滴定动态监测等在内的系列中药质量检测技术，既符合"中药生物活性测定指导原则"基本要求，又能体现与中药临床有效性和（或）安全性的关联；相比常规生物效价测定，中药临床生物特征谱学更关注中药与模式生物发生的生化反应过程整体动态信息[16]。

中国食品药品检定研究院的聂黎行、戴忠和马双成提供了中药对照制剂研制指导原则和技术要求[17]。中药对照制剂易制备、价格低、稳定性好、化学信息丰富，作为标准物质使用可以大大减少单体对照品的使用，降低检验成本[17]。中药对照制剂含有药品中诸多组分，能够体现中成药的"配伍环境"和"化学轮廓"，能为建立更加全面、完善的质量评价模式提供参照，体现了中药整体质量控制的思想。对照药材或对照提取物无法体现在制剂过程中化学成分的变化，但对照制剂可以体现，所以当对照制剂用于鉴别时，可有效弥补对照药材或对照提取物与药品斑点/色谱峰以及背景差异较大的问题，能够提高方法的准确性和专属性。中药对照制剂也能为设定药品"优劣"等级标准提供参考[17]。中国食品药品检定研究院团队以牛黄清胃丸为例，给出了建立对照制剂[18]、评价药品等级[19,20]、服药后重金属致毒风险评估[21]的示例。

中药制药过程中的量值（质量）传递情况近年来备受重视，作为中药制药过程评价的重要指标。兰青山课题组研究了厚朴炮制过程中化学成分的量值传递规律，发现生物碱类和苷类成分含量下降明显，提示它们可能是厚朴刺激咽喉成分[22]。杜守颖课题组研究了经典名方苓桂术甘汤的物质基准量值传递规律，采用出膏率和指标成分转移率作为表征指标[23]。唐于平课题组认为应重视中药质量标志物的传递规律[24]。

（2）中药智能制造　2017年国家科技部和国家中医药管理局印发《"十三五"中医药科技创新专项规划》，其中重点任务第一条中明确列出中药智能制造技术属于前沿关键技术，要求发展符合中药制造特点的信息物理系统、物联网技术、人工智能技术、虚拟现实和增强现实技术、基于模型技术、混合制造技术，加快智能装备、智能生产线、网络化分布生产设施研发，构建智能化生产系统、智能化工厂（或车间），推动我国中药制造技术迈向高端水平。国家工信部在2015—2017年，

133

批准了江苏康缘药业等六家中药智能制造试点示范企业，在 2016—2017 年重点支持了北京同仁堂等 10 余家中药企业开展智能制造新模式应用项目[25]。

浙江大学程翼宇课题组指出了中药智能制造面对的艰巨挑战：缺乏工程理论指导，过程规律不清，先进适用的检测设备缺乏，制药车间管控分离现象严重，"信息孤岛"导致数据利用率低；认为推广应用中药智能制造技术的根本目的是借助数字化、网络化、智能化制药技术提高药品标准以及生产效能；核心技术包括中药化学实体智慧辨识技术、中药工业复杂信息智能解析技术、中药工业信息融合技术、中药智慧制药平台技术、中药工业知识图谱技术[12]。该课题组也撰文指出了工业知识图谱的构建方法以及具体用途[26]。

北京中医药大学曹婷婷和王耘认为中药企业在进行中药智能制造转型升级过程中存在智能制造概念模糊、内容不清和发展方向偏差等几个问题；进而尝试厘清"中药智能制造""中药智能设备"和"柔性生产"等概念，尝试明确中药智能制造和中药传统制造、智能设备与自动化设备、柔性生产与流水线生产等概念间的异同[27]。他们认为中药智能制造应实现中药产品个体化、多品种、小批量的柔性生产[27]。

北京中医药大学徐冰和乔延江课题组认为中药智能制造关键技术包括连续制造、信息集成、智能模拟和智慧应用 4 个方面；中药智慧制造为四元互联体系："智能设计—智能感知—智能控制—智能优化"；实施路径为以"质量源于设计"为基础建立制药质量体系，逐渐将智能装备、工业信息化软件、大数据和云计算等智能化工具纳入生产质量管控和知识管理系统[25]。

中国中药协会中药智能制造专委会 2018 年 7 月在天津宣布成立。该专业委员会联合天士力药业、步长药业、康缘药业、江中药业、浙江大学、天津中医药大学、天津市现代中药创新中心等近 60 家国内外中药智能制造领域示范企业、知名高校、设备和解决方案供应商，探索研究并构建适用于中药行业的智能制造技术和标准，推动中药行业智能制造水平的提升。

（3）中药连续制造　相比间歇制造，药品连续制造的优势包括：生产周期缩短，设备占地面积少，生产安全性高，调整产量容易，药品生产过程实施高强度过程分析，产品质量一致性较高[28]。2019 年 2 月，美国 FDA 发布了"Quality Considerations for Continuous Manufacturing Guidance for Industry（DRAFT GUIDANCE）"，详细谈了药品连续制造的优势以及质量控制要求。

对于中药行业，目前制剂、成型和包装等环节的连续制造较为成熟。提取、浓缩、固液分离、干燥等工艺也都有成熟的连续型设备。饮片炮制和中药分离纯化则更缺乏连续化制药设备。浙江大学瞿海斌教授课题组采用微混合器实现中药醇沉工艺连续稳态加醇，有效减少活性成分包裹损失，为研制中药特色的分离纯化连续设备提供了新思路[29,30]。

（4）中药炮制和提取分离技术　粉碎是药材加工常用工艺，部分药材直接粉碎后入药。超微粉碎能制备微米级或纳米级的中药粉，使药材细胞破壁，有利于化学成分充分快速溶出，也能改变粉体学性质和制剂成型能力。

炒制、煮制和蒸制等常用炮炙工艺中涉及高温，有时还会加入不同辅料，容易引起化学成分改变和药性变化[32]，在炮制工艺研究中备受关注。陆兔林课题组研究了栀子姜炙前后化学成分变化。龚千锋课题组以酚酸、黄酮、挥发油和生物碱等大类成分为指标，优化了黄连水炒吴茱萸炮制工艺[33]。傅超美课题组研究了何首乌"九蒸九晒"炮制过程中化学成分的变化，建议考虑以"六蒸六晒"作为炮制终点[34]。

中药提取工艺实现方式很多，包括煎煮、溶剂回流提取、渗漉、超临界萃取、超声辅助提取、连续逆流提取、加压/减压提取等。研究者主要关注工艺参数优化，以及吊篮式提取等提取新设备的研发[35]。

中药常见精制工艺包括沉淀、柱层析、液液萃取和结晶。沉淀法中的醇沉在中药制备中应用范围极广，尤其是中药液体制剂。目前研究者多用响应面法或正交设计法优化醇沉工艺参数。江西中医药大学杨明课题组研究了醇沉沉淀分形与活性成分损失之间的关系[36,37]。冯怡课题组则关注醇沉工艺对后续制剂工艺的影响[38]。柱层析工艺、液液萃取和结晶工艺的纯化能力很强，在中药注射剂生产中使用较多。

膜分离技术具有能耗低、常温操作保护热敏成分、适用体系范围广、操作容易、可选择膜材料种类多、可除去细菌热原等诸多优势，近年来发展很快。郭立玮课题组认为膜分离技术是实现中药绿色制造的关键技术[39]。

常规的干燥工艺包括热风干燥、真空干燥、喷雾干燥、冷冻干燥、流化床干燥等。气体射流冲击干燥将较高速率气体喷射到物料表面实行干燥，从而获得更高换热系数[35]。微波干燥不仅速度快，而且热量自物料内部产生，干燥的同时具有灭菌效果。

中药行业常用干热灭菌、湿热灭菌、辐射灭菌、环氧乙烷气体灭菌、乙醇灭菌和臭氧灭菌等方法。高压 CO_2 灭菌是指利用处于超临界或亚临界形态 CO_2 杀灭细菌，能一定程度杀灭具有高抗性的细菌芽孢[35]。

4. 中药制药工程发展展望

近年来，中药制药工程的重要性得到国家和行业的认可，多项中药制药工程技术成果获得国家科技奖励，出版了一批人才培养用的书籍。快速整体的中药物料和过程评价技术、智能制药技术及装备、连续制药技术及装备、新型提取分离技术及装备等有明显突破。但我国中药制药生产操作仍较粗放，缺乏制药过程质量在线监控方法，制药装备智能化程度较差，过程质量保障体系不完善，制药技术革新意识不强，企业技术创新驱动力不足，制约了中药产品标准的进一步提高，成为阻碍中药工业进一步发展的瓶颈。

中药制药工程当前急需研究的重大关键技术有：快速整体的物料品质分析技术，中药制药工艺的模型化技术，先进适用的过程优化控制方法，连续化智能化制药装备及其集成方法。突破这些关键技术有望助力中药生产模式迈向数字化、网络化、智能化、连续化。

（三）生物制药工程

1. 生物制药工程发展历程

生物制药指利用生物体或生物过程生产药物的技术，如利用微生物生产抗生素、疫苗、胰岛素、蛋白质、核酸等，利用微生物菌体或酶进行生物转化等。生物制药工程包含微生物制药工程和以基因工程为核心组合运用细胞工程、酶工程、发酵工程和蛋白质工程的现代生物制药工程（1989 年我国批准了第一个基因工程药物干扰素α-1b 的上市）。生物制药工程的核心技术是基因操作技术、规模化发酵（培养）技术、分离纯化技术、生物反应器设计等。在众多的生物制药工程的关键技术中，生物反应器内的生物过程的工程化问题如代谢控制和混合传质是重要的核心问题之一，内容包括过程放大、过程优化对生物反应器设计和操作（包括微生物发酵、动植物细胞培养和组织工程、生物催化与生物转化等）的要求，以此揭示生物反应器的放大规律和优化策略，最终解决工业化生产问题。

生物制药工程的发展可追溯到青霉素的发现及其青霉素的发酵生产。1928 年弗莱明（Fleming）发现了青霉素，1940 年弗洛里（Florey）和钱恩（chain）制备出青霉素样品，1943—1945 年美国人采用通气搅拌的深层培养法规模化发酵生产出了青霉素药品，从此抗生素发酵工业诞生了。

自建国初到 20 世纪 70 年代，我国逐渐建立起以抗生素为代表的生物制药工程。其中标志性事件如下：1949 年着手建立青霉素试验所；1951 年生产出第一批青霉素；1952 年创办第一个专业生产抗生素的工厂（上海第三制药厂）；1954 年，决定在高校中新建抗生素制造工学专业；1955 年，《抗生素》（马誉澂教授编著）出版，为培养我国抗生素领域专家人才做出巨大贡献；1957 年，上海医药工业研究所成立；1958 年建成华北制药厂，我国抗生素的生产品种和规模大幅提升；1958 年，童村教授调至上海医药工业研究所，在其领导下，金霉素等多种抗生素的新生产工艺在制药企业得到推广应用；1960 年，大肠杆菌酰胺酶裂解青霉素制取 6-APA 获得成功，标志着我国进入研究生产半合成抗生素的新时期；1970 年，四环素提取工艺取得突破进展，质量达到国际先进水平，开始大量出口，成为我国第一个出口的抗生素。

20 世纪 70 年代 DNA 重组技术和单克隆抗体技术的出现，催生了一个新兴的高新技术产业——生物制药产业，生物制药工程技术也随之飞速发展。我国生物制药工程也从抗生素领域扩展为现代生物工程领域，研发队伍有了飞速的壮大。尤其是"863"计划的实施，生物技术药物的多项重大工程技术难题被一一攻克，该类药物的研发和产业化获得了飞速发展，多项科研成果得到了国家的嘉奖。截至 20 世纪末，我国在胰岛素、干扰素、生长因子和疫苗等领域均得到长足发展。

1999 年，由武汉生物制品研究所有限责任公司开发的用于治疗肾移植排异的抗人 T 细胞 CD_3 鼠单抗上市，标志着中国生物制药工程进入单抗开发时期。2008 年，我国第一个人源化单抗药物——泰欣生尼妥珠单抗获批。但是从 1999—2017 年，国内单抗类药物研发上市速度较为缓慢，仅有尼妥珠单抗等 4 个品种上市。2017 年，美国 FDA 先后批准两款 CAR-T 疗法以及两款 PD-1 单抗药物上市。2018 年，百时美施贵宝开发的 PD-1 抗体药物纳武利尤单抗进入国内市场，开启了肿瘤免疫治疗的新时代。而国内经过长期的技术研发积累，并且在国家"重大新药创制"科技重大专项等科技专项的支持下，单抗药物也进入上市高峰期。据不完全统计，仅 2018 年至今，国内企业开发获批的单抗药物（含融合蛋白）至少已达 9 个，详见表 15。尤其是随着阿达木单抗、利妥昔单抗、贝伐珠单抗等欧美原研生物药物专利在该段时期均已到期，国内生物类似药药物的申报和获批也进入加速时期。如阿达木单抗和贝伐珠单抗，自 2019 年分别有 3 家和 2 家公司产品获批。此外，非常值得注意和振奋的是除生物类似药外，我国在生物制药领域也涌现出了一批自主研发产品。如 2018 年，首个国内自己研发、拥有自主知识产权的针对 PD－1 的单抗特瑞普利单抗获批上市，同年由我国自主研发的第二个 PD－1 单抗信迪利单抗也获准上市，随后第三个自主研发的 PD－1 抑制剂卡瑞利珠单抗于 2019 年获批，2020 年由三生国健自主研发的首个针对 HER$_2$ 的伊尼妥单抗获批，这些自主研发的单抗药物标志着中国现代生物制药工程领域已逐渐具备自主研发能力和经验。

表 15　2018 年至 2020 年 9 月国内公司获批单抗药物

通用名	靶点	公司	最早上市时间	适应证
特瑞普利单抗	PD－1	苏州众合生物医药科技	2018	既往接受全身系统治疗失败的不可切除或转移性黑色素瘤
信迪利单抗	PD－1	信达生物制药（苏州）有限公司	2018	至少经过二线系统化疗的复发或难治性经典型霍奇金淋巴瘤
卡瑞利珠单抗	PD－1	苏州盛迪亚生物医药有限公司	2019	复发、难治的经典型霍奇金淋巴瘤
阿达木单抗	TNF	海正生物制药有限公司、信达生物制药（苏州）有限公司、百奥泰生物制药股份有限公司	2019	类风湿性关节炎、强直性脊柱炎
贝伐珠单抗	VEGF	齐鲁制药有限公司、信达生物制药（苏州）有限公司	2019	转移性结直肠癌，晚期、转移性或复发性非小细胞肺癌，晚期、转移性或复发性非鳞状细胞非小细胞肺癌
利妥昔单抗	CD20	上海复宏汉霖生物制药有限公司、信达生物制药（苏州）有限公司	2019	复发或耐药的滤泡性中央型淋巴瘤
伊尼妥单抗	HER$_2$	三生国健药业（上海）股份有限公司	2020	HER$_2$ 阳性的转移性乳腺癌
曲妥珠单抗	HER$_2$	上海复宏汉霖生物制药有限公司	2020	转移性乳腺癌
重组结核杆菌融合蛋白（EC）		安徽智飞龙科马生物制药有限公司	2020	结核杆菌感染筛查等

此外，2020 年最值得铭记的是新冠肺炎在全球肆虐，中国在新冠肺炎疫情的防控、治疗中一直走在世界前线，尤其是新冠肺炎疫苗的研究方面，在国内多家企业单位参与下，我国灭活疫苗、重组蛋白疫苗、腺病毒载体疫苗、减毒流感病毒载体疫苗和核酸疫苗五个技术路线并行研发。据

10月20日国务院联防联控机制召开新闻发布会介绍，目前我国共有13个新冠疫苗进入临床试验，其中灭活疫苗和腺病毒载体疫苗两种技术路线共4个疫苗进入了三期临床试验，并且初步显示了良好的安全性。目前在国内多地已通过各种平台开放新冠疫苗注射预约接种。中国在新冠肺炎疫苗研究中的突出表现，既体现出中国的大国担当，也展示了中国近年来在生物制药工程方面的发展和进步。

虽然近年来中国生物制药工程有了长足发展，但我们依然需要看到国内外差距的存在。根据科睿唯安公司的研究报告显示，截至2019年全球各国家和地区生物类似药的研发管线数量中，中国以298个的总研发管线数量领先全球，这一数字约是排名第二的欧盟的两倍（147个），美国排名第三（141个），印度、韩国、日本、俄罗斯紧随其后，管线数量分别为129个、96个、50个、48个，这凸显了我国在生物技术药物产业的研发优势。但我国获得批准上市的生物类似药数量仅排名第六，与欧美等发达国家相比仍有较大差距。而相比2018年生物医药的全球市场年增长率9.99%，我国仅为4.01%。以上数据也反映了我国生物医药依然有待进一步加强。

2. 生物制药生产质量管理

生物药品的生产设施与生产质量管理应符合现行版中国《药品生产质量管理规范》的要求。

（1）致病性芽孢菌操作直至灭活过程完成前应使用专用设施。炭疽杆菌、肉毒梭状芽孢杆菌和破伤风梭状芽孢杆菌制品须在相应专用设施内生产。

（2）血液制品的生产厂房应为独立建筑物，不得与其他药品共用，并使用专用的生产设施和设备。

（3）卡介苗和结核菌素生产厂房必须与其他制品生产厂房严格分开，生产中涉及活有机体的生产设备应专用。

（4）涉及感染性材料的操作应符合国家生物安全的相关规定。直接用于生产和检定生物制品的菌种、毒种、来自人和动物的细胞、DNA重组工程菌及工程细胞，均须经国务院药品监督管理部门批准。此外，还对"原材料及辅料""生产用水及生产工具""生产过程中抗生素或防腐剂的使用相关要求""生产及检定用动物""生产工艺""质量控制""精确度（检定时取样量的准确度和试验精确度）""检定方法与限度""标准品、参考品、对照品""计量""包装、标签、使用说明书、贮藏、运输""生物制品术语及名词解释"等进行了严格的限制和诠释。

此外，2019年我国颁布了《疫苗管理法》，对疫苗从研制、注册到上市后管理等各方面进行了明确规定，充分体现了"四个最严"（最严谨的标准、最严格的监管、最严厉的处罚、最严肃的问责）的要求。该部法规的颁布，必将进一步规范和促进我国疫苗产业的发展。

3. 新技术、新装置的应用

应用于生物制药领域的技术和装置近年来得到了长足的发展，主要包括：

（1）传感器技术　用于发酵过程检测的传感器技术有溶氧电极、pH电极、压力传感器、质量传感器、发酵排气氧和二氧化碳含量测定、排气小分子物质检测、搅拌功率测定、温度检测等。其中技术含量高的仍是溶氧电极和 pH 电极。根据上述发酵参数的检测、计算、归纳并根据发酵代谢途径而形成的多尺度（基因网络尺度、代谢调控网络尺度、生物反应器传质混合尺度）发酵在线控制技术也已经在工业化生产中得到了应用。

（2）新型动物细胞培养装置　新型动物细胞培养装置（即细胞工厂）已经成功地替代了传统的转瓶细胞培养方式，使细胞培养效率大幅提高，细胞培养密度可以达到每毫升 3×10^7 个。在生物反应器设计方面已经掌握了多种结构的大中型设备的设计并结合罐体开发成功了悬浮培养技术、深层通气培养技术、表层通气培养技术、微载体细胞培养技术等，大大改善和提升了生物反应器的生产能力，同时将一些难以人工培养或培养环境要求苛刻的细菌（细胞）的培养变成了可能。在新技术的支撑下，单个生物反应器的容积可以做到 $1000 \ m^3$ 的规模，用于动物细胞培养的生物反应器可以做到 5000 L 的培养容积，推动了生物制药的集成化、规模化和低能耗生产。实验室研究用的小型生物反应器（发酵罐）的型式则更多。

（3）分离纯化技术　生物制药工程的另一个重要技术层面是产物的分离纯化技术，特别是高活性、热不稳定的大分子药物如活性蛋白质和核酸的分离纯化。新型层析介质及其层析技术对这类大分子物质有极高的层析分辨率，为高纯度的产品制造提供了有效的分离纯化手段和保证。另外，各种孔径规格的膜分离纯化技术也是常用的一类分离纯化技术手段，在活性蛋白产物的生产中应用较广。

膜过滤是利用具有选择性的膜实现不同组分分离的技术，具有常温、无相变化、无化学反应等特点。其中的超滤在制药工程尤其是生物物质分离中应用普遍，是蛋白质药物纯化中必不可少的工艺。

（4）合成生物技术　随着计算机、生物信息、基因合成与基因测序等技术的飞速发展，计算机辅助设计、全基因乃至基因组人工合成成为现实，使得生物工程产业化的技术瓶颈可能突破，使生物产业能够进入工程化与设计化的产业发展阶段，导致了有如"系统科学与自动通信技术"之间的理论研究与技术转化互动，系统科学与生物技术、系统生物学与合成生物学之间的密切互动，也将导致系统生物技术的基础研究向应用开发的转化（转化科学、转化生物学）距离迅速缩短。使得科研工作者能够设计并构建超级细胞工厂（生产菌种或细胞株）来生产生物技术药，并使得产物生物活性高、稳定性强、分子均一性好、含量高、伴生杂质少、生物转化率高、纯化简便等，大幅降低现有生物技术药物如：重组蛋白药、人源化单克隆抗体、疫苗等的生产成本，满足人民群众的用药需要。

（5）新型生物药物生产设备　新型的生物药物反应器的产生和应用，既提高了生物药物的生产效率、降低了生产成本，又可以极大程度提高药物的质量。如一次性生物反应器节约了生物药制造过程中反复清洗、灭菌、消毒的过程，节约了大量生产时间及潜在的污染风险。2017 年底，药明康德在无锡扩建的全球最大使用一次性反应器的生物制药 cGMP 生产基地全面投产，一定程度上提高了中国生物制药的产业能力。

对于生物药而言，除了漫长的研发过程，其工厂建设同样耗费了大量时间。如何缩短工厂建设周期也至关重要。2016 年，采用 GE 模块化生物制药整体解决方案 KUBioTM 的喜康生物制药工厂在武汉光谷落成。该工厂包括 62 个模块，统一在德国生产后在国内现场组装，总建厂周期仅 18 个月，显著超越了传统的建厂时间。模块化生物制药工厂建设技术的诞生，极大地缩短了符合 GMP 要求的生物药物生产车间的建设周期，为中国的生物制药产业加速发展注入强劲动力。

4. 国家对生物制药工程学科的支持

2012 年 12 月 29 日，国务院以国发〔2012〕65 号印发《生物产业发展规划》。该《规划》发展目标要求到 2020 年，突出高品质发展，提升生物医药产业竞争力，生物产业发展成为国民经济的支柱产业。实施《生物技术药物发展行动计划》，建立国家人类重大疾病相关基因资源库、支撑生物技术药物研发和生产检验的菌株库、细胞库和毒株库；建设生物技术药物细胞表达和产业化研发平台、生物技术药物检测和表征共享技术平台、动物细胞培养产品的安全检测平台；国家重点研发计划先后多次启动合成生物学研发计划。带动了全国范围内的"产、学、研"深入交流合作，培养了一大批专业技术人员，取得了多项科技成果。

2015 年，国务院提出的《制造 2025》规划中，生物医药和相关医疗设备被列为重点关注的关键产业之一。

2019 年 1 月 7 日，君实生物自主研发的国内首款 PD－1 单抗拓益的价格和赠药方案公布，此次拓益的价格不到进口产品的三分之一，刷新了 PD－1 类肿瘤免疫药物的全球最低价。

2019 年 2 月 25 日，国家药品监督管理局正式批准复宏汉霖的利妥昔单抗注射液（HLX01）上市，用于治疗非霍奇金淋巴瘤，成为我国首个正式获批的生物类似药。

2019 年 3 月 22 日，上交所公布了首批受理的科创板申报企业名单，武汉科前生物是其中唯一的生物医药企业。生物制药企业在科创板上的推出，为企业提供了多元化融资渠道，极大地推动了生物制药企业的成长和产业发展。

2019 年 4 月 19 日，国家医疗保障局公布《2019 年国家医保目录调整工作方案》，使得多种生物药品进入新版医保目录支付范围。

2019 年 6 月 11 日，PharmExec 公布了 2019 年度全球制药企业 50 强榜单，其中中国生物制药成为首次上榜的 2 家中国企业之一。

2019 年 6 月 29 日《中华人民共和国疫苗管理法》出台。

2019 年 7 月 9 日，国务院成立健康中国行动推进委员会，负责统筹推进《健康中国行动（2019—2030 年）》组织实施，《健康中国行动组织实施和考核方案》于 2019 年 7 月 15 日发布。

2019 年 9 月 1 日《联盟地区药品集中采购文件》公布，国家带量采购扩面启动，"4＋7 药品集中采购正式启动"。

2019 年 11 月 2 日国家药品监督管理局有条件批准了甘露特纳胶囊（GV－971）上市注册，该产品具有自主知识产权，历时 22 年研制成功，也是全球首个糖类多靶点抗阿尔茨海默新药。

（四）药物制剂工程

近年来，现代药物制剂技术取得了一系列进展和突破，制剂新技术和新方法的发展及其与生命科学、工程科学等学科的进一步交叉融合，为药物制剂创新、改革发展和新技术的产业化提供了前所未有的机遇。我国在新型药物递送系统研究方面突飞猛进，紧跟国际先进水平，成为新药的研发热点。药剂学总体上向着更微观以及更多地与生命科学相结合的方向发展。生命科学的发展不仅为新药设计提供新靶点，也为药物制剂设计提供重要的递送目标。目前药剂学研究的前沿主要集中在新型靶向给药系统、口服缓控释给药系统、新型黏膜给药系统、生物技术药物的新型药物递送系统等方面。

1. 药物制剂的发展历程

药剂学是研究制剂的处方设计、基本理论、生产技术和质量控制等的综合性应用技术的科学。现代药物制剂的发展可分为四个时代：片剂、注射剂、与气雾剂等为第一代，缓释制剂、肠溶制剂等为第二代，控释制剂、靶向制剂为第三代，根据体内反馈情报靶向于细胞水平的给药系统为第四代。其中，后三者亦属于药物传递系统。

早期的药物制剂研究，大多为片剂、胶囊、注射剂等简单剂型，随着对疾病发病机理制深入认识，特别在近几年大量生物工程及基因工程药物的出现，原有的普通剂型已不能满足临床治疗的需要。20 世纪 90 年代，随着分子生物学、分子药理学、细胞药物化学、药物分子传递学、系统工程学科的发展和渗入，各种药物传输技术不断涌现，使药剂学研究由简单的剂型进入药物传递系统（Drug Delivery System，DDS）时代。与发达国家相比，国内 DDS 研究起步晚，仪器及制造设备相对落后，研究基础相对薄弱，缺乏与交叉学科的密切合作，制剂研究技术与先导物优化及后续的产品发展未能形成紧密结合的模式。药剂学研究水平的滞后和创新药物发展模式的不健全，在一定程度上限制了我国的创新药物和新制剂的发展。

我国药剂学的发展经历了如下几个历史时期。第一是重建和恢复时期（1949—1957 年）：1950 年全国制药工业会议制定了"原料为主、制剂为辅"的方针。这一时期的药剂学研究侧重于物理药剂学和工业药剂学的早期研究，侧重于改善外观、掩盖不良嗅味和便于服用。第二是调整和发展时期（1958—1965 年）：这一时期我国药学事业发展很快，药政管理得到大力加强。这一时期制剂的重要性得到重视，我国科学家开展了生物药剂学的研究，并进行了大量的剂型革新实验，出现了缓释长效制剂 20 余种。第三是 10 年动乱时期（1966—1976 年）：这一时期我国医药工业和药学学科的发展受到严重影响，总体处在低潮，药剂学主要研究包括物理药剂学（晶型与药效的关系）、生物药剂学（溶出度与剂型的关系）等，也发明了部分速释、缓释膜剂，如速效硝酸甘油膜剂，投产十余个产品。第四是繁荣与快速发展时期（1976 年至今）：改革开放后，我国药剂学科和制剂工业得到了快速发展。国家投入大幅度增加，研究水平不断上升，新剂型和新技术不断出现，GMP 的确立，制剂生产类别和总量大幅度增加等。这一时期，我国的药剂学经历了仿制为主到仿创结合的过程，产业结构优化升级，竞争力得到加强。

2. 主要研究进展

随着化学、生物学、材料学以及其他药学相关学科的迅猛发展，药物新剂型、新制剂、新技术的研究领域不断扩展，新型药物传递系统亦层出不穷，这在很大程度上促进了现代药剂学的发展。制剂技术方面：在创新制剂技术的研发领域，在发达国家诸如激光打孔的渗透泵控释技术、含药树脂复合物缓释技术、长效注射微球技术、脂质体技术、纳米制剂技术、干粉吸入制剂技术等制剂技术早已成熟，相比之下我们的制剂技术还有很大的提升空间，我国已上市的绝大多数药品是仿制药，还需要面临严格的一致性评价，运用制剂技术开发的改良型新制剂所占比重较小。药用辅料方面：国外批准面世的药用辅料已经超过一千种，新型的药用辅料呈现出逐年递增的趋势。我国的医药工业长时间处于对原料药重视，对药物制剂忽视的状态，特别是对于药用辅料的忽视尤为明显，我国对于药用辅料的品质标准体系建设、管理体制以及药用辅料市场的规范等诸多方面均不够完善，距离国外还具有比较大的距离，药用辅料的品质是我国药物制剂发展的掣肘。创新制剂方面：已上市的创新制剂中，从用药途径来看，以口服、外用、注射、吸入为主要类型。其中口服类药物仍占比最大，剂型从缓控释片剂和胶囊，扩展到了更多提高吞咽便利性的咀嚼片、泡腾片、口服薄膜和口腔崩解颗粒和提高用药依从性的颊含片和颊膜片。透皮给药系统也有了技术上的突破，不再是局部起效，透皮给药系统增强了患者的耐受性，且使用简单，提高了用药依从性。从治疗领域来看，新药开发失败率最高的中枢神经系统类疾病，在近 10 年内获批创新制剂中占据首位，其中针对疼痛相关症状的药品最多，针对感染性疾病的药物位居第二，治疗 HIV 的药物约占一半；呼吸系统疾病中，慢性阻塞性肺病和哮喘一直都是吸入剂创新制剂最热门的疾病领域；而新药研发最热门的肿瘤领域，创新制剂的开发并不多。在药剂品种方面，例如复方氨基酸注射液、静脉用脂肪乳剂等新品种，推动了临床全静脉营养理论的发展。随着我国仿制药门槛的升高，预计创新制剂因为可提高产品附加值，甩开同质化竞争有望成为我国仿制药企业新药研发转型的一个重要方向或趋势。

3. 技术进步

制剂新技术不断革新，除了早期传统的固体制剂和液体制剂，吸入制剂、缓控释制剂等是目前研究开发的主要热点，近年来也涌现了多种创新技术用于药物制剂如微针经皮给药技术、抗肿瘤药物/支架组合体、3D 打印技术、微流控技术等，技术进步推动了药物制剂的革新。

（1）缓释制剂技术　缓释制剂作为一种特殊的释药系统一直受到药剂工作者的广泛关注，适用于治疗窗窄、生物半衰期短或者刺激性较大的药物，主要用于心血管系统药物，可减少急性心血管事件如心肌梗死、脑卒中等，抗肿瘤药物、糖尿病药物、抗抑郁类药物等慢性疾病。作为一种新型制剂，缓释制剂的研发侧重于设计出更加智能释药的结构以达到药物的最佳治疗效果。近年常用的缓释制剂技术包括骨架型、膜控型、渗透泵型制剂等。通过多种制备技术的结合缓释材料的优化生产工艺的改良以及活性药物与缓释体系之间的合理选择，缓释制剂得到更进一步的发展。随着制备技术的成熟与进步，多重缓释体系制剂在药物制剂领域中将占据越来越重要的位置，具有广阔的发展前景。

（2）中药制剂工艺新技术　中药是中华民族的瑰宝，是先辈们在与疾病做斗争的漫长过程中，经过无数次实践，不断更新认知，一步一步建立起来的医学理论体系。中药在过去几千年里对中华儿女的生命健康起了至关重要的作用。在现代，随着中华民族的复兴，中药这一伟大的国粹在国家的大力扶持下产业结构调整愈发合理。我们应以传统中医药理论为基础，坚持不断地去创新，不断提高中药的标准，使之可控可靠。近年来有许多先进的提取技术，如超声波辅助酶法、超临界流体萃取技术、半仿生辅助酶法、组织破碎提取法、纳滤提取技术等逐步应用到中药制剂的研发和生产中，并产生了巨大的效益。在符合传统中医药理论的基础上采用这些新技术、新方法可提高中药材中有效成分的吸收率和纯度，提高中药制剂的有效性、稳定性和安全性。

（3）3D 打印技术　3D 打印通过使用 3D 计算机模型以逐层的方式进行打印，具有零技能生产、材料随意组合、即时产出成品、精准化实体复制等优势，正在迅速改变商品的设计和生产方式。目前，3D 打印技术已经在食品、建筑、生物医学、化工等领域得到了广泛应用。目前，3D 打印技术制造治疗癫痫的左乙拉西坦口崩片已上市，证实了该技术在制剂行业的发展前景及商业可行性。3D 打印技术颠覆了传统制剂的设计及生产方式，可实现药品的个性化定制、提高制剂生产效率、控制药物释放速率、增加患者依从性，加速了数字化医疗革命进程。目前，该技术被应用于缓控释制剂、速释制剂、植入制剂及具有多种释放机制的高端化药制剂的研制中。未来将通过开发专业的软件、多样的辅料、丰富的模型库、高精度的药用三维打印机，使新型药物制剂能够精准地控制药物释放的速率、释药周期、释药量，科学制备复方联合用药，提高药物的疗效，真正意义上实现精准给药、个性化用药，人工智能将发挥重要作用。

（4）微流控技术　微流控技术是指在微米尺度的管道中操控流体的技术。纳米药物递送系统可以通过沉淀法结合微流控技术（微流控纳米沉淀法）制备，即在微流控管道的流体中，以载体材料和药物沉淀来制备纳米制剂。通过对管路和流体的流速进行设计，微流控技术能够对溶剂实现快速混合且其可控性高，从而可以连续快速地生产纳米颗粒，避免批次间的质量差异。目前，该制备方法已成功用于药物纳米晶、聚合物纳米粒、复合物和多层纳米粒等多种纳米制剂的制备。微流控技术具有流体混合速度快、可控性高的优点，目前已在纳米药物递送系统的制备方面取得了一定的研究进展。但将这种技术应用于工业化生产仍有很长的路要走，主要是微流控装置的尺寸小，毛细管通道仅为微米级，生产效率有限，暂时不能满足工业化大规模生产的需求。总的来说，微流控装置在工业化生产纳米药物制剂方面具有一定的应用前景，同时其存在的问题也是不可忽视的，期望微流控技术在工业化生产纳米制剂方面的瓶颈可以被快速突破。

4. 产业发展

近年来，我国医药产业快速发展，成为原料药生产和出口第一大国，同时，我国也是世界第二大医药市场。医药产业链包括药物中间体、原料药和制剂的研究和生产，而制剂才是最终的药品。不可否认的是，我国在药物制剂上还是相对落后的。我国要想实现原料药生产国向医药产业强国的转型，就必须加强对药物制剂的研发，提高我国药物制剂产业在国际市场上的核心竞争力。

我国要想由原料药生产大国向国际医药产业强国转型，必须发展药物制剂产业，而释药技术正是发展高端药物制剂的关键。目前，国外口服缓、控释制剂药物品种约 200 余种，不同规格的商品 400 种以上。我国在二十世纪七十年代末，才开始研制口服缓释制剂，近年来药物品种和制剂类型都在不断地增多和扩大。新释药系统的开发非常符合我国医药产业发展的需要，也符合我国作为发展中国家的实际情况。另外，新释药技术同样可以产生更多品种，具有很高的临床价值，市场需求很大。目前我国已有多个新型释药技术（如载药乳剂、脂质体、口服缓控释制剂等）上市，年销售过 10 亿，对我国医药行业有着巨大的贡献。

目前，我国市场的药品多是仿制药品，并且大部分都是制剂方法相对简单的片剂和胶囊等，在缓释、控释以及智能制剂技术这些高要求的制剂技术上较少涉猎，更少有专门研发药物制剂的专业机构，儿童成品药剂生产企业也寥寥无几。这说明我们在创新药上还有着广阔的发展空间。可喜的是，现在有越来越多的药企加入新制剂技术的研发队伍中，发挥着重要作用。我国在新制剂和释药系统方面，正在逐渐缩小与国外发达国家之间的差距。

医药制剂的辅料在医药制剂中起到十分重要的作用，通过它可以对粉剂等赋形和固化。药物制剂必须由药物辅料为支撑才能完成。欧美早已成为世界药用辅料的研发基地。而我国基本没有开发和应用新的药用辅料，全国大多数的中小药企仍在使用糖粉、滑石粉、糊精等传统的辅料，以致生产出来的制剂不达标，甚至是劣质产品。与此同时，欧美的常用辅料已有 3000～4000 种，而 2010 年版中国药典记载的药用辅料仅 132 种，2015 年版增加到 271 种。这也是我国虽是原料药生产大国，但在制剂上远远落后于发达国家的原因。由于国内药用辅料生产严重落后，发达国家辅料生产商已经陆续在我国建立独资或合资企业来销售其先进的辅料产品。基于此，我国必须加大药用辅料的研发经费，引进国际级先进成熟技术，研发自己的辅料产品，以免我国的辅料市场被欧美辅料生产商全部占领，导致我国的药物制剂水平完全受制于国外辅料生产企业。

5. 发展趋势和展望

随着医学、药学和材料学等发展，新型递药系统层出不穷，能够不断满足人们越来越高的用药需求。总体而言，新型递药系统的研究目的均在于不断提高用药顺应性和增效、减毒。但许多新型递药系统仍然有待完善，尤其是制剂辅料的安全性、制剂工艺的可操作性和可控性、制剂应用的普适性。未来在药物递送系统相关理论、设计理念、研究方法和技术水平的不断提高，多学科领域合作的日益加强下，新型药物递送系统将逐步发展完善并步入更高层次的领域，显示出更为广阔的发展前景，获得更加广泛的应用，极大地促进现代药剂学的发展。

根据我国目前制药工业状况，新型药物制剂已成为新药创新开发的重要组成部分和必要环节，因为它不仅能提高药物的疗效，降低其不良反应，方便患者用药，而且能显著改善新化学实体的理化性质和生物药剂学性质，大大提高其成药性和安全性，未来几年，创新药物制剂将会呈井喷的态势发展和推广。其中属新中药制剂、针对重大疾病药物制剂、新复方制剂为首选，因为与西药研究和开发现状相比，传统的中药研究和提升的步伐是比较靠后的，而且很多先进的生物学技术和理论都没有完全进入中医药力学领域进行过传统的中医药力学分析。在供给侧结构改革指导方针的确立下，新一轮工业化革命已经来临，人工智能技术介入药品的研发、生产和应用已在路上，技术创新将是药物制剂发展的强大动力。

新剂型和新技术的研发方面：通过分子设计与分子组装研究，把前沿性基础理论的探索与新型材料的开发相结合，由微观结构的有序、可控实现宏观高功能性。将非均相聚合、原子转移聚合等先进聚合技术，形成新型纳米载体和制剂的辅料。加快缓释制剂、透皮吸收剂靶向制剂、微囊制剂、前体药物制剂、纳米药剂等新型给药系统的研究开发；研究固体分散技术、微囊技术、纳米技术等制剂制备的新技术。在药物靶向技术、经皮吸收及缓释技术等方面取得突破性进展。2016年我国颁布的化学药品注册分类改革工作方案，接轨了美国FDA的注册分类规则，其中2.2类新药与FDA的3类（不含新适应证）和5类新药对应，开启了中国创新制剂研发的巨大机会，再加上原料药和辅料的关联审评等配套措施，创新制剂研发的路径更为通畅。在中药高度浓缩技术的基础上进行中药新剂型的研究，达到国际领先水平。开发高效、节能、符合GMP要求的制药装备和制药机械，将化工过程中成熟的先进单元操作设备及技术引进制药行业，在个别设备或针对某个产品的成套工艺设备技术等方面达到国际领先水平，实现制剂生产机械的自动化、全封闭智能化程控。

鉴于我国当前的药用辅料品质、储存、应用等多方面的现实情况，充分理解药用辅料的科学使用和药物制剂之间的内在联系，我们应该构建和健全药用辅料的研究和开发工作，对于药用辅料的制造、销售、应用等多个步骤实施严格的监督管理，提高其准入标准，保证药用辅料的研究开发和应用工作。

总而言之，药物制剂的研究和开发是一项持续性、高科学水平的医学课题，需要药学专家、医护人员、从事医药科学理论研究的人们共同努力，开展多学科合作的发展模式，方才能实现药物制剂技术上的突破、应用上的创新、功能上的延展，加强新制剂与新释药系统的创新研究，尤其是多肽、蛋白、核酸及疫苗等生物技术大分子药物给药系统的研究，加强制剂的智能制造及连续制造的技术开发研究，开发产业化共性关键技术，改变制药行业高污染、高能耗、低附加值的现状，已成为我国制药行业转型发展的关键举措，也是我国实现从制药大国向制药强国转变的必由之路。

参考文献

［1］谭广慧，曲凤玉，王宇，等. 制药工程专业的发展现状［J］. 中国新技术新产品，2009（8）：188.

［2］渠时光. 中国药学史［M］. 沈阳：辽宁大学出版社，1989.

［3］梁毅. 新版GMP教程［M］. 北京：中国医药科技出版社，2011.

［4］陆兵. 制剂工程出现新趋势［N］. 中国医药报，2007.8.2（B08）.

［5］Jiang B，Zhao Xl，Dong Jia J，et al. Preparing optically active omeprazole enantiomers, useful to treat stomach diseases, comprises oxidizing prochiral sulfide compound with oxidizing agent in presence of titanium complex catalyst and reacting the catalyst with chiral diols［P］. DE102005061720. 2006 – 10 – 19.

［6］Cottonhttp：//www. sciencedirect. com/science/article/pii/S0957416600003529 – AFF1 H, Elebring T, Larsson M et al. Asymmetric synthesis ofesomeprazole［J］. Tetrahedron：Asymmetry 2000, 11（18）, 3819 – 3825.

［7］Xie XK, Tang Y. Efficient synthesis of simvastatin by use ofwhole – cell biocatalysis［J］. ApplEnvironMicrobiol, 2007, 73（70）：2054 – 2060.

［8］程荡, 陈芬儿. 连续流微反应技术在药物合成中的应用研究进展［J］. 化工进展, 2019, 38（1）：556～575.

［9］我国生物医药智能制造发展态势.（2019 – 01 – 11）［2020 – 09 – 10］. http：//www. ciotimes. com/manufacturing/ 167579. html.

［10］程翼宇, 瞿海斌, 张伯礼. 中药工业4. 0：从数字制药迈向智慧制药［J］. 中国中药杂志, 41（2016）1 – 5.

［11］李振皓, 钱忠直, 程翼宇. 基于大数据科技的中药质量控制技术创新战略［J］. 中国中药杂志, 40（2015）3374 – 3378.

［12］程翼宇, 张伯礼, 方同华, 等. 智慧精益制药工程理论及其中药工业转化研究［J］. 中国中药杂志, 44（2019）5017 – 5021.

［13］陈啟兰. 近红外光谱法测定片仔癀中皂苷类成分的含量［J］. 中国中药杂志, 44（2019）1596 – 1600.

［14］饶近秋, 赵启铎, 邱峰. 太赫兹时域光谱技术在中药鉴别中的应用进展［J］. 中国中药杂志,（2020）.

［15］张萍, 牛明, 谭鹏, 等. 中药效应近红外谱的构建及应用——以大黄配方颗粒为例［J］. 药学学报, 54（2019）2162 – 2168.

［16］鄂丹. 临床生物特征谱学：中药质量评价的思考与实践［J］. 中国中药杂志, 44（2019）409 – 414.

［17］聂黎行, 戴忠, 马双成. 中药对照制剂研制指导原则和技术要求［J］. 中国中药杂志, 42（2017）3672 – 3675.

［18］聂黎行, 查祎凡, 何风艳, 等. 牛黄清胃丸对照制剂的建立［J］. 药物分析杂志, 39（2019）1738 – 1750.

［19］聂黎行, 查祎凡, 胡晓茹, 等. 基于对照制剂的牛黄清胃丸全处方鉴别研究和等级初评价［J］. 中草药, 49（2018）5320 – 5327.

［20］查祎凡, 聂黎行, 于健东, 等. 基于超高效液相色谱法和对照制剂的牛黄清胃丸指纹图谱研究和质量等级初评价［J］. 中国药学杂志, 54（2019）1438 – 1441.

［21］聂黎行, 查祎凡, 左甜甜, 等. 基于ICP – MS和对照制剂的牛黄清胃丸中重金属及有害元素残留量测定及风险评估［J］. 中国中药杂志, 44（2019）82 – 87.

［22］张权, 荆文光, 程显隆, 等. 基于9种成分测定的厚朴炮制过程质量传递规律研究［J］. 中草药,（2020）已录用.

［23］刘冬涵, 薛宇涛, 罗菊元, 等. 经典名方苓桂术甘汤的物质基准量值传递分析［J］. 中国中药杂志, 44（2019）5421 – 5428.

［24］唐于平, 尚尔鑫, 陈艳琰, 等. 中药质量标志物分级辨识与传递变化规律研究思路与方法［J］. 中国中药杂志, 44（2019）3116 – 3122.

［25］于佳琦, 徐冰, 姚璐, 等. 中药质量源于设计方法和应用：智能制造［J］. 世界中医药, 13（2018）574 – 579.

［26］仲怿, 茹晨雷, 张伯礼, 等. 基于知识图谱的中药制药过程质量控制方法学研究［J］. 中国中药杂志, 44（2019）5269 – 5276.

［27］曹婷婷, 王耘. 中药智能制造理论模型的构建［J］. 中国中药杂志, 44（2019）3123 – 3127.

［28］ 王芬, 徐冰, 刘雨, 等. 中药质量源于设计方法和应用: 连续制造 ［J］. 世界中医药, 13 (2018) 566 – 573.

［29］ 龚行楚, 申基琛, 瞿海斌. 基于微混合器的连续混合技术在丹参醇沉过程中的应用 ［J］. 中国中药杂志, 41 (2016) 4356 – 4361.

［30］ J Pan, J Shao, H Qu, X, et al. Ethanol precipitation of Codonopsis Radix concentrate with a membrane dispersion micromixer. Journal of Cleaner Production, 251 (2020) 119633.

［31］ 杨艳君, 邹俊波, 张小飞, 等. 超微粉碎技术在中药领域的研究进展 ［J］. 中草药, 50 (2019) 5887 – 5891.

［32］ 曹虹虹, 严维花, 郭爽, 等. 栀子姜炙工艺及姜炙前后化学成分变化研究 ［J］. 中国中药杂志, 44 (2019) 5413 – 5420.

［33］ 张崇佩, 龚千锋, 于欢, 等. 樟帮特色黄连水炒吴茱萸炮制工艺研究 ［J］. 中草药, 50 (2019) 3065 – 3070.

［34］ 成颜芬, 聂欣, 谭睿, 等. 基于经典"九蒸九晒"法不同炮制程度何首乌的化学质量概貌评价 ［J］. 中国中药杂志, 44 (2019) 5151 – 5158.

［35］ 唐雪, 伍振峰, 孙萍, 等. 新工艺与新设备在中成药生产中的应用展望 ［J］. 中国中药杂志, 44 (2019) 4560 – 4565.

［36］ 邵峰, 俞梦莹, 蒋美林, 等. 2 种根类药材醇沉絮体的分形维数测定方法建立 ［J］. 中国实验方剂学杂志, 25 (2019) 103 – 107.

［37］ 邵峰, 俞梦莹, 蒋美林, 等. 搅拌速度对黄芪颗粒醇沉沉淀分形维数及醇沉效果的影响 ［J］. 中药材, 42 (2019) 612 – 616.

［38］ 施晓虹, 杨日昭, 赵立杰, 等. 醇沉处理前后中药水提液理化性质的变化及其与喷雾干燥黏壁的关系 ［J］. 中国中药杂志, (2020) 已录用.

［39］ 丁菲, 李除夕, 周颖, 等. 基于"绿色设计"理念的中药制药膜分离工艺选择原则与方法 ［J］. 中草药, 50 (2019) 1759 – 1767.

147

（王志祥　瞿海滨　冯敏　吴洽庆　张聪　姜力群）

中药资源研究进展

一、全国中药资源现状

（一）中国中药资源种类

开展全国中药资源普查，全面掌握中药资源本底情况，是制定实施国家发展战略与规划、优化中医药产业布局和各类资源配置的重要依据，有助于推进生物多样性保护、资源节约型和环境友好型社会建设。新中国成立以来，我国分别于1960—1962年、1969—1973年、1983—1987年组织开展了三次全国范围的中药资源普查。历次中药资源普查获得的数据资料为我国中医药事业和中药产业发展规划的制定提供了重要依据。为掌握现阶段我国药用资源种类等情况，2011年国家中医药管理局以项目支撑工作方式组织开展了中药资源普查（试点）工作。目前，已开展了31个省、自治区、直辖市2646个县的中药资源调查工作，掌握了大部分地区的中药资源种类数据。

截至2020年3月，根据各县级普查队汇交到"全国中药资源普查信息管理系统"中的外业调查数据信息，汇交到"全国中药资源普查实物管理系统"中的腊叶标本实物数据信息，初步整理出我国可药用资源种类12 722种。其中源于植物类的10 329种、动物类的2381种、矿物类的12种；源于植物类的共涉及314科2271属10 329种，源于动物类的共涉及169目431科2381种，源于矿物类的共涉及5类化合物12种。随着全国中药资源普查内业工作的持续推进，各地和全国范围的中药资源种类数将不断更新。基于各县级普查队汇交到"全国中药资源普查信息管理系统"中的中药资源种类数据，利用ArcGIS生成县域中药资源种类情况，结果可知，长江以南的大部分地区，区域内中药资源的种类较为丰富。

（二）新分类群等种类

在实施全国中药资源普查工作期间，广大中医药工作者发现了大量的新物种、新分布等新分类群。新物种的发现，使得人们对地球物种的多样性有了新的认识。2012年至今，参加普查的相关学者，先后发现了兰科新属先骕兰属等和荨麻科新属征镒麻属2个新属，那坡栝楼、苦枸杞、务川人字果、黄花地黄、皖浙老鸦瓣等近百个新物种。2018年江维克等对其中26个属42种新植物物种，以属Genera为单元，通过植物亲缘关系、化学成分、药理作用、药用历史等方面的研究，推测这些新物种资源可能具有的中药功效和主治，并编研出版了《新资源的发现及功效研究》。为这些新物种资源转变为新的中药资源提供初步的依据和思路，使中药资源不断更新扩大，更加适应科学技术的进步和健康产业的需求。初步分析结果显示，近60%的新物种有潜在药用价值。

截至 2020 年 6 月，广西发表"剑叶蜘蛛抱蛋""中越万寿竹"等新物种 40 种。云南发表新物种"麻栗坡半蒴苣苔""腺花藤春"等 19 种。湖北发现曾认为已灭绝 100 余年的陕西羽叶报春，同时还发现叉叶兰、松叶蕨等珍稀濒危物种。安徽发现具有药用价值的新物种"巢湖铁线莲"及"旋枝景天"，共发表新物种 11 种。重庆发现"合溪石蝴蝶""綦江报春花"等新物种 9 种。贵州发表"荔波卷柏""平伐蜘蛛抱蛋"等新物种 6 种。福建发现新种"条纹马玲莴苣""单花獐牙菜"等 4 种。湖南发表新物种"湖南半夏""天门山淫羊藿"等 5 种，并在湖南邵阳 300 米海拔的森林边缘，发现了 6 株世界"极危物种"抱茎白花龙。这些新物种、稀有物种的发现，对于丰富我国植物种类、加强对新植物的研究和保护、增加药用资源具有重要意义。

（三）中国药用植物特有种

植物特有种是指由于地质历史变迁或特定环境因素制约，分布面积局限于特定地理区域的植物物种。植物特有种是研究区系演化过程中地质历史与环境演变的特征指标之一，植物种作为基本分类单位，能反映物种所处区域气候及环境变化与地质变迁，与植物类群种系发生之间的直接关系；植物特有种也直接体现了特定区域植物区系区别于其他区域的起源、演化、迁移和灭绝的历史进程，直接反映特定区域地质历史与环境变迁、特定类群和特定生境耦合的植物区系演化过程或现状的独特性。特有种易受到环境变化与栖息地丧失等威胁，因此在生物多样性保护和全球环境变化研究中占有重要地位。

在组织实施第四次全国中药资源普查工作中，黄璐琦院士和马小军研究员主编了《中国药用植物特有种》。李海涛等基于《中国药用植物特有种》对中国药用植物特有种分布格局进行统计分析，结果显示，严格意义上的中国药用植物特有种涉及 153 科 785 属共 3150 种。其中：蕨类植物 12 科 22 属 38 种，裸子植物 7 科 14 属 42 种，被子植物 134 科 749 属 3070 种；省域药用植物特有种较多的为四川（1808 种）、云南（1533 种）、贵州（955 种）和湖北（930 种）等。特有种最丰富的是西南地区，是药用植物特有种保护的重点区域。

在科级水平上，含有 200 种以上药用植物特有种的科只有菊科，150 ~ 199 种的有毛茛科和唇形科两个科，100 ~ 149 种的有 4 科（百合科、豆科、蔷薇科、伞形科），50 ~ 99 种的有 9 科，10 ~ 49 种的有 52 科，2 ~ 9 种的有 60 科，只有 1 种的有 25 科。菊科包含的药用植物特有种最多（49 属 218 种），在四川（149 种）、云南（104 种）、甘肃（71 种）、西藏（60 种）和青海（53 种）相对集中。在属级水平上，涉及药用植物特有种的共有 785 个属，药用植物特有种最多的属是小檗属 *Berberis*（56 种）、紫堇属 *Corydalis*（51 种）、乌头属 *Aconitum*（43 种）、杜鹃花属 *Rhododendron*（43 种），马先蒿属 *Pedicularis*（41 种）、珍珠菜属 *Lysimachia*（40 种）、风毛菊属 *Saussurea*（40 种），这些属对于中国药用植物特有种的贡献较大。

（四）中国珍稀濒危药用植物物种

生物多样性地理格局的分析和热点地区的确定对生物多样性的保护规划和政府的环境决策具有很强的指导意义。热点地区是物种多样性最丰富、最敏感的地区，开展热点地区分析就是根据物种丰富度和特有度，探讨如何以最小的代价，最大限度地保护区域的生物多样性。珍稀濒危物种、特有种以及一些分类学上独特的分类群，其地理分布现状对确定生物多样性保护的关键区域，进行保护区的合理布局与规划意义重大。池秀莲等分析了药用植物重点类群物种多样性在全国尺度上的分布格局及热点地区的相关研究。结果显示：珍稀濒危药用植物在全国境内广泛分布，物种丰富度大致呈现南高北低格局。珍稀濒危药用植物丰富度在云南省东南部地区及广西壮族自治区西南部地区最高，景洪、龙州、玉龙、峨眉山、桑植、金平等30个县分布珍稀濒危药用植物丰富，占总数的80%以上，这些县是药用植物保护重点区域。将中国珍稀濒危药用植物物种分布区域、与国家级和省级自然保护区分布区域进行空间叠加，发现二者重叠率很低、存在明显的保护空缺。

二、中药资源学科研究进展

（一）理论研究进展

中药资源是中医中药的源头，是中医药事业传承与发展的物质基础。2016年，国务院印发了《中医药发展战略规划纲要（2016—2030年)》，明确提出要加强中药资源保护利用和推进中药材规范化种植养殖等方面，全面提升中药产业发展水平。2018年，农业农村部、国家药品监督管理局、国家中医药管理局联合印发《全国道地药材生产基地建设规划（2018—2025年)》，提出到2025年，全国建成道地药材生产基地总面积2500万亩以上。加强道地药材资源保护和生产管理，规划引导道地药材生产基地建设，推进标准化、规范化生产，稳步提升中药材质量，对于实施健康中国战略和乡村振兴战略具有十分重要的意义。中药资源因其重要性已成为国家战略性资源。

中药资源学是在生物分类学、生态学、地理学、生物化学、天然药物化学等学科基础上发展起来的一门多学科、跨学科并兼有管理科学性质的新兴学科，是研究中药资源的种类、数量、分布、时空变化、合理开发利用和科学管理的科学。中药资源学作为中药学科中一个独立的学科分支，在国家自然科学基金资助的中药基础研究中占有非常重要的地位。《2019年度国家自然科学基金项目指南》对于中医学、中药学和中西医结合学科项目申请继续明确提出，在中医药基础理论指导下，立足于中医药学科领域的关键科学问题，深入探索其现代科学内涵的研究。继续鼓励多学科交叉，特别是在中医药理论指导下，以科学问题为导向，运用多学科理念、方法、技术与手段进行跨学科协作研究，促进中医药基础理论的继承、发展与创新"，并且将继续重视支持中药资源等方面的基础理论研究[1]。通过对近年来国家自然科学基金中药资源学科项目的资助情况进行统计分析，以期反映国内中药资源学基础理论研究的发展现状。近3年（2016—2018年）国家自然科学基金资助的中药资源学科项目总数为198项，而2013—2015年该学科资助项目总数为167项，同比增长18.56%[2]。2016年、2017年、2018年中药资源学科资助项目数分别为65项、66项、67项，在中药学科总资助项目数中所占比率分别为13.42%、13.01%、12.85%。可见，2016—2018年中药资源学科资助项目数呈上升趋势，而在中药学科资助项目数中所占比率稳定在12%～14%。中药资源学基础理论研究在原有理论的基础上，正持续不断地向前发展与创新。

中药资源学基础研究的核心是阐述中药资源的质量、评价、保护及其可持续利用。通过对中药资源的不断研究，可以发现新的药用资源、提升中药材质量、保障临床用药安全有效。中药资源学科的研究对象和研究思路十分广泛，采用分子生药学等多学科交叉手段从宏观到微观综合分析。近几年，中药资源学科理论研究主要体现在中药资源种类、分布及区划、道地药材形成机制、药用植物育种与栽培、中药资源生态与环境适应性、中药资源品质与评价及中药有效成分生物合成与调控等方面，这些研究的科技硕果为中药资源的质量、评价、保护、开发及其可持续利用提供理论基础和实践依据。

1. 中药资源的种类、分布及区划

在第四次全国中药资源普查工作的基础上，进一步完善全国中药资源数据库建设，编写具有权威性、代表性的中药资源书籍，完成全国中药资源区划。2018 年 8 月，《中国中药资源大典·山脉卷》（第一批）新书发布，包括《神农架中药资源图志》《贺兰山植物资源图志》《内蒙古大兴安岭中药资源图志》。同年，《中国中药资源大典·海南卷》一书出版，该书对海南省中药资源本底研究与凝练，收录海南地区约 2000 种野生及主要栽培的中药资源物种，包括植物药、动物药、矿物药、海洋药、民族药等全部资源类型，详细记录了名称、形态、生态环境、分布区划、野生资源、栽培资源、药材性状、功效主治等信息。其他省份的《中国中药资源大典》编纂工作也已经启动。如《中国中药资源大典·安徽卷》《中国中药资源大典·青海卷》等。《中国中药资源大典》系列丛书的编纂和出版，充分利用中药资源普查成果，探索区域内中药资源保护和合理利用的发展思路，制定中药资源保护、开发、利用的整体规划，建立、丰富中药资源数据库和信息平台，并以普查大数据为支撑，实现成果转化，服务于医药产业的良性发展，服务于地方经济建设，为促进区域经济发展和指导中药材生产提供科学依据。

2. 道地药材形成机制

道地药材是指在特定生态环境的区域内所产的药材，是中医临床长期实践中公认的优质中药材，是中药资源领域最具有中医药特色的核心内容之一。中药资源学的研究大多选择道地药材作为研究对象，从"遗传 + 环境"多种因素综合探讨道地药材形成机制。遗传机制的研究主要从药用植物遗传机制、分子系统等方面结合基因组、转录组、蛋白质组和生物信息学等多种方法研究道地药材形成的分子机制，从内在因素揭示中药材道地性成因。在黄芩道地性形成的研究中，应用分子谱系地理学和群体遗传学的理论和方法，结合叶绿体基因组和代谢组学分析技术，发现黄芩道地性的形成是遗传与环境之间相互作用的产物[3]。环境因素是道地药材形成的外因。由于自然条件的不同，同种药材在不同产地其质量优劣也不尽相同，因此包含大气、水、土壤、微生物等物质因素在内的环境因子对道地药材的形成起到至关重要的作用。药用植物对逆境的响应可以有效促进中药活性成分的产生，更加有利于道地药材的形成。该方面研究主要从道地药材道地性的形成机制、环境对有效成分的影响、活性成分积累机制、道地药材种质资源保护等方面进行研究。对来自 8 个不同生境 16 个野生居群的滇重楼采用多光谱信息融合与化学计量学方法相结合的方法进行道地性分析。

151

结果表明，该方法能够对不同生境的居群进行判别。该物种的变异不仅与不同生境的周围环境有关，而且与同一生境的不同地理位置也有关。总体而言，野生滇重楼因地理起源表现出不同的区域依赖性和个体差异性，初步选择品质一致性较好、适宜生长的区域如西双版纳，可推荐作为滇重楼的道地产区。该研究可为滇重楼的道地性成因及质量评价的关键补充提供科学依据[4]。

3. 药用植物育种与栽培

近3年，有关药用植物育种与栽培的研究报道较多。大部分是通过对药用植物进行光照、温度、施肥等处理后，从杂交育种、分子标记育种、组学等角度研究对其生长发育、环境适应性、有效成分积累、药材品质等的影响。在研究光照对绞股蓝总皂苷积累及角鲨烯合成酶（squalene synthase，SS）和角鲨烯环氧酶（squalene epoxidase，SE）2种生物合成关键酶基因表达的影响时，发现不同光照条件下绞股蓝总皂苷含量差异显著，且总皂苷含量与SS和SE基因表达呈正相关，即通过一定光照调控绞股蓝中SS和SE基因的表达从而促进绞股蓝中皂苷的积累[5]。甘草常年生长在干旱地区，评估不同灌溉水量对5种不同基因型的光果甘草在大田种植下对甘草酸苷的影响，发现在一定干旱胁迫条件下，部分基因型光果甘草中甘草酸苷生物合成途径相关基因SQS1、SQS2、bAS、CYP88D6、CYP72A154、UGT73的表达量增加。然而，中度和强烈干旱则会引发植物根系生长严重衰退，最终导致单株甘草酸苷产量下降。该项研究对于进一步研究其调控机制奠定基础，同时也为今后甘草分子育种和高效栽培提供理论基础和技术支撑[6]。

药用植物连作障碍及其相关机制的研究一直以来都是中药资源领域关注的热点问题。主要从根际微生态的灾变、连作植株的分子响应、根系分泌物的介导机制及化感自毒物质累积效应等多方面对药用植物进行连作障碍的研究。利用代谢组学方法对地黄根周围的叶片、块茎和土壤中的代谢物进行分析，结果表明，一种环烯醚萜苷类化合物和几种苯乙醇苷类化合物是来源于地黄的关键化感物质。这些活性代谢物的鉴定进一步增加了我们对地黄化学成分的了解。通过评估这些活性物质的土壤持久性和生态功能，对于地黄再植相关的机制研究具有重要意义[7]。结合基因表达谱和组织培养对地黄连作障碍发生的临界期鉴定，结果一致表明，地黄生长的早期阶段是感知连作障碍胁迫的关键阶段。这一结果对今后研究地黄连续单作的分子机制以及快速、准确地评价区域内种植地黄的可行性具有重要指导意义[8]。探索地黄根际土壤中病原菌、效应因子触发的免疫中特异识别病原菌的核苷酸结合 - 富含亮氨酸重复序列结构域（nucleotide binding-leucine-rich repeats，NB - LRRs）受体和再植病害胁迫下的生理指标之间的相互作用关系。发现不同浓度再植土壤对尖孢镰刀菌（*Fusarium oxysporum*，FO）的增殖均有明显的促进作用，而且NB - LRRs在转录水平上对FO的增殖表现出低浓度促进、高浓度抑制的非连续响应现象。与此同时，随着FO的变化，水杨酸含量的增加幅度呈显著的负向变化趋势，这意味着在地黄移栽过程中，水杨酸可能被FO所抑制。由于受到再植胁迫的影响，NB-LRRs调控的细胞生理指标表现出较大的变化，最终导致地黄的死亡。这些新的理论研究结果为进一步揭示地黄再植发病的机制提供了重要的见解和线索[9]。在党参连作障碍研究中，从转录组水平上论证了连作对党参的影响，并筛选出可能的连作应答候选基因，为下一步解析连作形成的分子机制奠定基础[10]。采用蛋白质组学方法分析连作对广藿香叶片中与能量代谢、碳水化合物代谢和氨基酸代谢有关蛋白质的表达。结果表明，能量代谢是广藿香抵抗连作胁迫的关键，该组学方法可为连作胁迫反应提供新的见解[11]。这些新的研究成果均为深入阐述药用植物连作障碍成因、解读连作毒害的分子机制等提供理论基础。

4. 中药资源生态及环境适应性

中药资源产量和质量与药用植物所处的生态环境密切相关，研究药用植物的生长发育、分布、产量和质量与其周围生态环境之间的相互关系，对于认识优质中药资源分布、保护、合理开发和可持续利用具有重要意义。近几年主要围绕气候、土壤、地形、生物等在内的生态和环境因子对药用植物生长发育的影响开展了深入研究。在盐胁迫和土壤类型对黄花蒿生长发育和挥发油生成量的研究中发现，不同浓度的含盐灌溉水和不同土壤类型处理下的黄花蒿株高、分枝数、鲜重、干重、叶绿素、总类胡萝卜素和挥发油的组成均存在差异，为黄花蒿的高效栽培提供理论依据[12]。在盐胁迫下，钙依赖性蛋白激酶基因能够促进甘草中甘草酸和黄酮类化合物的生物合成，为下一步阐明该基因促进甘草酸生物合成的功能和调控机制奠定基础[13]。环境中的微生物与药用植物生长、发育、品质形成也存在密切关系。内生真菌作为一类重要的微生物可以促进药用植物的种子萌发、刺激其次生代谢产物的积累，有利于药用植物的生长和药材品质的形成。因此，部分研究分别从内生真菌与植物种子共生萌发、其与植物的代谢交流以及促进活性成分积累等方面进行分析，从齿瓣石斛原球茎中分离得到的一种瘤菌根菌属的真菌，该真菌与之前报道的从其他植物中分离得到的 2 种真菌相比，因具有良好的宿主特异性而表现出更优的促齿瓣石斛种子萌发和原球茎形成效果。该菌根共生体的分离鉴定为齿瓣石斛资源的恢复和保护起到积极的促进作用[14]。在一定水分条件下，丛枝菌根能够促进甘草中甘草甜素和甘草苷的积累，从而为甘草的优质高产栽培提供理论依据[15]。

5. 中药资源品质与评价

中药材质量是其发挥药效的基础，是保障中药产业可持续发展和临床用药疗效与安全的关键。因此，中药资源品质与评价是中药资源基础研究的核心内容之一。近几年，中药资源品质与评价主要是采用分子标记技术、生物信息学、多种组学等方法对中药材品质的形成、区划、品质与生物活性的关联及评价方法进行研究。Gong 等应用 ITS_2 序列构建了 309 种南方草本植物 1276 个序列的可靠 DNA 条形码数据库。利用 BLAST 方法在属水平上成功鉴定 96.57% 的种。该 DNA 条形码数据库可为南方中药的质量控制提供辅助参考[16]。采用引物间结合位点（inter-primer binding site，iPBS）分子标记技术和简单序列间重复（inter-simple sequence repeat，ISSR）的方法对 25 份来自中国不同地区的吴茱萸遗传多样性进行评价，结果表明，对 25 份材料的 iPBS 和 ISSR 标记的综合数据得出了 5 个集群，这些集群与物种的地理分布大致吻合。结果表明，iPBS 和 ISSR 两种标记物是分析吴茱萸遗传多样性的可靠、有效的工具[17]。采用 SSR 分子标记技术对 6 种黄精属植物的遗传多样性和聚类结构进行分析。结果表明，本研究的 6 种黄精属植物种质资源具有相对较高的遗传多样性和较大的变异范围。西部地区的遗传多样性高于其他地区，据此推断西部地区可能是黄精属植物的起源中心[18]。

6. 中药有效成分生物合成与调控

最近几年，开展的中药有效成分生物合成与调控研究较多，取得了一些阶段性的成果。研究内容主要包括药用植物有效成分生物合成关键酶基因克隆及功能分析、中药有效成分生物合成和基因调控研究等。

关键酶基因的克隆和功能分析已成为中药有效成分生物合成研究的热点。通过对西洋参的转录组分析，确定了齐墩果酸葡萄糖醛酸转移酶基因参与齐墩果酸型人参皂苷的生物合成[19]。基于转录组研究地黄块根"菊花心"部位和非"菊花心"部位的梓醇和毛蕊花糖苷合成的分子调控机制，发现362个单基因在2个不同部位中的表达有差异，143个上调的单基因，包括一些编码梓醇和毛蕊花糖苷生物合成途径的酶，获得的单基因数据集将作为鉴定块根发育和活性成分生物合成研究潜在候选基因的资源[20]。大量关键酶基因的挖掘为深入研究中药有效成分的合成途径及其调控机制奠定基础。

中药有效成分生物合成与合成生物学依然是中药资源学的重点研究内容。在黄芩中黄酮类化合物生物合成途径研究中，鉴定出2种CYP82D酶在黄芩中特异性4'-脱氧黄酮类化合物的生物合成中起黄酮类羟基化酶的作用。该结果阐明了黄芩素的整个生物合成途径，并在该生物合成途径上增加了一个产生汉黄芩素的羟基化步骤，推进了黄芩中黄酮类化合物生物合成途径的研究工作[21]。随后将黄芩参考基因组序列与近缘种进行比较，发现黄芩属植物中存在一条合成4'-脱氧黄酮生物活性物质的特殊代谢途径。进一步的分析表明，黄芩属植物4'-脱氧黄酮合成的进化与基因复制、片段复制、基因扩增以及与基因新功能和亚功能结合的点突变有关。这不仅对唇形科植物中汉黄芩素生物合成途径的进化提供了重要的见解，而且将成为微生物代谢工程或植物分子育种来提高汉黄芩素生物合成的理论基础[22]。最新报道称通过功能基因组学分析鉴定出海螺碱生物合成必需的2个新基因（UGT1和LS），这2个新基因的鉴定为海螺碱的生物合成提供了缺失的环节。这一重要研究结果也为利用代谢工程技术培育托品烷类生物碱含量高的药用植物或基于合成生物技术生产医用托品烷类生物碱类药物（莨菪碱和东莨菪碱等）奠定了基础[23]。除了对中药有效成分生物合成途径上的关键酶基因进行研究外，非编码基因的调控研究愈加引起重视，如近两年报道的转录因子SmWRKY1和SmMYB36促进丹参酮的合成机制研究[24,25]、转录因子SmMYB$_{111}$促进酚酸的合成机制研究[26]、转录因子GubHLH3正向调控甘草中大豆皂苷生物合成[27]等。

近几年，道地药材形成机制、品质评价、有效成分生物合成与调控等分子生药学研究、药用植物育种与栽培研究领域中药材种植连作机制的揭示、中药资源生态与环境适应性研究领域中微生态（内生真菌）和微进化研究等是中药资源学领域存在的热点和难点问题。从以上研究内容不难看出，目前大多数研究均体现了中药资源基础研究与现代生物学科（如分子生物学、生物信息学、系统生物学、合成生物学等）和多种组学技术的有机结合。虽然近几年中药资源学科发展迅猛，研究成果颇丰，但是部分研究领域仍然存在一定不足，如道地药材的多角度、深层次、系统性研究；中药资

154

源开发和保护研究；中药基因资源及其可持续利用的研究等。随着中药资源基础理论的不断发展和多种组学及现代生物技术的不断提高，相信在不久的将来，中药资源学领域一些重点和难点问题也将迎刃而解。

（二）科学研究现状

1. 研究机构

（1）中国中医科学院中药资源中心　2012年12月18日在北京正式成立，中心设三个部门、9个实验室。中国中医科学院中药资源中心的成立，是全面承接第四次全国中药资源普查成果，建设中药资源研究与生产相结合的国家平台的迫切要求。中药资源中心设中药资源科学技术研究部、科技成果开发和技术服务部、中药资源动态监测与信息服务中心三个部门，分别负责承担开展中药资源基础和应用、资源相关科技成果的转化、动态监测等工作。

（2）湖北中医药大学中药资源研究中心　2013年组建成立，是以药学院中药资源学、中药鉴定学、生药学、药剂学等优势学科为基础，组建的中药资源品质及开发利用研究的科研平台，重点围绕湖北省道地药材的可持续利用开展研究。中心团队成员现有正高级职称人员4名，副高级职称人员5名，中级职称人员1名，具有博士学位的研究人员10名，博士化率100%，形成了一支在中药资源以及道地药材可持续利用研究领域在年龄结构、专业结构和学科结构方面配置合理的科技创新团队。团队科研平台现拥有科研用房400 m²，研究室7个，种质资源保存圃1个，10万元以上大型仪器设备15台（件），仪器设备总资产631万元。

经过多年建设，中心形成了四个研究方向，方向一：中药农业方向，研究内容有：①中药资源种质收集保存和评价；②道地药材良种选育与种苗高效繁育；③中药材规范化种植和绿色生态种植（养殖）。方向二：道地药材分子生药学方向，研究内容有：①中药材的分子鉴定；②中药有效成分的合成生物学研究；③中药资源的遗传与基因组学研究。方向三：中药材质量评价、控制和中药材质量标准研究方向。方向四：基于现代光谱技术的矿物类中药系统鉴别研究方向。通过应用现代中药材鉴定、化学分析、药理评价、生态种植和分子生物学技术，提高湖北道地药材资源开发利用效率，促进中药资源的可持续利用。

中心近年来先后承担了国家中医药管理局公共卫生专项"湖北省中药原料质量监测技术服务中心"和"湖北省稀缺中药材种苗繁育基地"，农业部财政专项"国家中药材产业技术体系黄冈综合试验站（CARS-21）"等平台建设，国家中医药管理局"矿物药重点学科"、国家重点研发计划中医药现代化研究重点专项"基于群落立体种植的中药材生态农业研究与应用"，国家重点研发计划农业减肥减药研究重点专项"中药材减肥减药技术集成研究与应用"，国家自然科学基金面上项目"扁茎变异促进茅苍术萜类生物合成的分子机制研究"等国家级项目，总项目经费已超过2000万元。

（3）四川省中医药科学院中药资源与种植研究所　专门从事中药资源与栽培研究的专业科研机构。现拥有一支17人的专业从事中药资源与中药栽培的研究团队，其中研究员2人，副研究员7人，农学博士2人，分子生物学博士2人，生药学博士2人、农学硕士5人。

新中国成立以来，中药资源与种植研究所（生药室）取得了突飞猛进的发展，先后承担了国家的四次中药资源普查，参加了《常用中药品种整理与质量标准》研究，参加了《常用中药品种整理与质量标准》《四川中药志》《四川植物志》《四川常用中草药》等书籍的编写。中药资源与种植研究所（生药室）人才济济，涌现了一大批国内知名的科学家，如植物分类学家陈善埔、代天伦，中药鉴定学家陈俊华、姜荣兰、舒光明，同时培养了一大批国内知名的中药科学家如陈士林、肖小河、钟国跃等。

（4）江苏省中药资源产业化过程协同创新中心　2012年7月由南京中医药大学开始组建，于2013年2月由江苏省教育厅正式立项建设。协同创新中心建设由南京中医药大学牵头，围绕中药资源产业化过程行业产业发展重大需求，协同本领域代表性高校、研究院所和中药企业，包括中国中医科学院中药研究所、中国医学科学院药用植物研究所、中国药科大学、江苏康缘药业股份有限公司、中国药材公司、江苏济川药业集团、金陵药业股份有限公司7家单位组建而成。紧扣中药资源种质选育及药材生产加工，中药饮片炮制加工及标准化，中药配伍应用及安全性与有效性，中药制药过程关键技术与产品升级，中药资源产业化过程废弃物资源化利用等方向进行资源集聚、合理分工与协同创新。解决中药行业产业重大需求，提升中药产业水平与产品国际竞争力，实现中药资源可持续利用；依据行业产业发展需求创新人才培育模式和调整学科建设结构，服务于中药资源产业链的仝过程。

"中心"坚持动态、多元、融合、持续的运行机制。通过"中心"建设推动学校办学理念和创新方式的转变，确立以社会和行业需求为导向的办学定位。在创新人才资源配置上，优先满足"中心"对省特聘教授等高层次人才的引进和使用，并赋予充分的人事自主权；在建设和运行资金上，每年校专项经费预算，并支持"中心"通过服务社会等方式筹措资金用于建设发展和激励分配等；在硬件条件保障上，以唐仲英科技楼为基础，优先满足"中心"建设发展需要。

通过"中心"建设汇集了一批高层次科技创新人才及全国中药资源领域的一流领军人才；整合了一批中药材生产基地、科技平台、人才培养基地以及产学研合作基地。探索构建多元化的人才体系、技术平台体系和发展资金汇集渠道，形成以人才为核心的协同创新模式。重大任务主要是：围绕中药资源产业化过程中所涉及的五个研究方向和七项研究任务，实现人才培养、科学研究和学科建设三位一体的建设目标。

（5）广州中医药大学中药资源学部　由中药资源教研室、药用植物教研室、中药鉴定教研室及分中心实验室组成。多年来，团队成员围绕中药资源可持续利用的关键科学问题，开展了种质资源调查、种质资源的分类与鉴定、GAP基地建设、种苗繁育、品种选育、病害防治及药材质量评价等研究工作。完成了国家自然科学基金项目6项和国家重点科技攻关项目、国家科技支撑计划课题、国家发改委项目、广东省重大科技专项、广东省自然科学基金项目及广东省科技计划项目等几十项课题研究。获得广东省科学技术奖励二等奖、广东省科技进步三等奖。主编《30种岭南中药材规范化种植（养殖）技术》《中草药彩图手册》等专著几十部，主编《药用植物学》《中药材生产质量管理规范》及《中医药拉丁语》等教材多部。

学部现有人员 19 名，其中教授 4 名、研究员 2 名、副教授 3 名，高级实验师 2 名，讲师 5 名，实验师 2 名，助理实验师 1 名。目前主持国家自然科学基金项目 3 项，并主持省部级科研课题 4 项，承担了第四次全国中药资源普查（广东省）的工作、建立了广东中药资源动态监测和信息服务中心，与企业合作建立了巴戟天、阳春砂等道地岭南药材规范化种植生产示范基地。学部教研室承担了《药用植物学》《中药鉴定学》《中药资源学》《中药生物技术》《药用植物栽培学》《药用植物生理学》及《药用植物生态学》等 10 多门课程的教学任务。分中心实验室的一部分属于"中药资源科学教育部重点实验室"，分中心实验室拥有无线互动显微系统、连续变倍体视显微镜、快速制冷切片机、生物病理切片机、PCR 仪、电泳仪、凝胶成像系统、超净工作台、人工气候箱等仪器设备，承担了药用植物学、中药鉴定学、综合设计性实验等 10 多门课程的实验课。学部人员中有博士生导师 3 名、硕士生导师 6 名，学部现有在读博士研究生 5 名，硕士研究生 25 名。学部本科生开放实验室接收"本科生参与教师科研项目"的教学任务并指导本科生完成毕业论文，每年指导本科生 100 多人。

（6）陕西省中药资源产业化协同创新中心　2012 年由陕西中医药大学牵头，联合中国中医科学院、南京中医药大学、西北大学、步长制药集团、北京同仁堂中药饮片有限公司、陕西盘龙制药集团等 6 家单位共同发起组建。中心于 2013 年 10 月被批准认定为省级协同创新中心。

中心拥有办公室、实验室等场所 5200 m^2，现有专职工作人员 26 人，其中 13 人具有博士研究生学历。中心设有技术转移办公室、科技资源管理发展办公室等管理服务组织机构，并设立了"一站一所三部"等研究服务平台（中药资源调查与产业信息服务站、中药配伍与转化研究所、中药资源产业化过程废弃物资源化研究推广部、中药资源种质选育与药材生产加工研究推广部、创新药物与制药过程关键技术与产业化升级研究推广部）。中心专家咨询委员会聘请了张伯礼院士担任主席，国医大师张学文教授、欧阳平凯院士、张生勇院士担任副主席；中心引进了段金廒、刘保延 2 位 973 首席科学家担任中心首席科学家。中心研究团队被批准为陕西省首批"重点科技创新团队"。2012—2013 年中心新增投入建设资金 2300 万元（其中中央财政支持地方高校建设资金 700 万元）。中心拥有 LC - MS、UPLC、HPLC 等先进的实验仪器设备，单价 5 万元以上设备 86 台（件）。

2. 技术创新

中药资源是我国中医药事业发展的物质基础，也是国家重要的战略性资源。近些年来，随着中医药事业的兴起，我国中药材资源种类丰富但分布不均、中药自然资源的浪费和逐渐枯竭、中药材自然资源认识上的不足[28]等问题也逐渐显现。面对中药资源出现的供求矛盾突出、遗传保守性特征、生态环境恶化[29]的问题，传统的技术不能满足我们对中药资源的新研究和新发展。中药资源学科急需要新型的研究方法与技术，为中药资源学科的发展注入新的活力。依据创新的方法对中药资源学科相关内容做深入的研究。

（1）"3S"技术　是指遥感（RS）、地理信息系统（GIS）和全球定位系统（GPS）3 种对地观测新技术及其相关技术有机地集成在一起，又称为3S集成技术。3S技术广泛用于中药资源调查、中药资源动态监测、中药资源品质与生境相关性研究、道地药材研究、中药资源管理信息化研究、中药区划研究和药材产地适宜性评价和区划研究。

RS应用于中药资源调查，能够大范围、高效率、定量表达中药资源储量和生境现状及变化情况，可以弥补传统调查方法的不足。GPS和GIS应用于中药资源调查时，GIS是综合处理、管理信息和时空数据的有效工具，而应用GPS辅助空间定位，可补充传统人工野外普查工作的方式，避免调查的主观性[30]。GPS和GIS应用于中药资源调查时，GIS是综合处理、管理信息和时空数据的有效工具，而应用GPS辅助空间定位，可补充传统人工野外普查工作的方式，避免调查的主观性。王哲[31]等人利用GPS技术获取药用植物分布点位，利用RS技术获取天然植被范围及面积，利用GIS技术研究大宗药用植物分布区划，最终在中药资源普查工作中基本掌握铁东区中药资源现状[32]。

（2）格网技术[33]运用规则栅格或格网的统计方法，可以降低由于统计单元大小不同，引起的中药资源丰富度的差异性。张小波等人通过格网技术对重庆市内中药资源种类丰富度进行了差异性分析。以重庆为例基于现有调查数据信息，对比分析不同格网尺度条件下中药资源丰富度的差异性，结果显示，选取30 km的格网，统计重庆市中药资源丰富度，可以较好地反映区域间中药资源丰富度的客观实际情况。

（3）无人机低空遥感技术[34]主要以固定翼无人机、无人多旋翼机和垂直起降无人机等作为遥感平台来获取实时高分辨率遥感影像数据。无人机低空遥感技术应用于野生中药资源调查监测和蕴藏量估算，栽培中药资源调查中栽培中药资源的分布面积测算和产量估算、中药资源长势监测、中药材品质监测、中药资源病虫害监测，中药资源区划研究。

（4）图像识别技术[35]是以计算机对图像进行处理、分析和理解为基础，用于识别各种不同模式的目标和对象的技术，即利用现代信息处理与计算技术模拟和完成人类的认识和理解过程。图像识别技术主要应用于：一中药资源调查过程中的应用于外业调查中和业内整理中；二图像识别技术应用于中药资源监控中；三图像识别技术应用于中药资源区划研究中。

（5）植物组织培养技术　采用植物组织培养技术扩大中药资源的生产，在中药资源开发利用和保护等方面具有多种用途，主要体现在以下方面：①药用植物快速繁殖；②药用植物脱毒培养；③药用植物育种中快速获得特殊倍性材料、克服远缘杂交不亲和、突变体筛选；④药用植物种质资源保存；⑤有效药用成分的生产中细胞培养和毛状根培养；⑥药用植物人工种子的制备[36]。

此外，植物组织培养技术可通过植物组织和器官培养生产活性成分，保护濒危和珍稀药用植物资源；通过遗传多样性分析，对植物组织培养材料进行评价；通过植物组织培养技术研究道地药材遗传机制和环境机制；通过诱导子的添加提高培养物中活性成分的含量；利用植物组织培养物进行基因功能筛选、验证及遗传转化研究。在我国中药资源日益减少的情况下，利用植物组织培养技术对中药资源进行积极的保护和开发利用，可以有效保护珍稀濒危的药用植物资源，解决中药资源供不应求的问题，对中医药事业的长远发展和环境保护具有重要意义[37]。

（6）微生物转化技术[38] 将微生物转化技术与中药资源相结合，可以解决中药资源水溶性差、毒性强、活性低、资源匮乏等问题，微生物转化技术是推动中药资源开发、中药现代化的重要途径。微生物转化技术可应用于天然药物资源中的皂苷类、黄酮类、生物碱类成分微生物转化。利用微生物转化技术可以对天然中药资源进行结构修饰或改造，模拟代谢模型预测药物代谢产物。利用微生物转化可以有效制备化学合成难易完成的新型化合物。

（7）双分子标记技术[39] 基于 DNA 分子标记和代谢标识物相结合的分析方法，在分子水平同时研究中药的种类、区别和质量差异的一种分子标记方法。该方法广泛应用于多来源药材的鉴别研究、药材年限鉴别、产地的鉴别研究、中药的优良种质研究、寻找和开发新的药物资源、为中药的植物新品种权保护提供技术支持等。

（8）DNA 条形码分子鉴定技术[40] 鉴别中药及其多基原物种的方法是通过采集样品并提取各自的 DNA，利用引物 PCR 扩增候选片段，纯化 PCR 扩增产物，测序并分析序列，寻找目的 DNA 条形码序列，构建 DNA 条形码识别系统。DNA 条形码鉴定是利用一段标准的、相对较短的 DNA 序列进行物种鉴别的一种分子生物学鉴别方法。中药材 DNA 条形码鉴定技术可应用于植物、动物来源中药材的鉴定；中药饮片、粉末及传统中成药的鉴定，药用植物种质资源的鉴定，药用植物种质资源的鉴定，珍稀濒危物种的国际贸易。除此之外也可应用于多来源药材的鉴别、产地鉴别、年限鉴别、成药鉴别等[41]。

（9）中药资源生物信息学技术[42] 是综合运用数学、计算机科学和生物学的各种工具来阐明和理解大量数据所包含的生物学的方法。通过中药资源生物信息学不同层面组学（包括基因组层面、转录组层面、蛋白组层面、代谢组层面、表型组层面、系统生物学层面等）的研究数据，展示了生物信息学在中药资源研究领域所取得的巨大成就。而且生物信息学技术在药用植物的抗逆性研究、次生代谢合成生物学研究、道地药材形成的分子机制的研究等也表现出独特的优势。

（10）"互联网＋"技术[43] 以"互联网＋"思维为导向，充分运用互联网技术和组织方式对中药标准化的各个环节，包括道地药材种植、加工、仓储、质量、流通等服务链进行重新规划，搭建起农户、企业、医院、市场监督管理局等主体沟通协作的平台。该技术可应用于种植标准化服务、质量标准化服务、仓储管理标准化服务、流通标准化服务中。在"互联网＋"背景下进行道地药材标准化服务，对于解决制约实现中药材优质优价的难题有着广阔的发展前景以及重要的研究价值。

3. 重大研究成果

中药资源的研究成果主要集中在道地药材形成机制、药用植物分类研究、药用植物育种与栽培、中药资源生态与环境适应性、中药资源品质与评价及中药有效成分生物合成与调控、中药资源学与其他学科的融合建立等方面。

（1）道地药材形成机制研究 2011 年国家科学技术奖中医药获奖项目是由黄璐琦、胡世林、肖培根等完成的"道地药材形成机制研究及应用"项目。该项目以"道地性形成＝遗传机制＋环境机制"为总纲，选择十多种道地产区明确、大宗常用的典型道地药材，以表型特征变异为核心，利

159

用现代分析技术、分子生物学技术、空间信息分析技术，以及多元统计、化学计量学等方法，研究道地和非道地药材在化学组成及含量、遗传背景、环境因子方面的差异，以及三者间的相关性；提取道地药材表型特征，明确其遗传和环境机制，进一步综合分析道地性的科学内涵，提出道地药材形成的理论，并通过受控实验结合生产实践进行验证和应用。同时，分析道地药材的知识产权属性，提出道地药材保护的策略，打开了道地药材分子机制研究的新篇章。

2012 年结题的项目"不同种质忍冬 AFLP 指纹图谱及其药材药效组分 HPLC 指纹图谱关联性的研究"中，应用 AFLP 分子标记技术发现同一道地产区的栽培品种亲缘关系较近[44]。主要从生殖遗传机制、药材分子系统等方面结合基因组、转录组等多种组学技术研究道地药材形成的遗传机制，从内在揭示道地性成因如项目"基于调控组的道地黄芩活性成分'逆境效应'形成分子机制研究"和"基于 RNA-seq 技术的黄连道地性形成的分子机制研究"等。

（2）药用植物分类学研究 目前有多个项目研究药用植物亲缘关系，如"中国南五味子属药用植物亲缘学研究"和"基于双分子标记的甘草属药用亲缘关系研究"等。"基于系统生物学的薯蓣属药用植物亲缘关系研究"采用系统生物学技术，从薯蓣属样品的收集、淀粉大分子亲缘关系、植物化学成分亲缘关系以及 DNA 分子亲缘关系 4 个方面，对全国收集的 30 多种药材进行了详细的研究，为该属药用植物的分类和亲缘关系的完善提供了重要理论依据[45]。

（3）药用植物育种与栽培研究 关于药用植物育种与栽培方面是中药资源学研究的重要内容，一些学者选择黄花蒿、三七、金铁锁等重要药用植物，通过对其进行光照、控温、施肥、修剪等处理，从杂交育种、分子标记育种、组学等角度研究对其生长发育、环境适应性、有效成分积累、药材品质等的影响。

例如，国家自然基金项目"射干生长发育和采收加工过程中活性成分动态变化规律与分子机制""基于内源激素调控的忍冬植物修剪方式对药材质量的研究"，以及地区项目"黄花蒿自交系种质创新及自交不亲和机制研究"等。而在"无籽罗汉果遗传机制的研究"中，通过开展罗汉果变异植株生长习性、花果形态与解剖特征、染色体核型变化、基因组 DNA 和 mRNA 表达差异和相关败育基因克隆等方面的研究，探讨无籽罗汉果形成的遗传机制，为无籽罗汉果的良种杂交选育、果实发育调控、转基因育种提供了关键育种材料、基因资源、技术支撑和理论依据[46]。

此外，一些学者还聚焦于药用植物连作障碍及其相关机制的研究，主要从病原菌的积累特征、根系分泌物的介导机制、响应连作的基因鉴定及自毒物质受体研究等方面，对地黄、人参、太子参等药用植物进行连作障碍的研究。"连作地黄 cDNA 消减文库的构建及其响应基因的筛选"项目研究成果，初步勾勒了以钙信号的响应、感知和放大化感物质信号为核心的地黄连作伤害的作用机制，为深入探讨地黄连作障碍成因、解读连作毒害的分子机制等提供理论基础[47,48]。

（4）中药资源生态及环境适应性研究 "人参药材中人参皂苷地理变异气候特征研究""药用植物云黄连对低纬高山环境的有性生殖适应策略"和"金银花与害虫咖啡脊虎天牛的化学通讯机制研究"等项目，研究了气候、土壤、地形、生物等在内的生态和环境因子对药用植物生长发育的影响。而环境中的微生物与药用植物生长、发育、品质形成密切相关，内生真菌作为一类重要的微生物可以促进药用植物的种子萌发、刺激其次生代谢产物的积累，有利于药用植物的生长和药材品质的形成。因此，学者们分别从内生真菌与植物种子共生萌发、其与植物的代谢交流以及其促进活性成分积累等方面进行研究，如"狭叶柴胡与内生真菌代谢交流对柴胡皂苷合成的影响""新疆珍稀植物阿魏内生菌与其共生机制及药效物质生成的相关性研究"及"龙胆内生真菌对龙胆苦苷等环烯醚萜类成分的生物转化研究"等。另外，2009 年度国家科技进步奖二等奖"中国药用植物种质资源迁地保护与利用"项目创新建立了药用植物资源多级遥感调查方法技术体系，实现砂仁、肉豆蔻、白豆蔻大规模引种，选育北柴胡、桔梗新品种，上述引种选育的品种累计推广应用近 13.3 万 hm^2，产生了重大的社会经济效益[49]。

（5）中药资源品质与评价研究　国家自然科学基金资助了"桑叶经霜品质变化机制相关研究""基于 SNP 分子标记的中国人参品种的鉴定及种质特性差异形成的分子机制研究""草果居群的分子鉴定及种质资源评价"等 26 个项目，采用了分子标记、DNA 条形码、信息学、联合组学等方法对中药材品质的形成、区划、品质与生物活性的关联及评价方法进行研究。"基于 SAMe 基因比较的金银花类药材质量评价方法的建立"研究成果中，选择忍冬、红白忍冬、红腺忍冬、水忍冬为研究对象，发现 LJPAL 与活性成分积累密切相关，并建立 ELISA 方法，用于预测金银花种质活性成分的含量[50]。

（6）中药有效成分生物合成与调控研究　中药基因组学与合成生物学是当前创新性药物研究的热点领域，对解决天然药物开发和中药现代化研究面临的瓶颈问题将发挥重要作用。自中国医学科学院药用植物研究所提出"本草基因组计划"以来，已形成了以中药原物种为对象的中药基因组学和中药 DNA 条形码鉴定的新方法体系。

陈士林教授领导的教育部长江学者创新团队，长期致力于将前沿生命科学技术应用到中药资源学研究[51]。该研究团队在国内外率先开展人参、丹参、灵芝和茯苓等重要药用植物和药用真菌的基因组研究。已完成人参、西洋参、丹参、甘草等 13 种重要药用植物转录组分析，基于中药原物种的基因组和转录组序列研究与生物信息学分析，已发现两千多个可能与人参皂苷、丹参酮、丹酚酸、甘草甜素、喜树碱等生物合成相关的候选基因，为合成生物学研究提供了丰富的生物合成元器件。

"环境胁迫对有效成分生物合成与调控的影响""逆境胁迫对茅苍术药效成分合成积累的影响及分子调控机制""杭菊花芽分化期淹水胁迫对其主要黄酮成分合成途径的调控机制"等项目，以环境胁迫为切入，构建道地药材化学成分次生代谢基因调控网络，解析道地药材有效成分生物合成途径及其积累调控规律。"低剂量镉影响青蒿中青蒿素积累的 Hormesis 机制研究"的研究成果，表明环境胁迫对有效成分生物合成和调控具有 Hormesis 效应[52]。

此外，药用植物有效成分生物合成（次生代谢）关键酶基因研究成为中药资源学科项目的研究热点，如"雷公藤甲素生物合成二萜合酶基因克隆及功能研究""丹参异戊烯焦磷酸异构酶基因在 MEP 和 MVA 途径中的功能研究""何首乌二苯乙烯苷芪合酶的功能研究"等项目。"丹参关键酶基因 SmCPS 特异性功能分析及其对丹参酮类成分合成的调控"取得的研究成果中，首次克隆鉴定了丹参酮生物合成途径中起始环化酶 SmCPS，而"丹参酮类化合物中下游生物合成途径研究"和"丹参酮类化合物结构修饰关键 CYP450 酶 miltiradiene-12-hydroxylase 的功能研究"的项目成果，进一步阐释了丹参酮生物合成分子机制[53]，并且克隆了丹参酮生物合成途径中次丹参酮二烯氧化酶 CYP76AH1。"催化柴胡单体皂苷生物合成的糖基转移酶基因克隆与功能分析"项目研究成果，筛选出 3 个可能参与柴胡皂苷生物合成的 UGT 基因，为深入研究皂苷合成途径及其调控奠定基础[54]。

关于中药有效成分生物合成与合成生物学方面也取得了重大成果，"基于酵母表达体系的葫芦二烯醇合成生物学研究""丹参酮中下游生物合成途径研究"等研究项目，成功解析了从"GGPP – CPP – 次丹参酮二烯 – 铁锈醇"丹参酮中下游生物合成途径，并且采用合成生物学策略，成功构建了次丹参酮二烯高产酿酒酵母工程菌株，并且进一步将克隆得到的 CYP76AH1 与 SmCPR1 共转化到产次丹参酮二烯的酵母菌株中，构建出能合成铁锈醇的酵母工程菌。

（7）中药资源学与其他学科的融合建立　20 世纪 80 年代中国药科大学周荣汉教授率先提出中药资源学的理论和学科体系，撰写了我国第一部《中药资源学》教材。90 年代，中药资源与开发专业正式被纳入国家本科专业体系，以中药资源的可持续有效利用为最终目标，基于中药及天然药物化学、药用生物资源学、分子生物学等以及现代分离分析集成技术与方法，在我国率先提出了中药资源化学的雏形。经过近 10 年来的探索创新和研究积累，进一步厘清其学科性质、研究范畴与任务，研究思路和技术方法更为清晰明确，随着社会需求、行业需求以及学科自身发展，中药资源与其他相关学科相互建立与发展已成必然趋势。

如段金廒等[55]对中药资源化学研究体系的建立，并通过持续的探索与实践，逐步解决了一些中药品种在生产与利用过程中的关键问题，如创建客观表征中药多元功效的多指标成分质量评价技术体系、创建多层次多角度系统利用资源生物体药用部位及废弃组织器官的研究技术体系和综合利用策略、建立了适宜于动物性药材研究的仿生提取 – 分子截留 – 串联色谱 – 类效性评价等高效适宜的研究技术体系。中药资源化学学科以具有传统药用功效的中药资源为基础和研究对象，立足于资源的开发利用，采用天然产物化学、分析化学和功效评价的技术和方法，揭示中药资源（种类、类群）多途径、多层次的科学利用价值，获得 2011 年度国家科学技术奖中医药获奖项目国家科学技术进步奖二等奖。

（8）其他研究　中药资源中的动物类药材研究也取得了一些成果，如"蚂蟥冬眠机制及生理特性的研究""林麝化脓性疾病与细菌识别相关 TLR 基因表达及多态性的关系研究""药用水蛭抗凝基因家族系统演化关系及其功能研究""基于转录组测序技术的间充质干细胞调控鹿茸快速生长机制研究"等。主要集中在药用动物的生理特性、病理机制以及药用部位生长机制等研究方面。

由此可见，中药资源学所取得的科学成果数不胜数，作为人类健康事业的物质保障、中药产业发展的物质基础、生态环境中药的组成部分，中药资源发挥的作用将越来越大，其地位和价值也越来越显示出来。

（三）开发应用现状

我国是世界生物多样性最丰富的国家之一，也是中药及天然药物资源最多的国家。资源的开发应用是指人类通过一系列的技术措施，把资源转变为人类社会和自然环境所需要的生产资料和生活资料的全过程。我国中药资源开发应用历史悠久。从神农尝百草到东汉《神农本草经》问世，从明代《本草纲目》到现代《中华本草》的编纂，浩瀚的本草文献反映了我国医药发展和劳动人民开发利用中药资源的丰富经验。我国的中药资源开发利用就是在此基础上，依靠先进的科学技术，采取各种有效措施，使中药资源得到更充分和更有效地利用，以满足防治疾病的需要，同时取得一定的社会效益和经济效益。

1. 中药资源开发的基本情况

（1）**国内中药资源开发概述** 新中国成立以来，在党和政府的重视下，中药资源开发利用工作已经取得了很大成绩。如依据《本草纲目》关于青蒿（黄花蒿，*Artemisia annua linn*）治疟记载，从该植物中分离出青蒿素；中科院成都生物所研究野生薯蓣（*Dioscorea spp*）的活性成分，生产了治疗冠心病的药物"地奥心血康"；此外，罗布麻、沙棘、灵芝、绞股蓝、芦荟、西洋参、天麻、三七等的资源开发利用方面也取得了显著进展。随着卫生事业的重点逐步由医疗型向预防型方面的转变，中药资源开发利用的领域也在不断扩大，正日益渗透到日常生活的各个方面。如保健食品、保健饮品、美容化妆品、药膳、药浴、药枕、天然香料、天然色素、天然甜味剂及苦味剂等[56]。

（2）**全球植物源药物开发利用基本情况** 目前全球有百余种天然化合药物是植物来源的，其中不足 20% 可用化学合成法生产，其余均从植物材料中提取，这些化合物来自 100 余种不同植物，而全球的高等植物种类繁多，药用植物具有新药开发的巨大潜力。随着社会的进步和发展，人们的自我保健意识不断提高，西药的毒副作用不断被发现，"回归大自然"、从天然植物和传统药物中寻求医疗方式的呼声越来越高。在发展中国家，人们难以支付昂贵的西方医药费用，传统医药以其低廉、方便、有效等特点，仍然广泛应用。传统医药具有西医无法取代的特性，特别表现在其复方和综合治疗效果上[57]。

2. 中药资源开发的理论和方法研究

（1）**理论研究** 中药资源开发利用的研究，通过不断实践，在理论上应运而生了一门新学科——药用植物亲缘学，它主要是探索药用植物亲缘关系 - 化学成分 - 疗效之间存在的内在规律来指导实践[56]。利用"药用植物亲源学"的理论，进行中药资源功能产品的"预测"开发，也为很多珍稀濒危及市场紧缺中药资源的替代品寻找指明方向。

（2）**方法研究** 在方法上，形成了多层的研究与开发模式。多层次的研究与开发包括以发展优质高产药材和原料为主要目标的一级开发，应用的手段侧重于生物及农学方面。近年来，我国在西洋参、天麻、冬虫夏草、薯蓣皂苷和阿托品类生物碱的原料生产等一级开发方面已取得了长足进展；其次是以发展药品和产品为主要目标的二级开发，例如野生资源沙棘、灯盏花素、刺五加、绞股蓝等系列产品开发；最后是以发展新药为主要内容的三级开发，例如石杉碱甲、灯盏素、雷公藤总皂苷等新药的开发。多层次的开发之间是相辅相成的。例如，一个自我来源新药的开发（三级开发）的成功，必将大大促进并要求有更多的药材和原料供应（一级开发），原料和药材资源多了，必然又要求加速对药品和产品的转化（二级开发）[56]。

3. 中药资源开发利用的途径

（1）进行资源调查和资源信息整理　中药资源是中药产业发展的物质前提，中药材种植、养殖是我国农业经济的重要组成部分，摸清资源的分布与储量状况能够为科学制定中药发展政策、破解农民增收瓶颈提供重要参考。新中国成立后，我国先后曾进行过3次大规模的中药资源普查，1983—1987年的第三次中药普查距今已三十余载。随着近年我国中药产业迅速崛起，中药资源的蕴藏量、供需结构及主产区分布格局均发生了巨大的改变，前三次的资源普查结果显然已无法满足现今中药产业发展的需要。鉴于此，第四次全国中药资源普查已于2011年正式启动，现已在全国范围内全面铺开，其信息数据将为今后的中药资源开发和利用提供重要的基础信息。

（2）新药物资源的寻找与开发　通过中药资源的调查研究，对濒危、紧缺中药资源采取野生抚育更新与引种驯化方法或采用生物技术方法或采用生物种群亲缘关系的系统规律，生产或寻找替代资源。如濒危药材犀牛角现在用水牛角代替，人工麝香、体培牛黄（含人工牛黄）代替天然麝香和天然牛黄。同时随着生物技术的应用，不同程度上缓解了紧缺中药资源的供应[58]。

（3）扩大药用部位，开发创新药物　传统中药资源有着传统的用药习惯和药用部位，往往只用植物的某一部位，而其他部位作为废料处理，资源浪费巨大。但多数中药材的活性成分一般不仅仅局限于一个部位，通过化学、药理及临床对比研究往往可挖掘和扩大药用部位，使中药资源得以充分利用，同时也可能研制出创新药物。如人参茎、叶、花、果等均含有人参皂苷类成分，功效近似，可加以综合利用，开发新药服务于临床和保健使用[58]。

（4）中药材深加工，进行综合开发利用　中药资源的开发应以药物利用为中心，进行多方面、多用途的研究开发，如保健食品、天然香料/甜味剂、植物性杀虫剂/杀菌剂、中兽药/饲料添加剂等，以充分利用中药资源。如迷迭香，其精油为天然香料，可广泛用于食品、化妆品、洗发水和日用化工品，所含二萜酚类成分为天然抗氧化剂，在发达国家用于油脂食品的防腐、抗氧化、高级化妆品添加剂，所含酚类成分可作为解热镇痛药物，目前已在美国、日本、法国等国家形成迷迭香产业[58]。

（5）保健品、功能性食品及其他特殊用途的开发　我国古代很早就有关于治疗各种虚症的论述及药物方剂的记载，并创制了各种有"扶正固本""攻补兼施"功能的成药和药膳食品。进入80年代以来，我国研制生产的以中药为主要成分或主要添加剂的保健药品和食品，发展迅速，并大量出口，受到国内外用户欢迎。用于保健品和保健食品的中药，常既有营养，又可以提高机体抵抗力且无毒性。如人参、西洋参、黄芪、当归、山楂、大枣、百合等[58]。保健食品开发方面，有见月草油、沙棘油、花粉、蜂王浆、昆布、魔芋等；保健饮品如沙棘、中华猕猴桃、刺梨、刺玫果、山楂、酸枣、酸角、玫瑰茄、麦饭石、绞股蓝、香菇等，以及一系列可乐型饮料。

此外，还包括化妆品添加剂、天然香料和香精、天然色素、天然甜味剂、中兽药、植物源农药开发等中药资源的开发利用。如许多药用动植物也是天然色素原料，核黄素、胡萝卜素、叶绿素等均可广泛用于饮料和食品着色，其特点是色调自然、安全性高，有些还具有一定的营养保健与治疗疾病的功能。有些植物的提取物还可作为热量低、安全性高、甜味浓、风味独特的天然甜味剂[59]。从贯叶连翘中提取金丝桃素并探索出实验室化学合成的路线和方法，金丝桃素对自然感染禽流感和人感染 H5N1 和 H9N1 亚型禽流感具有较好的防治效果。此外，纯中药研发出的兽药如"焦虫净""禽健宝"等用于动物疾病的治疗。基于中药资源开发的植物源农药目前在市面上多有使用，如除虫菊素、鱼藤酮、烟碱等。还有不少生药或某些动植物的加工品可用于纺织、制革、烟草、建筑、化工等多种工业部门。因此，中药资源的开发利用，不仅有利于医药事业的发展，而且还可为人类生活水平的日益提高服务[59]。

（6）民族中药资源的开发　我国的民族中药资源丰富，种类繁多，其中藏药 2800 余种，蒙药 1300 余种，壮药 1900 余种，具有极大的开发潜力。目前已从中开发出一批疗效突出的新药，如灯盏细辛开发灯盏乙素片、灯盏细辛注射液来治疗偏瘫，利用青阳参开发了青阳参片来治疗癫痫等；亦发现多种可替代进口的国产中药材资源，如萝芙木、毛柯子、毕拔、胡黄连等进行开发。如贵州苗药头花蓼的开发利用研究等。目前来说，民族药的开发利用还处于比较低的水平，一些疗效奇特的物种仍然有待深度挖掘[58]。

总之，随着人们生活水平的不断提高，"人类要回到大自然"的思想日益强烈，中药在这些领域的开发具有很大的潜力。

4. 存在的问题及建议

（1）野生中药资源锐减与可持续开发应用　近年来，中药资源需求量剧增，资源供应压力增加，野生资源更是急剧减少，不少品种日益濒危或濒临灭绝。各级政府日益重视，已经从战略高度认识到中医药事业的发展依赖于稳定的中药资源作保障，开发利用的同时应充分重视资源的保护和可持续利用。针对部分濒危动植物药材供应紧缺，国家采取了一系列保护和合理开发利用政策，如冬虫夏草的人工发酵生产、天麻野生变家种、虎骨与犀角代用品的发现和推广应用、麝香的人工养殖和人工合成等[60]。中药资源可持续利用应重点做好以下几项工作：①开展中药资源普查，建立资源濒危预警机制；②生态环境保护，野生生物资源的保护；③种质资源的保存与优良品种选育；④濒危、紧缺资源的保护及野生抚育与引种驯化；⑤生物技术的运用等[58]。做好以上工作，从而使中药资源达到全面、协调和永续利用的良性循环。

（2）中药资源综合开发利用率和开发水平还比较低　中药资源综合开发利用包括全面利用和多途径利用，使药材的根、茎、叶、花、果、种子都尽可能利用。因此有必要加强中药材精深加工，重视综合开发利用，在加强中药资源一级、二级开发的基础上，重点进行三级开发，中药材要将转化为新药、功能食品、日用保健品、化妆品、工业品等多方面、多层次产品为目标，使之实现充分利用、效益显著的要求。目前中药资源相关产品开发的科技含量低，产品结构单一，主要表现在：

①产品开发技术力量较薄弱，新产品开发周期长、风险大；②生产装备及管理较落后，产品档次低、国际市场竞争力不强。因此，利用高新技术和高新装备提高中药资源的开发利用质量和效率，实现中药资源综合利用价值是中药产业发展的必然趋势[58]。

（3）需进一步加强中药资源开发成果与市场间的联系　为了加快中药资源开发利用的速度和使价值成果早日进入市场，进一步克服过去实验室与市场脱钩，产品难以转化为商品的这一弊端，需加强中药资源开发成果与市场间的联系，以市场需求为导向，开发产业化前景较好的产品。

（4）加大科技投入，提高产品技术创新力　科技创新力作为市场竞争力的核心，无疑是决定中药产业现代化战略成败的关键性因素。首先必须加大科技投入和政策扶持的力度，全面整合中药科技研发要素，建立起以高起点、新技术为特征的现代中药产品研发技术平台。其次，充分调动社会各方面的积极性和主动性，打造出高素质的专业人才队伍。在传统中医药理论和临床的基础上，运用现代科技手段对中药药效成分、作用机制、安全评价、临床表现等方面进行全方位探索，开发出安全优质高效的现代新型中药产品[61]。

（四）资源保护现状

1. 立法保护

自1956年开始，我国已公布的涉及生物资源管理与保护的法规、条例等已有数十项。其中与中药资源保护密切相关的主要有：《森林法》（1984年）、《中国珍稀濒危保护植物名录》（1984年）、《草原法》（1985年）、《渔业法》（1986年）、《野生动物保护法》（1988年）、《自然保护区条例》（1994年）、《野生植物保护条例》（1996年）、《野生动物保护法》（2004年）等。

这些法律法规的实施有效促进了中药资源的保护和培育。如2004年修订的《野生动物保护法》对野生动物资源保护、驯养繁殖、合理开发利用做出了具体的规定，减少了对药用动物资源的滥捕滥猎，尤其是对一些珍稀濒危药用动物资源，制定了极其严格的保护制度。1994年的《自然保护区条例》有效保护了大量国家重点保护野生动物和珍贵植物的栖息地，对保护野生中药资源、防止物种灭绝起到了重大作用。1996年《野生植物保护条例》对野生植物资源实行加强保护、积极发展、合理利用的方针，鼓励和支持野生植物科学研究、野生植物的就地保护和迁地保护，有效促进了中药资源的可持续利用。

同时，我国也逐渐制定了一系列保护中药资源的法律法规。如1987年国务院颁布的《野生药材资源保护管理条例》，是我国第一部将中药资源保护以法律形式确定下来的专业性法规。《条例》对中药资源实行保护、采猎相结合的原则，并创造条件开展人工种养。其正式实施使中药资源保护与管理有法可依，有效遏制了中药资源的破坏，对维护生态平衡、保护和合理利用中药资源、适应人民医疗保健事业，有着极其重要的意义[62]。

1992年，我国在联合国环境与发展大会上签署了《生物多样性公约》。为了更好履行对义务的承诺，我国政府在国内组织和实施了一系列行动和措施。1993年，国务院发布了《国务院关于禁止使用犀牛角和虎骨贸易的通知》，通知指出：取消犀牛角和虎骨的药用标准，今后不再将犀牛角和虎骨做药用。1994年发布了《中国生物多样性保护行动计划》，规定了亟待保护的植物151种，其中药用植物19种。该计划对我国中药资源保护影响全面而深远，改变了传统中药资源保护的内容和目标，从生物多样性角度加强对中药资源的保护，即从中药资源物种多样性、遗传多样性、生态多样性三个方面保护中药资源的可持续利用。

医药卫生法中也制定了多项与中药资源保护相关的法律规范。2001年修订的《药品管理法》在第3条规定，国家保护野生药材资源，鼓励培育中药材。这是我国首次正式确立的保护中药资源的法律。2002年，原国家食品药品监督管理局通过了《中药材生产质量管理规范（试行）》（GAP），GAP的实施一方面有利于保障中药材的安全性和有效性，另一方面使得野生中药资源产量较低及濒危压力得到缓解。2003年《中医药条例》第29条规定国家保护野生中药材资源，扶持濒危动植物中药材人工代用品的研究和开发利用。

2017年7月1日起正式实施的《中华人民共和国中医药法》是我国第一部专门为继承和弘扬中医药、保障和促进中医药事业发展、保护人民健康而制定的法律。该法律明确指出"国家保护药用野生动植物资源，对药用野生动植物资源实行动态监测和定期普查，建立药用野生动植物资源种质基因库……支持依法开展珍贵、濒危药用野生动植物的保护、繁育及其相关研究[63]"。

2. 就地保护

就地保护是将药用动、植物资源及其生存的自然环境就地加以保护，从而达到保护药用动、植物资源的目的。这种保护方法可以使濒危的中药资源在已适应的环境中得以迅速恢复和发展。主要措施有建立和完善自然保护区以保护药用动植物和采取有效的生产性保护手段两种方式。

实践证明，建立自然保护区是有效保护自然环境和资源的最根本措施，也是保护珍稀濒危物种最有效的手段之一。根据保护的性质和目的，可将保护区划分为珍稀濒危物种保护区、中药资源综合研究保护区和中药资源生产性保护区三大类。

珍稀濒危物种保护区针对珍稀濒危植物和动物物种而建立。该类保护区只允许进行科学监测活动，对保护区内的自然环境及中药资源不允许采取任何人工干预，也可以结合人工种植（或养殖），借以扩大野生种群，恢复和发展药用植物和动物资源[64,65]。

中药资源综合研究保护区是供科研和教学而划定的综合性保护区。该类保护区建立的目的是保持自然生态系统和丰富的种质资源，供教学、科研和监测之用[64,65]。

中药资源生产性保护区既可在一定程度上维护自然生态系统，又能提供部分中药材产品的自然保护区，可具体划分为轮采猎区、人工粗管种植区及野生转家种或家养研究基地[64,65]。

轮采猎区是根据药用动植物资源的承受能力和中药材合理采收季节而划定的定时采猎保护区。人工粗管种植区是带有人工维持和发展药用植物资源的保护区，在该保护区内可采取人工繁育、野生放养或野生种植、粗放型管理等措施来发展药用植物资源，当资源达到一定量时，可适时适量进行采挖。野生转家种（养）研究基地是一类具有保护、研究和开发药用动植物资源的保护地，在维持野生药用资源的基础上，积极开展药用动植物野生转家种（养）的研究，试验成功后逐步推广生产[65]。

167

3. 迁地保护

中药资源迁地保护狭义上特指活体的药用植物迁地保护，通常归为中药资源引种园，如药用植物园、中药材种植基地等，广义上包括药用植物种子库、药用植物标本馆及离体组织培养保存库和中药资源生物信息库等。药用动物迁地保护即移（易）地保护，是指为保护野生动物的物种而在原生群落以外的地区建立的并能够维持种群稳定的一种保护措施，形式主要有养殖园、繁育中心、繁殖基地、水族馆、动物园等[66]。

我国 1992 年加入国际《生物多样性公约》后积极开展生物多样性保护工作，药用植物的迁地保护机构逐渐发展形成体系。药用植物迁地保护主要从 2 个层面设立保护机构：在个体及居群水平上，我国已建立中药资源保护区或专业药用植物园，对药用植物进行引种保存；在离体器官和组织水平上，设立种子库和标本馆等机构，保存物种的繁殖材料（包括籽粒、果实、根、茎、苗、芽、叶、花、DNA 等）[66]。

在药用植物资源迁地保护体系下，北京、广西、云南、海南建立了覆盖我国主要 3 种气候类型的 4 个药用植物迁地保存平台，这一平台已成为全球规模最大的药用物种迁地保护平台，总面积 333.3 hm²，迁地引种受保护药用植物物种 5282 种，离体保存药用植物种质 2 万份，保存的药用植物种质数量居世界前列[66]。2012 年建成的中国西南野生生物种质资源库，已收集保存的野生植物种子 7471 种，54 292 份，涵盖了药用植物种子、离体种质、DNA、微生物种质和动物种质。基于全国第四次中药资源普查工作，国家中药材种质资源库建设取得阶段性进展："国家中药材种质资源库（四川）"的基础建设基本完成，25 个省区市的 2.1 万余份种质标本已入驻。"国家基本药物所需中药材种苗繁育基地和种质资源库（海南）"的基础建设已基本完成，并开始保存普查工作中收集到的种质资源[66]。江苏泰州正在建设中药材种质资源库，负责长江中下游地区中药材种质资源的收集。国家中药材种质资源库的建立，为我国中药种质资源提供了一个开放性的保存平台和交流使用平台。深圳国家基因库是继美国（NCBI）、欧洲（EBI）、日本（DDBJ）之后的第 4 个国家级基因库，主要包括资源样本库、生物信息库、生物资源信息网络 3 个部分。该基因库对各方资源进行充分整合，形成平台开放、资源共享的合作交流机制，进而提高了生物遗传资源保护和利用的合理性、合法性以及资源效益最大转化性。

（五）国际合作交流

目前中医药已传播到 183 个国家和地区，与 40 多个外国政府和国际组织签署了专门的合作协议。中医药已成为中国与东盟、欧盟、非洲、中东欧、韩国、日本等地区卫生经济贸易合作和人文交流的重要桥梁，成为中国与世界各国共同维护世界和平、造福人类的重要载体。中草药作为中药资源的重要组成部分，因其疗效好且副作用小的特点逐渐被国际社会上大多数国家和地区的人民所认可，在俄罗斯、古巴、越南、新加坡等国家以药品形式注册。近年来，在国家中医药管理局和各国中药协会等多方力量的共同努力下，某些国家政府颁布了关于中草药的法律，建立了中草药质量标准，加强了国际交流合作，丰富了我国中药资源，促进了中药产业的发展。

1. 外来药的引入，扩充了中药资源，促进了中医药文化的传承与创新、传播与交流

自先秦时期以来，外来中药资源通过国家政府间相互交往的贡品、商人间的商品贸易和留学生出访各国学习交流传入中国。在中医药发展的历史长河中，实现了"中药化、本土化"，扩充了我国的中药资源，对中医药文化的发展起到了举足轻重的作用，如沉香、乳香、没药等香料成为临床治疗疾病中必不可少的常用中药材，并载入本草著作中。

秦汉时期，由于海陆丝绸之路的贯通，中国与亚洲其他国家得以交往。东南亚所产的薏苡仁等中药资源相继流入我国。东汉时期本草著作《神农本草经》就收载有"薏苡仁、菌桂、葡萄、胡麻、犀角、戎盐"等外来药[67]。

魏晋南北朝时期，佛教盛行，印度与波斯（今伊朗）的中药资源大量传入中国，如薰陆、郁金、苏合、青木、胡椒、荜拨、石蜜、千年枣、香附子、诃梨勒、无食子、盐绿、雌黄等。朝鲜的人参、金屑、细辛、五味子、款冬花、芜荑、昆布、蜈蚣等药材也传入我国[68]。西晋嵇含所著《南方草木状》中记载了从东南亚传入我国的中药资源，如豆蔻花、山姜花、蒟酱、益智子、蜜香、沉香、桄榔等[69]。

隋唐五代时期，我国的政治相对稳定，经济繁荣，海上贸易不断发展，大量的中药资源经海上丝绸之路传入中国，如象牙、琥珀、人参、沉香、安息香没药、阿魏、底野迦[70,71]。唐代波斯籍商人李珣《海药本草》中注明产地为外国的药材高达96种[72]。晚唐段成式所著笔记《酉阳杂俎》中记述有20种外来药来自波斯、拂林（即拜占庭或东罗马帝国）、真腊（即柬埔寨）、昆仑（即中南半岛东南部诸国）、印度尼西亚（婆利国）、印度中北部等地，如阿勃参、胡椒、捺祇、阿驿、白豆蔻等[73]。

宋金元时期，海上交通发达，中药资源交流更加频繁，东南亚和阿拉伯国家的使节纷纷向我国进贡名贵香料，如龙脑、乳香、沉香、黄熟香、檀香、胡椒、丁香、豆蔻、茴香、槟榔、木香、荜澄茄、龙涎香、苏木、白梅花脑、白龙脑等[74]。这些香料在中医药基础理论的指导下和临床实践中逐渐演变成为中药材，填补了中国本土芳香类中药的空白。政府重视外来商品贸易，规定贵重药材象牙、犀角、乳香、玳瑁等由政府垄断经营。

明清时期，郑和七次下西洋，为我国对外交流及经济贸易升华到一个高度，每次都带回大量珍贵的外来中药资源。朝鲜和东南亚各国向我国进贡大量药材，马来西亚、文莱、印尼、菲律宾等国一直与我国保持着中药材交易[67]。李时珍《本草纲目》正册共收录96种外来药[75]。

新中国成立后，改革开放使得国际交流增多，不少国家的民族药被我国学者所关注和研究，如玛咖、阿萨伊、诺丽、月见草、紫锥菊、辣木叶等，已经以各种形式与中药配伍应用，也有学者对其中药药性进行了研究[76-78]。目前，2015版《中国药典》已收录了100多种外来中药材，成为中医药不可分割的重要组成部分。

在"一带一路"倡议形势下，中药资源进口数量和合作国家数量均呈上升趋势。鹿茸、西洋参、乳香、没药、血竭、番红花、人参、加纳籽、车前子壳粉、甘草、黄草、红豆杉皮/枝叶等中药材和中药饮片为我国主要进口品种。泰国、印度、哈萨克斯坦为中药材和中药饮片的最大进口国[79]。截至2018年，我国保健品进口额同比增长高达38.09%。进口的主要产品为燕窝、鱼油和蜂蜡等。印度尼西亚、马来西亚、秘鲁、澳大利亚和美国为保健品进口国[80]。

2. 中药资源市场形成，出口量价逐年增加

中药资源包括中药材、中药饮片、提取物、中成药和保健品。随着《中医药发展战略规划纲要（2016—2030年）》《中医药法》和《中医药"一带一路"发展规划（2016—2020年）》等相关政策的实施，我国中药资源出口量和出口额均呈稳步提升。2018年，我国中成药、保健品和药材提取物出口呈现增长趋势，而中药材和中药饮片出口贸易则处于下降状态[80]。

相比较2017年药材提取物的出口比例，2018年量价呈暴风式增长，出口量和出口额同比增长分别为3.23%和4.33%。提取物出口品种主要有甜菊叶提取物、桉叶油、薄荷醇、甘草提取物等。当前，美国为我国药材提取物出口最大的国家，其次是日本、中国香港、印度尼西亚、韩国、德国、西班牙、印度等[80]。

2018年，我国中成药出口额同比增长5.51%，呈现出稳健的增长态势。中成药出口量最大的品种为片仔癀，其次为清凉油、安宫牛黄丸和云南白药。最大的出口市场为中国香港，占据中成药出口47.29%的份额。保健品2018年出口额为2.47亿美元，同比增长2.45%[80]，增长速度缓慢。

相比较2017年中药材及中药饮片出口量价，2018年整体呈下降趋势。出口品种以药食两用或者滋补类品种为主，其中，肉桂出口量最大，其次是人参、枸杞、红枣、茯苓、当归、半夏、西洋参、黄芪、菊花等。出口市场主要为日本、中国香港、韩国、越南、中国台湾、马来西亚等亚洲地区，其出口量占中药材及饮片出口总量的83.17%，另外，美国、印度、德国等国家在我国中药材和中药饮片的出口中也占有重要的市场份额[80]。

3. 中药资源国际交流成为我国对外合作的重要项目，为我国中医药国际化发展带来机遇

为贯彻落实《中医药"一带一路"发展规划（2016—2020年）》有关中医药"走出去"战略，针对沿线各国禀赋各异的中药资源、生物多样性优势，加强与"一带一路"沿线国家在中药（含民族药）资源的交流合作，进一步开创中药新格局。目前，我国已在30多个国家和地区开办了数百所中医药院校，培养本土化中医药人才，建立了多项中药资源科研项目合作。

中国与东盟间中医药交流源远流长，早在2008年，缅甸建立了第一个全国草药公园，其园内有700多个品种的20 000多株草药植物。2014年，云南中医药大学与老挝双共建了"热带、亚热带天然药物资源开发联合实验室"，其后，国内各高校和相关科研机构先后派出专家到老挝、缅甸等地开展中药资源研究，对区域内的名贵珍稀濒危药物资源进行调查。除此之外，北京同仁堂国药公司在柬埔寨建立了第一家合资公司[81]。越南出版了《越南药用植物志》等专著，如Selected Medicinal Plants in Vietnam、Animals and Plants to Medicines in Vietnam等[82]。2019年10月24日，马来西亚马来亚大学、孟加拉国吉大港大学和泰国宋卡王子大学在中国云南西双版纳召开"一带一路"傣药南药国际研讨会暨2019药植论坛。2019全国研究生药苑学术论坛与中国医学科学院药用植物研究所、中国医学科学院药用植物研究所云南分所已签署了"一带一路"国际合作协议。

除此之外，中国与其他国家或地区的中药资源交流合作取得了一定成果。2018 年 3 月 24 日，在"中医药国际化发展论坛"上，英国阿斯利康制药公司与绿叶制药双方达成关于建立一款中成药在中国以外市场的战略合作意向，中医药"出海"迈出新的一步。同年 5 月，我国与加拿大双方决定做好中药注册、建立西洋参种植销售基地、每年举办一次国际化论坛等工作。2018 年 11 月，浙江泛亚生物医药股份有限公司研究开发的中医药"蝉花虫草孢子粉"被瑞典国家食品药品监督局审核列入"膳食补充剂"并在欧盟生产和销售。

2018 年 8 月，北京中医药大学中药学院团队走访调查了厄瓜多尔的瓜亚基尔、克维多、安第斯山等地区的中药资源。与厄瓜多尔瓜亚基尔大学、克维多国立科技大学等著名高校进行了深度交流与合作，为草药资源野生资源开发、稀有资源种植以及特色大健康产品联合研发等搭建了良好的国际合作平台，为下一步落实和推动具体项目的中厄合作奠定了平台基础。2019 年 6 月厄瓜多尔克维多国立技术大学回访中药学院，双方以亚马逊地区药用植物的开发利用为切入点，在植物药开发利用、人才培养及中医药文化传播等方面开启学术交流与合作。

在 2019 年中国国际服务贸易交易会上，中俄双方就中医药产品、保健品、植物药及中医药技术在俄语国家的注册、销售等方面的内容进行了深度讲解，方便两国中药资源贸易合作。9 月，在第三届中国 – 蒙古国博览会国际中蒙医药产业发展论坛展开了《蒙药正典》学术研讨等活动，推动中蒙医药国际化、产业化、标准化和学术发展进行国际交流。10 月 21 日，在第六届中医药现代化国际科技大会第二分会"中药资源创新与可持续发展"分会上，我国与欧洲、美国、泰国等国家深入探讨了中药资源的保护、评价、发展和利用问题，并对中药资源研究最新进展和经验进行了深入交流。本次会议加强了国际交流与合作，对促进中药资源实现可持续开发与利用具有重要意义。

三、中药资源学科发展方向

（一）中药资源调查及动态监测

1. 中药资源调查研究

结合第四次全国中药资源普查工作的实施和成果梳理，在全国、省域、县域等不同空间尺度范围进行种类多样性调查研究，从科、属、种等不同分类尺度进行分布范围调查研究，从野生和栽培等不同生产维度进行产量和质量调查研究，从区域、种类，药用和食用等不同利用维度进行评价指标体系和评价方法研究。针对制约中药资源发展的关键问题，开展中药资源保护、开发、合理利用和评价等专题调查，形成专题报告，服务行业健康持续发展。

2. 中药资源区划研究

在中药材分布区划、生长区划、品种区划和生产区划研究的基础上，开展区域性中药资源区划、单品种的生产区划研究，服务和促进中药材向最佳生产区域集中，为中药材种植基地建设提供服务。

3. 资源动态监测研究

基于本底数据、地面调查、低空遥感、卫星遥感等融合技术，针对重点区域药用资源多样性、生态环境保护和修复等，开展重点品种的分布区域、面积、产量、质量和病虫害等的监测研究；构建重点区域和重点品种动态监测数据库，形成长时间、多区域、多品种的监测数据；对海量监测数据进行深度挖掘，在国家宏观层面掌握中药资源变化情况、分析研究其变化规律和发展趋势，服务重点区域和重点品种常态化监测体系建设和管理。从中药资源信息化的管理制度、标准规范、软件系统功能、硬件网络和数据安全共享等方面进行研究，开展中药材全过程质量追溯体系建设。

（二）珍稀濒危中药资源保护

1. 濒危中药资源的迁地保护和就地保护

评估我国珍稀濒危中药资源迁地保护和就地保护的程度，制定优先开展迁地保护和就地保护的中药资源名单；研究珍稀濒危中药资源分布的空间格局，划定珍稀濒危中药资源保护的重点区域；根据中药资源的需求现状和稀缺程度，构建珍稀濒危药用植物优先保护等级评估体系。

2. 名贵道地药材野生变家种研究

积极开展常用珍稀名贵道地药材野生植物生长发育、繁殖特性等生物学特性研究，开展道地药材野生药用植物引种、驯化、种苗繁育、种植技术研究，建立道地药材野生变家种研究及转化技术平台。

3. 名贵道地药材的流失风险和惠益分享研究

根据生物遗传资源的国家所有权制度，分析我国珍稀濒危中药资源流失现状，评估物种流失的风险、流失造成的损失。研究国家珍稀名贵道地药材惠益分享制度，研究我国参与国际相关条约如《生物多样性公约》《濒危野生动植物种国际贸易公约》策略。

（三）道地药材成因及产地追溯研究

1. 药材成因及保护的系统研究

就道地药材的物质基础、遗传成因、环境机制、品质鉴别等环节开展深入研究，加强道地药材次生代谢产物积累的多基因互作及表观遗传研究，争取在道地药材表观遗传及道地药材品质与环境微生物互作研究方面取得新突破。

2. 药材鉴别及产地溯源研究

利用传统鉴别、分子鉴定、中药本草考古等多种手段开展药材鉴别，形成道地药材鉴定技术体系。围绕道地药材形成过程中土壤特征与道地药材独特品质因子的形成规律这一关键科学问题，通过开展道地产区土壤特征的本底调查及稳定同位素指纹集成分析，建立基于同位素分馏原理、土壤特征－药材品质转化规律和地理信息系统等现代技术的道地药材溯源检测技术集成，构建道地药材产地真实性溯源数据平台。

（四）中药生态农业及土壤修复

1. 高品质道地药材生态种植研究和推广

以生产高品质道地药材为目标，选择区域特色突出、道地性明确的常用中药材，系统构建以农业措施、生物防治、资源循环、仿生栽培等各种综合技术为主体的中药生态种植模式，开发精细农业耕作、测土配方施肥、病虫草害绿色防治、产地绿色初加工和储运技术等生态种植技术，开展全链条质量追溯，形成道地药材生态种植技术单元，并面向适生地区示范推广。

2. 栽培地土壤改良及修复研究

针对中药材土壤质量不断下降及连作障碍等问题，采用科学施肥、科学耕作等手段，以减少化肥增施导致的土壤板结以及未经充分腐熟的有机肥造成的微生物污染，开展以土壤生态修复研究为主线的绿色肥料开发。通过土壤宏基因组学揭示土壤菌群失衡机制，通过菌群分离和回接技术发现有害菌和有益菌，进行生物菌肥研究并采用生物技术生产中药材绿色肥料。

（五）中药资源开发及循环利用

1. 资源新来源开发及综合利用研究

选择确有疗效的药用植物、珍稀濒危中药材替代品、常用中药材非药用部位等开发新药材或新药用部位，完成新中药材或中药材新药用部位的临床前研究资料；开展非传统药用部位资源性化学成分发现和废弃物处理等关键技术研究，开发药用、兽用等新原料资源品种，实现中药材非传统药用部位的综合利用。

2. 资源化学研究及循环利用实践

从资源学角度探讨可利用物质在资源生物体中的分布与积累规律，从化学角度研究中药资源中可利用物质的类型、结构、性质、质量、数量、存在与分布以及利用途径等。通过资源性化学物质的多途径、多层次、精细化开发利用，形成中药资源—可利用物质—多途径开发—功能产品群集成的资源化学研究与利用模式；围绕中药资源生产过程的减量化、再利用和资源化开展系统研究，开发出一系列适宜于中药资源深加工产业化过程所需的环境无害化、资源节约化的科学技术体系，有效推进中药资源的高效利用和循环利用；通过提升中药资源的利用效率，以减少资源消耗、节约资源成本、提高资源效益，追求经济效益与生态效益的统一。

（六）中药资源合成生物学

1. 活性成分生物合成及其调控研究

通过利用基因组测序、比较转录组测序、代谢组分析，筛选出有效的候选基因；利用分子生物学、生物化学手段进行功能研究，从而解析其生物合成途径。高通量功能基因筛选技术、化学生物学与分子生物学的结合、计算机辅助筛选、结构生物学的发展等将进一步促进生物合成途径的全解析。

2. 合成生物学研究及产品开发

对一些具有明确药理活性（尤其是抗癌活性）、重要工业应用价值以及来源于特殊药材的有效

173

成分可以通过异源生产的方式来获取。利用植物代谢工程、基因编辑、分子育种等手段对植物或者组织细胞进行定向选育和改造，以"有效成分"为目标，定向培育生产特定有效成分的株系，进而开发新药源及新的中药产品；开展途径解析及调控机制研究，利用合成生物学手段在微生物中重构植物来源活性成分生物合成途径，通过代谢流调控、细胞全局性能分析、发酵优化等手段提高目标化合物产量，实现利用细胞工厂发酵生产具有经济价值的单体或者复合成分，并开发出临床替代产品；合成生物学方法也可以通过蛋白质工程、计算机模拟、组合生物学技术对化合物进行结构改造和修饰提升其成药性，进一步提升中药活性成分的应用价值。

（七）中药资源经济学

1. 资源保护经济学研究

利用生态系统和生物多样性经济学等方法，研究我国中药资源保护的隐藏价值显现化问题。开展中药资源产权研究、不同产权制度对中药资源保护的效果研究及中药资源保护的效率研究。基于中药资源质量的特征和中药资源质量与信息的不对称性，构建中药资源质量标准与质量控制方法，开展中药资源质量的信息传递机制、激励机制和影响因素及中药资源质量追溯研究。

2. 中药资源的供求及价格研究

针对中药资源供给与需求的价格弹性问题，开展中药资源供给与需求的影响因素和决定因素、中药资源供给与需求的周期性、中药资源供给与需求曲线、中药资源供给与需求的激励机制、中药资源供给与需求的准入门槛、中药资源需求与医疗保险的关系研究。开展中药资源价格形成机制、中药资源价格波动的影响因素、中药资源价格的分级问题研究，构建中药资源价格指数的编制理论和方法，开展中药资源价格预测和预警研究。

3. 中药资源的要素市场及国际贸易研究

根据中药资源与土地、人力、科技、资本的关系，分析中药资源的驱动力和增长函数，以提升中药资源生产效率。开展中药资源产业进步和绿色发展指数、中药资源全要素生产率、中药资源的供给侧改革研究。基于中药资源国际贸易的规模，构建中药资源国际贸易模型，开展中药资源国际贸易的影响因素、竞争力、战略分析及风险研究。

四、中药资源学科发展战略

（一）战略目标

未来 10 年中药资源学科发展的战略目标是在中医理论的指导下，运用数据科学、信息技术、生物技术等国际前沿科学技术，建设资源管理数字化，资源保护立体化，资源利用生态化，科学研究分子化，人才培养复合化的国内一流学科。

（二）战略任务

未来 10 年中药资源学科的战略任务是在中医药理论的指导下，依据战略目标构建基于整体思维和系统认知分析技术的数字化中药资源管理理论与技术体系；建设基于新一代传感器技术与生物技术的立体化中药资源保护理论与方法体系；系统研究"山水林田湖草是一个生命共同体"生态化的中药资源利用技术体系；深入开展基于"分子生药学"突破性的中药资源基因组学和精准育种理论与技术研究；培养熟悉知精准调查、精细感知、精明治理的科学理论与技术的技术复合、能力综合、产业融合人才队伍。

1. 构建中药资源数字化管理理论与技术体系

第四次全国中药资源普查，全面掌握我国中药资源家底及传统知识信息，构建国家中药资源中心及中药资源动态监测体系。①调查研究我国中药资源种类、分布、蕴藏量、资源变化趋势、栽培与野生情况、收购量、需要量、质量等中药资源本底资料，全面掌握我国中药资源情况；②建设中药资源数据库、中药资源监测和信息服务数据库，建立中药资源动态监测体系，在重点区域建立中药资源观测点，对常用品种、资源紧缺品种进行动态监测；③收集整理中药资源传统知识信息，建立中医药传统知识中心；④建立中药种子种苗繁育基地、种质资源库及标本馆，构建以上几个实体库的独立运营机制及共享服务机制；⑤提出中药资源管理、保护及开发利用的总体规划建议，制定中药资源可持续利用的国家规划，数据科学和分析工具的进步为提升中药资源研究和知识应用提供了重要的突破机遇。第四次中药资源普查收集了大量各类数据，通过有效的工具来广泛使用已有的数据、知识和模型。大数据、人工智能、机器学习、区块链等技术的发展，构建中药资源管理、数字管理系统，提供更快速地收集、分析、存储、共享和集成异构数据的能力和高级分析方法。运用数据科学和信息技术极大地提高中药资源复杂问题的解决能力，将对中药资源在动态变化条件下自动整合数据并进行实时建模，促进形成数据驱动的中药资源智慧管控。

2. 建设立体化的中药种质资源保护理论与技术体系

根据世界自然保护联盟 2020 年更新的红色名录，进入名录的物种总量已经超过 12 万个，其中在 2019 年已灭绝的物种为 882 种，野外灭绝物种为 77 种，极度濒危物种为 6811 种。近 50 年来，我国有 200 多种植物灭绝，比世界平均水平高 10% ~ 15%。自然保护区建设是近年来我国生态建设的重要内容，是保护生物多样性的重要举措，我国自 1956 年开始建设第一个自然保护区——鼎湖山保护区，到目前已建立各级各类自然保护地达 1.18 万处，包括 10 个国家公园体制试点区、2750 个自然保护区、3548 个森林公园、1051 个风景名胜区、898 个国家级湿地公园、650 个地质公园等，占国土陆域面积的 18%、领海面积的 4.6%，超过世界平均水平，89% 的国家重点保护野生动物种类和 86% 的国家重点保护野生植物种类都在保护地中得到保护。中药资源保护量值定义世界，精准决定未来。高精度、精准、可现场部署的传感器以及生物传感器的开发、应用作为未来技术中药资源的就地保护的重要技术。当前传感器技术已经广泛应用在资源保护领域，但主要还集中在对单个特征如温度的测量上，如果要同时研究整个系统运行的机制，提升连续监测多个特征的联动能力，整合新一代传感器技术包括对物理环境、生物性状的监测技术，包括运用材料科学及微电子、纳米技术创造的新型纳米和生物传感器，如水分子、病原体、微生物在跨越土壤、动植物、环境时的循环运动过程进行监控。构建中药资源在出现病症前就能发现问题、解决问题。在资源要素的利用环节即可精准发现和定量识别可能出现的风险问题，并能够实时进行优化调整，将彻底改变中药资源的保护方式。同时加大濒危中药资源的迁地保护力度，构建全方位的物种保护方法体系，为中药资源可持续利用打下坚实的基础。

3. 系统研究中药资源生态化利用技术体系

中药资源系统是复杂系统，已经很难再依靠单一技术突破来实现整体提升。"山水林田湖草是一个生命共同体"，跨学科研究和系统方法作为解决重大关键问题的首选项。系统认知就是要系统地从中药资源要素构成、互作机制和耦合作用来探索问题解决的途径。突破单要素思维，从中药资源利用、运作效率、系统弹性和可持续性的整体维度进行思考，从土地资源的治理、修复、提升入手。在一些关键核心技术上取得突破性进展，比如中药资源大数据、耕地健康诊断技术、生态良田构建技术、土壤生物多样性保护和耕地养护技术、耕地系统演化模拟仿真技术等；全球变化与道地药材变迁研究、道地药材智慧监测等。值得注意的是，通过近年来大量的研究报道，我们知道了人体微生物对身体健康的重要性，相比而言我们对中药资源中土壤、植物和动物的微生物组及其影响还不够了解。随着利用越来越复杂的工具探测农业微生物组，农业微生物数据库构建，从分子水平土壤、植物和动物微生物组之间的相互作用，并通过改善土壤结构、提高饲料效率和养分利用率以及提高对环境和疾病的抵抗力等增强农业生产力和弹性研究的深入，对中药资源的土壤和植物微生物组之间的相互作用表征，土壤微生物组与气候变化中的碳、氮和诸多要素对道地药材形成机制的解析将起重要的推动与促进作用。加深对基本微生物组成部分的理解以及强化它们在养分循环中的作用对确保中药资源可持续利用至关重要。

4. 构建基于分子生物学中药资源基因组学理论与技术体系

2000年《分子生药学》的出版，标志着分子生药学学科的建立并进入快速发展期，在这一时期DNA分子标记技术广泛应用于中药资源研究，一系列中药资源遗传多样性、分子系统学研究成果呈现强劲的增长趋势，为中药材品种整理和质量标准化研究、中药资源保护与可持续利用提供新的策略。随着分子生物学现代生命科学的共同语言，其理论与技术不断与中药学融合、广泛联系，以此开拓出新的研究领域。现在分子生物学已形成14个研究方向，包括中药资源分子系统学、中药资源功能基因组、中药分子鉴定、中药资源活性成分的生物合成和代谢调控、珍稀濒危中药资源保护、中药资源活性成分的生物技术生产、中药资源分子标记辅助育种等。随着基因编辑技术的出现，有针对性的遗传改良可以实现传统方法无法实现的方式对植物和动物进行的改良。通过将基因组信息、先进育种技术和精确育种方法纳入常规育种和选择计划，可以精确、快速地改善对提升中药资源生产力和提升中药资源有重要影响的生物性状。为培育中药新资源和土壤微生物、开发抗病动植物、控制生物对压力的反应，通过中药资源基因组学的理论研究以及挖掘与中药药效相关有用基因的生物多样性等打开了技术大门。利用中药资源基因组学攻克中药资源基因的一些突破性技术，提高中药资源生产力、抗病抗旱能力以及中药资源质量。

5. 构建复合型中药资源人才培养体系

中药资源学是一门融合多学科技术理论方法的综合性学科。中药资源的个体特征，资源时空变化的动态过程，资源现状、数量、质量、分布、生态环境、开发利用、保护更新、区域资源结构、区划规划、经济调节、管理条例、法律法规等。研究技术包括：中药资源调查信息获取与分析中涉及的数学、统计学、计算机、数据库、遥感技术等；中药资源规划中的资源评价、区划、分布、制图等；中药资源生态中区域中药资源生态系统的特点、结构、功能、调控、模拟、自然更新与人工更新的研究方法，掌握景观层次资源的时空变化规律，才可以在后期快速进行蕴藏量调查等。中药资源学的学科体系特色和中药资源学科体系结构突破的是自然科学与社会科学，是人类、自然、社会、经济有机统一的学科，培养人才队伍，紧扣中药的独特性与资源的本质属性，体现出学科的基本理论（学科的提高）、基本知识（学科的普及）、基本技能（学科的应用）这三个基本要素。①理论与技术并进，构建学科的理论体系，对资源地理学、资源经济学、资源管理学、资源生态学、资源信息学5个方面的结合有利于中药资源学系统思路的建立。②系统性与细节性并举，从技术和经济的角度探讨中药资源可持续开发利用与管理的原则、手段、技术特色等。利用中药资源、生态、社会、经济的动态平衡关系及技术手段。③传承与创新并重，中医药学是中华民族的伟大创造，遵循中医药规律培养复合型中药资源人才队伍，把中医药这一祖先留给我们的宝贵财富继承好、发展好、利用好。中医药具有数千年的历史，自神农尝百草以来，中国的医药行业在不断地发展和进步，在漫长的岁月里挽救了无数人类的生命，随着科技的发展和进步，对中医药的研究持续深入，中医药以良好的治疗效果和极低的副作用赢得了更多人的信赖，开始走出国门、走向世界。中药资源是中医发展和应用的重要基础，特别是很多中药资源数量非常稀少、获取难度较大，濒危中药资源供应数量已经难以满足使用需求，部分资源甚至存在彻底消失的风险。如何在生态环境保护及中医药持续发展的前提下有效利用并开发中药资源，实现中药资源的可持续发展，未来十年，全球系统认知分析、精准动态感知、数据科学、基因编辑、微生物组五大关键技术将突飞猛进。中药资源如何发展是所有中药科学工作者需要深入思考的问题。

参考文献

［1］国家自然科学基金委员会. 2019年度国家自然科学基金项目指南［M］. 北京：科学出版社，2019.

［2］高伟，郭淑贞，韩立炜. 近3年国家自然科学基金中药资源学科资助与结题项目情况分析［J］. 中国中药杂志，2016，41（19）：3696-3701.

［3］Jiang D，Zhao ZY，Zhang T，et al. The chloroplast genome sequence of Scutellariabaicalensis provides insight into intraspecific and interspecific chloroplast genomediversity in Scutellaria［J］. Genes，2018，8：227.

［4］Wang YZ，Li Y，Zhang JY，et al. Capturing thegeoherbalism differentiation in wild Paris polyphylla var. yunnanensis raw materials through the application ofmultispectral information fusion combined with chemometrics［J］. ACS Omega 2019，4：18820-18832.

［5］Wang T，Tian XR，Wu XY，et al. Effect of light quality on totalgypenosides accumulation and related key enzyme gene expression in Gynostemma pentaphyllum ［J］. Chinese Herbal Medicines, 2018, 10（1）: 34 – 39.

［6］ Hosseini MS, Samsampour D, Ebrahimi M, et al. Effect of drought stress on growth parameters, osmolyte contents, antioxidant enzymes and glycyrrhizin synthesis in licorice（Glycyrrhiza glabra L.）grown in the field ［J］. Phytochemistry, 2018, 156, 124 – 134.

［7］ Zhang B, Weston PA, Gu L, et al. Identification of phytotoxic metabolites released from Rehmanniaglutinosa suggest their importance in the formation of its replant problem ［J］. Plant and Soil, 2019, 441（1 – 2）: 439 – 454.

［8］ Wang XR, Li Z, Yang L, et al. Identification of critical stage responding to consecutive monoculture obstacle in Rehmanniaglutinosa L. ［J］. Acta Physiologiae Plantarum, 2019, 41, 59.

［9］ Chen AG, Gu L, Xu N, et al. NB – LRRs not responding consecutively to Fusarium oxysporum proliferation caused replant disease formation of Rehmannia glutinosa ［J］. International Journal of Molecular Sciences. 2019, 20（13）: 3203.

［10］ He YS, Zhang MD, Zhou WX, et al. Transcriptome analysis reveals novel insights into the continuous cropping induced response in Codonopsis tangshen, a medicinal herb ［J］. Plant Physiology and Biochemistry, 2019, 141: 279 – 290.

［11］ Zhang JF, He LP, Wu YG, et al. Comparative proteomic analysis of Pogostemon cablin leaves after continuous cropping ［J］. Protein Expression and Purification, 2018, 152: 13 – 22.

［12］ Badawy EM, Khalid KA, Heikal AAM, et al. Effect of salinity stress and soil types on growth, photosynthetic pigments and essential oil of Artemisia annua L ［J］. Asian Journal of Crop Science, 2018, 10（1）: 40 – 47.

［13］ Tong XC, Cao AP, Wang F, et al. Calcium-dependent protein kinase genes in Glycyrrhiza uralensis appear to be involved in promoting the biosynthesis of glycyrrhizic acid and flavonoids under salt stress ［J］. Molecules, 2019, 24（9）: 1837.

［14］ Huang H, Zi XM, Lin H, et al. Host-specificity of symbiotic mycorrhizal fungi for enhancing seed germination, protocorm formation and seedling development of over-collected medicinal orchid, Dendrobiumdevonianum ［J］. Journal of Microbiology, 2018, 56（1）: 42 – 48.

［15］ Xie W, Hao ZP, Zhou XF, et al. Arbuscular mycorrhiza facilitates the accumulation of glycyrrhizin and liquiritin in Glycyrrhiza uralensis under drought stress ［J］. Mycorrhiza, 2018, 28（3）: 285 – 300.

［16］ Gong L, Qiu XH, Huang J, et al. Constructing a DNA barcode reference library for southern herbs in China: A resource for authentication of southern Chinese medicine ［J］. PLoS ONE, 2018, 13（7）: e0201240.

［17］ Xu JY, Zhu Y, Yi Z, et al. Molecular diversity analysis ofTetradium ruticarpum（WuZhuYu）in China based on inter-primer binding site（iPBS）markers and inter-simple sequence repeat（ISSR）markers ［J］. Chinese Journal of Natural Medicines, 2018, 16（1）: 1 – 9.

［18］ 朱巧，邓欣，张树冰，等. 黄精属6种植物的SSR遗传差异分析 ［J］. 中国中药杂志, 2018, 43（14）: 2935 – 2943.

［19］ Tang QY, Chen G, Song WL, et al. Transcriptome analysis of Panaxzingiberensis identifies genes encoding oleanolic acid glucuronosyltransferase involved in the biosynthesis of oleanane-type ginsenosides ［J］. Planta. 2019, 249（2）: 393 – 406.

178

〔20〕 Zhi JY，Li YJ，Zhang ZY，et al. Molecular regulation of catalpol and acteoside accumulation in radial striation and non-radial striation of Rehmanniaglutinosa tuberous root〔J〕. International Journal of Molecular Sciences. 2018，19（12）：3751.

〔21〕 Zhao Q，Cui MY，Levsh O，et al. Two CYP82D enzymes function as flavone hydroxylases in the biosynthesis of root-specific 4'-deoxyflavones in Scutellaria baicalensis〔J〕. Molecular Plant. 2018，11（1）：135 – 148.

〔22〕 Zhao Q，Yang J，Cui MY，et al. The reference genome sequence of Scutellariabaicalensis provides insights into the evolution of wogonin biosynthesis〔J〕. Molecular Plant. 2019，12（7）：935 – 950.

〔23〕 Qiu F，Zeng JL，Wang J，et al. Functional genomics analysis reveals two novel genes required forlittorine biosynthesis〔J〕. New Phytologist. 2019，doi：10. 1111/nph. 16317.

〔24〕 Cao WZ，Wang Y，Shi M，et al. Transcription factorSmWRKY1 positively promotes the biosynthesis of tanshinones in Salvia miltiorrhiza〔J〕. Frontiers in Plant Science，2018，9：554.

〔25〕 Ding K，Pei TL，Bai ZQ，et al. SmMYB36，a novel R2R3-MYB transcription factor，enhances tanshinone accumulation and decreases phenolic acid content in Salvia miltiorrhiza hairy roots〔J〕. Scientific Reports，2017，7（1）：5104.

〔26〕 Li SS，Wu YC，Kuang J，et al. SmMYB111 is a key factor to phenolic acid biosynthesis and interacts with both SmTTG1 and SmbHLH51 in Salvia miltiorrhiza〔J〕. Journal of Agricultural and Food Chemistry，2018，66（30）：8069 – 8078.

〔27〕 Tamura K，Yoshida K，Hiraoka Y，et al. The basic helix – loop – helix transcription factor gubHLH3 positively regulates soyasaponin biosynthetic genes in Glycyrrhiza uralensis〔J〕. Plant and Cell Physiology，2018，59（4）：783 – 796.

〔28〕 马晓晶，郭娟，唐金富，等. 论中药资源可持续发展的现状与未来〔J〕. 中国中药杂志，2015，40（10）：1887 – 1890.

〔29〕 张斌，游丙坤. 简析长白山濒危中药资源的保护〔J〕. 吉林林业科技，2004，33（3）：27 – 28.

〔30〕 武鑫，王亮，王洪博，等. 应用现代3S技术调查邯郸市野生道地中药材蕴藏量及现状综合评价〔J〕. 中国医药导报，2018，15（27）：130 – 134.

〔31〕 王哲，李波，朱键勋，等. 基于3S技术的吉林四平市铁东区中药资源研究〔J〕. 中药材，2017，40（8）：1807 – 1810.

〔32〕 张恬，李军德，程蒙，等. 基于GIS的中药资源动态监测填报系统的设计与实现〔J〕. 中国中药杂志，2017，42（22）：4306 – 4309.

〔33〕 张小波，瞿显友，李梦，等. 基于格网技术的重庆市中药资源种类丰富度差异性分析〔J〕. 中国中药杂志，2017，42（22）：4341 – 4345.

〔34〕 景志贤，王帅，张小波，等. 无人机低空遥感技术在中药资源领域的应用探讨〔J〕. 中国现代中药，2019，21（10）：1300 – 1304.

〔35〕 陈梓贤，施明毅. 图像识别技术在中药资源研究中的应用与展望〔J〕. 中国民族民间医药，2018，27（14）：28 – 30 + 54.

〔36〕 宋艳梅，张天锡，王文全，等. 组织培养技术在中药资源保护和开发利用中的应用〔J〕. 西部中医药，2019，32（2）：135 – 138.

〔37〕 王娟，李金鑫，李建丽，等. 植物组织培养技术在中药资源中的应用〔J〕. 中国中药杂志，2017，42（12）：2236 – 2246.

［38］马逢时，刘家水，谈永进．微生物转化技术在中药资源开发中的应用研究［J］．亚太传统医药，2019，15
（8）：174－177.

［39］黄璐琦，钱丹，邓超．双分子标记法的构建及在中药研究中的应用［J］．中国中药杂志，2015，40（02）：
165－168.

［40］程龙．中药资源DNA条形码鉴定方法研究进展［A］．中国商品学会．第四届中国中药商品学术大会暨中药
鉴定学科教学改革与教材建设研讨会论文集［C］．中国商品学会：中国商品学会，2015：7.

［41］黄璐琦，袁媛，袁庆军，等．中药分子鉴定发展中的若干问题探讨［J］．中国中药杂志，2014，39（19）：
3663－3667.

［42］谢腾，王升，马炯，等．生物信息学在中药资源研究中的应用［J］．中国中药杂志，2012，37（24）：
3684－3690.

［43］郑春松．关于建设福建"互联网＋道地药材"标准化服务的建议与思考［J］．福建中医药，2019，50（5）：
87－88.

［44］Sun ZY, Gao T, Yao H, et al. Identification of Lonicera japonica and its related species using the DNAbarcoding method
［J］. Planta Med, 2011, 77（77）：301.

［45］Jiang QQ, Gao WY, Shi YP, et al. Physicochemical properties and in vitro digestion of starches from different Dioscorea
plants［J］. Food Hydrocolloids, 2013, 32（2）：432.

［46］Fu W, Ma XJ, Tang Q, et al. Karyotype analysis and ge-netic variation of a mutant inSiraitia grosvcnorii［J］. Mol Biol
Rep, 2012, 39（2）：1247.

［47］Yang YH, Chen XJ, Chen JY, et al. DifferentialmiRNA expression in Rehmannia glutinosa plants subjected to
continuous cropping［J］. BMC Plant Biol, 2011, 11（3）：23.

［48］Li MJ, Yang YH, Chen XJ, et al. Transcriptome/degradome-wide identification of Rehmannia glutinosa miRNAs and
their targets：the role of miRNA activity in the replanting disease［J］. PLoS ONE, 2013, 8（7）：e68531.

［49］肖培根，陈士林，张本刚，等．中国药用植物种质资源迁地保护与利用［J］．中国现代中药，2010，12（6）：
3－6.

［50］Yuan Y, Wang ZY, Jiang C, et al. Exploiting genesand functional diversity of chlorogenic acid and luteolin biosyntheses
in Lonicera japonica and their substitutes［J］. Gene, 2014, 534（2）：408.

［51］关于"中药基因组学与生物信息学"专题报道［J］．药学学报，2012，47（8）：1111.

［52］Li X, Zhao MX, Guo LP, et al. Effect of cadmium on photosynthetic pigments, lipidperoxidation, antioxidants, and
artemisinin in hydroponically grown Artemisia annua［J］. J Environ Sci, 2012, 24（8）：1511.

［53］Gao W, Sun HX, Xiao HB, et al. Combiningmetabolomics and transcriptomics to characterize tanshinone biosynthesis in
Salvia miltiorrhiza［J］. BMC Genomics, 2014, 15：73.

［54］Sui C, Zhang J, Wei JH, et al. Transcriptome analysis ofBupleurumchinense focusing on genes involved in the biosyn
thesis of saikosaponins［J］. BMC Genomics, 2011（12）：539.

［55］段金廒．中药资源化学研究技术体系的建立及其应用［J］．中国药科大学学报，2012，43（4）：289－292.

［56］黄璐琦，王敏．中药资源调查与开发利用研究［A］．中国中医研究院中药研究所（Institute of Chinese Materia

Medica，China Academy of Traditional Chinese Medicine）．1999 中药研究论文集［C］．：中华中医药学会糖尿病分会，2000：4.

［57］蒋红艳．中药资源开发利用与可持续发展研究［A］．2011 年中国药学大会暨第 11 届中国药师周论文集［C］．2011，中国烟台．

［58］金嫩，宿树兰，丁安伟．我国中药资源综合开发利用现状及发展趋势［A］．2006 海峡两岸暨 CSNR 全国第七届天然药物资源学术研讨会论文集［C］．2006，中国武汉．

［59］侯炳柱，王鹏，马贵民．东北地区中药资源现状与开发利用［J］．农业与技术，2010，30（2）：8 - 9.

［60］陈宇，陈焕亮．论我国中药资源现状与可持续开发利用［J］．辽宁中医药大学学报，2014，16（4）：218 - 219.

［61］赵智，刘琳，欧定华．我国中药产业发展现状与未来趋势［J］．南京中医药大学学报（社会科学版），2015，16（1）：53 - 59.

［62］余承文．论我国中药资源的法律保护［D］．河海大学，2007.

［63］全国人大常委会．《中华人民共和国中医药法》 ［OL］．（2016 - 12 - 26）．http：//fjs. satcm. gov. cn/zhengcewenjian/2018 - 03 - 24/2249. Html

［64］巢建国主编．中药资源学［M］．北京：中国医药科技出版社，2014：111 - 112.

［65］何本鸿，朱敏英主编．中药资源学［M］．武汉：华中科技大学出版社，2009：168 - 169.

［67］夏循礼．"一带一路"域外药物的本草化研究与启示［J］．江西中医药 2018，49（421）：13 - 15.

［68］金素安，郭忻．外来药物传入史略—先秦至隋唐五代时期．中医药文化，2011，6（1）：25 - 29.

［69］嵇含．南方草木状［M］．卒保十年日本见宜堂刻本．

［70］吴孟华，赵中振，曹晖．唐宋外来药物的输入与中药化［J］．中国中药杂志，2016，41（21）：4076 - 4082.

［71］万涛，侯如艳．底野迦考［J］．中医文献杂志，2017，（5）：19 - 21.

［72］李珣．尚志钧，辑校．海药本草［M］．北京：人民卫生出版社，1997.

［73］薛昊，陈仁寿．《西阳杂俎》中的外来药［C］．第十九届全国药学史本草学术研讨会暨 2017 年江苏省药学会药学史专业委员会年会论文集．2017.

［74］金素安，郭忻．外来药物传入史略—宋金元至明清时期［J］．中医药文化，2011，6（2）：23 - 27.

［75］李时珍．刘衡如，刘山永校注．本草纲目［M］．北京：华夏出版社，2011.

［76］王子晨．外来新资源阿萨伊、玛咖中药寒热药性探析及实验研究［D］．北京中医药大学，2018.

［77］钟英杰，张会梅，付海宁，等．紫锥菊的生药学研究［J］．天然产物研究与开发，2015，27（2）：321 - 327.

［78］张建军，费文婷，王淳，等．外来中药的内涵与外延［J］．中华中医药杂志，2019，34（1）：61 - 64.

［79］王诺，马帅，杨光．我国中药资源进出口贸易及其潜力分析［J］．国际贸易，2017（5）：22 - 30.

［80］柳燕，于志斌．2018 年中药类商品进出口形势分析［J］．中国现代中药，2019，21（4）：7 - 11.

［81］孙永林．我国推进中医药在大湄公河次区域五国发展的战略与对策研究［D］．云南：云南大学，2018.

［82］张新国，彭勇，阮友蓉．越南药用植物研究与开发概况［J］．亚太传统医药，2009，5（9）：6 - 9.

（黄璐琦　缪剑华　兰青山　彭代银　郭兰萍　邱智东　张重义　张永清　张小波）

中国医学研究伦理学研究进展

一、引言

中国机构伦理委员会的组建，以及医学研究伦理审查工作总的来说是沿着欧美特别是美国伦理委员会和伦理审查制度的足迹一步步走过来的，并在此过程中不断扬弃，从完全照搬到逐渐加入自己的核心文化和价值观，结合中国国情形成自己的特色。

二、起源与发展

中国的伦理委员会最初是以医德医风建设为目的出现的，伦理审查只是其辅助职能[1]，主要因为当时国内临床医学研究不够活跃、临床医学研究的国际合作尚不多。随着现代科技革命的迅猛发展，生命科学和医学研究中的伦理学问题不断涌现，医院伦理委员会被赋予了重要的使命，即如何在临床医学研究中保护受试者的安全、健康和权益，伦理审查也逐渐成为伦理委员会的主要职能之一。

20 世纪 80 年代，我国医学界和医学伦理学界开始酝酿建立医院伦理委员会。1987 年 11 月全国第四届医学哲学学术会议的闭幕式上，中国自然辩证法研究会医学哲学委员会主任委员、北京大学医学部彭瑞璁教授针对生命科学技术的发展及临床广泛应用的现状发言时，首次建议在一些大医院建立医院的伦理委员会，受理关于人体实验、有缺陷新生儿的救治、有缺陷胎儿的引产、濒死救治等有关生命伦理学事件[1]。在中国首次提出"伦理委员会"概念。1989 年，中华医学会医学伦理专业委员会委托天津市医德法规起草组起草了《医院伦理委员会组织规则（草案）》；1990 年 10 月由医学伦理法规委员会第二次会议通过，在京津等地试行。随后，1993 年北京市卫生局、首都医科大学和北京地区医疗卫生单位的医学伦理学专家、学者，联合发起成立医学伦理学会，同年该学会组织制定了《医院伦理委员会通则》。1994 年 5 月，广州医学伦理学会伦理法规委员会第四次工作会议暨学术研讨会上，代表们讨论了《医院伦理委员会通则》。与会代表们郑重提出倡议：全国二级以上医院尽快建立医院伦理委员会，这是适应社会主义精神文明建设的需要，是促进现代医学科学技术发展的需要，是解决日益增多且复杂化的伦理难题的需要，是与世界一些国家医学伦理审查委员会同步发展的需要。同时，中华医学伦理学会法规委员会发出了《关于建立医院伦理委员会的倡议书》，并将《医院伦理委员会通则》推荐给全国各地医院作为组建伦理委员会的参照文本[1]。这次会议促使更多研究者和医院管理人员开始重视和研究医院伦理委员会，学术界积极开展关于医学伦理学委员会的研究。1995年，《中国医学伦理学》杂志第一期以"医院伦理委员会"为专栏主题，发表了8篇文章。此类专题讨论使我国医院伦理委员会的建设有了进一步的研究，发挥了理论普及和实践指导的双重作用。我国机构伦理委员会大致经历了两个阶段的发展：①1987—1997年，为孕育形成阶段。当时医院建立伦理委员会是由多学科人员组成的医学道德决策咨询组织，其主要目的是促进医德医风建设，其工作职能大致分为四种：教育培训功能，包括对医务人员的教育，提高对其医学伦理学的认识，掌握医学伦理学的基本原则；伦理咨询功能，受理来自院领导、医务人员和患者涉及伦理学问题的咨询；监督功能，对院内违反伦理道德的行为，委员会可以向各级领导建议给予必要处置，参与医德考评及建立医德档案工作，对新药临床试验进行论证等；制定规范功能[1]，制定医德医风相关的制度，从思想层面上约束和规范医生的诊疗行为。②从1998年至今，是蓬勃发展阶段。伦理审查职能，维护受试者安全和权益，逐渐成为其主要职能，特别是自1999年起，国家卫生行政管理部门开始制定规章，明确要求在一些医学行业或专业必须设立医学伦理委员会，并开始在国家卫生行政管理部门设伦理委员会组织[1]。随着医学的发展和认识的提高，国际上关于伦理审查的要求逐渐严格：涉及人体的生物医学研究需要通过伦理审查才可以进行；在国际上的医学专业期刊发表学术论文，需要通过伦理审查才可以接受；辅助生育技术的使用、器官移植等，需要通过严格的伦理审查方可以开展[2]。随着国际交流的不断扩大、国际合作项目的不断增多、国内法律法规的不断完善，伦理审查委员会如雨后春笋般在各地各机构纷纷建立，不仅建立于医院，而且绝大多数医学院校、大型医药研究机构都开始注重成立伦理审查委员会，审查生物医学科研中的伦理问题，部分生物医学技术公司也成立了该组织[3]。这段时间我国新药临床试验开始发展，1998年国家药监局制定了《药品临床试验管理规范》、2003年修订为《药物临床试验质量管理规范》，其中都有关于受试者权益保护、伦理委员会建设和运行管理的相关内容，可以说本阶段伦理委员会不论在组织构架还是运行管理、审查要素上都有了明确的要求。新药临床试验和GCP的发展促进了伦理审查工作的发展，尤其是2020年4月23日发布的新版GCP，将伦理委员会作为独立章节设置和撰写，而且在总则和基本概念之后正文的第一部分，体现了新药研发过程中受试者安全和权益至上的原则，同时体现了伦理审查在临床试验中的重要地位。2003年GCP颁布后国家药监局开始对GCP资格进行认定，明确了只有医疗卫生机构才可以开展新药临床试验，这一政策终结了在医学院校药学系开展新药临床试验的历史，同时伴随着这些机构伦理委员会的逐渐没落。2007年前国家卫生部制定了《涉及人体的生物医学研究伦理审查办法（试行）》，并成立了"生物医学研究伦理审查委员会"，标志着在生物医学研究领域，伦理委员会的审查成为必要且重要的一个环节。此时机构伦理委员会的主要功能已经悄悄向科研伦理审查方向转移，而教育、发展政策和咨询功能皆为有利于审查功能的开展及保障人类受试者权益而服务。

目前我国大陆的伦理委员会形式单一，绝大多数是设立在医疗卫生机构的机构伦理委员会；区域伦理委员会不成气候，无实质审查工作进展；尚未出现完全独立的商业化伦理审查委员会。在2017年10月8日中共中央办公厅、国务院办公厅印发的《关于深化审评审批制度改革鼓励药品医疗器械创新的意见》的激励下，业内尝试伦理审查互认、委托审查等提高伦理审查效率和质量的新模式，其中尤以北京、上海、广州、深圳的医疗卫生机构为先行者。以北京为例，北京卫健委建立伦理审查互认联盟，北京市科委基于科技创新联盟建立了平台内参与单位之间的伦理审查互认，顺应新形势的召唤。

三、重要伦理事件及其对医学研究伦理学发展的影响

人类的医学研究进步都是建立在医学家和受试者共同参与的基础上。在研究过程中围于研究者对医学伦理原则的认知有限、研究过程复杂且情况较多，以及人类对新的技术认知有限等现实问题，难免出现违背医学研究伦理原则的事件。一方面，这些事件可能给受试者带来安全和权益保障的风险、挑战公众对医学研究伦理原则的信任；另一方面，不可否认的是这些事件也促发了学界对研究伦理以及相关管理规定的再思考和大讨论，从而促进了新共识和管理办法的确立，从另一方面推动了人类医学研究的发展。

在中国，医学研究发展中出现的新的伦理问题和挑战与研究伦理的发展相伴相生，促成了医学研究管理和伦理审查工作的螺旋式进步。

尽管国家卫生计生委、国家食品药品监督管理总局、国家中医药管理局于 2014 年 10 月联合制定了《医疗卫生机构开展临床研究项目管理办法》，2015 年 7 月 20 日国家卫生计生委、国家食品药品监督管理总局联合出台了《干细胞临床研究管理办法（试行）》，规定干细胞临床研究必须遵循科学、规范、公开、符合伦理、充分保护受试者权益的原则，但依然出现了"魏则西事件"。2016 年青年魏则西因患滑膜肉瘤，经数次放化疗无效后采用了免疫细胞治疗，费用自理。当时免疫细胞治疗按照国家相关管理规定是属于第三类医疗技术，即疗效和安全性尚未确定。经过几次治疗、花费 20 余万元后以死亡而告终，在社会上引起了极大的反响。该事件直接导致我国全面整顿叫停了细胞治疗的临床应用。2016 年国家卫生计生委以部门规章的形式发布了《涉及人的生物医学研究伦理审查办法》，将涉及人的生物医学研究伦理审查要求上升到法规高度，强调了监督管理和问责制度。随着 2017 年美国药监部门批准 2 个细胞治疗产品上市，细胞治疗又一次成为医药科技创新的热点，我国卫生管理部门在加强要求和监管的前提下放开了免疫细胞的临床研究。2017 年 10 月中国医药生物技术协会从行业自律的角度出台了《细胞库质量管理规范》，目的是为适应我国干细胞、免疫细胞存储产业发展需要，加强细胞库质量管理，促进行业自律。2018 年 8 月 13 日国家卫健委出台了《医疗技术临床应用管理办法》，再次强调了医疗技术临床应用应当遵循科学、安全、规范、有效、经济、符合伦理的原则。期间于 2015 年 12 月 29 日国家卫生计生委办公厅组织成立了"国家卫生计生委医学伦理专家委员会"，由翟晓梅、李义庭等 18 名专家组成，主要职责为：对涉及人的生物医学研究中重大伦理问题进行研究，指导和督促省级医学伦理专家委员会工作，并共同检查和评估机构伦理委员会工作，承担伦理培训、咨询、指导等工作。该委员会的成立体现了国家在医药创新领域对伦理审查工作的重视提到了新的高度。

2018 年 11 月 26 报道的贺建奎"基因编辑婴儿"事件成为当年震惊全球的科学界事件。贺建奎等人伪造伦理审查材料，招募男方为艾滋病病毒感染者的多对夫妇实施基因编辑及辅助生殖[4]，由不知情的医生将基因编辑过的胚胎通过辅助生殖技术移植入人体内，致使 2 人怀孕、3 名新生儿出生。该事件引起了世界震动，一时间国际上指责中国缺乏研究伦理底线的声音甚嚣尘上，引发国家卫健委和科技部系列调查工作，最终贺建奎等相关人员因此获刑。国家卫健委紧急行动，于2019 年 2 月 26 日颁布了《生物医学新技术临床应用管理条例（征求意见稿）》，开宗明义强调制定本条例的目的是"规范生物医学新技术临床研究与转化应用，促进医学进步，保障医疗质量安全，维护人的尊严和生命健康"，并且开创性地提出生物医学新技术临床研究实行分级管理，中低风险生物医学新技术的临床研究由省级卫生主管部门管理，高风险生物医学新技术的临床研究由国务院卫生主管部门管理。这种基于风险等级管理的方式更具有可操作性，也将各级卫生行政管理部门真正绑定在生物医学新技术的研发监督管理中，更有利于研发各方能够认真履职，切实履行对数据真实性、安全性和受试者安全和权益保护的责任。不可否认的是贺建奎事件带来的另外一方面影响是基因编辑技术从此真正成了研发热点，社会认识到体细胞基因编辑可能会为人类难治性疾病带来真正治愈的希望。时隔 1 个月后的 2019 年 3 月 29 日《体细胞治疗临床研究和转化应用管理办法（试行）》（征求意见稿）应运而生，出台部门国家卫健委强调是为了"满足临床需求，规范和促进体细胞治疗临床研究及转化应用，依照《中华人民共和国药品管理法》和《医疗机构管理条例》等法律法规，制定本办法。将医疗机构作为细胞（以下均为非生殖细胞）治疗研究、制备、转化的责任主体，细胞治疗临床研究和应用可以在备案后进行，并允许转化应用阶段收费。"从这段话中可以看得出来体细胞治疗从临床研究到成果转化应用机制逐渐成熟完善，在安全性和疗效得到研究确证的产品也回归到产品属性本身，这是保障研发单位保持研发热情的长效激励机制，由此才能保障长期良性循环。2019 年 7 月 24 日中央全面深化改革委员会第九次会议审议通过了《国家科技伦理委员会组建方案》，组建了国家科技伦理委员会。会上习近平总书记发表了重要讲话，强调科技伦理是科技活动必须遵守的价值准则。组建国家科技伦理委员会，目的就是加强统筹规范和指导协调，推动构建覆盖全面、导向明确、规范有序、协调一致的科技伦理治理体系。要抓紧完善制度规范，健全治理机制，强化伦理监管，细化相关法律法规和伦理审查规则，规范各类科学研究活动。这次行动标志着国家科技部也开始关注涉及人的生物医学研究伦理问题，从此除了医疗卫生机构以外，大学院校、科研院所以及其他研究实体在生物医学研究伦理上已经没有监管的"灰色地带"，涉及人的生物医学研究伦理原则已经全面覆盖。

随着涉及人的生物医学研究国际合作日益增多，人类遗传信息的安全性日益受到重视，这不仅关系受试者家族遗传背景等隐私信息，更上升到国家安全的层面。2019 年 5 月 28 日国家以中华人民共和国国务院令形式发布《中华人民共和国人类遗传资源管理条例》，这是继 1998 年发布的《人类遗传资源管理暂行办法》实施近 21 年后国务院再次发布并上升到条例的高度。

以上两个典型案例以及同时代临床研究管理和伦理原则相关法律法规、指导原则等规范性文件的出台并不是偶发事件，正是医学技术进步的需求促进了研究伦理的发展，二者相辅相成促进了人类健康和文明进步。新时代，随着人类基因组计划的推进，生物医学研究方式由生物化学向分子生物学转变，基因检测、基因筛选、基因诊断、基因编辑等人体基因技术在医疗领域的应用与研究不断拓展，人类逐渐成为这类基因技术创新、研究等科学试验中最重要的客体，面对极具争议的人体基因技术的发展，如何通过强化立法、强化监管、强化伦理审查等一系列措施来缓和或者避免生命科学技术发展对伦理与法律的冲击，保护受试者权益，是人体基因技术兴起时代的重要命题。设置和完善相关的伦理委员会就显得格外重要，能够更好地监管科学技术中受试者的权益与利益，使得相关科学技术的发展遵循伦理原则并接受法律法规的约束，更好地为人类进步服务，最大限度地发挥其价值。

四、重要指南文件

1. 《人类遗传资源管理暂行办法》
2. 《干细胞临床研究管理办法（试行）》
3. 《中华人民共和国药品管理法实施条例》
4. 《体外诊断试剂临床研究技术指导原则》
5. 《药物临床试验伦理审查工作指导原则》
6. 《医疗卫生机构开展临床研究项目管理办法》
7. 《医疗器械注册管理办法》
8. 《体外诊断试剂注册管理办法》
9. 《医疗器械监督管理条例》
10. 《医疗器械临床试验质量管理规范》
11. 《涉及人的生物医学研究伦理审查办法》
12. 《关于深化审评审批制度改革鼓励药品医疗器械创新的意见》
13. 《药物临床试验期间安全性数据快速报告标准和程序》
14. 《中华人民共和国药品管理法》
15. 《药品注册管理办法（第 27 号）》
16. 《中华人民共和国人类遗传资源管理条例》
17. 《药物临床试验质量管理规范》

五、伦理委员会组织架构与运行

伦理委员会对涉及人的生物医学研究进行独立、公正和及时的审查，审查其科学价值和伦理的可接受性，保护受试者的权益、安全性和健康，促进生物医学研究规范开展，组织开展相关伦理审查培训。

（一）伦理审查原则

保护受试者的安全、健康和权益始终是伦理委员会的首要任务。通过对项目科学性和伦理合理性的审查，保障涉及人的生物医学研究应当符合以下伦理原则[5]：

（1）知情同意原则　尊重受试者的自主选择权是涉及人的生物医学研究要遵循的主要原则。要尊重和保障受试者自主决定同意参加或者不同意参加研究的权利，严格履行知情同意程序，不得使用欺骗、利诱、胁迫等不正当手段使受试者同意参加研究，允许受试者在任何阶段无条件退出研究。

（2）控制风险原则　首先将受试者人身安全、健康权益放在优先地位，其次才是科学和社会利益，研究风险与受益比例应当合理，力求使受试者尽可能避免伤害；在任何情况下，研究也不能超越受试者的健康、权益和安全。

（3）免费和补偿原则　应当公平、合理地选择受试者，对受试者参加研究不得收取任何费用，对于受试者在受试过程中支出的合理费用还应当给予适当补偿。

（4）保护隐私原则　切实保护受试者的隐私，如实将受试者个人信息的储存、使用及保密措施情况告知受试者，避免由于可识别的个人信息泄露对受试者造成伤害。未经授权不得将受试者个人信息向第三方透露。

（5）依法赔偿原则　受试者参加研究受到损害时，应当得到及时、免费治疗，并依据法律法规及双方约定得到赔偿。

（6）特殊保护原则　对儿童、孕妇、智力低下者、精神障碍患者等特殊人群的受试者，应当予以特别保护。

（7）公平公正原则　要求研究受益和负担在受试者及社会团体和阶层中公平分配，要兼顾年龄、性别、经济状况、文化水平和民族问题等情况。确保机会均等，应通过公平分配研究负担和利益的方式，选择受邀成为研究受试者的人群。排除可能受益于参加研究的人群必须是合理的。

（二）伦理委员会的权利

伦理委员会对研究项目的审查必须独立于申办者、研究者等，并避免任何不适当的影响。伦理委员会对涉及人的生物医学研究项目进行审查监督可以行使如下权力[5]：

（1）批准或不批准一项研究项目；

（2）对批准的研究进行跟踪审查；

（3）终止或暂停已经批准的研究项目。

（三）伦理委员会组织要求[6-9]

（1）伦理委员会的组建应由其所在医疗卫生机构正式成立文件，委员（主任委员、副主任委员、委员）和工作人员（办公室主任、秘书、其他工作人员等）应有任命文件。

（2）医疗卫生机构应建立机制保障伦理委员会审查独立不受干扰。应建立利益冲突管理制度和标准操作规程，任命负责该项工作的部门和个人，做好利益冲突管理工作。

（3）医疗卫生机构应给予伦理委员会人力、财政、办公场所和设施保障。设立独立的办公室和档案储存空间，具备必要的办公条件，任命专职的工作人员，给予必要的财政支持以维持伦理委员会的良好运作。

（4）伦理委员会应有书面文件说明伦理委员会的名称、地址、组织构架、主管部门、伦理委员会职责、成员资质要求、任职条件和任期、办公室工作职责，建立选择与任命伦理委员会委员、秘书的程序等。

（四）委员组成要求[6,8]

伦理委员会的人员组成和规模取决于其所审查研究项目的规模和类别，应适应所审查项目的专业类别和数量的要求，可以根据审查情况的变化在委员类别和数量上进行适当调整。为了确保伦理委员有资格和背景知识对研究项目的科学性及伦理合理性进行审查，伦理委员会组成应符合以下基本要求：

专业背景：伦理委员会应由多学科背景的人员组成，包括从事医药相关专业和非医药专业人员。伦理委员应当从生物医学领域和伦理学、法学、社会学等领域的专家和非本机构的社会人士中遴选产生，少数民族地区应当考虑少数民族委员。必要时，伦理委员会可以聘请独立顾问。独立顾问对所审查项目的特定问题提供咨询意见，不参与表决。

人员数量：至少由 7 位委员组成。

隶属关系：除了隶属于本单位的委员外，还要有独立于本单位之外的委员。

（五）人员设置要求[6,10]

（1）主任委员和副主任委员　伦理委员会应设主任委员 1 名，副主任委员若干名，主任委员和副主任委员可由委员推荐、选举产生。主任委员负责主持伦理审查会议、审核并签署伦理审查意见函或者批件等。当主任委员因故不能履行职责时，可以委托副主任委员履行主任委员全部或部分职责。

（2）伦理委员　伦理委员会应根据审查项目的需求聘请和任命一定数量的委员，以便符合指南、法律及法规的要求和称职地完成项目的伦理审查。

（3）办公室主任（行政）　根据审查工作需要，伦理委员会还可以设办公室主任 1 名和（或）副主任若干名。

（4）秘书　根据伦理审查工作的需要，伦理委员会办公室应设秘书若干名，负责处理伦理审查相关的日常事务。各个伦理委员会可根据所承担的伦理审查工作量大小，来决定设定秘书的数量。

（5）工作人员　必要时，伦理委员会可配备一定数量的工作人员协助完成伦理审查相关工作。

伦理委员会主任委员、副主任委员、委员、办公室主任（副主任）、秘书、工作人员应颁发聘书和正式任命文件，聘书中应详细描述任命期限和职责。

（六）独立顾问聘任

伦理委员会主任委员、办公室主任、秘书、委员等推荐独立顾问，由伦理委员会提名，主任委员审核专业顾问资格，批准聘任独立顾问。

独立顾问可以是伦理学或法律方面的专家，也可以是特定疾病或方法学的专家，也可以是社区、受试者群体、特殊疾病人群或特定利益团体的代表。

独立顾问对某个人体生物医学研究项目的某些方面提供咨询建议，应邀参加会议，不具有表决权。

（七）伦理审查方式[6,9]

会议审查、紧急会议审查和快速审查（简易程序审查）是伦理委员会的三种审查方式。

（1）会议审查 会议审查是伦理委员会的主要审查方式，每月应定期召开审查会议，完成项目的伦理审查。每月定期召开审查会议的次数可根据待伦理审查的项目数量而定，如果待伦理审查的项目较多，为了使项目得到及时的伦理审查，也为了保证每个项目的审查质量，可每月召开两次或两次以上会议审查。

（2）紧急会议审查 如果出现重大或严重问题，危及受试者的安全和权益，应召开紧急会议审查。

（3）快速审查（简易程序审查） 快速审查（简易审查程序）是会议审查的补充形式，目的是为了提高工作效率，主要适用于临床研究方案的较小修正，不影响试验的风险受益比，尚未纳入受试者的研究项目的定期/年度跟踪审查等。

（八）伦理审查类别[6,8,9]

伦理审查类别分为初始审查、跟踪审查和复审。

初始伦理审查是指首次向伦理委员会提交的伦理审查申请。涉及人的生物医学研究在开展前，应提交伦理审查，得到伦理委员会的批准后方可实施。获得伦理委员会的批准是开展研究的先决条件。

跟踪审查是在研究的实施过程中对研究进行的监督审查，再次评估试验的风险与受益。伦理委员会应对所有批准的涉及人的生物医学研究进行跟踪审查，直至研究结束。跟踪审查包括修正案审查、常规跟踪审查、严重不良事件审查、受试者疑问或抱怨审查、方案违背审查、研究结题审查、试验中止/终止审查等。

（九）利益冲突管理[6,8-9]

每次审查或咨询研究项目时，与研究项目存在利益冲突的委员或独立顾问应主动声明并回避。制定利益冲突政策，识别任何与伦理审查和科学研究相关的利益冲突，并采取相应的管理措施。

（十）伦理委员会的备案[6,8-9]

按照国家及省/自治区/直辖市等的规定，完成备案并及时更新。

参考文献

[1] 李义庭. 中国机构伦理委员会建设 [M]. 北京：中国协和医科大学出版社，2013.

[2] 樊民胜，奚益群. 医院伦理委员会建设若干问题的探讨 [J]. 中国医学伦理学，2007，20（5）：10－11.

[3] 朱培丽，王亚峰，于春亚. 中国医院伦理委员会的职能与建设 [J]. 医学与社会，2010，23（1）：62－64.

[4] 崔建洲，林秀金，沈汉明. 基因编辑技术（CRISPR－Cas9）在医学领域的应用及其相关伦理问题思考 [J]. 中国现代应用药学，2018，35（12）：1755－1760.

[5] 国家卫生健康委员会.《涉及人的生物医学研究伦理审查办法》[EB/OL].（2016－10－21）[2020－05－23]. http：//www. nhc. gov. cn.

[6] 国家卫生健康委员会.《涉及人的生物医学研究伦理审查办法》[EB/OL].（2016－10－21）[2020－05－23]. http：//www. nhc. gov. cn.

[7] World Medical Association（WMA）. Declaration of Helsinki. Ethical Principles for Medical Research Involving Human Subjects. 2013，14：233－238.

[8] 国家药品监督管理局.《药物临床试验质量管理规范》[EB/OL].（2020－04－23）[2020－11－12]. http：//www. nmpa. gov. cn/WS04/CL2138/376852. html.

[9] 国家食品药品监督管理局.《药物临床试验伦理审查工作指导原则》[EB/OL].（2010－11－08）[2020－11－12]. http：//www. gov. cn.

[10] 熊宁宁，李昱.《伦理委员会制度与操作规程（第三版）》[M]. 北京：科学出版社，2012.

（赵秀丽　赵俊　沈一峰　李雪宁　赵侠　王欣）

药物临床试验行业发展报告

一、引言

随着中国大陆药物临床试验相关政策与法律法规的完善，药物临床试验的数量与质量逐渐提升。本文基于中国国家药品监督管理局药物临床试验资格认定公告及备案现状，药物临床试验登记与信息公示平台上登记的临床试验，现场核查公告和中国临床试验注册中心登记的临床研究，系统回顾 2020 年 9 月份之前中国临床试验随时间的变化情况。

二、药物临床试验机构资格认定与备案情况

（一）药物临床试验机构资格认定

2004 年 2 月 19 日原国家食品药品监督管理局和卫生部共同制定了《药物临床试验机构资格认定办法（试行）》，并实施药物临床试验机构的资格认定。

2005 年有 92 家机构进行了认证，2019 年累计认证机构数有 886 个，15 年间增加了 8.63 倍；2017 年参与认证或复核的机构数最多，有 456 家，2007 年最少只有 20 家（表 16，图 38）。

表 16　2005—2019 年参与药物临床试验机构资格认定统计表

年份	参与认证或复核的机构数	累计认证机构数（去重后）
2005	92	92
2006	66	158
2007	20	178
2008	43	221
2009	29	259
2010	38	292
2011	58	341
2012	170	371
2013	175	423
2014	129	475
2015	120	475
2016	56	477
2017	456	631
2018	162	723
2019	260	886

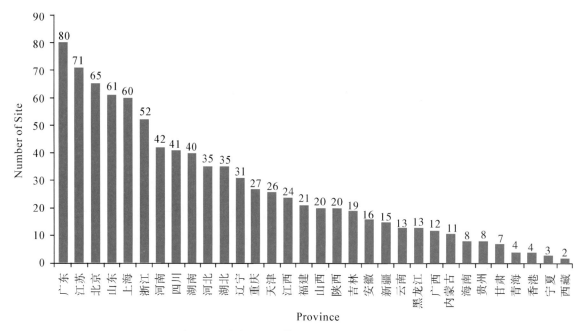

图38 全国886家资质认定药物临床试验机构区域分布情况

（二）药物临床试验机构备案

根据新修订《中华人民共和国药品管理法》的规定，药物临床试验机构由资质认定改为备案管理。国家药品监督管理局会同国家卫生健康委员会制定《药物临床试验机构管理规定》，于2019年11月29日发布，自2019年12月1日起施行。

自2020年开始实施备案制后，截至2020年9月底，共有739家医院完成药物临床试验机构备案。按照现有备案速度，预计2020年底药物临床试验机构资格备案数将超过药物临床试验机构资格认定数（表17，图39，40）。

表17 2019—2020药物临床试验备案机构数

年份	备案机构数	去重后累计机构数（包括认证和备案）
2019	93	912
2020	646	1028

注：药物临床试验机构备案数量为实时变化数据，739为2020年9月30日更新数据。

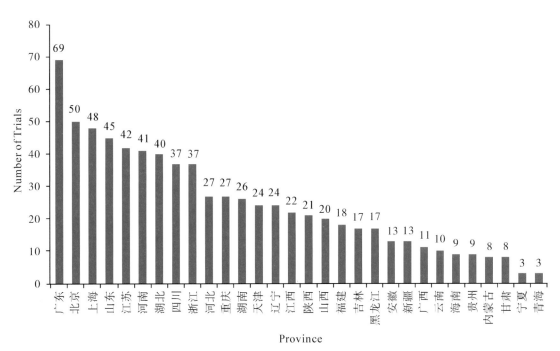

图39 已经完成备案的739家药物临床试验机构地区分布情况

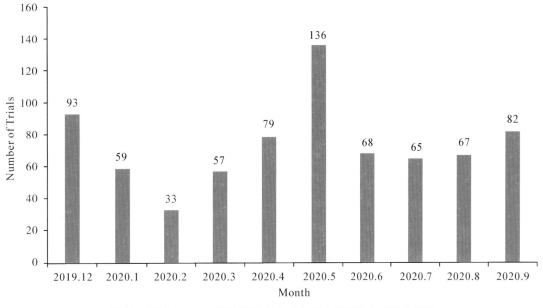

图40 2019年12月份至2020年9月份每个月新增备案机构情况

三、CDE试验平台药物临床试验登记情况

2013年9月6日，原国家食品药品监督管理总局通过其官网发布了2013年第28号公告《关于药物临床试验信息平台的公告》，强制要求凡获国家食品药品监督管理总局临床试验批件并在我国进行临床试验（含生物等效性试验、PK试验、Ⅰ、Ⅱ、Ⅲ、Ⅳ期试验等）的，均应在本平台进行登记与信息公示。公告中对登记时限等提出明确要求。

截至2020年8月底，药物临床试验登记平台获得CTR号的临床试验总数为11 372项，分布在

1347 个机构内，平均每家医疗机构承担约 8.44 个药物临床试验。

（一）2013—2020 年中国药物临床试验数量变迁

2013 年至 2020 年 8 月底，平台登记的 11 372 个临床研究，其中 2013 年 340 项，2014 年 1590 项，2015 年 942 项，2016 年 814 项，2017 年 1405 项，2018 年 2265 项，2019 年 2400 项，2020 年 1616 项（根据"首次公示信息日期"）（图 41）。

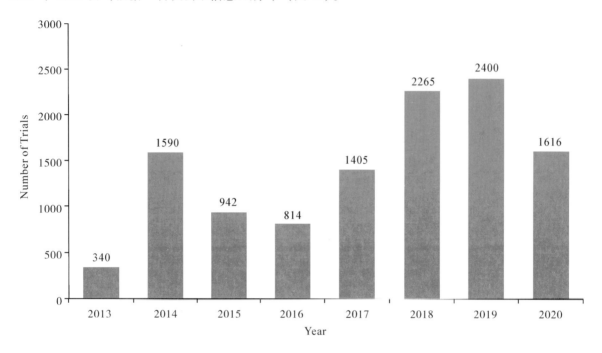

图 41　2013—2020 年中国药物临床试验数量

（二）2013—2020 年中国药物临床试验药物分类变化

在 2013—2020 年 8 月底登记的临床试验中，包括了化学药物 8190 项，占比 72%；生物制品 2040 项，占比 18%；中成药/天然药物 805 项，占比 7%；未标注药物类别的（空白）337 项，占比 3%，这 337 项研究全部集中在 2013 年（表 18，图 42）。

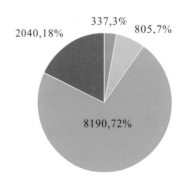

■ 其他　■ 中药/天然药物　■ 化学药物　■ 生物制品

图 42　2013—2020 年 8 月底药物临床试验药物分类占比

表 18　2013—2020 年 8 月底各个年份药物临床试验药物分类变化情况

年份	化学药物	生物制品	中成药/天然药物	未标注（空白）
2013	2（0.6%）	1（0.3%）	0（0.0%）	337（99.1%）
2014	979（61.6%）	219（13.8%）	392（24.7%）	0（0.0%）
2015	668（70.9%）	162（17.2%）	112（11.9%）	0（0.0%）
2016	563（69.2%）	198（24.3%）	53（6.5%）	0（0.0%）
2017	1085（77.2%）	261（18.6%）	59（4.2%）	0（0.0%）
2018	1832（80.9%）	378（16.7%）	55（2.4%）	0（0.0%）
2019	1841（76.7%）	475（19.8%）	84（3.5%）	0（0.0%）
2020	1220（75.5%）	346（21.4%）	50（3.1%）	0（0.0%）

（三）2013—2020 年中国药物临床试验分期数量变化

2013 年至 2020 年 8 月底，共开展 I 期临床试验 2909 项，II 期临床试验 1474 项，III 期临床试验 1985 项，IV 期临床试验 220 项，其他类型临床试验 4784 项，其他类型主要是生物等效性试验也包括少部分药物动力学试验，其他试验所占比重最大为 42%（表 19，图 43）。

表 19　2013—2020 年中国药物临床试验分期数量统计

年份	I 期	II 期	III 期	IV 期	其他
2013	88（25.9%）	94（27.6%）	69（20.3%）	0（0.0%）	89（26.2%）
2014	370（23.3%）	417（26.2%）	435（27.4%）	41（2.6%）	327（20.6%）
2015	289（30.7%）	170（18.0%）	244（25.9%）	44（4.7%）	195（20.7%）
2016	241（29.6%）	93（11.4%）	183（22.5%）	30（3.7%）	267（32.8%）
2017	341（24.3%）	130（9.3%）	233（16.6%）	29（2.1%）	672（47.8%）
2018	523（23.1%）	158（7.0%）	276（12.2%）	28（1.2%）	1280（56.5%）
2019	634（26.4%）	225（9.4%）	319（13.3%）	26（1.1%）	1196（49.8%）
2020	423（26.2%）	187（11.6%）	226（14.0%）	22（1.4%）	758（46.9%）

195

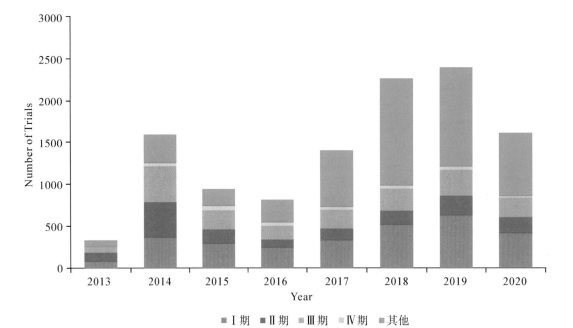

图43 2013—2020 年中国药物临床试验分期数量统计

（四）2013—2020 年中国国际多中心和国内多中心临床试验数量情况

2013—2020 年 8 月底，中国共开展 10 144 项国内试验，890 项国际多中心试验。因为 2013 年
平台刚开始运行就有一些项目补录数据，登记的 334 个项目中只有 4 个项目标注了试验范围。
2016—2019 年国际多中心和国内多中心试验都是逐年增长的（图 44）。

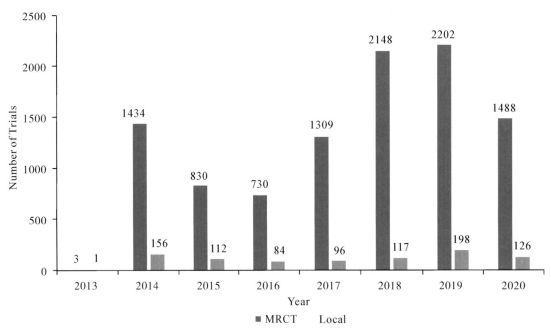

图44 2013—2020 年中国国际多中心和国内多中心临床试验数量情况

（五）药物临床试验按病种、适应证的情况

1. 肿瘤与非肿瘤

2013—2020 年 8 月底，登记的 11 372 个临床试验中，适应证内包含"癌""瘤"的临床试验有 2465 项，不包含"癌""瘤"的临床试验有 8907 项。如果默认"癌""瘤"都为肿瘤类临床试验，2013—2020 年肿瘤与肺肿瘤试验变迁见表 20，图 45。

表 20　2013—2020 年肿瘤与肺肿瘤试验变迁

年份	肿瘤	非肿瘤
2013	38（11.2%）	302（88.8%）
2014	258（16.2%）	1332（83.8%）
2015	183（19.4%）	759（80.6%）
2016	211（25.9%）	603（74.1%）
2017	303（21.6%）	1102（78.4%）
2018	454（20.0%）	1811（80.0%）
2019	548（22.8%）	1852（77.2%）
2020	470（29.1%）	1146（70.9%）

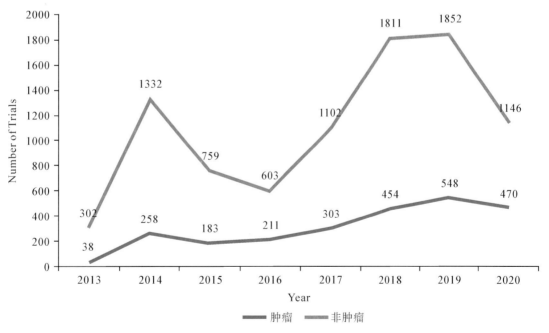

图 45　2013—2020 年肿瘤与肺肿瘤试验变迁

2. 治疗领域

如果将所有登记的临床试验按照肿瘤科、心内科、神经内科、骨科、呼吸科、内分泌科、消化内科、妇产科、眼科、其他进行归类，除去其他未归类领域的试验，2013—2020 年 8 月底心内科的临床研究最多，为 1534 项，其次是呼吸科、内分泌科（表 21）。

表21　2013—2020年8月底各归类领域临床试验登记统计表

年份	肿瘤科	心内科	神经内科	骨科	呼吸科	内分泌科	消化内科	妇产科	眼科	其他
2013	16	55	13	5	28	24	9	27	2	164
2014	59	170	122	29	157	106	131	77	18	734
2015	45	101	58	19	78	70	67	32	12	464
2016	50	96	42	9	87	52	69	14	6	402
2017	61	236	61	19	141	133	105	26	15	627
2018	119	363	118	20	177	215	167	46	24	1046
2019	141	331	134	24	235	221	177	47	27	1087
2020	127	182	86	23	156	141	129	37	17	745

（六）2013—2020年中国药物临床试验组长单位与参与单位情况

去掉分期类型为Ⅰ期及其他的临床研究项目，2013年至2020年8月底登记的Ⅱ期、Ⅲ期加Ⅳ期项目累计为3679项，共有1631家医院作为组长单位开展过药物临床试验，5364家医院作为参与单位开展过药物临床试验（表22，图46）。

表22　2013—2020年中国药物临床试验组长单位与参与单位情况

年份	组长单位	参加单位
2013	3	299
2014	193	692
2015	205	627
2016	175	697
2017	203	702
2018	279	711
2019	281	806
2020	292	830

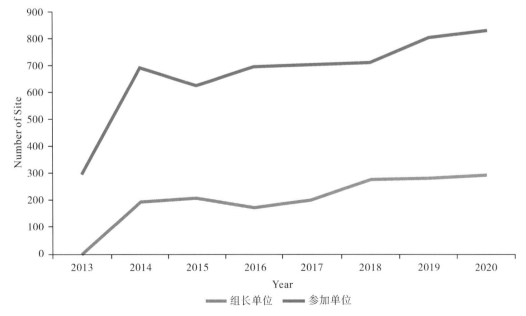

图46　2013—2020年中国药物临床试验组长单位与参与单位情况

（七）2013—2020 年中国药物临床试验组长单位的地域分布

2013—2020 年底，中国累计共有 30 个省、市、自治区的医院作为组长单位。作为组长单位项目数前五位的分别是北京市 1339 项（34.9%），上海市 660 项（17.20%），广东省 345 项（8.99%），天津市 238 项（6.20%）和江苏省 223 项（5.81%），前五位省份的组长单位项目数占据了总数量的 73.1%。

最少五个省份分别是云南省 9 项（0.23%）、贵州省 8 项（0.21%）、宁夏回族自治区 3 项（0.08%）、河南省 3 项（0.08%）和甘肃省 1 项（0.03%）（表 23）。

表 23　2013—2020 年中国药物临床试验组长单位的地域分布

排名	省份	牵头项目数（累计）	牵头项目数（2018 年）	牵头项目数（2019 年）	牵头项目数（2020 年）
1	北京市	1339	177	231	176
2	上海市	660	82	144	91
3	广东省	345	55	52	54
4	天津市	238	23	31	19
5	江苏省	223	33	36	33
6	四川省	154	22	21	24
7	浙江省	113	15	21	21
8	湖南省	111	20	14	11
9	湖北省	103	15	9	3
10	吉林省	91	19	16	12
11	河南省	73	6	11	9
12	辽宁省	57	7	1	4
13	山东省	51	7	7	6
14	黑龙江省	41	6	11	6
15	广西壮族自治区	36	5	3	6
16	陕西省	30	2	5	2
17	重庆市	26	2	2	1
18	山西省	22	2	3	0
19	新疆维吾尔自治区	22	0	2	2
20	河北省	22	1	2	7
21	福建省	17	3	5	1
22	江西省	15	4	0	2
23	安徽省	13	4	4	1
24	内蒙古自治区	11	1	0	0
25	云南省	9	0	2	0
26	贵州省	8	1	0	4
27	宁夏回族自治区	3	1	0	0
28	海南省	3	0	0	0
29	甘肃省	1	0	0	1

注：排名依据累计牵头项目数。牵头项目数不包括 I 期、BE、PK 试验。

四、临床研究中国临床试验注册中心登记情况

中国临床试验注册中心（Chinese Clinical Trial Registry，ChiCTR）是由四川大学华西医院吴泰相教授和李幼平教授团队于 2005 年建立、2007 年由卫生部指定其代表我国参加世界卫生组织国际临床试验注册平台的国家临床试验注册中心，并于同年被认证为世界卫生组织国际临床试验注册平台的一级注册机构，是非营利的学术机构。

从对过往登记的临床研究类型分析来看，目前在中国临床试验注册中心登记的临床研究绝大部分都是研究者发起的临床研究。

（一）2010—2020 年登记试验数

2010 年至 2020 年 8 月底在中国临床试验注册中心登记的临床研究累计 36 253 项，每一年都在增长。2020 年未满一整年，项目数据不算的情况下，2013 年较 2012 年增长幅度最小，为 4.79%。2018 年较 2017 年增幅最大，为 59.13%。

2020 年 8 个月登记的试验数已经超过 2019 年全年的试验数（登记时间依据"注册时间"）。每一年登记的试验数量情况如下图 47。

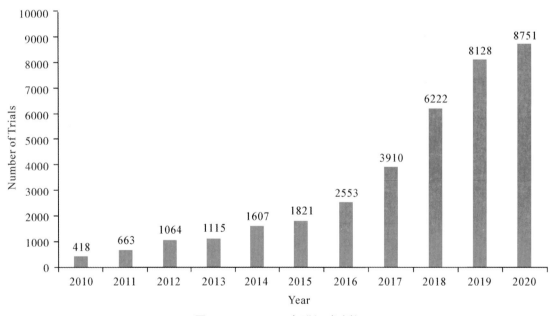

图 47　2010—2020 年登记试验数

（二）2010—2020 年登记试验区域分布

2010 年至 2020 年 8 月底登记的项目，上海市 7416 项，排名第一。北京市 5727 项，排名第二，广东省 4620 项，排名第三〔省份依据平台"省（直辖市）"字段〕。各省份试验分布如下图 48。

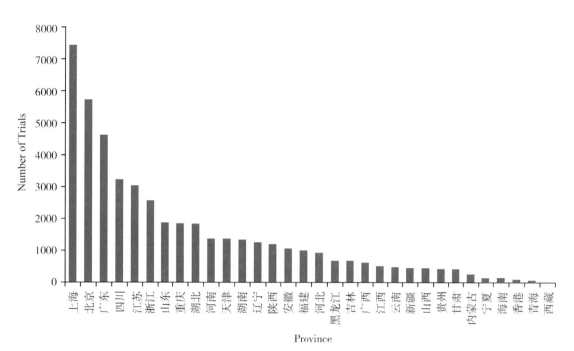

图 48   2010—2020 年登记试验区域分布

（三）2010—2020 年登记试验研究类型

2010 年至 2020 年 8 月中国临床试验注册中心研究类型分布如下图 49。

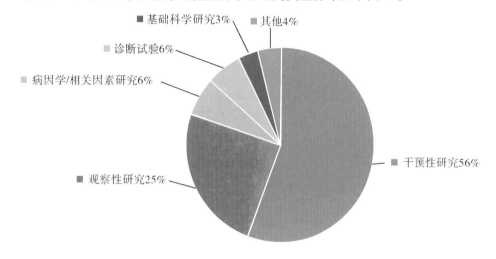

■干预性研究   ■观察性研究   ■病因学/相关因素研究   ■诊断试验   ■基础科学研究   ■其他

图 49   2010—2020 年 8 月中国临床试验注册中心研究类型分布

五、药物临床试验项目 CFDI 核查情况

2015 年至 2020 年 8 月底，CFDI 累计发布药物临床试验数据现场核查计划公告 25 个，涉及项目数有 784 个表 24。

表 24　2015 年至 2020 年 8 月底，CFDI 累计发布药物临床试验数据现场核查

标题	日期	涉及项目数
药物临床试验数据现场核查计划公告（第 25 号）	2018/12/27	79
药物临床试验数据现场核查计划公告（第 24 号）	2018/11/30	4
药物临床试验数据现场核查计划公告（第 23 号）	2018/10/30	51
药物临床试验数据现场核查计划公告（第 22 号）	2018/9/12	50
药物临床试验数据现场核查计划公告（第 21 号）	2018/8/16	30
药物临床试验数据现场核查计划公告（第 20 号）	2018/7/24	30
药物临床试验数据现场核查计划公告（第 19 号）	2018/6/22	31
药物临床试验数据现场核查计划公告（第 18 号）	2018/4/10	30
药物临床试验数据现场核查计划公告（第 17 号）	2018/1/30	31
药物临床试验数据现场核查计划公告（第 16 号）	2017/12/11	5
药物临床试验数据现场核查计划公告（第 15 号）	2017/10/20	30
药物临床试验数据现场核查计划公告（第 14 号）	2017/9/18	31
药物临床试验数据现场核查计划公告（第 13 号）	2017/8/18	31
药物临床试验数据现场核查计划公告（第 12 号）	2017/6/23	34
药物临床试验数据现场核查计划公告（第 11 号）	2017/4/28	39
药物临床试验数据现场核查计划公告（第 10 号）	2017/3/3	32
药物临床试验数据现场核查计划公告（第 9 号）	2017/1/13	31
药物临床试验数据现场核查计划公告（第 8 号）	2016/11/30	30
药物临床试验数据现场核查计划公告（第 7 号）	2016/10/22	50
药物临床试验数据现场核查计划公告（第 6 号）	2016/9/14	30
药物临床试验数据现场核查计划公告（第 5 号）	2016/8/31	36
药物临床试验数据现场核查计划公告（第 4 号）	2016/7/8	32
药物临床试验数据现场核查计划公告（第 3 号）	2016/6/12	1
药物临床试验数据现场核查计划公告（第 2 号）	2016/5/4	20
药物临床试验数据现场核查计划公告（第 1 号）	2016/3/30	16

六、讨论

本文系统回顾了 2005 年以来药物临床试验机构资格认定到 2019 年机构备案以来 GCP 机构数量不断加速扩增的情况。2013—2020 年有关中国药物临床试验的信息。这七八年间，我国开展的药物临床试验的总数量以及国际多中心和国内多中心临床试验的数量、各种适应证临床试验、各期试验以及生物等效性临床试验的数量均有显著增长，年平均增长率为 44.3%，从一个侧面反映我国的制药公司和医疗机构对医药研发及人类健康的贡献度，也表明中国的新药研发体系和临床试验体系已日益完善并发展迅速。同时作为牵头单位和参加单位的临床研究医院也在增长，但地域的分布不均衡，这些数据的变化说明中国医院临床科研水平逐步提高，说明中国新药研发的速度在加快，并在国际合作和数据互认方面做出了努力，这些数据的变迁也为全球医药研发公司以及研究单位与中国的合作，为国际多中心临床试验在中国大陆的开展提供综合信息，为申办方及利益相关方确定发展战略目标提供基础数据信息。

特别是在我国的国家重大新药创制课题项目在"十一五""十二五""十三五"期间支持了数百项创新药的研发以及数百家药物临床试验平台的建设，以解决中国药物研发严重滞后的现状，培育更具有创新精神的药物研发企业和更具有 GCP 规范体系和能力的、能与国际接轨的临床试验机构。为了进一步加强临床试验数据的真实性、完整性和规范性的监管，解决中国新药审批的积压问题，2015 年 7 月 22 日 NMPA 发布《关于开展药物临床试验数据自查核查工作的公告》[1]，要求药品注册申请人对药物临床试验开展自查确保临床试验数据真实、可靠，相关证据保存完整，并对药物临床试验项目进行现场核查，至此之后，中国的临床试验质量得到了更好的保证。为了进一步加快中国基于临床价值的新药的研发和审批、提高药物临床试验的效率，2015 年发布了中华人民共和国国务院的里程碑政策"关于改革药品和医疗器械审批制度的意见"[2]，以及随后一系列的监管政策颁布实施，特别是 2017 年 10 月 8 日颁布的中共中央办公厅和国务院办公厅印发《关于深化审评审批制度改革鼓励药品医疗器械创新的意见》[3]，中国在上市持有人制度、接受国际临床试验数据、进口药物注册管理放宽[4]。自 2007 年《药品注册管理办法》首次提出特殊审批制度，2009 年 CFDA 制定《新药注册特殊审批管理规定》细化了适用范围和程序，至 2016 年发布《关于解决药品注册申请积压实行优先审评审批的意见》，进一步确定了优先审评模式。实施至今，在提高药物可获得性，满足国内未被满足的临床需求程度上和创新激励机制及效应方面发挥了积极的推动作用。另外，包括临床试验默示许可、扩大临床试验机构的资源等方面也进行了一系列的改革，使中国的药物研发市场更开放、更具有效率，临床试验数量在 2017 年之后显著增加，在满足全球1/5 的人口健康和全球新药研发合作方面做出了贡献。

2016 年，国务院办公厅印发《关于开展仿制药质量和疗效一致性评价的意见》[5]，对中国仿制药一致性评价提出明确意见并鼓励企业开展生物等效性试验。基于此，生物等效性试验在 2016 年后数量激增，并呈迅猛势头。国内试验的数目和增长趋势都高于国际多中心试验，这表明中国在国际临床试验平台仍有较大的发展空间。

数据进一步表明，中国开展药物临床试验的地理区域分布不均衡。从作为组长单位和参与单位开展临床试验数量来看，虽然每年参加临床试验的机构每年在增多，但是牵头开展临床试验的单位集中在北京、上海、广东、江苏和天津市，这五个省份占据了全部临床试验项目的70.11%，而中国的西部和东北部牵头项目的数量较少，与中国地区经济发展水平相符。这种地域差异，主要是由于中国临床研究资源分布不均导致的，根本上要由政府采取措施。近年来，有关临床试验数据分析在儿童、肿瘤方面都有回顾，数量呈逐年递增的趋势，在区域上呈现不均衡现象，同时与发达国家仍存在较大差距[6]

近十年间，中国药物临床试验取得迅猛发展。无论是创新药物还是仿制药物，都一定程度上解决中国的医疗需要。中国有数量巨大的患者群体，有政府政策支持，开展临床试验的基本条件良好。随着试验数目增加，开展临床试验的单位数量也在增多。中国以更加开放的姿态，支持和鼓励更多的国际多中心临床试验在中国开展，鼓励全球研发的创新药物在中国注册，让14亿中国人的用药需求跟上全球新药研发的步伐。

参考文献

[1] 国家食品药品监督管理总局. 药物临床试验数据管理与统计分析的计划和报告指导原则的通告 ［EB/OL］. (2016 – 07 – 29) ［2020 – 11 – 09］. http：//samr. cfda. gov. cn/WS01/CL0087/160962. html.

[2] 国务院. 关于改革药品医疗器械审评审批制度的意见 ［EB/OL］. (2015 – 08 – 18) ［2020 – 11 – 09］. http：// www. fredamd. com/law/9427. html.

[3] 中共中央办公厅，国务院办公厅. 关于深化审评审批制度改革鼓励药品医疗器械创新的意见 ［EB/OL］. (2017 – 10 – 08) ［2020 – 11 – 09］. http：//www. gov. cn/zhengce/2017 – 10/08/content 5230105. htm.

[4] 国家食品药品监督管理总局. 关于调整进口药品注册管理有关事项的决定 ［EB/OL］. (2017 – 10 – 10) ［2020 – 11 – 09］. http：//www. gov. cn/xinwen/2017 – 10/10/content_ 5230906. htm.

[5] 国务院办公厅. 关于开展仿制药质量和疗效一致性评价的意见 ［EB/OL］. (2016 – 03 – 05) ［2020 – 11 – 09］. http：//www. gov. cn/zhengce/content/2016 – 03/05/content_ 5049364. htm.

[6] Ning L, Hui YH, Da WW, et al. Changes in clinical trials of cancer drugs in mainland China over the decade 2009 – 18：a systematic review ［J］. The Lancet. Oncology, 2019, 20 (11) e619 – e626.

（许重远　曹玉　王美霞　陈勇川　汪秀琴　汤安邦）

中医药肿瘤临床试验的科学评价

一、引言

中医学与现代医学在诊疗方法上有很大不同，在中药研究当中我们要科学规范地应用国际通行标准。同时，鉴于中草药的独特性能，我们应当确立更恰当的诊断标准、研究方法、终点评估、统计方法和报告规范。因此，中医药肿瘤临床研究的过程一定是一个创新的过程。

在科学评估了研究水平和数据质量等内容的前提下，我们可以通过肿瘤中医药以往的研究数据，特别是临床数据，获得药物临床试验研究评价的相关线索，从而规划出合理的评价方案。在这个过程中我们需要[1]：根据预设的中草药临床试验的主要目的和特定目标，选择适当的研究方法和结局指标；确定目标人群；根据长期的临床经验或精心设计的 I／II 期临床试验，制定最佳治疗剂量及疗程；根据患者的疾病生物学行为、预期生存期、治疗方案以及中草药疗效特点，选择恰当的主要或次要研究指标；尝试制定中草药肿瘤反应评价标准，以更准确地衡量中药在肿瘤中的治疗优势；定义和制定中医特定的诊断标准和 PRO 量表，以测量中医理论指导的临床实践或症状表型及结局指标；适当时采用 CTCAE 和 PRO – CTCAE[2] 以全面评估中药的不良反应；在整个研究过程中与临床试验方法学家和生物统计学家合作，包括预先设计的分析计划及多重性问题的管理；参考适当的报告指南以客观而准确地撰写试验结果报告；可以尝试应用新颖的试验设计（例如：篮式、伞式、平台试验等）使中草药研究更客观、准确，能够更快地推广应用到临床中去。

二、治疗目标

明确中医药的主要治疗目标，有助于研究者选择合适的临床研究方法和评价指标。根据已发表的临床研究和专家共识[2-11]，我们确定了中医药基于肿瘤临床疗效的两个特定目标：①延长生存（延长生存期和控制肿瘤进展，且毒性反应可接受）；②癌症相关症状或毒性管理。改善症状或体征，提高生活质量；和（或）减轻常规治疗方法的毒副作用，且不影响疗效和（或）提高对常规治疗的承受能力。

三、诊断标准

国际认可的肿瘤中医诊断标准的建立是个渐进的过程，可以从单一症状的标准化诊断，逐渐发展到症状群诊断，最终实现肿瘤中医证候诊断的国际标准规范。现有的 PRO 评估方法既让中医肿瘤临床研究现阶段能与国际接轨，也为今后科学评价中医理论指导的中医药诊疗特色和优势奠定数据基础。

现代肿瘤治疗学中，研究者对试验目标人群的确定是根据其特定肿瘤类型或生物学/分子亚型以及肿瘤分期，而中医临床实践则通常依靠证候诊断（例如阴虚等）。针对中医对肿瘤的不同证型制定、验证和应用标准化的诊断标准，以便中药新药研究结果应用于中医理论指导的临床实践，也可以使中医治疗过程中采用更具针对性的方法（针对中医证候）来增强治疗效果。对于以控制症状为目标的中医干预措施，例如疲劳、睡眠障碍、咳嗽或腹泻等，也可采用经验证的 PRO 措施进行筛查诊断，争取做到量化患者症状的不适程度，以确保国际草药研究在国内外的肿瘤临床实践中得到精准应用。

四、研究方法

中医药治疗肿瘤的疗效优势需要逐步探索来加以确定，前期科学设计的小样本研究能为扩大样本的确证性试验的研究设计提供扎实的依据。

由于许多中草药的应用剂量源自传统和长期的临床使用经验，研究人员在特定的癌症人群中应使用精心设计的临床研究方法，以获得最佳的治疗剂量、治疗时间以及预期的安全性和临床效果。同时还可以为前瞻性临床试验确定适当和特定的干预措施及干预途径。对于创新药物，需要有精心设计的 I／II 期试验以确保其安全性，并为进一步评价其疗效和安全性的 III 期试验提供设计依据。

五、终点指标

（一）生存结局的终点指标

研究者应综合考虑疾病生物学行为、预期生存期和治疗方案对主要终点和次要终点进行恰当的选择。例如，对于转移性乳腺癌的临床试验而言[12]，预期进展后生存期少于 12 个月的阴性转移性乳腺癌，无论经历了几线治疗，总生存期都是这类预后较差人群最合适的主要评估终点。中草药临床试验可以采用类似的策略来确定使用中草药对不同类型癌症人群生存期的作用。

《实体瘤疗效评价标准》的制定用以评估瘤体对细胞毒性化疗药物的反应以及监测肿瘤大小的变化[13]，这些根据化疗制定的标准可能并不是评估中医治疗效果的最佳方法。根据既往在中国进行的观察和临床研究[14,15]，中草药治疗在肿瘤的完全缓解方面优势较小，但在延长患者生存期及无疾病进展时间、提高患者生活质量方面效果显著。因此，仔细定义中草药临床试验的预期结局指标以反映其预期疗效，将有助于研究者评估特定中草药的治疗效果。

随着肿瘤治疗的飞速发展，国际上现已针对特定疾病类型和治疗手段提出了新的评价标准以更准确地衡量治疗优势。例如，实体肿瘤的免疫治疗疗效评估标准、恶性淋巴瘤疗效评估标准等[16,17]。尚需制定适当的疗效评估标准以准确衡量中医药的治疗优势。

（二） 以控制症状为目标的终点指标

由于临床医生经常指导患者使用中草药来控制肿瘤进展或缓解常规肿瘤治疗手段引起的不适症状，因此 PRO 量表是评估这类患者主诉症状最合适的方法。许多 PRO 量表通过了多种语言验证，其中一些也已通过中医肿瘤临床验证[18-20]。中草药通常是针对一系列症状（例如疲劳、失眠、焦虑等）进行治疗，因此可恰当使用现有 PRO 资源[21-23]作为评价控制症状临床试验的终点，重点关注症状预防和管理、功能恢复以及生活质量的改善。与此同时，为了正确评估中医药对肿瘤人群中某类症状群的作用，研制症状群评估的终点指标是必要的。

六、安全性评价

美国国立癌症研究所的不良事件通用评价标准仍然是癌症临床试验安全性分级的国际认可标准。新开发的 PRO - CTCAE 能更好地捕捉评估某些毒性反应，如疲劳、睡眠障碍、恶心等患者主观感受，成为了 CTCAE 评价安全性信息的补充，以便更全面地评估患者对肿瘤常规治疗手段的耐受性。

七、统计分析及报告撰写

研究分析计划应解决假设检验、数据丢失及多重性问题；明确定义共同主要终点、复合终点和其他多组成的终点指标，并相应地设计足够的检验效力；在增加疗效和降低副作用之间取得平衡，促进以患者为中心的治疗选择和评估。并且，临床意义比统计意义更为重要，需要有经验的生物统计学家全程参与指导。

中草药临床试验经常涉及多个终点指标的评价，当处理多个结局或终点评价时，可使用诸如《企业开展临床试验的多终点评价指南》[24]或《临床试验中的多重性问题指南》[25]等此类指南。

为撰写出客观而准确的研究报告，研究者可参考 EQUATOR 网络库[26]并选择恰当的临床试验报告指南。

八、新的临床试验方法

一些新颖的临床试验研究方法提供了高效的评价中医药作用的方法。经过精心设计的研究方案可以应用于单一疾病的多种治疗、多种疾病的单一治疗、多种疾病或疾病亚型的多种治疗的评价，这与传统的平行试验设计相比，可以更快、更有效地评估出初步疗效。这些[27]针对个体化诊断和治疗的方法或许十分适合中草药研究，使有研发前景的中草药得以进入大型Ⅲ期试验，从而使药物开发更有效，成本更低。

由于许多中医药治疗方法已经应用于临床实践，因此以实用和以患者为中心的疗效比较试验亦可用来确定中医治疗方法相对于传统肿瘤治疗或中医不同治疗策略的获益与风险。这些研究可以为临床医生和患者的决策提供依据，并指导临床医生根据特定人群的不同特征进行个体化治疗[28,29]。

207

今后，我们希望通过肿瘤临床专家、中药专家、临床研究专家、生物统计学专家和政策法规专家等通力合作，鼓励肿瘤人群的症状调查，发展符合中医药特点的诊断、肿瘤疗效评估标准，结局指标测量工具，建立并完善适宜的评价方法，开展设计严谨的高质量临床试验。我们可以将中草药从经验使用转变为以证据为基础的规范应用，共同推动中医肿瘤临床研究水平的发展，使全世界数百万癌症患者受益。

参考文献

［1］ Jie L, Jun JM, Xin SW, et al. Evaluation of Traditional Chinese Medicine Herbs in Oncology Clinical Trials ［J］. Cancer J, 2019, Sep/Oct, 25 （5）：367 – 371.

［2］ Herbst RS, Gandara DR, Hirsch FR, et al. Lung Master Protocol （Lung – MAP） – A biomarker – driven protocol for accelerating development of therapiesfor squamous cell lung cancer：SWOG S1400 ［J］. Clin Cancer Res, 2015, 21：1514 – 1524.

［3］ McCulloch M, See C, Shu XJ, et al. Astragalus – based Chinese herbs and platinum – based chemotherapy for advanced non-small-cell lung cancer：meta – analysis of randomized trials ［J］. J Clin Oncol, 2006, 24：419 – 430.

［4］ Oka H, Yamamoto S, Kuroki T, et al. Prospective study of chemoprevention of hepatocellular carcinoma with Sho-saiko-to （TJ – 9） ［J］. Cancer, 1995, 76：743 – 749.

［5］ Lam W, Bussom S, Guan F, et al. The four – herb Chinese medicinePHY906 reduces chemothcrapy induced gastrointestinal toxicity ［J］. Sci Transl Med, 2010, 2：45ra59.

［6］ Zhu HH, Wu DP, Jin J, et al. Oral tetra – arsenic tetra – sulfide for mulaversus intravenous arsenic trioxide as first – line treatment of acute promyelocytic leukemia：a multicenter randomized controlled trial ［J］. J Clin Oncol, 2013, 31：4215 – 4221.

［7］ Liu J, Lin HS, Hou W, et al. Comprehensive treatment with Chinese medicine in patients with advanced non – small cell lung cancer：a multicenter, prospective, cohort study ［J］. Chin J Integr Med, 2017, 23：733 – 739.

［8］ Zhai XF, Liu XL, Shen F, et al. Traditional herbal medicine prevents post – operative recurrence of small hepatocellular carcinoma：a randomized controlled study ［J］. Cancer, 2018, 124：2161 – 2168.

［9］ Chen Q, Shu C, Laurence AD, et al. Effect of Huai er granuleonre currence after curative resection of HCC：a multicentre, randomised clinical trial ［J］. Gut, 2018, 67：2006 – 2016.

［10］ Barton DL, Liu H, Dakhil SR, et al. Wisconsin ginseng （Panax quinquefolius） toimprovecancer – related fatigue：a randomized, double blindtrial, N07C2 ［J］. J Natl Cancer Inst, 2013, 105：1230 – 1238.

［11］ Lin H. Clinical Practice Guidelines of Chinese Medicine in Oncology ［M］. Beijing, China：People´s Medical Publishing House；2016.

［12］ Seidman AD, Bordeleau L, Fehrenbacher L, et al. National Cancer Institute Breast Cancer Steering Committee Working Group report on meaningfuland appropriate end points for clinical trials in metastatic breast cancer ［J］. J Clin Oncol, 2018, JCO1800242.

［13］ Eisenhauer EA, Therasse P, Bogaerts J, et al. New Response Evaluation Criteria in Solid Tumours：revised RECIST guideline （version 1. 1） ［J］. Eur J Cancer, 2009, 45：228 – 247.

[14] Liu J, Wang S, Zhang Y, et al. Traditional Chinese medicine and cancer：history，present situation，and development [J]. Thorac Cancer, 2015, 6：561－569.

[15] Sun Y. The role of Chinese medicine in clinical oncology [J]. Chin J Integr Med, 2014, 20：3－10.

[16] Seymour L, Bogaerts J, Perrone A, et al. iRECIST：guidelines for response criteria for use in trials testing immunotherapeutics [J]. Lancet Oncol, 2017, 18：e143－e152.

[17] Younes A, Hilden P, Coiffier B, et al. International Working Group Consensus Response Evaluation Criteria in Lymphoma (RECIL 2017) [J]. Ann Oncol, 2017, 28：1436－1447.

[18] Zhou T, Yang K, Thapa S, et al. Validation of the Chinese version of Functional Assessment of Anorexia－Cachexia Therapy (FAACT) scale for measuring quality of life in cancer patients with cachexia [J]. Support Care Cancer, 2017, 25：1183－1189.

[19] Li Z, Shi Q, Liu M, et al. Validation and application of the MD Anderson Symptom Inventory for Traditional Chinese Medicine (MDASI－TCM) [J]. J Natl Cancer Inst Monogr, 2017, 2017.

[20] Wan C, Meng Q, Yang Z, et al. Validation of the simplified Chinese version of EORTC QLQ－C30 from the measurements of five types of inpatients with cancer [J]. Ann Oncol, 2008；19：2053－2060.

[21] Turk DC, Dworkin RH, McDermott MP, et al. Analyzing multiple endpointsin clinical trials of pain treatments：IMMPACT recommendations. Initiative on Methods, Measurement, and Pain Assessment in Clinical Trials [J]. Pain, 2008, 139：485－493.

[23] Kirkova J, Davis MP, Walsh D, et al. Cancer symptom assessment instruments：a systematic review [J]. J Clin Oncol, 2006, 24：1459－1473.

[24] New York, NY：Cambridge University Press；2011. US Food and Drug Administration. Multiple Endpoints in Clinical Trials Guidance for Industry [M]. Center for Drug Evaluation and Research, Center for Biologics Evaluation and Research, 2017.

[25] Committee for Human Medicinal Products. Guideline on Multiplicity Issues in Clinical Trials [M]. London, UK：European Medicines Agency, 2016.

[26] Library for Health Research Reporting. Centre for Statistics in Medicine. Oxford, UK：NDORMS, University of Oxford. Available at：https：//www. equator－network. org/library/. Accessed July 22, 2019.

[27] Master Protocols：Efficient Clinical Trial Design Strategies to Expedite Development of Oncology Drugs and Biologics：Guidance for Industry. Rockville, MD：US Food and Drug Administration. (2018) [2019－07－22]. https：//www. fda. gov/regulatory－information/search－fda－guidancedocuments/master－protocols－efficient－clinical－trial－design strategiesexpedite－development oncology－drugs－and.

[28] Hyman DM, Puzanov I, Subbiah V, et al. Vemurafenib in multiplenonmelanoma cancers with BRAF V600 mutations [J]. N EnglJMed, 2015, 373：726－736.

[29] Herbst RS, Gandara DR, Hirsch FR, et al. Lung Master Protocol (Lung－MAP) － A biomarker－driven protocol for accelerating development of therapiesfor squamous cell lung cancer：SWOG S1400 [J]. Clin Cancer Res, 2015, 21：1514－1524.

（林洪生　张卫东　陆茵　许玲　杨国旺　陈晓光　刘杰　樊慧婷）

医院药学学科发展现状与展望

一、引言

医院药学是以患者为中心、药剂学与药物治疗学为基础、临床药学为重点、合理用药为目标的综合性应用学科，研究内容几乎涵盖药学的各分支学科[1]。新中国成立70年来，我国医院药学发生了翻天覆地的变化：从木斗药柜到智慧药房；从小勺分袋到自动分包；从推车送药到管道物流；从手工入库到扫码传送；医院药学部门名称从药房、药局、药剂科到药学部；工作内容从采购供应保障到以患者为中心的药学服务；工作职能从调剂制剂向控制用药风险、药物治疗管理的合理用药转变；临床药学从血药浓度监测、基因检测到个性化服务；医院药师从几百人到45.3万人；临床药师从无到所有医院全覆盖；药学服务从完全人工提供到信息智能化方向转变等，医院药学学科正逐步成为一门迈向临床的学科。站在70年历史交汇点上，回观纵览医院药学发展经历的三个阶段（第一阶段：药品匮乏，无序管理；第二阶段：以药养医，供大于求；第三阶段：药学服务，创新驱动）[2]，本文通过查阅近20年来国内外文献，借助文献计量学与CiteSpace软件，结合其他相关资料，分析国内外医院药学学科发展现状、比较国内外医院药学学科进展、展望医院药学学科未来，以便我们能理清学科脉络与问题，把握学科内涵与外延，明确学科目标与方向，逐步形成我国医院药学学科的特色与优势。

二、我国医院药学学科发展的现状

（一）我国医院药学学科建设的进展

新中国成立70年来，我国医院药学学科产生很多新理论、新成就及新方法，学科建设取得不菲的成果：开展"以患者为中心"的临床药学工作、实施治疗药物监测与用药个体化、完善药学信息咨询服务、探讨临床药师培养模式、结合临床开展应用研究、推广应用药学新技术、加强药物临床应用管理。医院药学的学术建制与发展表现为：确立临床药学专业学制教育与培养临床药师、推动药师参与临床合理用药、发挥中国药学会医院药学专业委员会组织引领作用、开展医院药学学术活动与国际交流、出版医院药学学术期刊与系列教材、评选国家临床药学重点专科建设单位等。各项医院药学工作得到较全面的发展，特别是治疗药物监测、结合临床研究新制剂与新剂型等方面具有中国特色[3]。

1. 确立临床药学专业学制教育与培养临床药师

截至 2018 年底，我国共有 38 所高校开设本科临床药学专业[4]，学制从 4 年到 7 年不等。主要形式有[5]：①4 年制，药学专业下设临床药学方向，如四川大学华西药学院；②4 年制，医学专业下设临床药学方向，如扬州大学医学院；③5 年制，医学专业下设临床药学方向，如中国医科大学；④5 年制临床药学专业，如中国药科大学；⑤6 年制临床药学专业方向本硕连读，如北京大学药学院临床药学硕士；⑥7 年制临床药学本硕连读，如山东大学药学院临床药学硕士。另有 21 所院校设置临床药学硕士培养点，17 所院校设置独立临床药学博士点。临床药学本科教育使用人民卫生出版社 2005 年版 6 种教材，并于 2013 年重新修订出版[6]，还于 2019 年 11 月启动全国高等学校临床药学专业第三轮规划教材编写工作。此外，2015 年 3 月，全国中医药高等教育学会中药教育研究会与人民卫生出版社联合启动《中药临床药学》系列创新教材编写工作，截至 2018 年底，累计已出版 16 本教材[7]，极大地推进本科中药临床药学教育发展。

2005 年，原卫生部（现国家卫健委）委托中国医院协会建设临床药师培训基地，首批共有 19 家医院[8]。截至 2019 年底，中国医院协会共建设 262 家医院作为国家临床药师培训基地，累计培训 14 498 名临床药师和 2071 名临床师资；另外，国家卫健委卫生部新增中华医学会临床药学分会共建临床药师培训基地，现已开设 153 家临床药学学员培训中心和 36 家师资培训中心，临床药师培训呈现百花齐放、争相斗艳的景象。

2. 推动药师参与临床合理用药

临床药师在临床工作中担任重要职责，是患者用药的宣教者、医嘱制定的参与者、个体化治疗的推行者、问题医嘱的监督者、药物不良反应的报告者、药学知识的普及者[3]。目前，药师参与临床用药、干预及纠正不适宜用药已逐步成为医疗常规，如：①参与临床药物治疗方案的制订；②参与抗感染药物治疗和专项整治；③加强处方审核和医嘱点评；④对患者的用药教育；⑤血药浓度监测及个体化给药基因检测（图 50[9]、表 25[10]）。近年来涌现出多学科诊疗团队[11]、药学门诊[12]、医药联合门诊[13]、家庭药师等新模式、新概念，在一定程度上推动临床药学服务工作的深入开展。

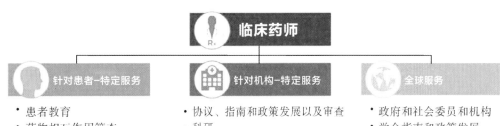

图 50 临床药师的工作责任

（引自：卢雅丽，严明.借鉴美国经验浅谈我国药师处方行为干预［J］.中国药学杂志，2018，53（24）：2132 - 2136）

211

表25　2018 年开展 TDM 的药品种类及数量

抗菌药 （55 197 例）	免疫抑制剂类 （526 801 例）	茶碱类 （2 515 例）	抗结核类 （514 例）	抗病毒类 （22 例）	抗肿瘤类 （52 676 例）	精神障碍类 （38 129 例）	抗癫痫类 （128 609 例）	抗心律失常 和抗凝类 （22 802 例）	农药毒药类 （5 276 例）	其他 （88 718 例）
万古霉素	他克莫司	茶碱	利福平	拉米夫定	甲氨蝶呤	卡马西平	丙戊酸钠	地高辛	百草枯	维生素
伏立康唑	环孢素	氨茶碱	异烟肼	奈韦拉平	多西他赛	碳酸锂	奥卡西平	华法林	溴敌隆	叶酸
美罗培南	霉酚酸	多索茶碱	吡嗪酰胺	依非韦伦	伊马替尼	喹硫平	苯妥英钠	胺碘酮	溴鼠灵	氨基酸
替考拉宁	西罗莫司		乙胺丁醇	替诺福韦	5-氟尿嘧啶	阿立哌唑	苯巴比妥		毒鼠强	乙醇
去甲万古					紫杉醇	地西泮	拉莫三嗪			枸橼酸咖啡因
亚胺培南					奥沙利铂	氯丙嗪	左乙拉西坦			
替加环素						艾司唑仑				
利奈唑胺						奥氮平				
伊曲康唑						阿替唑仑				
阿米卡星						利培酮				
庆大霉素						安定				
						氯硝西泮				
						帕利哌酮				
						硝西泮				
						阿米替林				
						氯米帕明				
						舒必利				
						三唑仑				

（引自：李沐，张倩，张爽，等.2018 年中国医院治疗药物监测开展状况调查［J］.中国药学杂志，2019，54（24）：2087－2092）

3. 发挥中国药学会医院药学专业委员会组织引领作用

中国药学会医院药学专业委员会（简称专业委员会）成立 30 年来，始终把学术活动和学科建设放在首位，不断拓展学术交流的范围，深化学科建设的内涵，为推动我国医院药学学科发展、临床药学人才队伍建设、临床药学服务规范化和质量提高、国内外医院药学学术交流等做出重要贡献[14]：

（1）注重学科建设与人才培养，与清华大学及西安杨森制药有限公司联合举办"清华大学国际创新管理（医院药事管理）研究生课程进修项目"，截至 2020 年 7 月第十一期结业，为医院药学培养 618 位具有现代管理理念的新型科主任，通过学习，他们转变观念、开阔视野、更新知识、提升技能、完善自我，提高综合管理能力和领导能力。其中，第 7 期清华班学员编写《医院药学未来发展的巴塞尔共识（2015 版）——中国思考与实践》[15]（2018 年 10 月）；第 8 期学员编写《中国医院药师核心能力现状调研与分析》[16]（2019 年 8 月）。

（2）不断探讨医院药学学科研究目标与任务，拓展学科建设内涵与外延。2014 年，发表系列论文《我国医院药学学科的建设与发展》；2016 年，出版专著《中国医院药学学科发展史》；2019 年，发表系列论文《新中国 70 周年医院药学的发展历程与趋势》[1]；2020 年，参与编撰的《中国药学学科史》正式出版发行，从而奠定我国医院药学学科建设的理论基础。

（3）搭建学术交流平台，加强与兄弟学会的合作与交流，扩大学术影响力：每年召开全国医院药学学术年会暨 FIP 卫星会（近 3 年增设"多学科合作"分会场）、全国青年药师成才之路论坛、定期举办全国儿科药学学术年会、全国医院传染病药学学术会议等；举办"临床药学高端论坛"系列研讨会 30 期，"跨界论发展学术论坛"26 场；2020 年组织 19 场学术交流会议。

（4）在国际上，专业委员会每年都会组团参加世界药学大会、美国卫生系统药师协会年会、亚洲临床药学大会、日本医疗药学年会等，引领中国医院药师走向世界；同时发现、培养锻炼一批中青年优秀医院药师人才；协助中国药学会组织遴选去 UIC 的"青年药师海外培训项目"成员，这是中国药学会开创学会领导下药师组团的临床药学培训模式。

（5）以课题形式为政府献计献策。积极承办"卫健委药政司与中国药学会的长期战略合作项目"，就短缺药品的管理、评估与替代等，起草一个管理指南和两个技术指南，均被政府采纳；开展"药师在中国医药卫生体系中的地位与作用研究"的课题研究，为药学行业发展、政府如何加强药师队伍建设，较早地进行国内外调研工作。

（6）为提高医院药学队伍整体素质，专业委员会与西安杨森制药有限公司联合推出"医院药师人文素质培训项目"音像培训系列教材；为提升行业实践水平、推动基本药物制度建设，专业委员会先后组织编写《优良药房工作规范》《中国药历书写原则与推荐格式》《医疗机构药学工作质量管理规范》《医疗机构药学工作质量管理规范——操作手册》及《国家基本药物制度研究报告》；为增强行业荣誉感，专业委员会率先发布《药师誓言》[17]；为表彰在医院药学领域做出突出成绩的团队和个人，设立中国医院药学奖。

（7）特别值得称道的是，在 2019 年底爆发的全球新冠疫情中，中国医院药学专家迎难而上、共克时艰，在国际舞台上充分展示中国药师的敬业精神与专业素养，多次发表并修订新冠疫情治疗指南。2020 年 4 月 21 日，国际药学联合会正式发布由中国药学会医院药学专业委员会制定的中英文版《新型冠状病毒肺炎临床合理用药专家共识》（Rational Drug Use in Clinical Practice for COVID – 19）[18]。共识获得 FIP 高度认可，为全球共同抗疫贡献出如何实施药学保障和药学服务的"中国经验"与"中国智慧"。

此外，与医院药学学科相关的其他专业学会还有中国药学会医院药学专业委员会、中国医院协会药事管理专业委员会、中华医学会临床药学分会、中华中医药学会医院药学分会、中国药学会药事管理专业委员会、中国药师协会、中国医院装备协会药房装备与技术委员会及中国药理学会治疗药物监测专业委员会等[3]。

4. 推广应用药学新技术

医院药学的发展进步离不开现代科学技术的推动，特别是以计算机与互联网为代表的信息技术、人工智能、虚拟现实技术、PDA 移动信息技术、配药机器人、自动化药房、药物分析技术、现代物流系统等对医院药学发展有着重要的意义[19]。药学新技术主要包括：①信息技术：较早用于医药领域，为医院药学发展提供坚实的基础。现阶段医院药学工作基本上都离不开信息技术支撑，由此医院信息药师岗位应运而生[20]，广东药学会还对该岗位的要求和职责做出详尽规定[21]。②人工智能：最早用于医院药学领域，在药物信息挖掘、药品调配及临床合理用药等方面已应用 AI 技术。AI 技术可用于完善患者健康风险识别、智能用药监测及药品不良反应风险评估、辅助临床治疗药物监测、临床用药咨询、合理化药物设计、综合分析患者各类临床信息及药物经济学数据，形成科学合理的个体化用药方案[22]。③虚拟现实技术：主要用于医院药学教学方面，通过模拟患者、实验器材及实验场景等开展教学，帮助学生掌握更加真实、实用的技能[23]。④PDA 移动信息技术：主要用于静脉药物配置中心，有效优化工作流程、提高静脉药物配置的准确性、合理调配人力资源[24]，目前已在各大医院推广应用。⑤配药机器人：能够规范 PIVAS 工作流程，解放药师劳动力，杜绝职业伤害，提高配置操作精度并改善药品质量，保障用药安全[25]，目前各大医院 PIVAS 中心已有应用。⑥自动化药房：大大提高药学部门工作效率，减少药品二次污染，使调剂过程"有迹可循"，极大地提升药学服务品质[26]。⑦药物分析技术：分析化学学科发展推动分析技术进步，提升医院自制制剂质控标准；基因组学研究水平提高，促进药物基因组检测工作顺利开展，为临床合理用药提供更多证据，提升药学服务水平。⑧现代物流系统[27]：指将信息、运输、库存、仓库等物流活动，配合电子商务使药品物流更加便捷、顺畅及可控。当前，国内已有医疗机构将药库工作外包给专业药品物流公司，着力突出自身核心药学业务，加速向"以患者为中心"的理念转变。

5. 评选国家临床药学重点专科建设单位

2010 年 12 月，卫生部首次在临床重点专科建设单位评审中列入临床药学专科，依照评审标准评出首批 5 家国家临床药学重点专科建设单位为：北京大学第三医院、中南大学湘雅二院、哈尔滨医科大学附属第二医院、郑州大学第一附属医院、上海交通大学附属新华医院；2014 年 1 月，评选出第二批 12 家国家临床药学重点专科建设单位为：四川省医学科学院四川省人民医院、中国医科大学附属盛京医院、中山大学附属第一医院、华中科技大学同济医学院附属同济医院、华中科技大学同济医学院附属协和医院、北京协和医院、上海交通大学附属第一人民医院、北京大学第一医院、北京医院、浙江大学医学院附属第一医院、中南大学湘雅三院、苏州大学附属第一医院[3]。

近年来，各类研究平台、重点实验室陆续落地医院药学部：2018 年，北京世纪坛医院获批"合理用药生物特征谱学评价"国际合作联合实验室；2019 年，北京大学第三医院与北京市药检所、协和药物所联合申请的国家药监局"仿制药研究与评价"重点实验室获批等。国家临床药学重点专科建设单位和重点实验室获批大力提升了医院药学研究水平[28]，为医院药学学科建设增添了浓墨重彩的一笔。

（二）我国医院药学学科的研究热点与研究前沿

我们以中国学术期刊网络出版总库为对象，采用主题检索方式检索全库期刊类文库。来源类型选择核心期刊、CSSCI 及 SCCD，文献时间跨度为1999—2019 年。共计搜索到不同主题词项下的文献篇数为：临床药学，5997 篇；药学信息，67 篇；药学研究，4804 篇；药学教育，273 篇；药事管理，586 篇。采用文献计量学方法，结合 CiteSpace 软件，通过有关"临床药学""药学信息""药学研究""药学教育""药事管理"目标文献，归纳总结近 20 年来我国医院药学学科的研究热点与研究前沿。

1. 我国医院药学学科的研究热点

关键词是作者用来高度概括核心论点的语句，其分布频次和特点可体现研究领域总体特征、研究热点间的相互联系和发展趋势[22]。将 CiteSpace 中节点类型设置为关键词，聚类词类型设置为名词短语，分析获得"1999—2019 年国内医院药学文献高频关键词共现视图"（图 51[29]）。该图谱中图形的大小和颜色深度代表该关键词出现的频次和时间，字体深浅也反映频次的高低。关键词中心性越大，表示这个关键词所起的作用也就越大。CiteSpace 软件导出关键词中心性 >0.2 的各项结果（表 26）分别为：①临床药学：临床药学；②药学信息：药学服务、临床药师、internet、信息服务；③药学研究：药物不良反应、不良反应；④药学教育：临床药学、临床药师、临床药师培训、药学教育；⑤药事管理：药事管理、药学服务、临床药师。从表 26 中关键词中心性 >0.2 的各项数据分析得知，我国医院药学学科研究热点排序为：临床药师（3 次）、药学服务（2 次）、临床药学（2 次）。

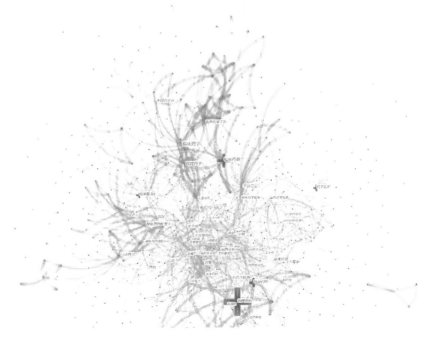

A. 临床药学文献高频关键词共现视图

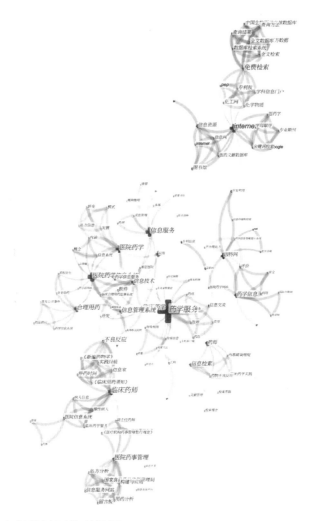

B. 药学信息文献高频关键词共现视图

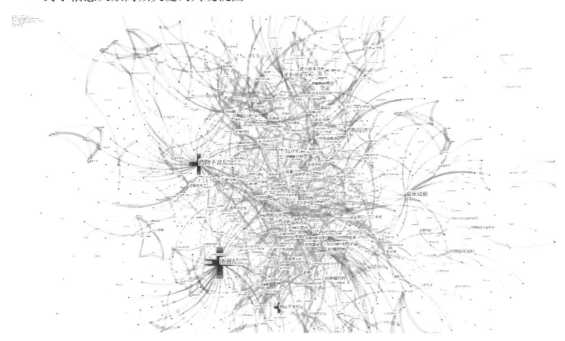

C. 药学研究文献高频关键词共现视图

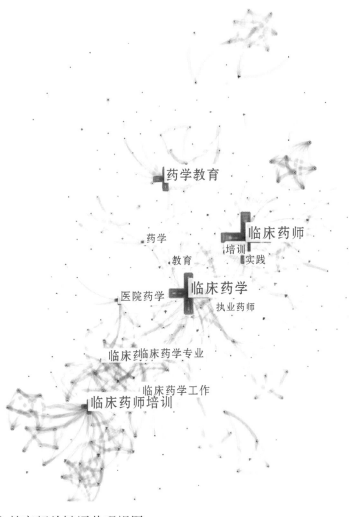

D. 药学教育文献高频关键词共现视图

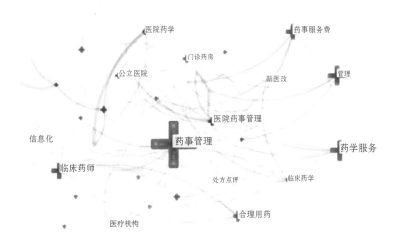

E. 药事管理文献高频关键词共现视图

图 51　1999—2019 年国内医院药学文献高频关键词共现视图

表 26　1999—2019 年国内医院药学文献频次排名前十位的关键词

临床药学文献					药学信息文献					药学研究文献					药学教育文献					药事管理文献				
排序	频次	中心性	平均年份	关键词	排序	频次	中心性	平均年份	关键词	排序	频次	中心性	平均年份	关键词	排序	频次	中心性	平均年份	关键词	排序	频次	中心性	平均年份	关键词
1	1550	0.06	2002	合理用药	1	14	0.41	2004	药学服务	1	908	0.37	1999	不良反应	1	78	0.35	2000	临床药师	1	89	0.44	2004	药事管理
2	946	0.19	2001	临床药师	2	6	0.16	2005	医院药学	2	693	0.39	1999	药物不良反应	2	61	0.58	2000	临床药学	2	41	0.35	2005	药学服务
3	598	0.06	2003	抗菌药物	3	6	0.21	2009	信息服务	3	413	0.06	2004	药品不良反应	3	35	0.27	2004	药学教育	3	35	0.08	2005	管理
4	545	0.09	2009	药学服务	4	5	0.22	2001	internet	4	383	0.18	1999	药物经济学	4	26	0.3	2002	临床药师培训	4	34	0.07	2010	药事服务费
5	487	0.1	2009	药学监护	5	4	0.23	2002	临床药师	5	253	0.17	1999	临床试验	5	21	0.11	2001	医院药学	5	30	0.22	2005	临床药师
6	287	0.25	2001	临床药学	6	4	0.15	2002	因特网	6	253	0.12	2000	成本－效果分析	6	14	0.06	2004	教育	6	29	0.08	2006	合理用药
7	229	0.09	2002	不良反应	7	4	0.03	2004	药学信息服务	7	246	0.07	2004	合理用药	7	14	0.1	2009	药学	7	18	0.15	1999	医院药事管理
8	216	0.01	2009	治疗药物监测	8	4	0.02	2004	信息技术	8	209	0.02	2005	分析	8	13	0.02	2005	培训	8	17	0.09	2007	门诊药房
9	215	0.02	2009	分析	9	4	0.02	2005	医院药学信息系统	9	155	0.12	1999	药代动力学	9	11	0.03	2005	培养模式	9	14	0.1	2004	医院药学
10	214	0.02	2009	药品不良反应	10	4	0.08	2003	药学信息	10	123	0.13	2002	抗菌药物	10	11	0.08	2005	培养	10	13	0.13	2010	公立医院

2. 我国医院药学学科的研究前沿

采用 CiteSpace 将图 52 中关键词以时间序列图谱形式展开，关键词按出现时间的先后顺序，从左到右、从下到上排列[22]。我们将时间遍历的间隔设置为 3 年。通过时线图看出高中心性关键词出现在不同年份节点上的信息，外部年轮大小反映关键词节点的中心性高低，中心性越高的节点对其他节点影响越大，在整个图谱中占据重要的地位，若某一时区中关键词越密集，则这一时间段研究成果越多，其字体大小反映关键词出现频次高低。横观聚类簇和时间遍历可见，主题研究热点通过 Keyword 聚类，形成大小不同的聚类，按照热度排名标记为#0 到#n（图 52[29]）。由图 52 可见，不同时期我国医院药学学科有不同的研究前沿。

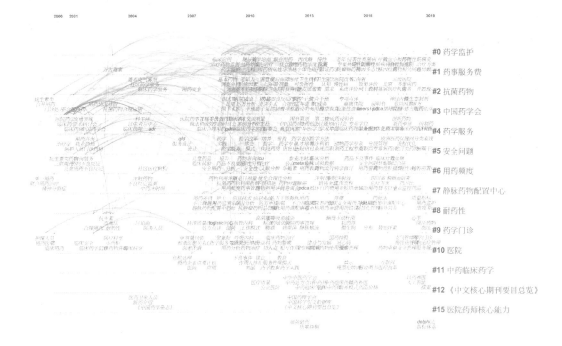

A. 临床药学文献主题词研究热点时间线

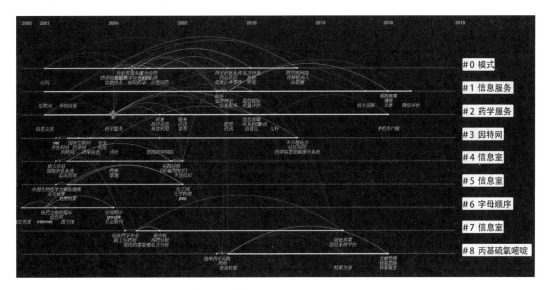

B. 药学信息文献主题词研究热点时间线

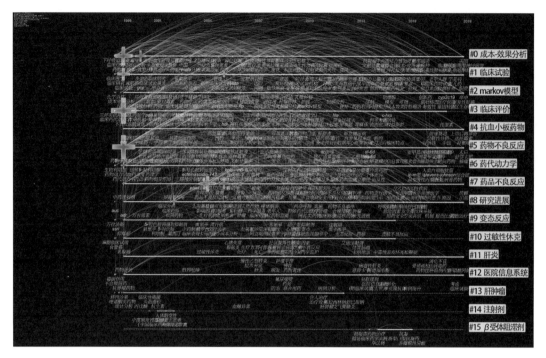

C. 药学研究文献主题词研究热点时间线

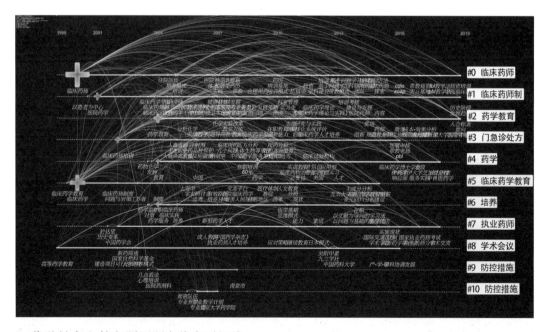

D. 药学教育文献主题词研究热点时间线

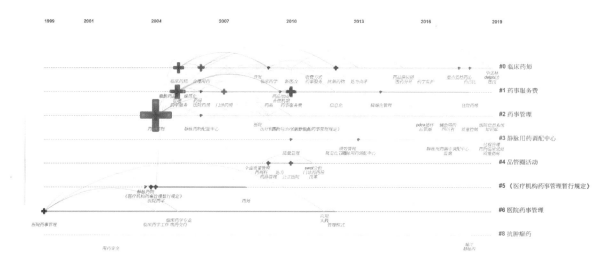

E. 药事管理文献主题词研究热点时间线

图 52　1999—2019 年国内医院药学文献主题研究热点时间线

通过 CiteSpace 可以发现时间轴上频次变化率高的词汇，并将其从大量关键词中提取出来，进行突现率考察。突现词代表研究前沿，通过分析它们可以发现该领域的研究前沿及发展趋势[22]。研究领域发展越迅速，其突现词越高（图 53）。图 53 显示，治疗药物监测、药物不良反应、成本－效果分析、超说明书用药、药事服务费、围手术期、临床药师培训等是国内医院药学研究的前沿领域。

Top 78 Keywords with the Strongest Citation Bursts

Keywords	Year	Strength	Begin	End	2000—2019
医院药学	2000	3.2976	2001	2005	
医院	2000	5.7371	2007	2011	
静脉药物配置中心	2000	3.9563	2008	2011	
围手术期	2000	9.1835	2009	2012	
抗菌药	2000	5.4148	2009	2011	
预防用药	2000	3.3815	2009	2013	
药房	2000	4.6563	2009	2011	
《药学服务与研究》	2000	5.1866	2009	2011	
药物利用评审	2000	3.7651	2009	2011	
报告	2000	5.6885	2010	2011	
药物利用指数	2000	3.8962	2010	2012	
基本药物	2000	3.3597	2010	2013	
药事服务费	2000	8.1833	2010	2011	
癫痫	2000	3.7048	2010	2012	
分析	2000	7.986	2010	2011	
抗感染药	2000	3.5739	2010	2011	
体会	2000	3.9904	2011	2013	
药物咨询	2000	4.7087	2011	2012	
药物	2000	3.5237	2011	2012	
干预	2000	4.5442	2011	2012	
门诊	2000	3.1366	2011	2012	
补偿机制	2000	3.2616	2011	2012	
可获得性	2000	3.0717	2012	2013	
管理模式	2000	3.1207	2012	2013	
专项整治	2000	4.4779	2012	2015	
病原菌	2000	4.2536	2012	2015	
限定日剂量	2000	3.4878	2012	2014	
清洁手术	2000	5.1292	2012	2014	
教育	2000	3.1207	2012	2013	
重症监护病房	2000	3.2704	2012	2013	
合理性	2000	4.3138	2012	2013	
肺部感染	2000	3.5809	2012	2015	
误切口	2000	4.8007	2012	2014	
国家基本药物制度	2000	3.3335	2013	2015	
中药临床药学	2000	4.0791	2013	2015	
麻醉药品	2000	3.3745	2013	2015	
用药教育	2000	3.4604	2013	2014	
抗肿瘤药	2000	3.7088	2013	2014	
日均费用	2000	4.5779	2014	2016	
《中文核心期要目总览》	2000	8.6464	2014	2015	
认知	2000	3.4323	2014	2016	
需求	2000	4.0637	2014	2017	
学术年会	2000	5.6296	2014	2017	
卡马西平	2000	3.1066	2014	2015	
pdca循环	2000	3.9536	2014	2016	
健康教育	2000	4.1959	2014	2016	
中国科学引文数据库	2000	8.8683	2014	2015	
销售金额	2000	4.1959	2014	2016	
《中国药学杂志》	2000	9.2104	2014	2016	
药学专业	2000	3.6413	2014	2016	
医嘱审核	2000	3.7401	2015	2019	
老年患者	2000	7.2803	2015	2019	
处方干预	2000	3.1108	2015	2019	
抗药性	2000	4.6119	2015	2016	
个体化用药	2000	6.3782	2015	2019	
超说明书用药	2000	9.872	2015	2017	
用药错误	2000	4.5247	2015	2019	
微生物	2000	4.6119	2015	2016	
教学改革	2000	4.0309	2015	2016	
化疗	2000	3.183	2016	2019	
华法林	2000	3.271	2015	2019	
基因多态性	2000	3.2416	2015	2019	
现状	2000	3.0827	2015	2017	
需药浓度	2000	5.8209	2015	2019	
辅助用药	2000	6.6004	2015	2019	
伏立康唑	2000	11.3911	2015	2019	
联合用药	2000	3.7014	2015	2017	
beers标准	2000	4.8646	2015	2019	
肿瘤	2000	3.2724	2017	2019	
替考拉宁	2000	3.4675	2017	2019	
治疗药物浓度监测	2000	5.2565	2017	2019	
肠外营养	2000	3.4675	2017	2019	
用药安全	2000	3.9758	2017	2019	
药学干预	2000	3.769	2017	2019	
中国药学会	2000	5.1745	2017	2019	
替加环素	2000	4.9552	2017	2019	
药物重整	2000	5.4513	2017	2019	
治疗药物监测	2000	20.0218	2017	2019	

A. 临床药学文献突现词和研究前沿

Top 89 Keywords with the Strongest Citation Bursts

Keywords	Year	Strength	Begin	End	1999—2019
药物动力学	1999	6.4731	1999	2004	
喹诺酮类药物	1999	4.0991	1999	2008	
成本效果分析	1999	7.2641	1999	2005	
环丙沙星	1999	3.8181	1999	2002	
药学经济学	1999	3.336	1999	2000	
药代动力学	1999	13.74	1999	2001	
药物评价	1999	4.4948	1999	2009	
临床药代动力学	1999	5.1247	1999	2007	
药动学	1999	3.9809	2000	2010	
药物不良反应	1999	43.4784	2001	2006	
过敏反应	1999	3.9396	2001	2010	
利培酮	1999	3.85	2001	2008	
高血压	1999	8.3357	2001	2008	
经济学评价	1999	3.5241	2003	2006	
adr	1999	3.3317	2003	2008	
非甾体抗炎药	1999	3.2268	2003	2004	
阿奇霉素	1999	4.4414	2004	2007	
成本–效果分析	1999	32.2738	2004	2008	
下呼吸道感染	1999	6.1712	2004	2007	
治疗方案	1999	11.4011	2004	2008	
监测	1999	3.5361	2005	2010	
抗感染药物	1999	4.0632	2005	2009	
评价	1999	3.4161	2006	2009	
加替沙星	1999	7.8199	2006	2009	
过敏性休克	1999	6.5399	2007	2009	
最小成本分析	1999	12.7207	2007	2010	
拉米夫定	1999	3.1793	2007	2009	
临床药学	1999	3.8295	2007	2009	
报告分析	1999	3.7635	2007	2009	
慢性乙型肝炎	1999	3.1793	2007	2009	
中国药学会	1999	3.2174	2007	2010	
报告	1999	14.7002	2009	2012	
经济学	1999	3.1667	2009	2010	
莫西沙星	1999	4.2711	2009	2011	
国家基本药物	1999	3.2707	2009	2012	
统计分析	1999	4.4762	2009	2011	
药品不良反应	1999	5.0466	2009	2012	
血药浓度	1999	4.5901	2009	2012	
药学	1999	5.2405	2009	2010	
药物副反应报告系统	1999	6.5657	2009	2014	
分析	1999	7.8984	2009	2011	
药学监护	1999	3.9997	2010	2013	
基本药物	1999	4.4591	2010	2012	
急性缺血性脑卒中	1999	3.3154	2010	2011	
护理	1999	3.6735	2010	2014	
用药频度	1999	3.2827	2011	2014	
化疗	1999	5.1947	2011	2014	
药物基因组学	1999	3.658	2011	2014	
安全用药	1999	3.3698	2011	2015	
对策	1999	3.3974	2011	2015	
药理学	1999	3.7342	2011	2012	
回顾性分析	1999	3.1606	2012	2016	
变态反应	1999	6.4984	2012	2013	
恩替卡韦	1999	3.9062	2013	2014	
基本药物制度	1999	3.439	2013	2015	
药物警戒	1999	4.5369	2013	2014	
质量控制	1999	5.4452	2013	2019	
甲氨蝶呤	1999	5.5184	2014	2017	
医院信息系统	1999	3.5094	2014	2016	
真实世界	1999	3.3565	2014	2019	
临床疗效	1999	5.1977	2015	2019	
老年患者	1999	4.1887	2015	2017	
新药研发	1999	3.6495	2015	2019	
药物毒性	1999	3.5227	2015	2017	
阿片类药物	1999	7.0936	2015	2019	
药物临床试验	1999	12.0814	2015	2019	
系统评价	1999	3.5399	2015	2019	
儿童	1999	4.7666	2015	2016	
药物临床试验质量管理规范	1999	3.9988	2015	2019	
癫痫	1999	3.1245	2015	2016	
成本效果	1999	3.5844	2015	2019	
受试者	1999	3.4415	2015	2019	
治疗	1999	4.1957	2016	2019	
meta分析	1999	8.2608	2016	2019	
替格瑞洛	1999	3.7196	2016	2019	
成本–效用分析	1999	4.1835	2016	2019	
循证药学	1999	4.1538	2016	2017	
药物相互作用	1999	3.0983	2016	2019	
基因多态性	1999	5.1901	2016	2019	
乳腺肿瘤	1999	3.8425	2016	2019	
决策树模型	1999	4.651	2016	2019	
专家共识	1999	3.7196	2016	2019	
联合用药	1999	3.2624	2016	2019	
慢性阻塞性肺疾病	1999	3.1681	2017	2019	
乳腺癌	1999	4.4577	2017	2019	
药物性肝损伤	1999	4.7545	2017	2019	
药物经济学评价	1999	9.3776	2017	2019	
伏立康唑	1999	5.1526	2017	2019	
markov模型	1999	7.1781	2017	2019	

B. 药学研究文献突现词和研究前沿

Top 1 Keywords with the Strongest Citation Bursts

Keywords	Year	Strength	Begin	End	1999—2019
临床药师培训	1999	3.3888	2007	2008	

C. 药学教育文献突现词和研究前沿

Top 6 Keywords with the Strongest Citation Bursts

Keywords	Year	Strength	Begin	End	1999—2019
医院药事管理	1999	5.714	1999	2005	
（医疗机构药事管理暂行规定）	1999	5.4646	2004	2005	
管理	1999	6.6991	2005	2007	
临床药学	1999	3.7932	2009	2012	
药事服务费	1999	10.1978	2010	2012	
抗菌药物	1999	4.3551	2012	2014	

D. 药事管理文献突现词和研究前沿

图 53　1999—2019 年国内医院药学文献突现词和研究前沿

三、国外医院药学学科发展现状

（一）研究对象

我们运用文献计量学对近 20 年国外医院药学学科发展现状进行分析，以 Web of Science 核心合集为对象，采用主题检索的方式对全库期刊类文库进行检索。将检索条件设为：主题词（"Pharmacy management" 或 "Hospital dispensing" 或 "Hospital compounding" 或 "Clinical pharmacy" 或 "Pharmacy Informatics" 或 "Clinical Research Pharmacy" 或 "Pharmacy Education"），文献时间跨度为 1999—2019 年，共计搜索筛选得到 3191 篇有效文献，发文量逐年上升，且近几年呈快速递增趋势（图 54）。

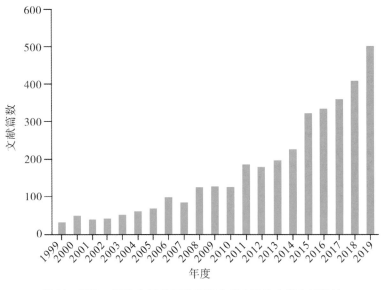

图 54　1999—2019 年国外医院药学文献 SCI 论文发文量统计

（二）作者与研究团队共现

通过 Citespace 软件分析作者合作网络，得到网络基本布局和作者论文产量分布及其研究团队情况。节点直径或作者名字字号大小，与作者发文量成正比，节点间连线粗细程度对应两者间合作关系的强弱程度。据此，我们得出网络节点数为 796，连接线为 805，密度为 0.0025，说明作者之间的联系不紧密，团队小且分散，合作较少（图 55[29]）。

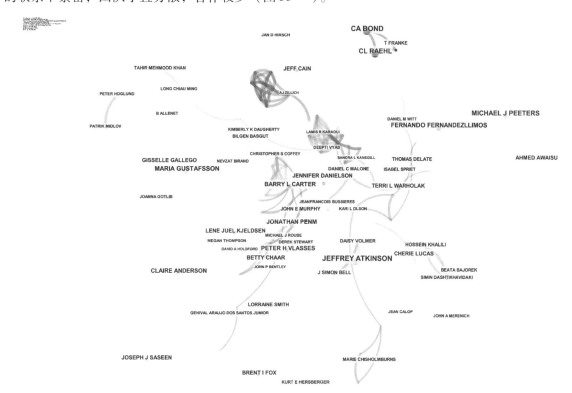

图 55　1999—2020 年国外医院药学文献作者与研究团队共现视图

根据图 55 统计出数据，可以得到按频次排名前十的作者（表 27），由表 27 得知，发文量频次排名前十的作者发文量均不低于 9 篇。

表 27　1999—2020 年国外医院药学文献发文量频次排名前十的作者

排序	频次	中心性	平均年份	作者
1	15	0	1999	CA BOND
2	15	0	2014	JEFFREY ATKINSON
3	14	0	1999	CL RAEHL
4	13	0	2013	MICHAEL J PEETERS
5	11	0	2013	FERNANDO FERNANDEZLLIMOS
6	11	0	2017	MARIA GUSTAFSSON
7	9	0	2010	ALEX J ADAMS
8	9	0	2007	BARRY L CARTER
9	9	0	2009	CLAIRE ANDERSON
10	9	0	2014	JONATHAN PENM

（三）研究机构与国家共现

整理纳入研究文献的研究机构数据并进行可视化分析，得到研究机构共现视图、发文量排名前十位的研究机构（图56、表28）。

如图56所示，网络节点数556，连线数1164，密度0.0075，图谱连线情况显示国外各研究机构合作明显强于国内。一般认为中心性大于0.1即为有意义的中心媒介，圆圈越大表示中心性越高，图56中悉尼大学中心性最高（紫色圈标记），已达到0.13。

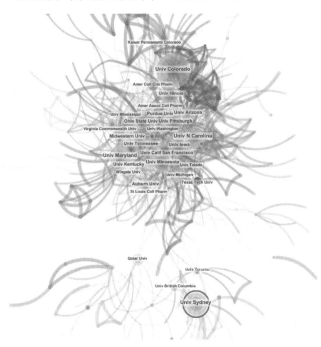

图56　1999—2020年国外医院药学文献研究机构共现视图

表28　1999—2020年国外医院药学文献发文量频次排名前十位的研究机构

排序	频次	中心性	平均年份	机构
1	87	0.08	1999	Univ Colorado
2	64	0.13	2006	Univ Sydney
3	61	0.05	2003	Univ Maryland
4	55	0.04	2001	Univ N Carolina
5	52	0.03	1999	Univ Minnesota
6	50	0.02	2000	Univ Illinois
7	49	0.06	2005	Univ Tennessee
8	49	0.1	1999	Univ Calif San Francisco
9	49	0.05	2001	Univ Iowa
10	47	0.03	1999	Auburn Univ

发文国家分布图显示，网络节点数114，连线数361，密度0.056。美国发文量占绝大部分，共
计1628篇（51.02%，1628/3191）；排名第二位至第五位分别是澳大利亚、英国、加拿大和日本
（表29、图57）。

表29　1999—2020年国外医院药学文献发文量频次排名前十位的国家

排序	频次	中心性	平均年份	机构
1	1628	0.42	1999	USA
2	195	0.25	1999	AUSTRALIA
3	163	0.26	1999	ENGLAND
4	146	0.05	2000	CANADA
5	105	0.01	2001	JAPAN
6	104	0.13	2001	FRANCE
7	78	0.01	2008	PEOPLES R CHINA
8	68	0.12	2002	SAUDI ARABIA
9	64	0.06	2002	MALAYSIA
10	58	0.03	2000	SPAIN

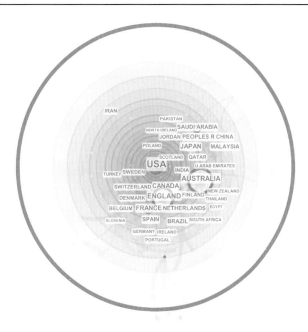

图57　1999—2020年国外医院药学文献国家共现视图

四、国内外医院药学学科的进展比较

我们以1999—2019年CNKI中5995篇国内医院药学文献（主题词"药事管理"或"医院调
剂"或"医院调剂"或"临床药学"或"药学信息"或"临床药物"或"医院药学培训"）、Web
of Science中3191篇国外医院药学文献（主题词"Pharmacy management"或"Hospital dispensing"

或 "Hospital compounding" 或 "Clinical pharmacy" 或 "Pharmacy Informatics" 或 "Clinical Research Pharmacy" 或 "Pharmacy Education"）为对象，借助文献计量学与 CiteSpace 软件，分析比较国内外医院药学学科的研究热点与研究前沿。

（一）国内外医院药学学科研究热点比较

将 CiteSpace 中节点类型设置为 "关键词"，聚类词类型设置为 "名词短语"，由此获得 "1999—2019 年国内外医院药学文献高频关键词共现视图比较"（图 58）。分析国内外论文关键词出现的频次，计算出排名前十位的关键词（表 30）。比较关键词发现，国内外医院药学研究既有共同之处，又各有侧重。毋庸置疑，"临床药学" 或 "临床药师" 是最重要的研究方向，关键词排名均领跑榜单。 "care" 和 "education" 是国外医院药学研究的侧重点，相关关键词出现频次高达 1419 次，占 44.3%。国内文献中 "教育" 却未进入关键词词频前列， "服务" 相关词条仅占 7.4%。因此，我国医院药师的教育与培训、药学服务与国外整体水平差距之大，略见一斑。

值得注意的是，国内论文关键词居前的是 "抗菌药物" "耐药性" "合理用药" 及 "医院感染"，四者占比达 45.6%。而国外论文中鲜有此类关键词，足以说明我国抗菌药物滥用现象十分严重，需要向国外发达国家学习抗菌药物管理与使用的先进经验。

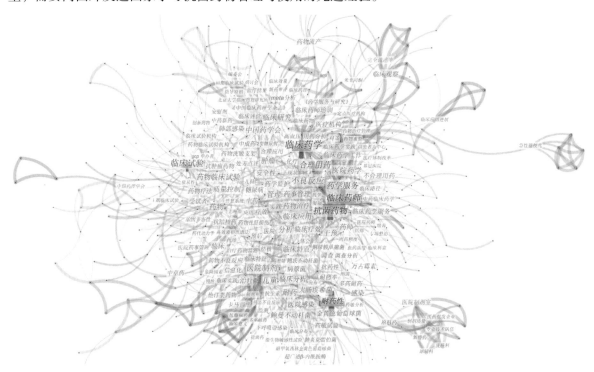

A. 国内医院药学文献高频关键词共现视图

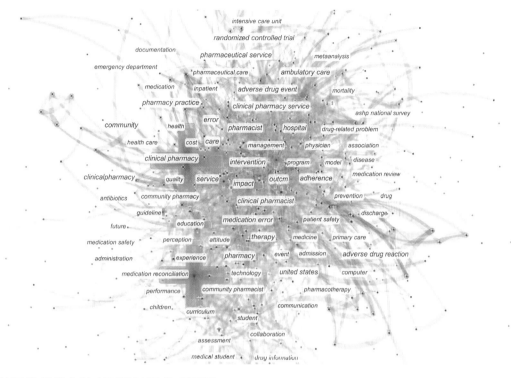

B. 国外医院药学文献高频关键词共现视图

图58　1999—2019 年国内外医院药学高频关键词共现视图比较

表30　1999—2019 年国内外医院药学文献频次排名前十位的关键词比较

	国内医院药学文献					国外医院药学文献			
排序	频次	中心性	平均年份	关键词	排序	频次	中心性	平均年份	关键词
1	508	0.11	2001	临床药师	1	607	0.06	1999	clinical pharmacy
2	484	0.17	2006	抗菌药物	2	591	0.01	2002	pharmacy education
3	471	0.06	2007	耐药性	3	361	0.03	1999	care
4	374	0.21	2001	临床药学	4	285	0.07	1999	pharmacist
5	274	0.15	2007	临床试验	5	270	0.05	2000	education
6	263	0.1	2006	合理用药	6	263	0.04	2001	impact
7	217	0.07	2006	药学服务	7	246	0.06	1999	pharmacy
8	120	0.02	2008	医院感染	8	197	0.03	1999	pharmaceutical care
9	115	0.05	2009	药物临床试验	9	197	0.03	1999	intervention
10	108	0	2006	临床分布	10	186	0.02	2004	management

（二）国内外医院药学学科研究前沿比较

　　研究前沿比较主要包括：国内外文献主题研究热点时间线比较，持续时间大于/等于 5 年的国内外文献突现词比较，2015 年以后突现的国内外文献突现词比较。

1. 国内外文献主题研究热点时间线比较

应用 CiteSpace 软件对 1999—2019 年国内外医院药学文献主题词进行聚类分析，归纳后得到可视化图谱（图59）。客观地说，国内医院药学研究起步较晚，2007—2013 年研究热点为"药学服务""耐药性""药物疗法""中草药"及"抗菌药物"；1999 年，国外已开展大量医院药学研究，其中研究热点是"药学教育"和"药学服务"。作为研究热点，"耐药性"与"抗菌药物"说明我国抗菌药物滥用现象严重，且对此关注度远高于国外；"中草药"是我国医药学宝藏，具有良好的研究基础；但有关"药学教育"与"药学服务"研究则亟待加强。

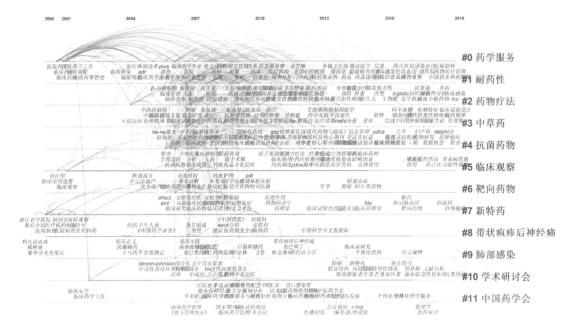

A. 国内医院药学文献主题研究热点时间线

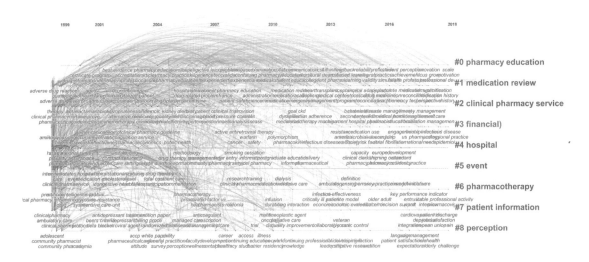

B. 国外医院药学文献主题研究热点时间线

图59　1999－2019 年国内外医院药学文献主题研究热点时间线比较

2. 持续时间大于/等于5年的国内外文献突现词比较

从持续时间维度考虑，使用 CiteSpace 软件，分析比较持续时间大于/等于5年的国内外医院药学文献突现词：国内论文中共有8个，持续时间最长的是"医院制剂"方面研究；而国外论文中高达31个，持续时间最长的"药学实践"或"药学服务"，由此说明国内医院药学研究热点持续时间不长，稳定性不足，研究重点不集中，且主要围绕药物本身，对患者关注较少，与"以患者中心"的理念尚有较大差距（图60）。

Keywords	Year	Strength	Begin	End	2000—2019
医院制剂室	2000	3.6167	2001	2012	
临床观察	2000	8.3953	2001	2011	
医院制剂	2000	6.2099	2000	2007	
制剂室	2000	3.7615	2001	2007	
临床药学工作	2000	3.2943	2002	2007	
不良反应	2000	4.709	2004	2009	
高效液泪色谱法	2000	4.3008	2007	2012	
meta分析	2000	4.0527	2014	2019	

A. 国内医院药学文献突现词（持续时间大于/等于5年）

Keywords	Year	Strength	Begin	End	1999—2019
ashp national survey	1999	3.1805	2000	2015	
institutional	1999	11.2427	1999	2011	
pharmaceutical service	1999	23.0309	1999	2010	
computer	1999	5.5101	1999	2009	
cost	1999	12.3208	1999	2009	
economics	1999	5.8086	2000	2010	
accreditation	1999	3.6146	2003	2013	
hospitalized patient	1999	5.3888	2003	2013	
data collection	1999	6.6529	2000	2009	
mortality	1999	6.1581	2000	2009	
prevention	1999	7.8594	2001	2010	
elderly patient	1999	4.7722	2003	2012	
drug	1999	4.3079	1999	2006	
drug information	1999	5.002	2000	2007	
united states hospital	1999	3.6223	2000	2007	
pharmacogenornics	1999	3.2048	2005	2012	
advanced pharmacy practice experience	1999	5.9563	2005	2012	
hypertension	1999	5.1659	2006	2013	
administration	1999	7.4559	1999	2005	
event	1999	7.4674	2000	2006	
intervention	1999	5.6719	2001	2007	
continuing pharmacy education	1999	5.2189	2010	2016	
documentation	1999	3.3662	1999	2004	
compliance	1999	3.7292	2000	2005	
faculty	1999	4.6093	2004	2009	
american college of clinical pharmacy	1999	3.246	2005	2010	
physician order entry	1999	3.3306	2005	2010	
drug therapy	1999	3.3754	2006	2011	
medication error	1999	4.594	2008	2013	
future	1999	3.3323	2009	2014	
qualitative research	1999	3.8038	2014	2019	

B. 国外医院药学文献突现词（持续时间大于/等于5年）

图60　1999—2019年国内外医院药学文献突现词（持续时间大于/等于5年）比较

3. 2015年以后突现的国内外文献突现词比较

从研究前沿维度考虑，使用 CiteSpace 软件，分析比较2015年以后突现的国内外医院药学文突现词：国内研究集中在新药临床试验方面，并逐步转向以患者为中心，关注个体化用药，药物的安全性和有效性；国外医院药学研究始终重视"药学服务"和"教育"，最近几年相关突现词诸如："interprofessional education（跨专业教育：提高医疗团队合作效率的解决办法，同时也是改善日益复杂医疗保健过程和结果的关键策略）""medication reconciliation"用药比对：医院（或医生）与患者及其家属合作，以确保在各种医疗界面（入院、出院或诊疗地点、服务类别或者医疗等级的改变）之间准确而完整的传递用药信息，用药比对能极大地降低患者药物不良事件，提高医疗质量""clinical practice（临床实践）"和"pharmacy technician（药房技术人员）"等，可见国外医院药学的"教育"及"服务"日益精细化，重点关注如何提高药学服务水平，值得我国医院药学界高度关注（图61）。

Keywords	Year	Strength	Begin	End	1999—2019
调查	2000	5.2121	2015	2017	
药品说明书	2000	4.7252	2015	2016	
老年患者	2000	4.7252	2015	2016	
中成药	2000	5.1785	2015	2017	
鲍曼不动杆菌	2000	3.8732	2015	2016	
药物临床试验质量管理规范	2000	4.916	2015	2019	
干预	2000	3.9171	2015	2017	
新生儿	2000	3.1486	2015	2016	
个体化用药	2000	3.0476	2016	2019	
抗肿瘤药物	2000	6.4606	2016	2019	
疗效	2000	6.2425	2016	2019	
安全性	2000	7.1044	2016	2019	
耐药	2000	4.2978	2016	2019	
临床特征	2000	10.4264	2017	2019	
预后	2000	3.4556	2017	2019	
药物性肝损伤	2000	6.9468	2017	2019	
临床试验	2000	10.2505	2017	2019	
治疗结果	2000	3.9859	2017	2019	
《中国肿瘤临床》	2000	4.68	2017	2019	
药物重整	2000	3.1185	2017	2019	
中药新药	2000	3.1099	2017	2019	

A. 国内医院药学文献突现词（2015年以后突现）

Keywords	Year	Strength	Begin	End	1999—2019
transition	1999	5.2828	2015	2019	
pharmacy informatics	1999	5.3475	2015	2017	
validity	1999	3.6282	2015	2019	
prescribing error	1999	4.4887	2015	2019	
gender	1999	3.0943	2015	2016	
satisfaction	1999	4.4887	2015	2019	
medical education	1999	3.7277	2016	2017	
learning outcm	1999	3.4832	2016	2017	
simulation	1999	6.3786	2016	2019	
pharmacy residency	1999	3.5042	2016	2019	
pharmacy student	1999	3.168	2016	2017	
residency	1999	3.3047	2016	2017	
practitioner	1999	3.9813	2016	2019	
pharmacy technician	1999	4.1063	2017	2019	
risk factor	1999	4.1063	2017	2019	
prevalence	1999	4.3131	2017	2019	
medicationreconciliation	1999	3.092	2017	2019	
interprofessional education	1999	4.6184	2017	2019	
clinical practice	1999	3.1935	2017	2019	
competency	1999	3.8407	2017	2019	

B. 国外医院药学文献突现词（2015年以后突现）

图61　1999—2019年国内外医院药学文献突现词（2015年以后突现）比较

最后，通过对国外医院药学文献进行共被引聚类分析（图62、图63），寻找热点论文，归纳热点方向，排名靠前的聚类标签与"服务"或"教育"有关，共被引次数前三位（78次，68次，55次）的文献是：①Center for the Advancement of Pharmacy Education 2013 educational outcomes ［J］. Am J Pharm Educ. 2013 Oct 14；77（8）：162. ②US pharmacists' effect as team members on patient care：systematic review and meta-analyses ［J］. Med Care. 2010 Oct；48（10）：923－933. ③Clinical pharmacists and inpatient medical care：a systematic review ［J］. Arch Intern Med. 2006 May 8；166（9）：955－64.

以上数据再次证明，"药学服务"和"教育"是全球医院药学工作者的关注重点。

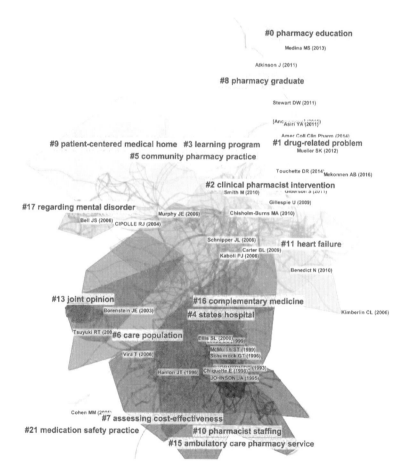

图62　1999—2019年国内外医院药学文献共被引分析聚类

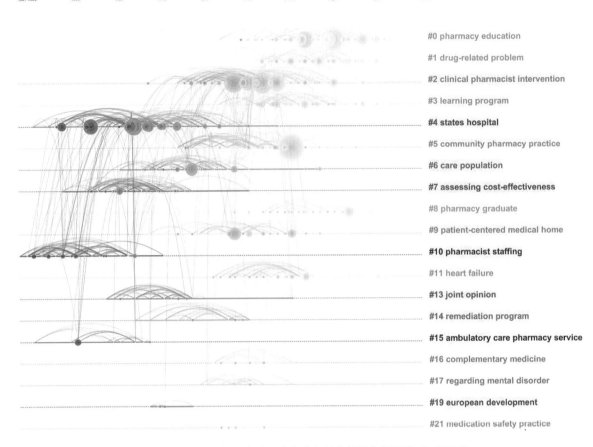

图63　1999—2019年国内外医院药学文献共被引分析聚类（时线图）

4. 医院药学学科的未来与展望

（1）医院药学学科的未来　新中国成立70年来，医院药学学科已取得长足进步，在认识程度、工作内容、研究方法及技术手段等方面都有较大的发展，充分显示出医院药学在保障合理用药、提高医疗水平、减少药品不良反应及杜绝药疗事故等方面的巨大作用[19]。目前，我国医院药学学科的未来发展应该重视解决以下问题。

1）抓紧医院药学学科建设　医院药学是一门独立的综合应用型学科，也是一门处于不断发展、日臻完善的学科。近年来，医院药学基本理论不断完善，教学、科研及临床实践内容日益丰富。现在，药师走进病房已是常态，总药师制[29]也在部分试点医院展开，医院药学学科正逐渐发展成一门走向临床的学科。针对医院药学学科的发展趋势，与临床用药密切相关的研究应当受到重视。除了加强临床药理学、临床药动学及临床药学治疗学研究外，还应积极开拓药物经济学、循证药学及药物流行病学等新兴研究领域，以充实医院药学学科内涵。医院药学学科发展可实施四大举措：①加强新技术应用以减少制剂、调剂工作，解放人力；②面向临床解决临床实际用药问题；③制定绩效考核体系，实现精细化管理；④多学科协同发展，重视与其他学科间交流，提升学科影响力。此外，医院药学学科发展还应重视四项建设[30]：①人才队伍建设；②组织架构建设；③现代化与信息化建设；④学科内涵建设。

2）完善临床药学教育体系　我国临床药学教育可分为高等学历教育和继续教育两大部分。高等学历教育即大专院校开设的临床药学方向或专业教育，这是培养临床药师的根本保障。然而，我国现有本科教育尚无统一人才培养标准，且无专用配套教材，在课程设置上存在很多不足：临床医学课程教学内容被简化，药物治疗学课程授课时间偏少，临床药师带教缺乏优秀师资，培养的学生普遍欠缺临床药学实践能力；研究生教育则偏重基础科研，偏离药学服务型人才的培养目标[31]。2018年教育部发布《药学类本科专业教学质量国家标准（临床药学专业）》，2019年成立教育部高等学校药学类专业教学指导委员会临床药学分委会，推动临床药学专业教育改革发展，要转变人才培养模式，优化临床药学课程体系，强化医学课程，调整教学模式，并重视临床实践教学，加强药学实践教育。在继续教育方面，目前开设的培训项目偏少，主要为国家卫生健康委员会和专业协会批准的临床药师培训基地教育，覆盖面较窄，培养周期较长，难以解决当下对临床药学人才的需求[32]。此外，不同级别医院临床药师未进行分层次继续教育，缺乏中长期可持续性教育规划。针对这种现状，一方面需扩大现有继续教育项目规模，并积极探索继续教育新模式，如住院药师规范化培训工作[33]；另一方面也应对药师分层次针对性继续教育，按实际需求制定不同培训项目，以解临床药师紧缺的燃眉之急。

3）推动相关法律法规建设　目前，"以患者为中心"的药学服务理念已深入人心，医疗机构药学服务正在积极转型。但由于受制于传统医院药学模式、临床药师建制不健全、患者对药学服务缺乏认知度及药学服务权责不分等问题，实际转型过程困难重重，进展缓慢，亟须相关法律法规政策推动引导。近年来，我国推进药学服务的政策日益深化，动作频频，如2017年1月，启动了"中华人民共和国药师法"立法工作并发布《中华人民共和国药师法（草案征求意见稿）》；2018年11月，国家卫生健康委员会与国家中医药管理局联合发布《关于加快药学服务高质量发展的意见》；2020年2月，国务院发布《关于深化医疗保障制度改革的意见》等。虽然这些政策出台对医院药学工作开展起到一定的推动作用，但至今我国尚未出台完全与医院药学服务配套的法律法规，现有相关法律中关于医院药学服务具体内容均存在一定的缺失，缺乏可操作性。现阶段迫切需要相关法律法规对各项医院药学工作给予明确规定，引导医院药学服务更加体系化、规范化、合理化。具体内容如下[3]：①推动药师法的立法工作；②推进药学服务标准化；③落实药师服务费。

4）全面推进药学服务　药学服务理念的推出是美国药学领域发展的里程碑，也为我国医院药学发展指明了方向。现阶段社会对药师的需求发生改变，全面推进药学服务是大势所趋，也是我国医院药学发展的新阶段。然而，相比于国外发达国家药学服务体系较完善、药师的临床治疗参与度较高的现状相比，我国药学服务起步较晚，现仍处于发展阶段。全面推进药学服务工作的开展，可重点抓住以下三个方面：①制定收费标准，细化服务方法。目前，我国药师调剂工作有相应调剂规范指导，每项工作都有具体的指导和要求[34]，但就各项药学服务工作如何开展、如何收费，缺乏具体规定和量化指标，这严重制约了药学服务工作的开展。国外针对规范化药学服务流程有详细的操作指引，我国药学服务工作尚缺乏这类指导，这直接导致实际操作中，流程混乱，指标不一，不仅有悖于保障患者合理用药的初衷，也会引起其他医护人员对药师药学服务能力的质疑，阻碍药学服务全面推进。②丰富知识技能储备。除掌握必要的药学服务相关知识与技能外，医院药学工作者还需积极学习其他专业知识与技能，如人际关系沟通技巧等。③加强药学服务实践。药学服务本质上是"发现与药物治疗有关的问题、预防与药物治疗有关的问题、解决与药物治疗有关的问题"的过程，药师实施药学服务时，如何避免纸上谈兵，做到有据可依、有迹可循、有的放矢至关重要。加强药学服务实践，总结归纳实践经验，进而提升药学服务质量，不断推动药学服务的深入开展。

（2）医院药学学科的展望

1）关于医院药学未来的巴塞尔声明第一版及修改版　2008年8月，第68届世界药学大会在瑞士巴塞尔举行，作为大会的一部分，由国际药学联合会医院药学工作组发起并经过两年精心筹备的首届"全球医院药学未来发展大会"同期举行，巴塞尔声明第一版于世界药学大会上获批并发布。该声明共计75条，涵盖了医院药学实践基本框架，包含药品的采购、制备、处方、配发、监测和管理，以及药师培训等方面。该声明自2008年发布以来，一直在世界各地为医院药学实践的发展提供指导，产生了深远影响[35]。

2014年，巴塞尔声明由FIP医院药学工作组进行修订，并于同年9月在泰国曼谷召开的国际药学大会上获得批准。最终FIP关于医院药学未来发展的巴塞尔声明修订版于2015年9月10日发布。巴塞尔声明的修订版共计65条。与第一版相比，FIP关于医院药学未来发展的巴塞尔声明修订版有以下几处不同和亮点[35]：

首次提出"药物尽责使用"的概念，并具体阐述其含义。明确指出，"医院药师的终极目标是通过协作的、跨领域的和尽责的使用药物及医疗器械来最优化患者的治疗结果"[35]。

进一步明确医院药师的职责，明确提出"医院药师应与卫生行政主管部门密切协作"。进一步明确"医务人员"的身份，提出"至少应有两名医务人员（其中一名应是药师）分别核对原始处方"[35]。

扩大了医院药师的职责和权限。增加的药师的职责和权限包括参与废弃物处置，负责药品使用过程中各种技术的选择、使用和维护，参与临床决策支持系统及信息学的评估、开发、实施和维护，参与到药品和医疗用品的采购，成为多学科团队成员，参与合作处方等诸多方面。在第一版中"应给予医院药师查看完整病历的权限"的基础上，增加了"并在其中书写"的权利[35]。

首次提出了"七个正确"概念。医院内所有与药品使用有关的环节都应当遵循"七个正确"原则（正确的患者、正确的药品、正确的剂量、正确的给药途径、正确的药物信息、正确的文档记录以及正确的用药时间）。其中，"正确的药物信息"和"正确的文档记录"是本次新增加的内容[35]。

随着美国医院药学实践的深入，"合作处方"成为一种新的处方模式得到了越来越广泛的推广。修订版首次提出了"合作处方"，增加了"接受过相应培训并获得相关资质的药师应参与到合作处方活动中"，明确了"为了推进跨学科教育和团队式监护，医院药师的职责包括合作处方模式，应纳入其他医务人员的课程中"[35]。

2）世界药学大会对医院药学发展的展望　在第 68 届世界药学大会上，FIP 主席 Midha 教授在开幕式上所做的报告中，描绘全球药学事业的发展纲要[36]，包含着对医院药学发展的展望：

3 个首要任务：①为药学教育与实践建立高标准；②为人类健康提供可利用的人力资源信息；③提高药师与药学专家在公共健康、优良的药学实践及患者安全等方面发挥作用的意识[36]。

FIP 的未来使命：通过先进的药学实践与理论促进全球健康，以便能够在全球范围内更好地发现、发展、接近以及安全使用合适的、经济的药物[36]。

FIP 的 3 个战略目标与 4 个战术方法。3 个战略目标是：促进药学实践，发展药学理论，增强 FIP 在改进药学实践与理论教育中的作用。4 个战术方法是：建立建设性的伙伴关系，增加 FIP 在全球中的可视性，增加有效的沟通，为 FIP 完成其全球性任务而增加收入项目[36]。

FIP 对于健康的全球性视角 2020 年发展远景：提升药学实践与科学水平，使患者受益[36]。

3）美国卫生系统药师协会对医院药学发展的展望　美国卫生系统药师协会（ASHP）近年的年度工作主题均与未来医院药学的发展紧密相关：走向未来的承诺（A commitment to lead，2008）、塑造未来（Shaping the future，2009）、保障未来（Securing the future，2011）、为未来做准备（Ready for tomorrow，2012）及转变的承诺（Committed to transformational change，2013）。未来医院药学的发展，行业使命必须是以患者为中心、满足患者个体的用药需求[37]。

2010 年 11 月，ASHP 发起了药学实践服务模式（Pharmacy Practice Model Initiative，PPMI）活动。PPMI 的五年目标之一即是通过促进临床药师参与患者的药物治疗，发挥影响药品使用决策的职责，为患者提供药学服务，对药品使用系统进行积极、可持续的评估和改进等，鼓励药师在多学科治疗团队中发挥重要作用。临床药师的作用包括参与慢性疾病的治疗管理，进一步参与某些重要医疗领域，如急症病房、家庭病房等不同治疗模式的转换和衔接项目等[37]。

由 ASHP 发布的《药学未来预测 2014—2018》中提出的发展主题之一，即未来医院药学的发展必须改革传统的药学服务模式，使药师有更多精力关注于患者本身、提升药学服务的质量和可持续性、积极参与以患者为中心的多学科团队[37]。

2015—2019 年预测中，64% 的专家认为至少 25% 的药师将在未来 5 年内拥有处方权，这与 2014—2018 年预测中，59% 的专家持有相同的观点。由此可见，药师拥有处方权、指导患者用药、加入治疗团队提升医疗质量已成为一种发展趋势[37]。另外，为扩大药师的临床实践范围，在门诊医疗中将应用床旁检测结果，及时做出临床诊断，可以有效地提升患者治疗效果并降低治疗费用。八成以上的专家预测，多数医院都会通过建立正式的多学科交叉系统模式以提升药物治疗的质量，而药师在指导用药、提升疗效，收集并分析数据等方面具有专业技能；面对复杂药物的治疗问题时，医师可以从药师那里获得专业的指导，向药师咨询的内容包括剂量调整、抗菌药物治疗、药物代谢变化和药物相关信息等。由此可见，医院持续提升医疗质量、为患者提供更优质服务的发展过程中，药师的地位将越来越重要[38]。

参考文献

[1] 屈建，刘高峰，朱珠，等. 我国医院药学学科的建设与发展（上）[J]. 中国医院药学杂志，2014，34（15）：1237-1246.

[2] 屈建，刘高峰，朱珠. 新中国70周年医院药学的发展历程与趋势（Ⅰ）[J]. 中国医院药学杂志，2019，39（24）：2455-2467.

[3] 屈建，刘高峰，朱珠. 新中国70周年医院药学的发展历程与趋势（Ⅱ）[J]. 中国医院药学杂志，2020，40（01）：1-22.

[4] 林诗兰，朱超，陈洲. 高等医科院校临床药学专业建设的思考[J]. 海峡药学，2019，31（12）：100-102.

[5] 李杨，王显超，叶晓龙，等. 新形势下临床药学专业本科课程体系研究[J]. 医学信息，2019，32（22）：5-7+18.

[6] 郝国祥，张建. 我国临床药学专业建设新进展[J]. 西北医学教育，2015，23（06）：912-918+940.

[7] 曾聪彦，戴卫波. 国内首套全国高等学校中药临床药学专业创新教材诞生记[J]. 亚太传统医药，2018，14（08）：204-207.

[8] 蔡卫民，吕迁洲. 临床药学理论与实践[M]. 北京：人民卫生出版社，2012.

[9] 卢雅丽，严明. 借鉴美国经验浅谈我国药师处方行为干预[J]. 中国药学杂志，2018，53（24）：2132-2136.

[10] 李沭，张倩，张爽，等. 2018年中国医院治疗药物监测开展状况调查[J]. 中国药学杂志，2019，54（24）：2087-2092.

[11] 毛棉，杜姗，蒋刚. 肿瘤专科临床药师在多学科协作诊疗模式中的作用研究进展[J]. 中国药房，2019，30（06）：857-862.

[12] 许静，刘燕，周慧，等. 药学门诊类别及规范化建设[J]. 安徽医药，2020，24（04）：810-813.

[13] 徐丹，冯霞，陈丽金，等. 临床药师参与医药护联合门诊对腹膜透析患者的干预效果[J]. 中国医院药学杂志，2020，40（10）：1165-1169.

[14] 屈建，刘高峰，朱珠，等. 我国医院药学学科的建设与发展（二）[J]. 中国医院药学杂志，2014，34（16）：1327-1337.

[15] 中国药学会医院药学专业委员会发布《药师誓言》[J]. 中国药学杂志，2017，52（24）：2201.

[16] 翟所迪，郭代红，朱琳. 国际药学联合会（FIP）医院药师未来发展的巴塞尔共识（2015版）释义——中国思考与实践[M]. 第一版. 北京：北京大学医学出版社，2018.

[17] 胡晋红，孙艳，朱琳. 中国医院药师核心能力现状调研和分析[M]. 第一版. 北京：北京大学医学出版社，2019.

[18] 中国药学会医院药学专业委员会. 新型冠状病毒肺炎临床合理用药专家共识[J]. 中国医院药学杂志，2020，40（06）：593-605.

[19] 屈建，刘高峰，朱琳. 中国医院药学学科发展史[M]. 北京：中国科学技术出版社，2016.

[20] 王勇，郑雅婷，赖伟华，等. "互联网+药学服务"背景下设立医院信息药师岗位的SWOT分析及对策研究[J]. 今日药学，2020，30（08）：552-556.

[21] 医院信息药师能力素质模型和岗位职责（试行）[J]. 今日药学，2020，30（01）：1-2.

[22] 凌曦，赵志刚，李新刚. 人工智能技术在药学领域的应用——基于Web of Science的文献可视化分析[J]. 中

国药房，2019，30（04）：433－438.

[23] 贾琳．"VR"技术开展药学实践教学的机遇及挑战 [J]．中国继续医学教育，2020，12（07）：48－50.

[24] 金晶，刘爱霞，夏珮玲，等．基于 PDA 移动信息技术的静脉用药管理流程改进探讨 [J]．中医药管理杂志，
2019，27（12）：69－70.

[25] 程晓莉，叶旭辉，胡和立，等．集中调配模式下静脉用药调配机器人应用探讨 [J]．海峡药学，2019，31
（10）：277－279.

[26] 张亚坤，洪亮亮，黄艺玲，等．门诊自动化药房工作流程优化实践 [J]．药学服务与研究，2020，20（01）：
70－72.

[27] 钱池进．现代医院物流传输系统的特点及配置 [J]．中国医院建筑与装备，2018，19（10）：72－74.

[28] 马蓼芬，张幸国，王融溶，等．基于国家临床重点专科申报数据分析临床药学科研现状 [J]．中国现代应用药
学，2016，33（01）：94－97.

[29] 孙茜．北京"总药师制"新尝试 [J]．中国医院院长，2016（12）：48－49.

[30] 屈建，刘高峰，朱珠，等．我国医院药学学科的建设与发展（下）[J]．中国医院药学杂志，2014，34（17）：
1423－1433.

[31] 霍记平，赵志刚，梅升辉．首都医科大学临床药学专业学生培养模式 [J]．医药导报，2019，38（11）：1524－1527.

[32] 王秋冬，张淑雅，王文英．临床药师培训及继续教育中存在的问题及对策 [J]．中国合理用药探索，2017，14
（08）：67－70.

[33] 任爽，卞婧，武丹威，等．北京市住院药师规范化培训模式的优化探讨 [J]．中国药房，2020，31（06）：755－758.

[34] 韩容，赵志刚．中国药学服务标准与收费专家共识 [J]．药品评价，2016，13（14）：8－15＋24.

[35] 张弨，董淑杰，石伟龙，等．医院药学未来发展的巴塞尔共识修订版 [J]．中国药学杂志，2016，51（01）：
74－76.

[36] 姜德春，刘春光，朱珠．从世界药学大会看医院药学发展 [J]．中国药学杂志，2009，44（17）：1357－1358.

[37] 菅凌燕，何晓静．医院药学未来发展趋势探讨 [J]．中国医院药学杂志，2015，35（20）：1803－1806.

[38] 王诗琪，何晓静，李晓冰，等．美国《药学未来预测》对我国医院药学的启示 [J]．中国临床药理学杂志，
2016，32（04）：370－372.

（张玉　陈孝　张毕奎　缪丽燕　赵荣生　武新安　屈建）

药物流行病学研究进展

一、引言

药物流行病学以大范围人群药品应用为研究对象，运用流行病学原理与方法，阐明人群用药效应的发生规律及其影响因素，以保障广大群众安全合理用药。近年来，无论国际国内，药物流行病学在各个领域都取得了明显的发展和进步。本文介绍了药物流行病学的国际国内的研究进展，同时，对该学科的研究趋势和发展方向提出了预测和建议。

二、药物流行病学国内研究现状和新进展

（一）药物不良反应监测

1. 药品不良反应的自动监测

解放军总医院郭代红团队自主研发了"医疗机构 ADE 主动监测与智能评估警示系统"，并以此作为监测工具进行了系列研究。该团队利用上述系统分别对使用罗沙替丁与奥美拉唑的患者进行了回顾性自动监测[1]，比较了两种药物致血小板减少、血红蛋白减少、白细胞减少、肝损害、肾损害、胰酶异常、皮肤损害反应、过敏性休克、心电异常等药品不良反应的发生情况，结果显示奥美拉唑的不良反应总发生率略高于罗沙替丁，但两组间差异无统计学意义，为临床合理应用罗沙替丁与奥美拉唑提供了依据。郭代红团队还利用该系统对使用康莱特注射液治疗的住院患者进行了回顾性自动监测[2]，了解康莱特临床使用过程中皮肤相关药品不良反应/事件的发生情况及影响因素，结果显示康莱特致皮肤相关 ADR 发生率在偶见范围，用药时长超过 2 周，其 ADR 发生风险明显升高，临床应引起足够重视。在前述的研究基础上，该团队还组织了军队哨点医院的推广使用，部署各个哨点医院研究人员进行重点品种重点 ADR 多中心自动监测研究，莫西沙星为重点监测品种之一。他们对来自 6 所军队哨点医院 12 930 例莫西沙星用药人群中肝损害及血细胞减少的多中心自动监测评价数据进行汇总分析，为上市后的莫西沙星安全性再评价提供科学参考依据[3]。

上述研究符合国家对 ADR 监测工作的新要求，利用系统能够高效对目标药物实行自动监测，对病历描述中相关 ADR 信息进行智能提取判断，协助人们获取真实世界 ADR 发生率，评估 ADR 发生相关因素，为临床合理用药提供参考。

2. 药品不良反应的主动监测

国家药品不良反应监测中心自 2016 年开始探索建立中国医院药物警戒系统（China Hospital

Pharmacovigilance System，CHPS），作为主动监测的一种尝试，以期与被动监测系统发挥协同作用。截至 2017 年末，我国已建立 60 余家哨点监测单位。与美国相比，我国 CHPS 系统所提供的电子健康数据量更大，数据范围更广。国家药品不良反应监测中心[4]通过国家药品不良反应监测哨点联盟建立各方合作机制，建立中国医院药物警戒系统来打通数据源之间的数据通道，并通过建立风险分析模型验证药品安全性问题。结果证实：中国医院药物警戒系统作为主动监测的一种尝试，能够提高药品不良反应报告效率与质量，减少不良反应漏报病例，共享药物安全性警示信息，未来可在验证风险信号方面发挥作用。

3. 药品不良反应数据的挖掘

处方序列对称分析（Prescription Sequence Symmetry Analysis，PSSA）是一种基于电子医疗数据库的药物安全性信号挖掘方法。与传统的流行病学方法相比，PSSA 能够很好地控制不随时间改变的混杂因素，并且仅需要少数变量即可完成信号挖掘，具有快速、准确和低成本等优点[5]。詹思延团队用 PSSA 探测了喜炎平注射液与过敏反应的关系[6]。他们提取了 2015 年全国基本医疗保险抽样数据库中处方用过喜炎平注射液和抗过敏药的患者进行处方序列对称分析，结果显示：喜炎平注射液和过敏反应之间可能存在关联，PSSA 可以通过对标签药的选择以及纳入同一天处方指示药和标签药的患者，增加对过敏反应的探测能力。

李硕硕等采用报告比值比法对 392 例头孢哌酮/舒巴坦不良反应自发报告的信号挖掘[7]，经此法检测出来的 ADR 信号共 10 个，其中 3 个说明书中没有提及，提示为高风险信号。此结果说明对自发呈报系统数据库进行 ADR 信号的检测和分析，能为临床合理用药提供参考依据。钟国冬等调取 FDA 不良事件报告系统数据库中非布司他和别嘌呤醇相关不良事件报告[8]，通过报告比对非布司他与别嘌呤醇的心血管血栓栓塞事件发生的情况进行了挖掘，结果显示：与别嘌呤醇相比，非布司他增加了报告患者的全因死亡风险，但并未增加患者的非致死性血栓栓塞事件风险。彭媛等采用数据挖掘对 FDA 不良事件报告系统中恩格列净的安全信号进行了检测[9]，在 12 468 235 份报告中，共挖掘出 163 个恩格列净的安全信号，结果显示该药可能引起腹痛、胃肠炎、胰腺炎、肝硬化等消化系统不良反应，建议临床加强用药监护，降低其不良反应风险。

通过对上市后药品的监测，尤其是对药品不良反应数据的分析，发现 ADR 信号可弥补药物临床研究的不足。ADR 信号挖掘指应用传统的流行病学知识，描述、分析在一定时间内用药人群中可疑药物使用和效应的分布情况，进而探索两者之间可能存在的关联。利用数据挖掘技术对 ADR 信号的挖掘和评价，能够及时、准确地发现危害人类健康的药物，为人们安全用药提供参考依据，对于提高医疗质量有重要意义。

4. 多种模型的应用

吉向敏等针对抗肿瘤药物引起的不良事件，为提高患者的生活质量，提出了一种抗肿瘤药物不良事件的预测方法[10]，从而减少药品不良事件的发生。该方法选择了药理学网络模型（pharmacological network models，PNM），在充分考虑时间顺序的基础之上，由特定药物和不良事件信息的关联构建二分网络，定义 3 类协变量，采用逻辑回归实现预测。该方法选择美国食品药品监督管理局不良事件报告系统数据库 2010 年的数据，构建了由 151 种抗肿瘤药物和 625 种不良事件组成的网络，通过训练逻辑回归模型对数据库中的新抗肿瘤药物—不良事件关联组合进行预测。结果表明：PNM 对抗肿瘤药物的不良事件有良好的预测性能，可以为临床的合理用药提供指导。

张琦等利用人工神经网络方法[11]，对药物性肝损伤（DILI）的转归建立人工神经网络反向传播（Back propagation - Artificial Nerual Network，BP - ANN）预测模型，预测 DILI 患者的临床转归并对相关影响因素进行平均影响值评价。结果显示：人工神经网络模型预测 DILI 临床转归符合率较高，药物性肝损伤的临床转归大部分趋于痊愈或好转。

王蒙等采用汉密尔顿蒙特卡洛方法进行数据模拟和参数估计[12]，对传统工具变量分析方法和贝叶斯工具变量方法在不同的参数设置情境下的结果进行比较和评价。结果表明，当主动监测研究中收集的数据量较小，关注的处理和结局因素为二分类变量且发生率较低时，贝叶斯工具变量分析可较好地控制潜在、未知混杂因素的影响，且与传统工具变量分析相比可提高处理效应估计的准确性和精确性。

（二）真实世界电子诊疗数据的利用

药品上市后安全性监测和评价中，除常采用 ADR 自发报告系统数据外，还利用真实世界数据或者常规收集的卫生数据，包括注册登记数据、电子医疗数据、医疗保险数据等，为药品安全性监测提供数据支持。这些数据不可避免地存在诸多偏倚，需要通过统计学或流行病学方法对研究进行科学的设计、分析和报告。

医院电子病历数据可为药品安全性评价提供重要的数据资源，日益受到广泛关注。但在我国的实际环境下，如何基于医院电子病历记录（EMR）开展药品安全性评价仍缺乏清晰的技术框架和模式。王雯等[13]基于已有的实证研究，探讨了基于我国 EMR 开展上市后药品安全性评价的可行性及研究模式，以期为研究者及监管部门正确生产和解读基于 EMR 的药物安全性研究证据提供参考。

我国正在建立和完善全民社会医疗保险体系和制度，且在考虑加强采用医保数据开展药品安全性的主动监测研究。采用医保数据开展研究时应当注意如下几点[14]：①应当说明覆盖的连续性。②采用医保数据开展研究时，常采用处方信息界定暴露风险窗。如果研究者采用其他途径界定，应讨论及证明这些定义的准确性。③应当阐明获得的处方中缺少与暴露相关的但是非医保药品的信息。④由于医疗保险数据收集的目的是为了患者护理或赔偿，不是为了开展调查研究，因此研究者应当确保选择的目标结局是经过验证的。

（三）中药注射剂再评价

吴嘉瑞团队近几年来依托国家自然科学基金课题，共完成 120 项中药注射剂 Meta 分析研究（其中基于贝叶斯网状 Meta 分析的研究 20 余项），涉及 32 种中药注射剂（包括复方苦参、鸦胆子油乳、血必净、双黄连、生脉、灯盏花素、舒血宁、参麦、血栓通、脉络宁、清开灵、银杏达莫、复方丹参、红花、丹参川芎嗪、醒脑静、丹参多酚酸盐、艾迪、参芪扶正、苦碟子、刺五加、丹红、黄芪、葛根素、康艾、参芎葡萄糖、丹参酮ⅡA磺酸钠、华蟾素、热毒宁等）和31种疾病（包括不稳定型心绞痛、急性脑梗死、慢性心力衰竭、小儿流行性腮腺炎、急性冠脉综合征、小儿肺炎、糖尿病周围神经病变、慢性阻塞性肺疾病、冠心病心绞痛、肝癌、直肠癌、肺炎、突发性耳聋、糖尿病肾病、急性上呼吸道感染、扩张型心肌病、病毒性心肌炎、疱疹性咽峡炎、腮腺炎、手足口病、病毒性脑膜炎、急性胰腺炎、乳腺癌、食管癌、非小细胞肺癌、胃癌等），纳入研究的随机对照试验共计3000余个，患者样本合计近30万人次。研究结果显示，中药注射剂在多种心脑血管病、感染类疾病和消化系统肿瘤的治疗中疗效确切。研究的同时筛选出治疗急性脑梗死、不稳定型心绞痛、慢性阻塞性肺疾病、心力衰竭、胃癌、胰腺癌、肝癌、食管癌、结直肠癌等10余种疾病的最佳优势中药注射剂品种，并对网状Meta分析的设计和应用开展了深入的方法学研究。

以上相关成果在 *Oncotarget*（IF：5.168）、*Phytomedicine*（IF：4.18）、*Frontiers in Pharmacology*（IF：3.845）、*The American Journal of Chinese Medicine*（IF：3.222）等SCI期刊发表论文近40篇[15-24]，并出版学术专著《中药注射剂临床应用系统评价研究》（人民卫生出版社），在中国药学会主办的核心期刊《药物流行病学杂志》中以年度专栏（2016年8月至2018年3月）形式连载发表论文30余篇。该成果还获得了2018年中国药学会科技成果一等奖。

（四）中国药物流行病学研究方法学指南

为了保证药物流行病学的研究质量，激励有益于患者和公众医疗健康的创新，世界各国医药卫生管理部门和学会组织分别基于本国国情颁布了相关的药物流行病学研究指南。而在我国，尚无符合我国实际情况的药物流行病学研究指南等规范性文件，所以，制定药物流行病学研究方法学指南对于我国药物流行病学的发展具有巨大的作用和意义。

为进一步促进药物流行病学研究的规范化，满足当前研究实践的需要，中国药学会药物流行病学专业委员会在系统综述国内外药物流行病学研究方法学标准或指南的基础上，结合我国的医疗卫生实践，制定出了符合我国国情的药物流行病学研究方法学指南。在世界各国医药卫生管理部门和学会组织的官网上进行检索，纳入关于药物流行病学研究的指南，通过对这些指南的阅读与总结，提取关键信息点，制定半结构化问卷。将半结构化问卷发放给来自临床药学、流行病学、统计学、药事管理、药品监管等多学科的22位专家征询意见，通过共识会议总结相关建议，形成指南初稿。指南初稿进行公示，进一步广泛征询相关领域研究者的建议，最终形成指南[25]。2019年9月6日，该指南在中国药学大会上正式发布。该指南为政府药品监管部门、研究机构、药物生产企业等开展药物流行病学研究提供了指引和参考。

三、药物流行病学国外研究现状和新进展

（一）药品上市后安全性主动监测系统

基于自发报告的被动监测是全球各国常规获取不良反应数据的主要方式，也是各国药品监督主

管部门的重要职责，对确保药品安全、保障公众健康发挥了重要作用。但现行的被动监测已经不能满足及时、快速发现药品安全问题的需求，且存在漏报、迟报，无法计算发病率，无法开展因果关联推断等局限性[26,27]。为弥补上述缺陷，部分发达国家的监测机构开始采用多种方法主动收集ADE，称为主动监测。

国外多个国家目前已经启动对上市后药品安全性主动监测系统的建设，其中的典型例子就是美国的哨点计划。该项目是由美国 FDA 于 2008 年启动，旨在建立和实施一个全新的、长期持续的、可链接现有多源电子医疗数据库的主动监测系统。在进行了前期探索性的迷你哨点计划，确定了该项目的可靠性与可行性之后，完整的哨点系统于 2016 年正式启动。使用 Sentinel 的分布式数据系统，FDA 可以快速、安全地从多个数据合作伙伴中获取大量医疗健康数据，用于开展包括药品、疫苗在内的医疗产品上市后的安全性评估。截至目前，数据合作伙伴已有 17 个，包括电子健康档案、医疗保险数据、电子病历数据等多种数据类型。为满足日常分析的需求，Sentinel 协调中心开发了通用数据模型（Common Data Model，CDM），通过建立标准化的变量表单，从多种来源的电子医疗数据库中准确、快速、有效地提取特定信息的结构和框架；同时形成一套较为完整的标准分析方法体系，以标准化计算机程序在每个数据库中运行，从而快速实施各种流行病学的研究方法，最大限度地利用已有数据资源回答实际问题。随着主动监测系统的发展，CDM 也在不断地调整与完善，Sentinel 协调中心于 2018 年 12 月发布了目前最新版本 CDM（v7.0.0），共包括 13 个表单，与之前版本相比新增"母婴数据链接表单"[28]。

近几年，Sentinel 探索多种方法应用于医疗产品的上市后安全性评估。树状扫描统计量（tree-based scan statistic，TreeScan）是一种基于纵向电子医疗数据库的药品不良反应信号挖掘方法，Sentinel 自 2017 年开始针对这一方法成立了多个工作组，旨在评估 TreeScan 应用于药品常规监测的可行性，并在暴露风险时间窗、使用倾向评分匹配等方法学方面进行探索，开发了自身对照 TreeScan（Self-controlled TreeScan）、基于倾向评分匹配的 TreeScan（Propensity Score Based TreeScan）等多种信号识别工具[29-31]。此外，Sentinel 也尝试将 TreeScan 方法运用于疫苗安全性评估，并以 9 价人乳头瘤病毒疫苗（HPV）为例开展分析[32]。在疫苗安全性评价领域，Sentinel 梳理了基于电子医疗数据开展疫苗上市后有效性与安全性评价的流行病学设计与研究方法；构建了上市后免疫安全快速监测系统（Post-licensure Rapid Immunization Safety Monitoring Systems，PRISM）用于开展疫苗安全性主动监测；此外，出于及时、快速识别免疫接种不良事件的需求，Sentinel 以流感疫苗、9 价 HPV 疫苗等为例探索了开展准实时主动监测的可行性，使用最大序贯概率比检验等多种序贯分析方法开展分析，使得疫苗安全性信号的发现接近实时[33,34]。目前，Sentinel 已经开发了多种用于医疗产品的上市后主动监测的自动化工具，包括在分布式数据系统中能够快速使用的常规查询工具，如汇总表、模块化程序和软件工具包等，用于支持 FDA 开展主动风险识别和分析（Active Risk Identification and Analysis，ARIA）[35]。

另外，Sentinel 愈发关注验证性研究，其目的是分析基于一定抽提算法在多源电子医疗数据库中识别所关注变量（如药品暴露、不良结局诊断等）的准确性，从而尽量避免由于暴露或结局因素的错分而导致的偏倚，保证后续研究的准确可靠。目前，Sentinel 正在尝试在 CDM 中加入有关验证性研究的表单，以期将结局验证的变量类型与变量格式标准化，旨在提高在结构化或非结构化数据中识别病例的准确性[36]。与此同时，Sentinel 还将机器学习、自然语言处理等新方法与新技术运用于结局提取算法的验证分析中，针对过敏反应等多个不良结局建立了机器学习识别算法的方法学框架，以提高验证性研究的效果与效率[37,38]。

（二）真实世界数据与真实世界证据

近年来真实世界证据（real-world evidence，RWE）在理念、立法与实践方面均有重大的突破，而利用真实世界数据（real-world data，RWD）通过恰当的设计和分析产生 RWE，也已成为学术界、工业界和监管机构共同关注的话题[39-41]。

随着业界对 RWD 和 RWE 关注度的不断提升，近年来在监管层面基于真实世界研究的各种法规和指南也如雨后春笋般顺势而生。2016 年 12 月美国通过了《21 世纪治愈法案》（the 21st Century Act），要求美国 FDA 在医疗产品审批和监管程序中纳入 RWE，制定规划以评估 RWE 的潜在用途，提出针对 RWE 的具体实施计划；2017 年的《处方药申报者付费法案－第六修正案》（the sixth reauthorization of the Prescription Drug User Fee Act，PDUFA VI），再次对 FDA 提出制定用以指导何时何地以及如何开展利用 RWE 以评估药物有效性和安全性研究的指南的要求，进一步强调了要扩大 RWE 的应用以加速药品开发、推动监管程序进行；2018 年 12 月，在各方推动下，FDA 发布了《真实世界证据方案框架》，用于评估 RWD，提供基于 RWD 开展的相关研究的行业指导，以加速基于 RWE 研究的新药审批流程及扩充药物上市后适应证的范围，鼓励企业和研究者使用 RWD 生成 RWE，为实现 RWE 支持药品审批决策的目标提供了一个相对清晰的路线图。框架也强调如果要将 RWD 和 RWE 更加有效地应用于公共卫生领域，临床医生、患者、医疗保健系统、制药公司和监管机构之间的相互学习与合作缺一不可；同年，基于这个特定的时代背景，围绕 RWE 能否替代 RCT 这一核心问题，以推动 RWE 在临床决策中的应用，增强对 RWE 的可接受度和信心，进而加快新药的上市审批流程，进一步扩展药物适应证的范围，使得实时更新捕获风险－收益信息成为可能，实现对医疗产品全生命周期的监管为宗旨的 RCT DUPLICATE 项目也应运而生[42]。

而在中国，尽管系统性开展使用 RWE 以支持药物研发和监管决策的工作尚处于起步阶段，但相应的政策探索也在积极推进。2019 年 5 月国家药品监督管理局药品审评中心组织起草发布了《真实世界证据支持药物研发的基本考虑（征求意见稿）》，除对真实世界研究的相关定义进行梳理，对 RWE 在药物研发中的地位和适用范围进行阐述，提出以罕见病治疗药物、修订适应证或联合用药范围、上市后药物的再评价、中药医院制剂的临床研发、指导临床研究设计及精准定位目标人群为主的六大应用途径。同时也对真实世界研究的基本设计，如实用临床试验、使用 RWD 作为对照的单臂试验、观察性研究进行简要介绍，并基于此给出关于 RWE 的评价的两点建议，包括 RWE 和其所支持的科学问题以及如何从 RWD 到 RWE，着重强调在研究方案中明确与 RWE 相关的研究设计、假设及具体定义的重要性。

考虑到传统 RCT 的局限性、RWE 研究的重要性及其结果的潜在影响，按照与 RCT 同等的科学严谨性来设计和开展基于 RWD 的研究，使得 RWE 能够与传统临床试验提供的证据相互补充，综合形成完整而严谨的证据链。直接和（或）间接促进药品审批上市、扩大药物适应证范围、提高药物研发的科学性和效率，已然成为未来 10 年甚至更长时间内生物医学创新研发及大健康领域研究的发展趋势。而如何推动 RWD 的标准化以生成高质量的 RWE，助力其成为最佳临床证据，以减轻现有临床证据不足的压力，进一步明晰 RWE 的应用领域，更是未来学术界、工业界和监管机构需要反复探讨、不断沟通交流的一大重难点。

（三）药物利用研究

药物利用研究利用描述和分析性方法对药物的处方、配药和消耗过程进行量化、解释和评价，并对提高这些过程质量的干预措施进行检验。其研究结果是评价和指导临床合理用药，支持药品政策决策的重要依据。药物利用研究方法学的进展主要体现在分析方法上[43]。时空分析是药物利用研究的常用方法，例如近年来时间序列分析，以及在此基础上发展起来的中断时间序列分析成为考察药物利用的长期变化趋势、评价国家或地区政策干预对药物利用的影响等研究内容的重要分析方法，而空间分析则表现在不同国家或地区之间药物利用的比较研究[43-45]。

长期以来，我国抗菌药滥用现象严重，对抗菌药使用率和使用合理性的评价一直是国内药物利用研究的热点问题。近年来随着国家对抗菌药合理使用的重视，相继出台了一系列政策措施促进抗菌药的合理使用，出现了多个对这些政策或地区性干预措施实施效果的评价研究[46~50]。随着各个国家或地区电子医疗系统的发展和完善，药物利用研究的数据资源获取变得空前便捷，这为不同国家或地区间的数据共享和合作研究提供了基础。由 WHO 成立的国际合理用药监测网[51]、欧洲药物流行病学和药物警戒中心网络[52]、欧洲抗菌药滥用监测网[33]、亚洲药物流行病学合作网络[53]等合作网络或组织在促进不同国家或地区间药物利用比较研究中发挥了重要作用。未来加强不同国家或地区间的数据共享和合作，开展大范围的药物利用比较研究，以促进不同国家或地区药物合理使用的协同发展可能是药物利用研究的发展趋势。

（四）偏倚控制方法研究进展

1. 选择偏倚及其控制

现用药者，即在研究随访开始前已接受一段时间治疗的患者，是早期药物治疗的"幸存者"。在研究开始时协变量通常受到药物使用的影响而发生改变，因此在观察性研究中纳入这部分患者可能引起严重的选择偏倚。新用药者设计将研究限制在没有针对同一指示症的药物使用记录的研究对象，可防止易感者损耗，避免在安全性评估中排除因早期治疗的不良反应而中断治疗的研究对象，并有助于在某些情况下减轻健康用药者对疗效和安全性评估造成的偏倚。新用药者设计结合阳性对照进一步将分析限制在具有相同指示症且无禁忌证的研究对象来控制偏倚[54]，同时有助于对指示症、衰弱等因素造成的混杂偏倚进行控制。Suissa 等[55]在 2017 年提出了另一种新用药者设计，即现治疗新用药者设计。不同于新治疗新用药者设计中要求研究对象入组前不能使用研究药与对照药，甚至不能使用任何具有相同适应证的药物。现治疗新用药者设计中研究药物使用者允许入组前使用对照药，最大限度地利用相比较的两种药物使用者的信息，因此特别适合于新上市药物与经典老药之间的比较研究。

药物流行病学研究中还有一类常见的选择偏倚，即特发性偏倚。当研究的结局在诊断之前的症状等因素会导致研究药物的使用，就会产生这种偏倚，这常常导致因果倒置。在研究肿瘤等具有较长诱导期的疾病时尤其需要注意此种偏倚[56]。通常通过设定一定长度的诱导期或潜伏期来控制这种偏倚。此外，在满足方法的统计假设的情况下，使用自身对照设计可以减少选择偏倚。

2. 信息偏倚及其控制

任何结局、暴露或协变量的不准确测量均有可能引起信息偏倚。大多数基于数据库的研究都会在一定程度上受到结局错分的影响[56]。因此，在药物流行病学研究中应该始终对点估计值进行相应的调整，避免盲从流行病学上关于暴露的非差异错分产生保守估计的思想[56]。Brenner 等[57]早在1993 年就提出了一种基于阳性预测值矫正结局错分偏倚的方法，该方法适用于比较两组结局测量的灵敏度无差异的情况。Sturmer 等[58]的研究表明，通过处理混杂变量的错误分类，例如通过外部调整，可以调整未测量变量导致的残余混杂问题。Lash 等[59]主张对错分偏倚进行明确和定量的评估，同时也对在特定情况应对何种偏倚进行评估、使用何种复杂程度的方法以及如何呈现分析结局等问题给出了指导性意见。

当对比组的某一个组中的患者由于加强了对结局本身或相关症状的监测、筛查，从而使研究结局被检测到的可能性更高时，就会出现检测偏倚。这种非随机错分偏倚可以通过选择具有相似筛查或检测可能性的未暴露组，选择两组诊断可能性相同的结局，或调整检测频率等方法进行调整[60]。此外，药物流行病学中还存在一些与暴露测量或随访时间相关的特殊的信息偏倚（其中一些也被部分研究者描述为选择偏倚），Suissa 等[61-63]首先描述了这些偏倚，包括非死亡时间偏倚、滞后时间偏倚、时间窗偏倚和不可观测时间偏倚。此后，Suissa 等[64,65]、Zhou[66]等研究者对如何识别和控制这些偏倚进行了探讨。

3. 混杂偏倚及其控制

药物流行病学研究中几乎总是遇到各种类型和不同程度的混杂，因此混杂偏倚的控制方法是药物流行病学研究最活跃的内容之一。

指示症混杂也被称为"管道"或"严重程度混杂"，在评价药物干预效果的研究中经常遇到这种混杂，如前所述，阳性对照新用药者设计可以控制指示症混杂。所选的阳性对照药物应该能代表在没有施加药物干预时研究人群出现目标结局的背景风险，但是对于新上市药品，可能没有理想的具有可比性的阳性对照药物，因为处方新药的患者更有可能因为某些特殊的预后特征而使用新药。对此，Schneeweiss 等[67]提出了针对新药上市后的研究的几种方法，包括利用二手的医疗卫生数据进行连续队列检测、倾向性评分、延长三期和四期试验的随访时间、与安慰剂对照试验进行间接比较、虚拟试验的建模与仿真等方法。Suissa 等[55]于 2017 年新提出的现治疗新用药者设计则为解决新药上市后研究提供了创新性的思路。此外，分离不同用药时间的药物效应、对未观测混杂的敏感性分析、工具变量和 g－估计等方法也有助于控制指示症混杂[68]。

单纯病例设计通过使用每个病例的暴露史作为其自身对照，从而消除性别、遗传特征等不随时间变化的因素造成的混杂[69]。近 20 年先后发展了多种单纯病例设计，包括处方序列对称分析、病例交叉设计、病例－时间－对照设计、自身对照病例系列设计（self-controlled case series，SCCS）等。这些方法通常基于一些特殊的假设，例如 SCCS 通常要求：结局的发生不影响随后的暴露、结局发生率在事先定义的时间区间内是恒定的、结局必须是独立可复发或罕见事件等假设，近年来的方法学研究则深入探讨了当上述假设被不同程度违背时，如何控制由此导致的偏倚[70]。另一方面，随着方法的发展，这些方法的应用范围也被扩展，例如 SCCS 最初用于疫苗的安全性评价，而现在常规药品的安全性研究也会使用该方法[69]。

观察性数据库中通常记录了大量的用药和医疗记录信息，因此常常需要对大量的潜在混杂因素进行控制。一种比较理想的方法是用一个多变量评分来概括这些混杂特征。这种方法包括两类，即倾向性评分（PS）和疾病风险评分（DRS）。PS 是在已知协变量的条件下暴露于研究药物的条件概率。传统的 PS 方法在药物流行病学研究中十分普遍，在队列研究中，利用 PS 对暴露组和对照组进行匹配或分层往往能平衡观察到的协变量。Schneeweiss 等[71]探讨了高维 PS 模型方法，尝试经验性识别医疗数据库中大量潜在的混杂因素，以此提取更多关于混杂因素和代理混杂的信息，来改进评估效果。Rassen 等[72]研究了 1∶n 不定比 PS 匹配，以较小的偏倚成本增加估计的精度。同时，另一些研究者对如何评价 PS 平衡组间混杂效果进行了研究，结果提示标准化均值差、c－统计量、一般加权差是表现较好的评价指标[73,74]。Rassen 等[75]在 2013 年首先对有三个比较组的 PS 匹配问题进行了研究，提出并检验了 1∶1∶1 匹配的 PS 算法，从而提供了一种基于 PS 的三种治疗方案的对比分析方法。Sturmer 等[76]提出了 PS 标度（Propensity Score Calibration，PSC），该技术将 PS 匹配方法与测量误差回归模型相结合，以解决未观察到混杂的问题。与 PS 不同，DRS 估计两组在未暴露条件下疾病发生的风险，然后通过调整 DRS 来评估暴露与疾病之间的关系[56]。Robert 的研究表明[77]，当研究新上市药物时，由于新药使用者的特征迅速变化，PS 通常不稳定，而基于生物关联的 DRS 则更加稳定，因此 DRS 更适用于新药的疗效和安全性评价。Amand 等[78]研究表明，在事件或暴露发生率较低的情况下，DRS 可以作为逻辑回归模型良好的替代方法，特别是在不能使用 PS 的情况下。总体来说，与 PS 相比，DRS 在药物流行病学研究中的应用明显不足，有待更多关于这一问题的方法学和应用研究对其进行探讨。

电子医疗数据库通常不会记录患者的生活方式、非处方药物等信息，从而不能在研究中控制所有的潜在混杂因素而导致残余混杂偏倚。Schneeweiss 提供了一个系统性的敏感性分析方法，以评估基于医疗数据库的药物流行病学研究中残留混杂的影响[75]。Fewell 等[79]研究了当暴露与结局之间没有真正的联系时，未测量变量导致的残余混杂可能导致的偏倚的程度和模式。工具变量（Ⅳ）分析是解决未观测混杂问题的一种常用方法，最常见的Ⅳ包括到医疗机构的距离，以及根据地区差异、医疗机构差异和医师差异定义的工具变量[80]。Brookhart等[81]提供了药物流行病学Ⅳ分析的实用指南，对应用Ⅳ的基本假设、分析方法等问题进行了概述，并推荐研究者在二次或敏感性分析中使用Ⅳ。另一种控制未测量混杂的方法是利用事件前率比（PERR），其基本思想与双重差分方法类似（在对数尺度上），即在连续观察的研究组和对照组中，通过匹配使两组具有相同的指示日期，然后将用药后两组风险比与用药前两组风险比相除得到PERR32。Richard等[82]首先将该方法用于药物流行病学的观察性研究中，Uddin等[83]通过模拟研究提示PERR只有在特定的情况下，才能有效消除未测量混杂导致的偏倚，因此在实际应用中，应利用现有的临床知识为PERR方法的假设提供理论依据。此外，上述单纯病例设计也可以控制不随时间变化的未观测混杂因素，阴性对照、扰动变量、生态学分析等多种方法均可以用于评估未观测混杂因素的影响。Uddin等[84]对未观测混杂控制方法进行了很全面的综述和介绍，对于开展相关分析具有重要的指导意义。

除此之外，药物流行病学研究中还存在一类十分特殊的混杂，这些混杂因素受先期药物暴露的影响，同时也会对后期的治疗选择具有预测作用（例如抗反转录病毒治疗中的CD4细胞计数，抗糖尿病治疗中的HbA1c等），从而在药物与目标结局之间具有混杂和中介的双重作用[85]，这类混杂被称为时依性混杂。在此情境下，常规的分析方法可能引起碰撞分层偏倚，同时忽视药物暴露经时依性混杂中介作用而起到的因果效应[86]。为解决此问题，Robins及其合作者提出了G-方法框架下的三种分析方法，即G-计算公式、逆概率加权估计的边际结构模型，以及结构嵌套模型的G-估计[87]。此后由这些方法发展出了双鲁棒方法来克服边际结构模型等方法对模型设定错误敏感等问题[86]。

尽管药物流行病学发展了众多偏倚控制方法，我们应该意识到没有哪一种方法绝对优于其他方法，因此同一研究问题的多种分析思路对于充分认识研究结果的可靠性往往是有帮助的。Lawlor等[87]首先描述了三角测量的分析框架，即通过整合来自几种不同方法的结果来获得更可靠的研究问题的答案，其中每种方法都有不同的潜在偏倚的主要来源。

四、药物流行病学发展的趋势预测和研究方向建议

（一）药物流行病学未来发展的趋势

近年来，药物流行病学学科发展趋势强劲，尤其是随着临床药物治疗学、临床药理学、现代流行病学的蓬勃发展，相互渗透，有力地推进了药物流行病学的发展与壮大，研究药物在人群中的利用和效应已经深入到药物流行病学相关的分支领域。

1. 医疗大数据研究从"数据挖掘"向"数据耕耘"转换

目前基于EMR的药物流行病学研究数量急剧增长，在为临床实践和决策提供大量证据的同时，也应注意这些电子医疗数据库研究的局限。回顾性数据库研究的局限包括：①数据缺失、数据不准确；②随访信息不完整，特别是单一医疗机构EMR系统，通常随访时间较短，无法获得患者就诊

前的诊疗信息及出院后疾病转归，可造成对药物暴露及结局的错分；③错分偏倚，采用特定代码及算法识别暴露、结局及其他变量均可能造成错分偏倚；④混杂，在观察性研究中无法避免混杂，虽然复杂的统计方法可尽量消除已知混杂因素的影响，但仍无法很好地控制未知的混杂。电子医疗数据的研究局限很大程度上源于这些数据库本身数据质量的问题。随着信息化发展，使用医疗大数据开展临床研究的数量也呈急剧增长趋势。为适应科研需求，提高数据标准化程度，医疗大数据的研究也从"数据挖掘"慢慢向"数据耕耘"转换[88]。同时，科学提出研究问题，选择合适的数据库，进行规范、合理的研究设计、数据清理及分析也是提高 EMR 临床研究质量的关键环节。医疗机构是我国用药、治疗、发生和报告不良反应的主要场所[89]，EMR 系统中涵盖了大量患者在真实世界中的诊疗信息，在探索上市后药品安全性问题上存在一定的优势。但如何对我国 EMR 开展上市后进行药品评价，探索并形成我国 EMR 上市后药品评价研究关键技术模式及规范是亟待解决的问题。较高质量的数据库数据选择最佳研究设计、采用规范的清理规则及科学分析，基于 EMR 的研究可为上市后药品评价提供关键证据。

2. 真实世界研究愈来愈广泛

随着对真实世界研究的认识加深，其研究领域也进一步扩展。这些变化部分来自研究者的推动，部分来自证据使用者（如药品监管、医疗管理、医保部门）的需求推动。决策者为了更好地管理报销决策时的不确定性、药品上市后的安全性监测等，需要大量贴近临床医疗实际的研究结果。真实世界研究主要用于但不限于解决下面四类科学问题：①最主要是解决与治疗相关的临床问题，如疾病负担、治疗方法和治疗模式的研究，现有诊疗措施的依从性、合规性及其相关因素、未满足患者的需求等；②治疗结果问题，如实际疗效和比较效果及其相关因素、安全性及其相关因素、治疗异质性等；③预后预测问题，包括疾病预后与预后因素、预测模型与疾病管理；④医疗政策问题，如医疗费用与成本、医疗质量等。

3. 循证药学研究进一步发展

循证药学不但为各临床学科制定各自相应的药物治疗指南与共识提供了科学的决策与依据，而且又相互促进学科的发展。如今，临床各科药物治疗的新指南与新共识，如雨后春笋般在全国推广应用，有力地促进了临床合理用药，大大助推了药物流行病学发展的势头。

（二）研究方向建议

1. 加大政策引导

近年来我国国内药物流行病学研究形成了一定的规模，政府部门、高校及科研单位、医疗机构都在积极参与该领域研究。我国积极参与 WHO 国际药物监测合作计划，追踪编译 WHO、FDA、EMA 的各类药物技术指南的同时，发布了适用我国的一系列指导性文件如《中药肝损伤临床评价指导原则》等。我国人口基数大、用药规模大、药物风险大，药物流行病学的研究对我国意义重大，需要抓住机遇，加大对药物流行病学研究的支持和引导。

2. 鼓励机构合作和国际交流

药物流行病学不仅需要政府职能机构、高校、医院、研究院所、药企等所有研究机构的参与，还需要以学科交叉和转化医学的思维指导，加强机构间的合作。尤其是医院和高校、研究院所之间，医院和药企之间，高校、研究院所和药企之间，政府职能机构和药企之间等不同性质的机构之间合作。充分调动各机构间的优势，做到优势互补，提高我国药物流行病学研究水平。国际上，药物流行病学经过几十年的研究发展，形成了 *Drug Safety*、*Pharmacoepidemiology and Drug Safety* 和 *Fundamental & Clinical Pharmacology* 等 14 个核心期刊和以国际药物流行病学学会、国际药物警戒协会为代表的国际交流平台。我国药物流行病学研究领域也有《药物流行病学杂志》《中国药物警戒》《中国合理用药》等国内核心期刊和一系列学术会议，国内与国际间学术交流的良好互动，不仅促进学术交流，同时也为培养国际型研究人才队伍和研究项目合作搭建了平台，促进了我国药物流行病学研究水平的提升。

3. 健全数据体系

药物警戒体系和各级监测、报告系统的建设与推广是构建药物警戒研究的数据体系的基础。建立健全我国药物警戒数据库，强化大数据和人工智能分析，对案例分析与数据挖掘，生物制剂、生物仿制药等生物药的安全性研究，儿童、孕妇、老人等特殊人群的用药安全等研究具有重要应用价值[90]。

4. 建立 ADR 救济制度

国外有比较成熟的 ADR 救济制度，已成功实施 ADR 救济制度的国家有美国、德国、日本和瑞典等。ADR 救济即正确适当使用合格药品、医疗器械时，发生 ADR 引起一定程度的健康损害时，依据一定的法律给付医疗等费用的补偿行为[91]。我国目前虽然建立了较完善的 ADR 报告和监测系统，但我国尚未建立 ADR 救济制度。未来我国应借鉴国外的 ADR 救济制度，逐步建立适合我国国情的 ADR 救济制度。

参考文献

[1] 庞宁，郭代红，王啸宇，等. 基于自动监测系统的罗沙替丁与奥美拉唑临床用药安全性评价研究. 药物流行病学杂志［J］，2018，27（3）：176－179，208.

[2] 寇炜，郭代红，贾王平，等. 康莱特注射液致皮肤相关药品不良反应/事件的自动监测研究. 药物流行病学杂志［J］，2018，27（5）：303－316，349.

[3] 贾王平，郭代红，寇炜，等. 12390 例莫西沙星用药人群中肝损害及血细胞减少的多中心自动监测研究［J］. 药物流行病学杂志，2019，28（1）：26－29.

[4] 侯永芳，宋海波，刘红亮，等. 基于中国医院药物警戒系统开展主动监测的实践与探讨. 中国药物警戒［J］，2019，16（4）：212－214.

[5] 方任飞，潘昱廷，詹思延. 处方序列对称分析研究现状的文献计量分析［J］. 药物流行病学杂志，2016，25（2）：108－112.

［6］周一帆，程吟楚，高双庆，等. 处方序列对称分析探测喜炎平注射液与过敏反应关系的研究［J］. 药物流行病学杂志，2019，28（6）：376 – 379，388.

［7］李硕硕，丁月霞，尹爱群，等. 392 例头孢哌酮/舒巴坦不良反应自发报告的信号挖掘［J］. 药物流行病学杂志，2018，27（12）：815 – 818.

［8］钟国冬，张翼，方振威，等. 基于 FDA 不良事件报告系统对非布司他血栓栓塞风险信号的分析［J］. 药物流行病学杂志，2019，28（7）：434 – 438.

［9］彭媛，钟燕，刘福. 基于美国不良事件报告系统恩格列净安全信号的检测与分析［J］. 药物流行病学杂志，2018，27（8）：509 – 511，517.

［10］吉向敏，华丽妍. 基于药理学网络模型的抗肿瘤药物不良事件预测［J］. 药物流行病学杂志，2019，28（4）：236 – 240.

［11］张琦，李青，冷光，等. 人工神经网络模型预测药物性肝损伤的临床转归及影响因素 MIV 值评价［J］. 药物流行病学杂志，2018，27（7）：444 – 449.

［12］王蒙，郭晓晶，叶小飞，等. 贝叶斯工具变量方法在药品安全性主动监测中的应用：一项数据模拟研究［J］. 中国药物警戒，2019，（3）：139 – 143.

［13］王雯，谭婧，于川，等. 基于中国医院电子病历数据的药品安全性评价模式探索［J］. 中国药物警戒，2019，16（3）：134 – 138.

［14］沈卓捷，许金芳，叶小飞，等. 基于医疗保险数据库的药物警戒研究现状［J］. 中国药物警戒，2019，16（3）：129 – 133.

［15］Zhang D，Ni MW，Wu JR，et al. The Optimal Chinese Herbal Injections for Use With Radiotherapy to Treat Esophageal Cancer：A Systematic Review and Bayesian Network Meta-Analysis［J］. Front. Pharmacol. 9：1470. doi：10. 3389/fphar. 2018. 01470.

［16］Huang XY，Duan XJ，Wang KH，et al. Shengmai injection as an adjunctive therapy for the treatment of chronic obstructive pulmonary disease：A systematic review and meta-analysis［J］. Complementary Therapies in Medicine，2019（43）：140 – 147.

［17］Liu S，Wang KH，Duan XJ，et al. Efficacy of Danshen Class Injection in the Treatment of Acute Cerebral Infarction：A Bayesian Network Meta-Analysis of Randomized Controlled Trials［J］. Evidence-Based Complementary and Alternative Medicine，2019，Article ID 5814749.

［18］Zhang D，Wu JR，Duan XJ，et al. Network Meta-Analysis of Chinese Herbal Injections Plus the FOLFOX Regimen for the Treatment of Colorectal Cancer in China［J］. Integrative Cancer Therapies，2019，https：//doi. org/10. 1177/ 1534735419827098.

［19］Wang KH，Wu JR，Duan XJ，et al. Comparative efficacy of Chinese herbal injections for angina pectoris：A Bayesian network meta – analysis of randomized controlled trials［J］. Complementary Therapies in Medicine，43（2019）208 – 217.

［20］Wu JR，Ni MW，Zhu JL，et al. Clinical Evaluation of Javanica Oil Emulsion Injection Combined with the Radiotherapy in the Treatment of Esophageal Cancer：A Systematic Review and Meta – Analysis［J］. The Journal of Alternative and Complementary Medicine，2019，1 – 10.

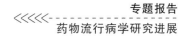
[21] Cao HJ, Liang SB, Zhou W, et al. Evaluation of the adjunctive effect of Xing Nao Jing Injection for viral encephalitis：A systematic review and meta－analysis of randomized controlled trials [J]. Medicine, 2019, 98：15（e15181）.

[22] Duan XJ, Wang KH, Wu JR, et al. Comparative efficacy of Chinese herbal injections combined with azithromycin for mycoplasma pneumonia in children：A Bayesian network meta analysis of randomized controlled trials [J]. Journal of Clinical Pharmacy and Therapeutics, DOI：10. 1111/jcpt. 12855.

[23] Zhang D, Wu JR, Duan XJ, et al. A Bayesian Network Meta-Analysis for Identifying the Optimal Taxane-Based Chemotherapy Regimens for Treating Gastric Cancer [J]. Front. Pharmacol. 10：717. doi：10. 3389/fphar. 2019. 00717.

[24] Huang XY, Duan XJ, Zhu YL, et al. Comparative efficacy of Chinese herbal injections for the treatment of community-acquired pneumonia：A Bayesian network meta－analysis of randomized controlled trials [J]. Phytomedicine, 63（2019）153009.

[25] 中国药学会药物流行病学专业委员会. 中国药物流行病学研究方法学指南. 药物流行病学杂志, 2019, 28（1）：5－9.

[26] 杨羽, 詹思延. 上市后大数据药品安全主动监测模式研究的必要性和可行性. 药物流行病学杂志, 2016, 25：401－4＋13.

[27] Moro PL, Haber P, McNeil MM. Challenges in evaluating post-licensure vaccine safety：observations from the Centers for Disease Control and Prevention [J]. Expert Review of Vaccines, 2019, 18：1091－101.

[28] Sentinel Common Data Model. FDA's Sentinel Initiative. （2018－10－31）[2020－11－12]. https：//www. sentinelinitiative. org/sentinel/data/distributed-database-common-data-model/sentinel-common-data-model.

[29] TreeScan with Propensity Scores. FDA's Sentinel Initiative. （2017－06－26）[2020－11－12]. https：//www. sentinelinitiative. org/sentinel/methods/treescan-propensity－scores.

[30] TreeScan for Drugs. FDA's Sentinel Initiative. （2017－06－26）[2020－11－12]. https：//www. sentinelinitiative. org/sentinel/methods/treescan－drugs.

[31] Enhancing TreeScan for Long－Term Follow－up（TreeScan Censoring）. FDA's Sentinel Initiative. （2017－06－15）[2020－11－12]. https：//www. sentinelinitiative. org/sentinel/methods/enhancing-treescan-long-term-follow-treescan-censoring.

[32] Application of TreeScan Data Mining Method to HPV9（Gardasil 9）Vaccine. FDA's Sentinel Initiative. （2019－09－03）[2020－11－12]. https：//www. sentinelinitiative. org/sites/default/files/Methods/Application of TreeScan Data Mining Method to HPV9 Gardasil 9 Vaccine. pdf.

[33] A safety study of 9－valent human papilloma virus vaccine（Gardasil）using sequential analysis in the CBER PRISM/Sentinel Program. FDA's Sentinel Initiative. （2018－11－28）[2020－11－12]. https：//www. sentinelinitiative. org/sites/default/files/vaccines-blood-biologics/assessments/HPV9 Sequential Analysis Final Report. pdf.

[34] Yih WK, Kulldorff M, Sandhu SK, et al. Prospective influenza vaccine safety surveillance using fresh data in the Sentinel System [J]. Pharmacoepidemiol Drug Saf, 2016, 25：481－92.

[35] Surveillance Tools. FDA's Sentinel Initiative. （2019－05－02）[2020－11－12] https：//www. sentinelinitiative.

org/sentinel/surveillance – tools.

［36］ Development of a Chart Validation Table. FDA's Sentinel Initiative. （2019 – 05 – 02）［2020 – 11 – 12］. https：// www. sentinelinitiative. org/sentinel/methods/development – chart – validation – table.

［37］ Machine Learning Pilot for Electronic Phenotyping of Health Outcomes of Interest. FDA's Sentinel Initiative. （2018 – 11 – 14）［2020 – 11 – 12］. https：//www. sentinelinitiative. org/sentinel/methods/machine – learning – pilot – electronic – phenotyping – health – outcomes – interest.

［38］ Validation of Anaphylaxis Using Machine Learning. FDA's Sentinel Initiative. （2018 – 10 – 11）［2020 – 11 – 12］. https：//www. sentinelinitiative. org/sentinel/methods/validation – anaphylaxis – using – machine – learning.

［39］ Sherman RE, Anderson SA, Dal Pan GJ, et al. Real – world evidence—what is it and what can it tell us ? ［J］. N Engl J Med, 2016, 375 （23）：2293 – 2297.

［40］ Bonamici SHR. 34 – 114th Congress （2015 – 2016）：21st Century Cures Act . https：//www. congress. gov/bill/ 114th – congress/house – bill/34.

［41］ US Food and Drug Administration. Prescription Drug User Fee Act （ PDUFA ） – PDUFA Ⅵ：fiscal years 2018 – 2022［Internet］.

［42］ FDA, Brigham and Women's to test if RWE is ripe now for replacing clinical drug trials. https：//endpts. com/fda – pilot – project – at – brigham – and – womens – will – test – rwes – potential – for – replacing – drug – studies/.

［43］ Durán CE, Christiaens T, Acosta á, et al. Systematic review of cross – national drug utilization studies in Latin America：methods and comparability. Pharmacoepidemiol Drug Saf, 2016, 25 （1）：16 – 25.

［44］ Jandoc R, Burden AM, Mamdani M, et al. Interrupted time series analysis in drug utilization research is increasing：systematic review and recommendations［J］. J Clin Epidemiol, 2015, 68 （8）：950 – 956.

［45］ Vander Stichele RH, Elseviers MM, Ferech M, et al. European surveillance of antimicrobial consumption （ESAC）：data collection performance and methodological approach［J］. Br J Clin Pharmacol, 2004, 58：419 – 428.

［46］ Yonghong Xiao, Jing Zhang, Beiwen Zheng, et al. Changes in Chinese policies to promote the rational use of antibiotics ［J］. PLoS Med, 2013, 10 （11）：331 – 343.

［47］ Yanhong Gong, Chen Yang, Xiaoxv Yin, et al. The effect of essential medicines programme on rational use of medicines in China ［J］. Health Policy Plan, 2016, 31 （1）：21 – 27.

［48］ Sun J. Systematic review of interventions on antibiotic prophylaxis in surgery in Chinese hospitals during 2000 – 2012 ［J］. J Evid Based Med, 2013, 6 （3）：126 – 135.

［49］ Lidao B, Rui P, Yi W, et al. Significant reduction of antibiotic consumption and patients′costs after an action plan in China, 2010 – 2014 ［J］. PLoS One, 2015, 10 （3）：e118868.

［50］ Zou XX, Fang Z, Mi R, et al. Is nationwide special campaign on antibiotic stewardship program effective on ameliorating irrational antibiotic use in China? Study on the antibiotic use of specialized hospitals in China in 2011 – 2012 ［J］. J Huazhong Univ Sci Technolog Med Sci, 2014, 34 （3）：456 – 463.

［51］ Laing RO. International Network for the Rational Use of Drugs （INRUD）［J］. Trop Doct, 1990, 20 （3）：133 – 134.

［52］ European Network Of Centres For Pharmacoepidemiology And Pharmacovigilance. European Network of Centres for

Pharmacoepidemiology and Pharmacovigilance [EB/OL]. https：//www. ema. europa. eu/en/partners – networks/networks/european – network – centres – pharmacoepidemiology – pharmacovigilance – encepp.

[53] Asian Pharmacoepidemiology Network. Asian Pharmacoepidemiology Network [EB/OL]. https：//www. aspensig. asia/.

[54] Lund JL, Richardson DB, Sturmer T. The active comparator, new user study design in pharmacoepidemiology：historical foundations and contemporary application [J]. Curr Epidemiol Rep, 2015, 2 (4)：221 – 228.

[55] Suissa S, Moodie EE, Dell'Aniello S. Prevalent new – user cohort designs for comparative drug effect studies by time – conditional propensity scores [J]. Pharmacoepidemiol Drug Saf, 2017, 26 (4)：459 – 468.

[56] The European Network Of Centres For Pharmacoepidemiology And Pharmacovigilance (ENCePP). The European Network of Centres for Pharmacoepidemiology and Pharmacovigilance (ENCePP) Guide on Methodological Standards in Pharmacoepidemiology (Revision 7) [EB/OL]. (2018 – 07 – 16) [2019 – 2 – 20]. http：//www. encepp. eu/standards_ and_ guidances/methodologicalGuide. shtml.

[57] Brenner H, Gefeller O. Use of the positive predictive value to correct for disease misclassification in epidemiologic studies [J]. Am J Epidemiol, 1993, 138 (11)：1007 – 1015.

[58] Sturmer T, Glynn RJ, Rothman KJ, et al. Adjustments for unmeasured confounders in pharmacoepidemiologic database studies using external information [J]. Med Care, 2007, 45 (10 Supl 2)：S158 – S165.

[59] Lash TL, Fox MP, MacLehose RF, et al. Good practices for quantitative bias analysis [J]. Int J Epidemiol, 2014, 43 (6)：1969 – 1985.

[60] Haut ER, Pronovost PJ. Surveillance bias in outcomes reporting [J]. JAMA, 2011, 305 (23)：2462 – 2463.

[61] Suissa S, Azoulay L. Metformin and the risk of cancer：time – related biases in observational studies [J]. Diabetes Care, 2012, 35 (12)：2665 – 2673.

[62] Suissa S. Immeasurable time bias in observational studies of drug effects on mortality [J]. American Journal of Epidemiology, 2008, 168 (3)：329 – 335.

[63] Suissa S. Inhaled steroids and mortality in COPD：bias from unaccounted immortal time [J]. European Respiratory Journal, 2004, 23 (3)：391 – 395.

[64] Suissa S. Immortal time bias in pharmacoepidemiology [J]. Am J Epidemiol, 2008, 167 (4)：492 – 499.

[65] Suissa S. Immortal time bias in observational studies of drug effects [J]. Pharmacoepidemiology and Drug Safety, 2007, 16 (3)：241 – 249.

[66] Zhou Z. Survival bias associated with time – to – treatment initiation in drug effectiveness evaluation：a comparison of methods [J]. American Journal of Epidemiology, 2005, 162 (10)：1016 – 1023.

[67] Schneeweiss S, Gagne JJ, Glynn RJ, et al. Assessing the Comparative Effectiveness of Newly Marketed Medications：Methodological Challenges and Implications for Drug Development [J]. Clinical Pharmacology & Therapeutics, 2011, 90 (6)：777 – 790.

[68] Joffe MM. Confounding by indication：the case of calcium channel blockers [J]. Pharmacoepidemiol Drug Saf, 2000, 9 (1)：37 – 41.

［69］ Hallas J, Pottegård A. Use of self – controlled designs in pharmacoepidemiology ［J］. J Intern Med, 2014, 275 （6）: 581 – 589.

［70］ Petersen I, Douglas I, Whitaker H. Self controlled case series methods: an alternative to standard epidemiological study designs ［J］. BMJ, 2016: i4515.

［71］ Schneeweiss S, Rassen JA, Glynn RJ, et al. High – dimensional propensity score adjustment in studies of treatment effects using health care claims data ［J］. Epidemiology, 2009, 20 （4）: 512 – 522.

［72］ Rassen JA, Shelat AA, Myers J, et al. One – to – many propensity score matching in cohort studies ［J］. Pharmacoepidemiol Drug Saf, 2012, 21: 69 – 80.

［73］ Franklin JM, Rassen JA, Ackermann D, et al. Metrics for covariate balance in cohort studies of causal effects ［J］. Stat Med, 2014, 33 （10）: 1685 – 1699.

［74］ Groenwold RHH, Vries F, Boer A, et al. Balance measures for propensity score methods: a clinical example on beta – agonist use and the risk of myocardial infarction ［J］. Pharmacoepidemiol Drug Saf, 2011, 20 （11）: 1130 – 1137.

［75］ Rassen JA, Shelat AA, Franklin JM, et al. Matching by propensity score in cohort studies with three treatment groups ［J］. Epidemiology, 2013, 24 （3）: 401 – 409.

［76］ Sturmer T, Schneeweiss S, Rothman K J, et al. Performance of propensity score calibration – a simulation study ［J］. Am J Epidemiol, 2007, 165 （10）: 1110 – 1118.

［77］ Glynn RJ, Gagne J J, Schneeweiss S. Role of disease risk scores in comparative effectiveness research with emerging therapies ［J］. Pharmacoepidemiol Drug Saf, 2012, 21: 138 – 147.

［78］ Schmidt AF, Klungel OH, Groenwold RHH. Adjusting for confounding in early postlaunch settings ［J］. Epidemiology, 2016, 27 （1）: 133 – 142.

［79］ Schneeweiss S. Sensitivity analysis and external adjustment for unmeasured confounders in epidemiologic database studies of therapeutics ［J］. Pharmacoepidem Drug Safe, 2006, 15 （5）: 291 – 303.

［80］ Fewell Z, Davey Smith G, Sterne JAC. The impact of residual and unmeasured confounding in epidemiologic studies: a simulation study ［J］. Am J Epidemiol, 2007, 166 （6）: 646 – 655.

［81］ Garabedian LF, Chu P, Toh S, et al. Potential bias of instrumental variable analyses for observational comparative effectiveness research ［J］. Ann Intern Med, 2014, 161 （2）: 131 – 138.

［82］ Brookhart MA, Rassen JA, Schneeweiss S. Instrumental variable methods in comparative safety and effectiveness research ［J］. Pharmacoepidem Drug Safe, 2010, 19 （6）: 537 – 554.

［83］ Tannen RL, Weiner MG, Xie D. Replicated studies of two randomized trials of angiotensin - converting enzyme inhibitors: further empiric validation of the 'prior event rate ratio' to adjust for unmeasured confounding by indication ［J］. Pharmacoepidem Drug Safe, 2008, 17 （7）: 671 – 685.

［84］ Uddin MJ, Groenwold RHH, Van Staa TP, et al. Performance of prior event rate ratio adjustment method in pharmacoepidemiology: a simulation study ［J］. Pharmacoepidemiol Drug Saf, 2015, 24 （5）: 468 – 477.

［85］ Uddin MJ, Groenwold RHH, Ali MS, et al. Methods to control for unmeasured confounding in pharmacoepidemiology: an overview ［J］. Int J Clin Pharm, 2016, 38 （3）: 714 – 723.

［86］Daniel RM, Cousens SN, De Stavola BL, et al. Methods for dealing with time – dependent confounding ［J］. Stat Med, 2013, 32 （9）: 1584 – 1618.

［87］Lawlor DA, Tilling K, Davey Smith G. Triangulation in aetiological epidemiology ［J］. Int J Epidemiol, 2017, 45 （6）: 1866 – 1886.

［88］Mayo CS, Kessler ML, Eisbruch A, et al. The big data effort in radiation oncology: Data mining or data farming ［J］. Advances in Radiation Oncology, 2016, 1 （4）: 260 – 271.

［89］王玲. 基于医院信息系统开展药品不良反应监测研究 ［J］. 中国药物警戒, 2015, 12 （4）: 229 – 240.

［90］黄桂华, 杜化荣, 宫丽崑. 近五年药物警戒国际领域研究态势分析及对我国的启示 ［J］. 中国药物警戒, 2018, 15 （5）: 268 – 275.

［91］王慧, 赵丽, 徐巍. 发达国家及我国台湾地区药品不良反应损害救济制度的介绍及思考 ［J］. 药物流行病学杂志, 2018, 27 （2）: 138 – 141.

（辛华雯　詹思延　吴嘉瑞）

药物经济学学科发展报告

一、引言

药物经济学是研究如何使用有限的药物资源实现最大程度的健康状况改善的交叉学科[1]。从宏观上讲，药物经济学应用经济学等相关学科的知识，研究医药资源利用的经济问题和规律，探索如何提高药物资源的配置和利用效率，从而以有限的医药资源实现健康状况最大程度改善的科学。从微观上讲，药物经济学应用经济学、流行病学、统计学等多学科方法，识别、测量和比较不同药物或治疗方案的成本和健康产出，有效提高药物资源的配置和利用效率，在有限的资源条件下最大限度地满足药品可获得性与利用的评价方法[2]。

药物经济学评价在世界主要国家的医保准入和药品目录调整及临床治疗指南制定中发挥着越来越重要的作用，其中，最典型的包括英国国家卫生与临床优化研究所（National Institute for Health and Clinical Excellence，NICE）、澳大利亚药品福利咨询委员会（Pharmaceutical Benefits Advisory Committee，PBAC）、加拿大药品和卫生技术评估中心（Canadian Agency for Drugs and Technologies in Health，CADTH）、中国国家医疗保障局等。药物的科学遴选与合理使用有助于提升医疗质量、控制医保费用，而药物经济学评价通过从健康产出和经济成本两个维度呈现药物价值，为药物评价与遴选提供了一种科学工具。在中国的医改中，考虑到药物治疗在当前医疗实践中的重要地位与作用，国家有关决策部门也越来越明确和重视药物经济学在全民医保制度和国家药物政策中的重要作用。特别是在近3年的国家医保药品谈判中，药物经济学评价证据被作为判断药品是否纳入医保目录和测算医保支付标准的重要影响因素之一，为医保药物遴选奠定了科学的证据基础，促进了国家医保药品准入的循证决策。

本报告将对近2年药物经济学在国内外的研究和应用现状进行讨论，重点从药物经济学的社会作用、研究进展、发展动态、未来展望四个方面来综述药物经济学的学科发展现状。

二、学科的社会作用

随着政策需求逐步明确和学科能力不断提升，药物经济学在中国医改相关政策中的证据支持作用越来越凸显。药物经济学评价作为研究药物性价比的科学工具，为优化医保药品目录遴选和促进临床合理用药提供了科学证据，未来也将在新药研发与审批，药品定价政策研究与规则确立等方面发挥重要作用。进而促进中国医改的循证决策与科学决策的进步与发展。本文主要讨论前两部分。

（一）优化医保药品目录遴选的需求

如何遴选"性价比"高的药品，直接关系着能否满足广大民众的医疗需求和医保基金的运行安全。2017 年起，国家医保部门开始探索医保目录动态调整机制，并逐步形成了常规准入和谈判准入相结合的方式。2019 年 3 月，国家医疗保障局发布了《2019 年国家医保药品目录调整工作方案》[3]，明确指出"对同类药品按照药物经济学原则进行比较，优先选择有充分证据证明其临床必需、安全有效、价格合理的品种"。2020 年 3 月发布的《中共中央国务院关于深化医疗保障制度改革的意见》[4]再次明确要完善医保目录动态调整机制，将临床价值高、经济性评价优良的药品纳入医保支付范围。同时，在国家医保目录进行调整和修订的过程中，国家医疗保障局还聘请了药物经济学专家对相关品种的申报资料进行经济性评估和预算影响评审及价格测算。

由于谈判药物均为临床价值较高、价格较贵或对医保基金影响较大的品种，因此，医保部门明确要求参加谈判的医药企业提交药物经济学评价和预算影响分析报告，并将其作为药物是否纳入医保目录和测算医保支付标准的主要依据之一。2017—2019 年国家医保部门连续三年开展了药品准入谈判，将更多药物以较合理的价格纳入医保目录。其中，2017 年，人社部对 44 个药品进行了国家谈判，36 个药品谈判成功，价格平均降幅为 44.0%。2018 年，国家医保局对 18 个抗癌药进行了专项谈判，17 个药品谈判成功，价格平均降幅为 56.7%。2019 年，国家医保局对 119 个药品进行了国家谈判，70 个药品谈判成功，价格平均降幅为 60.7%。此外，国家医保局对药物经济学证据的要求也越来越明确，如在 2019 年的医保谈判中，对每种谈判药品均明确了对照药物，并要求提交模型电子版材料。由此可见，药物经济学证据已经成为医保药物遴选的重要参考因素之一，药物经济学在国家医保目录动态调整中发挥着越来越重要的作用。

（二）促进临床合理用药的需求

药物经济学对药物的临床效果和治疗成本进行综合分析，有助于促进临床合理用药、减轻患者经济负担。2017 年 1 月国务院发布的《"十三五"深化医药卫生体制改革规划》提出要"探索基本药物遴选调整中纳入循证医学和药物经济学评价方法"[5]。2018 年 9 月发布的《国务院办公厅关于完善国家基本药物制度的意见》提出"坚持调入和调出并重，优先调入有效性和安全性证据明确、成本效益比显著的药品品种；重点调出已退市的，发生严重不良反应较多、经评估不宜再作为基本药物的，以及有风险效益比或成本效益比更优的品种替代的药品"[6]。2019 年 4 月发布的《国家卫生健康委关于开展药品使用监测和临床综合评价工作的通知》提出要充分运用卫生技术评估方法，结合包括药物经济学在内的多学科知识体系，对药品的安全性、有效性、经济性等多维度属性进行分析，并建立评价结果应用关联机制[7]。

医保支付方式作为促进卫生资源优化配置的重要杠杆，在规范医疗服务行为，控制医疗费用不合理增长方面发挥了积极作用。中国近几年颁布了一系列重要文件，促进医保支付方式改革。2015 年《国务院办公厅关于城市公立医院综合改革试点的指导意见》（国办发〔2015〕38 号）指出要"建立以按病种付费为主，按人头付费、按服务单元付费等复合型付费方式，逐步减少按项目付费。鼓励推行按疾病诊断相关组（DRGs）付费方式"，要求"到 2015 年底，实行按病种付费的病种不少于 100 个"。2016 年《关于积极推动医疗、医保、医药联动改革的指导意见》（人社部〔2016〕56 号）指出"结合医保基金预算管理，全面推进付费总额控制，加快推进按病种、按人头付费方式，积极推动按病种分组付费（DRGs）的应用，探索总额控制与点数法的结合应用，建立复合式付费方式"。2019 年，国家医保局联合财政部、国家卫生健康委、国家中医药局发布《关于印发按疾病诊断相关分组付费国家试点城市名单的通知》（医保发〔2019〕34 号），确定了 30 个城市作为 DRGs 付费国家试点城市，确保 2020 年模拟运行，2021 年启动实际付费，以充分发挥医保支付的激励约束作用。由此可见，中国正处在医保支付方式改革的关键期。

医保支付方式改革将促使药物经济学在医院药品遴选和临床合理使用方面发挥更大的作用。随着按 DRGs 付费改革的持续推进，医院成本核算的方式也将发生相应变化，即 DRGs "服务包"中的药品、医疗服务项目、耗材等均为成本。在医保确定 DRGs 支付标准的情况下，医院有激励地对各项投入要素进行优化配置，选择性价比更高的药品和相关产品，在确保医疗服务质量的前提下，尽量减少不必要的花费。基于医院的药物经济学研究和卫生技术评估在全国多地的公立医院中都在进行积极尝试与探索，并逐渐形成了北京大学第三医院的快速卫生技术评估、四川大学华西医院的 Mini 卫生技术评估、河北省人民医院的医疗机构药品遴选原则打分方案等不同模式的探索。

三、学科的研究进展

近年来，药物经济学的方法和应用取得长足发展。作为一门支持决策、理论与应用相结合的学科，医保药品目录遴选和临床合理用药选择的需求通常能为药物经济学的发展提出新的科学命题和研究方向。药品的临床价值是经济性的基础，对同种适应证的多种药品进行比较，有助于将这些药物放在同个坐标系中进行评价和遴选。因此，网状荟萃分析被引入药物经济学评价，通过整合多种药物的各类临床证据，阐明了药物之间的增量临床价值。

除了临床试验中的有效性和安全性指标，药物经济学评价也有自己特有的健康产出，即指标质量调整生命年（Quality-adjusted life-years，QALYs）。QALYs 是药物经济学评价中金标准方法成本－效用分析最重要的健康产出测量指标，是指患者在完全健康状态下的生存年数，即等于患者在某种健康状态下的生存时间乘以这段时间的健康效用值。其中生存时间较易获得，QALYs 的关键在于健康效用值的测量。关于健康效用值的直接测量法和间接测量法在近几年发展迅速，特别是中国在该领域也开展了一系列重要的基础研究。

模型法是药物经济学评价最常用的研究方法，除了常用的决策树模型和 Markov 模型之外，分区生存模型和离散事件模拟模型（discrete events simulation model，DES）的研究和应用逐渐成为热点。在药物经济学评价中，药物成本和健康产出的参数可以来自 RCT 数据，也可来自 RWD，真实世界数据产生于真实的医疗环境，可反映实际诊疗过程和真实条件下的患者健康状况。同时，真实世界研究在因果关系的推断上也面临诸多方法学挑战。

因此，本报告拟从健康效用值、模型法、网状 Meta 分析、真实世界研究这四个方面出发，重点阐述近两年的方法学研究进展和应用情况，以期对药物经济学的国内外研究现状进行梳理和呈现。

（一）健康效用值

1. 效用值的内涵和使用规范

QALYs 是药物经济学评价中金标准方法成本－效用分析的健康产出测量指标。QALYs 是指患者在完全健康状态下的生存年数，即等于患者在某种健康状态下的生存时间乘以这段时间的健康效用值（生命质量权重）。其中生存时间较易获得，健康效用值的测量则是 QALYs 计算的关键。因此，健康效用值的方法学研究一直是药物经济学评价的重要基础研究领域之一。

2019 年，ISPOR 发布了药物经济学评价中效用值使用的研究规范，对于来源于文献的效用值的识别、评估和综合、报告标准，以及如何在药物经济学评价中使用进行了推荐[8]。研究规范指出，当效用值有多篇已发表文献来源时，采用效用值合并法可以获得更为准确的效用值。研究异质性是效用值合并法中面临的主要挑战。为了降低异质性，首先应该使用严格的筛选标准，如同质人群和同样的测量方法，获得符合条件的备选效用值，随后才可对研究结果进行整合，计算得到效用均值；如果符合条件的效用来源较少时，可以采用更加复杂的合并方法降低异质性，如 Meta 回归。此外，该研究对于合并症、治疗相关不良反应事件、并发症和急性临床事件等效用值的处理方法进行了解释和推荐。

2. 效用值测量方法的研究进展

健康效用值的测量包括直接测量法和间接测量法。直接测量法是指直观地测量受访者在某种健康状态下效用值的方法，包括标准博弈法（Standard Gamble，SG）、时间权衡法（Time Trade-Off，TTO）、离散选择实验法（Discrete Choice Experiment，DCE）和优劣尺度法（Best-Worst Scaling，BWS）。其中，TTO 是目前应用最广泛的方法。在传统 TTO 的基础上，国际上提出了复合时间权衡法（composite TTO），即对于好于死亡的健康状态采用传统 TTO；对于差于死亡的健康状态采用前置时间 TTO（lead－time TTO）[9]。离散选择实验法（DCE）提供了两个不同的健康状态供受访者选择，受访者基于自身的偏好进行选择，再基于计量经济学方法进行分析[10]。优劣标度法（BWS）是近年较新的测量方法，即请受访者在备选选项中同时选出最重要和最不重要的健康状态，通过各维度、水平之间的最大偏好差异进行效用分析[11]。目前该方法学仍不成熟，应用有限。

间接测量法指基于效用建立的多属性健康分级体系，一般包括两个部分，即健康相关生命质量量表及对应的效用积分体系。常用的普适性健康相关生命质量量表包括五维健康量表（EQ－5D）和六维健康调查简表（SF－6D）。EQ－5D 量表是英国 NICE 推荐的生命质量测量工具，其方法学研究进展主要体现在以下四个方面：第一，探索时间权衡法的局限性和离散选择实验法替代时间权衡法测量效用值的潜在可能性；第二，对儿童健康效用量表 EQ－5D－Y 开展相关研究；第三，探索在 EQ－5D 量表的基础上增加新的维度，如视觉、听觉、睡眠质量等，提高量表灵敏度；第四，考虑到效用积分体系的研究成本较高，有研究显示可以通过更小样本量更高效的方法构建效用积分体系[12]。在疾病特异性健康相关生命质量量表的开发方面，近两年国际学者对核心十维生命质量量表（QLU－C10D）的研究较为丰富。该量表用于测量癌症患者的生命质量，包括 10 个与癌症相关的维度，每个维度 4 个水平，总共定义了 1 048 576 个健康状态，目前澳大利亚等国家已构建了该量表的效用积分体系[13]。

上述 EQ－5D 和 SF－6D 均属于效用量表，即可通过效用积分体系将量表测量的健康结果转换成健康效用值。此外，还有很多健康相关生命质量量表是非效用量表，通过非效用量表得到的分值不能直接作为健康效用值，而应通过映射法建立非效用量表和效用量表之间的转换关系，进而得到健康效用值。ISPOR 在 2017 年发布了映射法的研究规范，对于数据收集、模型选择、结果评估、报告标准和结果应用均进行了规范和推荐[14]。

3. 普适性效用量表的选择

目前欧洲五维健康量表包括 EQ－5D－3L 和 EQ－5D－5L 两种版本。如何选择这两种量表是近两年学术界争论的焦点。目前中国已有汉化版的 EQ－5D－3L 和 EQ－5D－5L 量表，并分别构建了基于中国大陆一般人群的效用积分体系。EQ－5D－3L 的积分体系有两个版本，即 Gordon Liu 等基于 1222 名城市居民构建的积分体系[15]，以及 Zhuo Lang 等基于 5503 名城乡居民构建的积分体系[16]。对于 EQ－5D－5L 量表，Nan Luo 和 Gordon Liu 等采用欧洲生命质量小组的标准化测量工具 EQ－VT，构建了中国人群的效用积分体系[17]。关于这两个版本量表的比较，以 Gordon Liu 等构建的积分体系为例，EQ－5D－3L 和 EQ－5D－5L 量表（除去完全健康状态 11111）测量的效用值范围分别为（－0.149～0.887）和（－0.391～0.955），后者能够测量出更微小的生命质量变化，体现了更好的灵敏度，并在一定程度上减小了天花板效应。

英国的一项实证研究发现，EQ－5D－5L 相比 EQ－5D－3L 计算得到的增量 QALY 更低，从而会导致增量成本效果比（ICER）更高[18]。英国 NICE 目前对于这两个版本量表的建议是：在认可的英国 EQ－5D－5L 效用积分体系构建之前，推荐使用英国 EQ－5D－3L 积分体系，同时两种版本的量表均可使用。英国 EQ－5D－5L 量表的结果可以通过 5L 到 3L 映射后使用积分体系转化成 EQ－5D－3L 的效用值[19]。需要注意的是，该推荐仅对英国适用[20]，不影响其他国家的 EQ－5D－5L 版本及效用值积分体系的推荐与使用。

此外，Jing Wu 等对 SF－6D 量表开展了一系列重要的基础研究，包括量表翻译和积分体系构建等[21]。目前，SF－6D V2 已有中国大陆版量表，其对应的效用积分体系尚在建立中。中国本土的 SF－6D 量表及其效用积分体系将为中国学者开展药物经济学评价和生命质量研究提供更多量表选择。

（二）模型法

1. 药物经济学评价的常用模型

在药物经济学评价中，模型经常被用来对不同疾病干预方案的经济性进行比较。药物经济学评价模型对疾病的自然转归过程以及干预措施对该疾病转归过程的影响进行模拟，重点关注此过程中发生的重要临床事件以及由此引起的健康变化和资源消耗情况，最终在不同干预方案之间进行经济性比较。

药物经济学评价中使用的模型有多种类别，除了最常用的决策树模型和 Markov 模型之外，近两年分区生存模型（partitioned survival model）和离散事件模拟模型（discrete events simulation model，DES）的研究和应用在国内也成为了热点。

2. 分区生存模型的研究进展

分区生存模型的特征是利用生存曲线定义一系列不同生存状态进行成本和健康产出的估计，适用于生存期可以划分有限个健康状态且需要长期模拟的疾病的经济学评价。例如，在恶性肿瘤的药物经济学评价领域，通常利用恶性肿瘤药物临床试验中普遍报告的无进展生存（Progression Free Survival，PFS）和总生存（Overall Survival，OS）两条生存曲线，将患者健康状态分为未进展、进展和死亡三个区域。模型根据 PFS 和 OS 两条生存曲线计算患者在某确定时间点上的各状态人数比例，并根据这些比例来计算模拟时间范围内产生的健康产出和成本。在英国，分区生存模型是晚期或转移性肿瘤最常用的药物经济学评价模型。在递交英国国家卫生和临床技术优化研究所的卫生技术评估报告中，有 73% 使用了该方法[22]。

分区生存模型通过计算生存曲线的曲线下面积获得队列分布，不需要计算转移概率。因此，在分区生存模型中，健康产出差异仅来源于不同治疗方案之间生存曲线的差异。需要注意的是，肿瘤药物临床试验的观察时间通常只有 1～2 年，患者生存曲线会出现不同程度的"删失"。同时，药物经济学评价的研究时限应足够长，以获得不同药物对患者健康产出和治疗成本的全部影响，故模型法的研究时限通常设为终身。因此，对临床试验中观察到的生存曲线进行外推，是构建分区生存模型的前提和关键。

目前，生存曲线有多种外推模型，最常用的是标准参数模型，包括 exponential 模型、Weibull 模型、Gompertz 模型、log-normal 模型、log-logistic 模型和 generalised gamma 模型。近年来，随着肿瘤免疫药物的研发上市，使用这些药物的患者生存曲线出现新特点，即生存曲线后期出现不同程度的"平台期"，较多患者可以长期生存，这使得标准参数模型对其的拟合与外推效果不佳。因此，一些更加灵活的外推模型被陆续提出，包括 Spline - based 模型、治愈模型、参数混合模型等。

如何在不同外推模型中进行优选，学者们也进行了相关探索。Latime 等对于不同类型的标准参数模型的优选问题进行了研讨，并提出了视觉检查、统计拟合优度、对数累积风险图、临床有效性等选择指标[23]。Stevens 等认为在外推模型的选择上，引入临床专家的意见探索外推阶段的曲线分布是否具有临床合理性是必要的[24]。但是，对于肿瘤免疫药物的生存曲线如何进行拟合、外推和优选，目前尚无共识。

3. 离散事件模拟模型的研究进展

DES 是一种可以表现个体与个体、个体与群体以及个体与环境之间互动关系的模型方法，核心构成要素包括主体、属性、事件、资源、队列和时间。主体是指患有特定疾病的患者。属性是指模型中每个个体的特性，例如年龄、性别、种族、健康状况、经历的健康相关事件、生存质量和累积成本等。事件是指可以发生在个体身上或者环境中的事情，例如，疾病发生发展（如发病、发生药品不良反应、疾病进展等）、资源利用（如住院）、临床决策（如改变剂量）等。资源是为个体提供的医疗服务，通常包括医生、药品和手术等。队列是指当个体需要的资源被占用时，个体就会形成等待队列。资源和队列只需要在限制资源模型中使用，在非限制资源模型中不需要。

与 Markov 模型相比，DES 是一种个体模拟模型，没有固定的事件发生的时间点。该模型可以记忆每一个被模拟个体所经历的各种临床事件，因此具有更高的灵活性。但是，DES 相对于 Markov 模型也需要更加详细和丰富的高质量临床数据来得到各个离散事件发生的时间概率密度函数。DES 比较适用于以下情况的模型构建，即资源约束或受限，个体之间或者个体与环境之间存在互相影响关系，事件发生时间不固定，个体特征对模拟过程有重要影响，研究者关注个体经历的事件等。

在高质量医疗数据可及的情况下，Caro 等[25]推荐使用 DES 模型进行药物经济学评价，主要原因有两点：第一，Markov 模型中的转移概率通常会受到治疗方案、年龄、性别等多种因素的共同影响，仅能在整体水平上体现这些因素的平均值，而 DES 模型则可在个体水平上呈现，因此，基于转移概率得到的结果可能有偏；第二，Markov 模型仅能实现不同健康状态之间的转换，且进入某一状态后，在该周期内无法再进入其他状态。当面临可以同时发生的多个事件时，这一特性可能会导致低估事件的发生率。同时，Caro 等[26]认为 DES 模型也会有相应的缺点，模型结构较 Markov 模型会更加复杂，模型的透明性可能会降低，影响决策者对模型的理解和判断。此外，DES 模型对数据的要求较高，开发、验证和运算的时间也更长。

DES 模型在资源受限时是一种有效的分析工具，但是目前应用到药物经济学评价中较为有限，需要更多的研究进行探讨[27]。现有的药物经济学评价研究通常会忽视有限医疗资源的影响，包括医务人员（如医生和护士等）和医疗设备（如床位等），从而导致结果产生偏倚。Salleh S 等[39]对资源约束型 DES 模型在应用中现状的梳理发现：不同研究之间，约束条件存在差异，且当约束条件发生改变时，药物经济性评价的结果也会发生改变。DES 模型也可以模拟更为复杂的相互影响关系（如疾病传播），基于个体的模型（agent-based modeling）便是 DES 的延伸，可以更加详细地呈现个体之间的相互影响[28]。

（三）网状 Meta 分析

1. 网状 Meta 分析的特点和需求

在医保药物遴选和临床合理用药中，决策者的需求是从同一疾病类型的多种药物之间进行比较和优选，而非仅对两种药物（或一种阳性药物与安慰剂）进行比较；以及如何对没有头对头研究的两种药物的临床效果进行比较，这就需要网状 Meta 分析。

传统 Meta 分析是基于两种药物头对头的直接比较，即通过将多篇分析这两种药物的临床研究进行定量合成，获得这两种药物的效果差异。当没有直接比较证据或者需要比较两种以上药物的临床效果时，就需要进行网状 Meta 分析。网状 Meta 分析的思路是当要探讨药物 A 和药物 B 的效果差异，但是缺乏这两种药物的头对头直接比较证据时，只能通过药物 C 作为桥梁，通过分析药物 A 和药物 C 的效果差异、药物 B 和药物 C 的效果差异，间接得到药物 A 和药物 B 的效果差异。

近年来，全球四大医学杂志也越来越关注网状 Meta 分析，如 Zhao Yi 等对于治疗 EGFR 突变非小细胞肺癌的 12 种一线治疗方案的有效性和安全性进行网状 Meta 分析[29]；Zheng S L 等对于糖尿病治疗药物 SGLT－2 抑制剂、GLP－1 激动剂和 DPP－4 抑制剂的死亡率和心血管终点指标进行网状 Meta 分析[30]。此外，国际上英国、加拿大、澳大利亚和中国等 14 个国家或地区的药物经济学指南对于网状 Meta 分析也进行了推荐[31]。

2. 网状 Meta 的方法学研究进展

网状 Meta 分析可以分为调整间接治疗比较和混合治疗比较两种类型。当证据网络中不含有闭合环，即干预措施间只有间接比较，称为调整间接治疗比较。当证据网络中含有闭环，即某些干预措施间既有直接比较也有间接比较，这样合并后得到的结果为混合治疗比较[32]。

网状 Meta 分析主要基于三个假设，分别为同质性假设、相似性假设和一致性假设。网状 Meta 分析的统计学基础是传统头对头的直接比较，因此网状 Meta 分析的假设之一是同质性假设，即纳入研究之间不存在临床异质性、方法学异质性和统计学异质性。相似性假设主要针对调整间接比较，即所有研究间以及不同对照组间影响效应量的因素相似。一致性假设是指直接比较证据与间接比较证据一致，以及不同路径的间接证据一致[13]。

网状 Meta 分析的效应量是指临床指标的改变量，分为二分类变量和连续型变量。在网状 Meta 分析中，合并效应量的模型包括固定效应模型和随机效应模型。如果纳入研究不存在异质性，则可以使用固定效应模型，若存在异质性，则使用随机效应模型[13]。此外，为了降低违背相似性或者一致性带来的偏倚，Cooper NJ 等提出可以在 Meta 回归模型中考虑治疗相关协变量交互作用[33]。此外，如果异质性是由于纳入研究的偏倚产生，可以采用偏差调整模型[34]。

对于抗肿瘤药物而言，基于生存曲线的风险比（Hazard Ratio，HR）是最主要的效果指标之一。国外学者探索了生存曲线的网状 Meta 分析方法。Ouwens 等提出对多个影响生存曲线的指标进行网状 Meta 分析，如对于 Weibull 分布中的尺度参数和形状参数进行综合，替代对 HR 的综合，从而降低偏倚[35]。Shannon 等人对该方法进行改进，并提出两步法：首先对于各个临床研究中的干预措施构建患者个体数据，并拟合常用的生存分布（exponential、Weibull、Gompertz、log-normal 和 log-logistic 分布），然后对于拟合分布中的比例参数和形状参数进行网状 Meta 分析，获得随时间变化的治疗效应估计值[36]。

网状 Meta 分析中可以采用频数法和贝叶斯法来实现。频数法通过统计样本得到结论，证据综合的过程中主要应用的方法包括倒方差法和广义线性模型。贝叶斯方法是基于贝叶斯定理发展起来的用于系统阐述和解决统计问题的方法，采用马尔科夫－蒙特卡罗链完成。频数法和贝叶斯法的主要区别在于研究结果的解读方式不同，频数法的结果是点估计值和置信区间，95% 置信区间可以解读为 95% 的区间覆盖真值，不能解释为概率。贝叶斯法得到的后验分布结果可以解释为结果在该区间的可能性，即存在多大的可能性某种干预措施优于对照组。贝叶斯方法的优点是根据后验概率分布可以得到各个干预措施为最优方案的可能性，从而实现对所有干预措施的优劣排序[13]。

3. 网状 Meta 分析的评估量表

Grade 工作组推荐在网状 Meta 分析研究中应用四步法对于治疗效应估计的质量进行评级。四步法分别是：第一，对于证据网络中的直接比较治疗效应和间接比较治疗效应分别进行呈现；第二，对于呈现的治疗效应进行评级；第三，对于证据网络中的网状 Meta 分析治疗效应进行呈现；第四，对于呈现的网状 Meta 分析治疗效应进行评级[37]。

目前已有量表对于网状 Meta 的研究规范和报告进行评价。国际卫生经济学与结果研究学会（The Professional Society for Health Economics and Outcomes Research，ISPOR）发布了网状 Meta 研究规范的评价列表，主要包括检索策略、数据收集、统计分析、数据分析和报告五方面内容，用于规范网状 Meta 研究方法和报告方式[38]。2015 年 Hutton 等在 Annals of Internal Medicine 上发表了针对网状 Meta 分析的《系统综述与 Meta 分析优先报告条目》（Preferred Reporting Items for Systematic Reviews and Meta-Analyses，PRISMA）扩展声明，用来指导和规范网状 Meta 分析的撰写。该扩展申明在原来 PRISMA 的基础上经过修改和补充，最终确定了 32 个条目[39]。

此外，ISPOR 还联合美国管理药学学会和美国药学委员会发布了评估问卷，帮助决策者了解网状 Meta 分析和卫生决策的相关性及其可信度。问卷总共包括了 26 个条目，其中 4 个条目用来评价该研究和决策的相关性，其余 22 个条目用来评价网状 Meta 研究的可信度，包括纳入的研究、分析方法、报告质量和透明性、结果解读和利益冲突五个方面[40]。

由于网状 Meta 分析的前提是同质性假设、相似性假设和一致性假设。网状 Meta 分析的统计学基础是传统头对头的直接比较，网状 Meta 分析的假设是同质性假设，研究之间不应存在临床异质性、方法学异质性和统计学异质性。但这些前提和要求在当前的中国很难实现，故对网状 Meta 分析的结论采信要极其慎重。

（四）真实世界研究

1. 真实世界研究的内涵

在药物经济学评价中，药物成本和健康产出的参数可以来自随机对照试验数据，也可来自真实世界数据。真实世界数据产生于真实的医疗环境，可反映实际诊疗过程和真实条件下的患者健康状况，主要区别于 RCT 的高度选择、严格控制、强干预特性[41]。常见的真实世界数据包括既有的健康医疗数据，如医院电子病历数据、医疗保险数据等，也包括患者登记数据。随着近年癌症、罕见病等创新药品研发的不断进展，基于单臂临床试验乃至真实世界数据上市的药品逐年增多，真实世界数据为这些药物的研发和评价提供了现实、可行的数据基础。

对真实世界数据进行提取、整理、分析，以获得药物健康产出和经济成本的真实世界证据（RWE）的研究称为真实世界研究（RWS）。按照数据收集时间和方式，真实世界研究可分为前瞻性研究、回顾性研究和混合研究，其中前瞻性研究按照有无干预因素可分为试验性研究（如实效性随机对照试验）和观察性研究。与基于 RCT 的经济学评价相比，真实世界研究更加关注不同治疗方案在实际医疗环境中产生的效果及成本，使药物经济学评价的结果与真实的用药情况更加贴合，为医保和卫生决策提供现实、可行、科学有效的证据。

2. 真实世界研究的应用

真实世界证据在全球多个国家的医保和卫生决策中正产生深远的影响。欧洲许多国家在医保准入时均可接受真实世界的效果证据作为 RCT 的补充数据，包括英国、德国、意大利、瑞士、法国等[42]。这些国家在进行准入决策时也要求提供真实世界的流行病学数据、直接和间接成本、医疗资源使用、患者依从性和持续性等证据。除此以外，英国、意大利等国家还设立了条件支付计划（conditional reimbursement program），允许部分可能会有成本效果但尚未有充足证据证明的药品获得一定期限的准入，在此期间收集患者的产出数据，在到达约定期限后，使用真实世界数据进行最终评价[43]。

在美国，2016 年《21 世纪治愈法案》（21st Century Cure Act）的通过在极大程度上鼓励和指导了 FDA 开展真实世界研究并使用 RWE 支持药物和其他医疗产品的监管决策，加快医药产品开发[44]。同时，美国国立卫生研究院合作实验室（National Institutes of Health Collaboratory）也制定了使用 RWD（如电子病例数据）开展研究的方法学指南[45]。当前，美国的 RWE 主要应用于药品上市后的安全性监测（如哨兵计划）、HTA 和医保准入评估、创新性支付协议构建（如按结果支付）等多个领域[46]。南美多个国家（如阿根廷、哥伦比亚、巴西、智利）也认为 RWD 为药物经济学评价和预算影响分析提供了重要的数据来源。已有生物制药和医疗器械公司也将 RWE 用于支持价格测算和报销范围谈判。巴西的 HTA 提交资料中，RWE 使用比例高达 88.2%[47]。

中国国家药品监督管理局于 2020 年 1 月发布了《真实世界证据支持药物研发与审评的指导原则（试行）》，进一步指导和规范了真实世界证据用于支持药物研发和审评工作。此外，2017—2019 年国家医疗保障局开展的创新药品准入谈判中，要求企业提交药物经济学评价和预算影响分析报告，这就包括药物在真实世界中的临床效果、医疗费用、市场份额等相关数据。国家医疗保障局综合衡量药物的临床效果、替代药品情况、药物经济学评价、预算影响分析、周边国家或地区参考价格等多种因素，展开医保准入的价格谈判。

3. 真实世界研究的方法学

探求因果关系是药物经济学研究的重要目的，即探索患者的健康产出和医疗费用差异是因为使用了不同药物而非其他因素导致的。但是，由于真实世界中存在多种干扰因素，通过 RWD 进行准确的因果推断是非常困难的，混杂和偏倚的控制也成为了真实世界研究中最为重要的方法学问题。

ISPOR 出台了一系列在前瞻性和回顾性真实世界研究中控制混杂和偏倚的方法学指南和建议，以提升 RWE 的可信度[48-53]。ISPOR 和国际药物流行病学学会建议研究者在开展确证性试验时，可通过以下方式确保实验结果的可重复性，包括研究前公开研究设计、公布研究方案和结果、以公开方式回应方法学质疑等[54,55]。Wang 等[56]在数据库研究的方法学建议中，进一步强调了研究透明度的重要性。同时，以中国真实世界数据与研究联盟为代表的广大中国学者对真实世界数据应用也展

267

开了丰富的讨论分析，针对不同研究和数据类型，分别给出了方法学建议，促进 RWD 在中国的应用。该联盟的多位成员对真实世界数据的内涵、应用 RWD 的研究技术规范[57-65]、及其在疾病管理研究[66]和上市后药品评价[67,68]应注意的重点问题给出了相关建议。

目前控制真实世界中混杂和偏倚的主要研究方法包括多元回归分析、分层分析和倾向评分分析[49]。其中，分层分析是将样本数据依据患者特征进行分组，分别观察每个亚组内的结果，可以对相关特征如何影响结局事件以及在回归模型中如何以最佳方式纳入这些协变量提供重要信息。特别是当对随访时间进行分层时，可预防竞争风险产生的偏倚或患者失访导致的研究偏倚。当分层分析发现组间异质性或需要同时校正多个混杂时，可使用多元回归分析来控制这些独立因素的影响，以确定治疗干预与结局事件之间的特定相关性。倾向评分分析是近年来迅速发展的一种技术，可用来处理选择偏倚及其他内生性问题。倾向评分是指在控制所有协变量的情况下，一个患者接受治疗的条件概率（即评分处于 0 到 1 之间），已被国内外学者广泛用于干预组和对照组患者的配对、分层或回归，以增强两组患者的可比性[69-72]。此外，ISPOR 也总结和推荐了边际结构模型（marginal structural models）和结构方程模型（structural equation modeling）等新兴技术来处理真实世界研究中的混杂因素[49]。

除此以外，越来越多的研究者使用工具变量法（instrumental variable，IV）、双重差分（difference in difference，DID）、间断时间序列（interrupted time series，ITS）、断点回归（regression discontinuity design，RDD）、合成控制法（synthetic control method，SCM）等计量经济学模型来控制 RWD 中的偏倚和混杂[73-77]。但这些方法目前主要应用于公共卫生政策干预的效果评价，在药物经济学评价领域的应用还比较有限，今后可进一步深入挖掘。

四、学科发展动态

（一）人才培养

中国药物经济学的高校教育经过近十年的发展，课程体系逐步完善，师资力量不断增强。目前，中国多数综合院校或医科院校的药学院或公共卫生学院开设了药物经济学课程，但多数作为选修课，并非必修课。2006 年，中国药科大学获得国内首个药物经济学博士点，并开设了多门药物经济学相关课题，对药物经济学的方法与实践进行系统讲授。目前，北京大学、复旦大学、沈阳药科大学、中国药科大学、天津大学、四川大学、中山大学、暨南大学、山东大学等高校均可招收药物经济学方向的博士或硕士研究生。首都医科大学临床药学系率先在临床药学本科生教学中开展了药物经济学课程，由高等教育出版社出版的《药物经济学》教材在业内获得好评并在两年内多次重印。

除了高等院校，中国医疗机构也逐渐成为培养药物经济学人才的重要阵地。药师是临床合理用药的"守门人"，药物经济学是促进临床合理用药的重要方法，亦成为了药品评价中除了安全、有效、质量之外的"第四道关卡"。因此，医院的药学部门越来越重视药师在药物经济学研究方面的理论学习与科研训练。医院药师开展药物经济学研究与评价有着天然的优势，即与临床治疗紧密结合、对临床需求有准确把握，同时对真实世界的医疗大数据有较高的可及性。目前药师相比高校科研人员，缺乏系统学习药物经济学的理论与方法。因此，医院可通过与高校或科研机构进行联合培养、举办药物经济学培训班、开展项目合作等多种方式，支持药师学习和掌握药物经济学专业知识和技能，提升药师在药物经济学方面的科研能力和技术水平，进一步促进实现临床合理用药。同时，真实世界的现实需求亦可提升理论研究的落地和实际可操作性，推进药物经济学研究与评价的价值实现。

（二）指南与著作

2011 年以来，《中国药物经济学评价指南》始终保持开放式动态修订工作机制，结合社会各界建议不断对其进行更新和完善，以更好地促进中国药物经济学的学科发展。基于这样的背景，2018 年 5 月，在中国药学会药物经济学专业委员会主委刘国恩教授牵头下，由胡善联、吴久鸿、吴晶、董朝晖、李洪超任副主编以及其他国内外高校、科研机构和医药卫生行业的专家学者组成了近50 人的课题组，启动了《中国药物经济学评价指南（2019 版）》的撰写修订工作。经过课题组成员长达一年多的通力合作和多轮讨论，《中国药物经济学评价指南（2020 中英双语版）》于 2020 年8 月由中国市场出版社在北京正式出版发行。

新版指南的结构包括引言、使用说明、执行摘要、指南正文、参考文献、附录。其中，指南正文包括 11 章，分别是研究问题、研究设计、成本、贴现、健康产出、评价方法、模型分析、差异性和不确定性、公平性、外推性、预算影响分析；附录包括 3 部分，分别是标准报告格式、质量核查列表、术语表。新版指南结合国际研究进展和中国的实际情况，对药物经济学评价的理念和方法进行了系统阐述，并给出了方法学推荐，用于指导中国学者科学规范地开展药物经济学的研究与评价。

相比旧版指南，新版指南的结构更加完整，内容更加丰富，主要体现在以下七个方面。第一，新增"贴现"章节，对成本和健康产出的贴现问题进行详细阐述；第二，将药物经济学评价的研究角度明确为全社会角度、卫生体系角度、医疗保障支付方角度、医疗机构角度和患者角度；第三，丰富了"模型分析"章节的内容，新版指南就相关模型的选择、构建、数据、模型验证与外推等重要问题进行了全面论证；第四，丰富了"差异性和不确定性分析"章节的内容，新版指南从对象、方法及结果解读等环节系统、详细地展示了进行差异性和不确定性分析的思路和方法；第五，结合药物经济学评价领域的最新研究进展，对其中若干重要理论和概念进行了更新和补充；第六，新增了附录"质量核查列表"，对药物经济学评价的质量进行评价；第七，新增了全英文版，进一步提升了中国指南未来的国际影响力。

2010 年至今，中国的药物经济学教材主要有四本，分别是全国高等医药院校药学类第四/五轮规划教材《药物经济学（第三/四版）》（孙利华主编，中国医药科技出版社，2015 年/2019 年）、医学教育改革系列教材《药物经济学》（吴久鸿主编，高等教育出版社，2017 年）、国家卫生和计划生育委员会"十二五"规划教材《药物经济学》（孙利华主编，人民卫生出版社，2014 年）。这

269

些教材的出版、再版与多次印刷为中国药物经济学的教学与科研提供了坚实的理论基础和技术评价方法，其中教材的新颖性和内容的丰富性启发了读者的研究思路，同时亦提升了中国药物经济学研究与评价的质量与水平。

与药物经济学评价指南或方法学相关的书籍尚有三本，分别是《中成药药物经济学评价技术手册》（史录文主编，中国协和医科大学出版社，2019 年）、国际相关指南翻译的专著《药物经济学评价指南》（胡善联主编，复旦大学出版社，2017 年）、《中国药物经济学评价指南及导读（2015版）》（刘国恩主编，科学出版社，2015 年）。其中，《中成药药物经济学评价技术手册》详细梳理了中成药开展经济学评价的方法学挑战和建议，让中华传统医药与现代评价方法充分碰撞和交融。《中国药物经济学评价指南及导读（2015 版）》对指南中提出的概念和研究方法进行了详细介绍，并从药物经济学研究领域的主流期刊精选案例，让读者了解到规范的药物经济学评价的基本操作方法。《药物经济学评价指南》是对全球 35 个国家或地区的药物经济学评价指南进行了翻译和介绍，为中国学者了解全球主要国家的药物经济学评价指南提供了非常宝贵的学习资料。

2010 年至今共出版了 11 本和药物经济学相关的书籍，详见表 31。这些书籍从不同角度对药物经济学的理念、方法、应用等进行了介绍和阐述，为更好地满足读者的不同需求提供了丰富的选择。

表 31　2010—2020 年药物经济学出版书籍

序号	书名	编者	出版社	年份
1	《药物经济学的政策转化》	胡善联	复旦大学出版社	2014
2	《药物经济学》	孙利华	人民卫生出版社	2014
3	《药物经济与政策（第二版）》	Stuart O. Schweitzer	人民卫生出版社	2014
4	《药物经济学（第三版）》	孙利华	中国医药科技出版社	2015
5	《中国药物经济学评价指南及导读（2015 版）》	刘国恩	科学出版社	2015
6	《药物经济学》	吴久鸿	高等教育出版社	2017
7	《药物经济学评价指南》	胡善联	复旦大学出版社	2017
8	《药物经济学实证研究》	胡善联	复旦大学出版社	2019
9	《药物经济学（第四版）》	孙利华	中国医药科技出版社	2019
10	《药物经济学应用与案例》	张方/郭莹/李九翔	化学工业出版社	2019
11	《中成药药物经济学评价技术手册》	史录文	中国协和医科大学出版社	2019
12	《中国药物经济学评价指南 2020（中英双语版）》	刘国恩	中国市场出版社	2020

（三）学术组织与交流平台

为了促进中国青年药物经济学学者的交流和进步，中国药学会药物经济学专业委员会从2017 年起，每年在年会的同时举办"中国药物经济学青年学者论坛"，目前已经成功举办了三届。中国药物经济学青年学者论坛自开办以来，始终聚焦领域内学术前沿问题与方法学最新进展，为国内外优秀青年学者提供了广阔的交流与学习平台，以此为药物经济学学科的深入发展与创新注入源源不断的新生力量。开展了十年的华夏卫生技术评估与药物经济学论坛也为两岸三地及全球华人药物经济学研究与交流提供了很好的平台。

多个省市的药学会也陆续成立了药物经济学专业委员会，促进药学经济学在当地的应用和发展。地方专委会的主要工作包括：举办药物经济学培训班和学术论坛，支持学科发展与人才培养；促进产、学、研相结合，开展药物经济学科研项目，促进地方科学决策和循证决策；承担中国药学会药物经济学专业委员会的相关工作和任务等。

在国际上，除了华夏药物经济学论坛先后在中国多个城市成功举办外，通过学术交流，促进药物经济学在中国和亚太地区医保和卫生决策中的应用。国际药物经济学与结果研究学会（ISPOR）通过定期举办学术会议，交流药物经济学的最新方法学进展、最新研究结果，以及各个国家和地区应用药物经济学支持决策的做法和经验，为全球不同领域和行业的学者搭建了了解和熟悉药物经济学的广阔平台。中国学者也以更加积极主动的姿态参与 ISPOR 的各项任务和活动，内地也先后成立了七个 ISPOR 分会，分别是 ISPOR 中国医师协会分会、ISPOR 上海分会、ISPOR 北京分会、ISPOR 华西分会、ISPOR 东北分会、ISPOR 南方分会、ISPOR 西北分会等。

五、学科发展展望

（一）人才培养

人才是学科发展的基础。要进一步促进中国药物经济学的人才培养，需要夯实高校教育的"地基"作用，激发医疗机构、产业、研究机构和社会培养的内在活力，在此基础上，充分发挥医药企业、科研机构、学会协会、民间组织等社会力量，为药物经济学人才培养提供必要的资金、技术、平台等支持，促进药物经济学人才的成长和发展。

中国的医药类高校应建立健全药物经济学专业的培养体系。在卫生经济、循证医学、临床药学、预防医学等专业的本科教育中，增加药物经济学课程，引导学生对本学科的关注和兴趣。这方面，首都医科大学临床药学专业在其本科招生伊始就开启了药物经济学的课程设置，十年来其课程教学的团队出版了广受欢迎的药物经济学教材。在研究生教育中，进一步细化药物经济学培养方案，完善课程体系，逐渐形成模型研究、真实世界研究、生命质量研究、药物政策评估等不同的研究方向和培养方案，真正夯实高校教育在药物经济学人才培养中的"地基"作用和导向作用。

医院可通过各种形式对临床医师、药师等相关人员开展药物经济学培训，鼓励并支持其开展药物经济学研究，在科研实践中不断地提升专业水平和技能。医院作为真实世界数据产生的第一场所，可充分探索数据利用和共享模式，在保障数据安全的前提下，支持专家学者利用医院数据开展药物经济学研究。这不仅能切实提升中国科研人员对于真实世界数据的提取、整理、分析能力，还有助于提升中国医疗机构的合理用药水平，在国际学术界发出更多的中国声音。

（二）基础科研

虽然中国的药物经济学研究在近两年取得了长足进展，但是，中国药物经济学的理论与方法学研究与国际最高水平相比，还有一定的差距，目前尚缺乏引领性和开创性的研究成果。

在模型研究方面，中国亟待构建本国患者的疾病模型。模型研究的本质是疾病研究，是疾病自然转归过程的抽象模拟。然而，疾病的转归过程是和本国人群特征、医疗技术、临床实践的平均水平息息相关。这需要构建前瞻性、多中心、大样本、观察性的疾病患者队列，并对其主要临床效果指标和疾病事件（如发生合并症或死亡等数据）进行系统收集，构建短期疗效与长期事件发生之间的因果关系分析，并在此基础上形成疾病模型。目前全球最常用的糖尿病模型、UKPDS 模型、CORE 模型、Cardiff 模型，均是英国构建的 UKPDS 队列，即对 5000 多位糖尿病患者进行的 20 多年前瞻性观察和随访。随着各类新型抗肿瘤药物和罕见病药物的研发上市，考虑到中国拥有数据庞大的患者人群和中西合璧的治疗方案，中国学者有机会更有责任探索和构建用于药物经济学研究的疾病模型，为国际该领域的研究做出更大贡献。

在产出研究方面，目前中国具有本国人群偏好的效用值量表只有 EQ－5D－3L 和 EQ－5D－5L 量表，SF－6D 量表的积分体系正在构建之中。这些均为普适性效用量表，其特点是适用于各种疾病的产出测量，便于不同疾病之间的横向比较；但是，其灵敏度不及疾病专用效用量表。但是，中国尚无一个国际通用的疾病专用效用量表。目前，由国家卫生健康委卫生发展研究中心牵头的中国健康结果研究联盟正在致力于中国人群普适性健康效用量表的研究，以及对心血管疾病和慢性阻塞性肺疾病的特异性健康效用量表的研发。相信这样的工作开展未来会越来越多。

（三）政策转化

随着药物经济学的不断发展，政府相关部门对循证决策的需求将进一步推动高校、学术机构、医疗机构和制药企业等积极开展药物经济学研究。因此，药物经济学科研成果的转化和应用将是未来学科发展的重点。

在国家医保药品目录和国家基本药品目录遴选中，应进一步明确药物经济学证据的要求和作用，引导企业和社会开展高质量的药物经济学研究与评价。应进一步发挥《中国药物经济学评价指南》在国家医保和卫生决策中的支持作用。在基于医保或基于医院的药物经济学评价与遴选过程中，对于研究的关键要素，如研究设计、对照药品、模型选择、参数来源、指标选定、阈值设定等，通过学术交流和专家研讨形成操作共识，切实提升证据的科学性和可比性，保障评价结果和遴选决策的公平性。此外，探索适度公开药物经济学证据和评审依据的相关办法，让科学研究接受社会和时间的检验。

在促进医疗机构合理用药的实践中，应进一步加强药物临床综合评价工作，充分利用药物经济学、循证医学等专业技术，对药品的有效性、安全性、经济性进行科学全面的评价。此外，对于国家重大医保政策和药物政策，如医保目录动态调整、国家药品集中招采制度等工作积极参与。由于医疗机构是政策之"落脚点"和数据之"诞生地"，因此可设计和开展系列政策评估类研究，通过收集和分析药物在真实世界中的临床效果、不良反应、医药费用和健康结局等数据，形成科研报告和政策建议，为及时调整和完善国家相关政策提供证据支持，为促进临床合理用药发挥应有的作用。

随着今年国家医保局《基本医疗保险用药管理暂行办法》的实施[78]。为药品目录调整之准入和退出机制确立了政策框架，对于优化医保目录品种具有重要意义。未来在公开透明的原则下建立科学的多维度评估方法和药品综合评价指南，以临床疗效、患者获益、价值回归为评估导向，综合考虑药品的创新性、安全性、有效性、经济性、适宜性、可及性及医保基金的承受能力，从而在平衡患者的治疗需求，医保基金的支付效率，企业的创新发展、社会的进步和人民群众的真正福祉获得中起到巨大的作用。故此，期待政府相关部门组织开展对国家基本医疗保险目录内药品和国家基本药物目录内药品进行系统的卫生技术评估及药物经济学评价，最终令有限的医药资源实现价值的最大化并使整个社会获益[79]。

参考文献

[1] 孙利华. 药物经济学（第3版）[M]. 北京：中国医药科技出版社. 2015：2.

[2] 吴久鸿. 药物经济学 [M]. 北京：高等教育出版社. 2017：3.

[3] 国家医疗保障局. 国家医疗保障局关于公布《2019年国家医保药品目录调整工作方案》的公告 [EB/OL]. (2019 – 04 – 17) [2020 – 04 – 25]. http：//www. nhsa. gov. cn/art/2019/4/17/art_ 37_ 1214. html

[4] 中共中央国务院. 中共中央国务院关于深化医疗保障制度改革的意见 [EB/OL]. (2020 – 03 – 05) [2020 – 04 – 25]. http：//www. gov. cn/zhengce/2020 – 03/05/content_ 5487407. htm

[5] 中共中央国务院. 国务院关于印发"十三五"深化医药卫生体制改革规划的通知 [EB/OL]. (2017 – 01 – 09) [2020 – 04 – 25]. http：//www. gov. cn/zhengce/content/2017 – 01/09/content_ 5158053. htm

[6] 国务院办公厅关于完善国家基本药物制度的意见 [EB/OL]. (2018 – 08 – 19) [2020 – 04 – 25]. http：//www. gov. cn/zhengce/content/2018 – 09/19/content_ 5323459. htm

[7] 国家卫生健康委. 国家卫生健康委关于开展药品使用监测和临床综合评价工作的通知 [EB/OL]. (2019 – 04 – 09) [2020 – 04 – 25]. http：//www. nhc. gov. cn/yaozs/pqt/201904/31149bb1845e4c019a04f30c0d69c2c9. shtml

[8] Brazier J, Ara R, Azzabi I, et al. Identification, review, and use of health state utilities in cost – effectiveness models：An ISPOR good practices for outcomes research task force report [J]. Value in Health, 2019, 22 (3)：267 – 275.

[9] Janssen BMF, Oppe M, Versteegh MM, et al. Introducing the composite time trade – off：a test of feasibility and face validity [J]. The European Journal of Health Economics, 2013, 14 (1).

[10] Lancsar E, Louviere J. Conducting Discrete Choice Experiments to Inform Healthcare Decision Making [J]. Pharmacoeconomics, 2008, 26 (8)：661 – 677.

[11] Muhlbacher AC, Kaczynski A, Zweifel P, et al. Experimental measurement of preferences in health and healthcare using best – worst scaling：an overview [J]. Health Economics Review, 2016, 6 (1)：2 – 2.

[12] Lloyd A, Pickard AS. The EQ – 5D and the EuroQol Group. Value in Health. 2019；22 (1)：21 – 22.

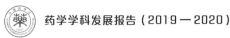

［13］ King MT, Costa DSJ, Aaronson NK, et al. QLU – C10D: a health state classification system for a multi – attribute utility measure based on the EORTC QLQ – C30 ［J］. Quality of Life Research, 2016, 25（3）: 1 – 12.

［14］ Wailoo AJ, Hernandez AM, Manca A, et al. Mapping to Estimate Health – State Utility from Non – Preference – Based Outcome Measures: An ISPOR Good Practices for Outcomes Research Task Force Report ［J］. Value in Health, 2017, 20（1）: 18 – 27.

［15］ Liu GG, Wu H, Li M, et al. Chinese Time Trade – Off Values for EQ – 5D Health States ［J］. Value in Health, 2014, 17（5）: 597 – 604.

［16］ Lang Z, Ling X, Jingtao Y, et al. Time Trade – Off Value Set for EQ – 5D – 3L Based on a Nationally Representative Chinese Population Survey ［J］. Value in Health, 2018, 21（11）: 1330 – 1337.

［17］ Luo N, Liu G, Li M, et al. Estimating an EQ – 5D – 5L Value Set for China ［J］. Value in Health, 2017, 20（4）: 662 – 669.

［18］ Alava MH, Wailoo A, Grimm S, et al. EQ – 5D – 5L versus EQ – 5D – 3L: The Impact on Cost Effectiveness in the United Kingdom ［J］. Value in Health, 2018, 21（1）: 49 – 56.

［19］ The National Institute for Health and Care Excellence. Position statement on use of the EQ – 5D – 5L value set for England（updated October 2019）［EB/OL］.［2020 – 04 – 25］. https: //www. nice. org. uk/about/what – we – do/our – programmes/nice – guidance/technology – appraisal – guidance/eq – 5d – 5l

［20］ EuroQol. New EQ – 5D – 5L valuation study for England to be undertaken by EuroQol in collaboration with NICE and the Department of Health and Social Care and NHS England（updated October 2019）［EB/OL］.［2020 – 04 – 29］. https: //euroqol. org/new – eq – 5d – 5l – valuation – study – for – england – to – be – undertaken – by – euroqol – in – collaboration – with – nice – and – the – department – of – health – and – social – care – and – nhs – england/

［21］ Wu J, Xie ST, He XN, et al. The Simplified Chinese version of SF – 6Dv2: translation, cross – cultural adaptation and preliminary psychometric testing. Quality of Life Research, 2020, https: //doi. org/10. 1007/s11136 – 020 – 02419 – 3

［22］ The National Institute for Health and Care Excellence. NICE DSU Technical Support Document 19: Partitioned Survival Analysis for Decision Modelling in Health Care: a Critical Review ［EB/OL］.（2017 – 06 – 02）［2020 – 04 – 25］. http: //nicedsu. org. uk/wp – content/uploads/2017/06/Partitioned – Survival – Analysis – final – report. pdf

［23］ Latimer NR. NICE DSU Technical Support Document 14: survival analysis for economic evaluations alongside clinical trials – extrapolation with patient – level data. Sheffield: University of Sheffield; 2013.

［24］ Stevens JW. Using Evidence from randomised controlled trials in economic models: What information is relevant and is there a minimum amount of sample data required to make decisions? ［J］. PharmacoEconomics, 2018, 36（10）: 1135 – 1141.

［25］ Caro JJ, Moller J, Getsios D, et al. Discrete Event Simulation: The Preferred Technique for Health Economic Evaluations? ［J］. Value in Health, 2010, 13（8）: 1056 – 1060.

［26］ Caro JJ, Moller J. Advantages and disadvantages of discrete – event simulation for health economic analyses ［J］. Expert Review of Pharmacoeconomics & Outcomes Research, 2016: 1 – 3.

［27］ Salleh S, Thokala P, Brennan A, et al. Discrete Event Simulation – Based Resource Modelling in Health Technology

Assessment. ［J］. PharmacoEconomics, 2017, 35（10）: 989 – 1006.

［28］ Karnon J, Stahl JE, Brennan A, et al. Modeling Using Discrete Event Simulation A Report of the ISPOR – SMDM Modeling Good Research Practices Task Force – 4 ［J］. Value in Health, 2012, 15（6）: 821 – 827.

［29］ Zhao Y, Liu J, Cai X, et al. Efficacy and safety of first line treatments for patients with advanced epidermal growth factor receptor mutated, non – small cell lung cancer: systematic review and network meta – analysis ［J］. BMJ, 2019.

［30］ Zheng SL, Roddick AJ, Aghar JR, et al. Association Between Use of Sodium – Glucose Cotransporter 2 Inhibitors, Glucagon – like Peptide 1 Agonists, and Dipeptidyl Peptidase 4 Inhibitors With All – Cause Mortality in Patients With Type 2 Diabetes ［J］. JAMA, 2018, 319（15）: 1580.

［31］ Laws A, Tao R, Wang S, et al. A Comparison of National Guidelines for Network Meta – Analysis. Value in Health, 2019, 22（10）: 1178 – 1186.

［32］ Jansen JP, Fleurence RL, Devine B, et al. Interpreting Indirect Treatment Comparisons and Network Meta – Analysis for Health – Care Decision Making: Report of the ISPOR Task Force on Indirect Treatment Comparisons Good Research Practices: Part 1 ［J］. Value in Health, 2011, 14（4）: 417 428.

［33］ Cooper NJ, Sutton AJ, Morris D, et al. Addressing between – study heterogeneity and inconsistency in mixed treatment comparisons: application to stroke prevention treatments in individuals with nonrheumatic atrial fibrillation. Stat Med 2009; 28: 1861 – 81.

［34］ Dias S, Sutton AJ, Welton NJ, et al. Evidence Synthesis for Decision Making 3: Heterogeneity—Subgroups, Meta – Regression, Bias, and Bias – Adjustment ［J］. Medical Decision Making, 2013, 33（5）: 618 – 640.

［35］ Ouwens MJNM, Philips Z, Jansen JP. Network meta – analysis of parametric survival curves ［J］. Research Synthesis Methods, 2010, 1.

［36］ Cope S, Chan K, Jansen JP, et al. Multivariate Network Meta – Analysis Of Survival Function Parameters ［J］. Research Synthesis Methods, 2020.

［37］ Puhan MA, Schunemann HJ, Murad MH, et al. A GRADE Working Group approach for rating the quality of treatment effect estimates from network meta – analysis ［J］. BMJ, 2014.

［38］ Hoaglin DC, Hawkins N, Jansen JP, et al. Conducting indirect – treatment – comparison and network – meta – analysis studies: Report of the ISPOR task force on indirect treatment comparisons good research practices: Part 2 ［J］. Value in Health, 2011, 14（4）: 429 – 437.

［39］ Hutton B, Salanti G, Caldwell DM, et al. The PRISMA Extension Statement for Reporting of Systematic Reviews Incorporating Network Meta – analyses of Health Care Interventions: Checklist and Explanations ［J］. Annals of Internal Medicine, 2015, 162（11）: 777 – 784.

［40］ Jansen JP, Trikalinos TA, Cappelleri JC, et al. Indirect Treatment Comparison/Network Meta – Analysis Study Questionnaire to Assess Relevance and Credibility to Inform Health Care Decision Making: An ISPOR – AMCP – NPC Good Practice Task Force Report ［J］. Value in Health, 2014, 17（2）: 157 – 173.

［41］ 孙鑫, 谭婧, 唐立, 等. 重新认识真实世界研究 ［J］. 中国循证医学杂志, 2017, 17（02）: 126 – 130.

275

［42］ Makady A，Ham RT，De BA，et al. Policies for Use of Real – World Data in Health Technology Assessment（HTA）：A Comparative Study of Six HTA Agencies［J］. Value in Health，2017，20（4）：520 – 532.

［43］ Gill JL，Avouac B，Duncombe R，et al. The Use of Real World Evidence in the European Context：An Analysis of Key Expert Opinion［R］. Europe research paper. London School of Economics，2016.

［44］ FDA. 21st Century Cures Act［EB/OL］.（2020 – 01 – 31）［2020 – 04 – 25］. https：//www. fda. gov/regulatory – information/selected – amendments – fdc – act/21st – century – cures – act

［45］ Sherman RE，Anderson SA，Dal PGJ，et al. Real – world evidence—what is it and what can it tell us［J］. New England Journal Medicine，2016，375（23）：2293 – 2297.

［46］ Garrison L，Carlson J，Bajaj P，et al. Private Sector Risk – Sharing Agreements in the United States：Trends，Barriers，and Prospects［J］. American Journal of Manage Care，2015，21（9）：632 – 640.

［47］ Justo N，Espinoza MA，Ratto B，et al. Real – World Evidence in Healthcare Decision Making：Global Trends and Case Studies From Latin America［J］. Value in Health，2019，22（6）：739 – 749.

［48］ Marc LB，Muhammad M，David A，et al. Good Research Practices for Comparative Effectiveness Research：Defining，Reporting and Interpreting Nonrandomized Studies of Treatment Effects Using Secondary Data Sources：The ISPOR Good Research Practices for Retrospective Database Analysis Task Force Report—Part I［J］. Value in Health. 2009，12，（8）：1044 – 1052.

［49］ Johnson ML，Crown W，Martin BC，et al. Good Research Practices for Comparative Effectiveness Research：Analytic Methods to Improve Causal Inference from Nonrandomized Studies of Treatment Effects Using Secondary Data Sources：The ISPOR Good Research Practices for Retrospective Database Analysis Task Force Report—Part III［J］. Value in Health，2009，12（8）：1062 – 1073.

［50］ Berger ML，Mamdani M，Atkins D，et al. Good Research Practices for Comparative Effectiveness Research：Defining，Reporting and Interpreting Nonrandomized Studies of Treatment Effects Using Secondary Data Sources：The ISPOR Good Research Practices for Retrospective Database Analysis Task Force Report—Part I［J］. value in health，2009，12（8）：1044 – 1052.

［51］ Emily C，Bradley CM，Tjeerd VS，et al. Good Research Practices for Comparative Effectiveness Research：Approaches to Mitigate Bias and Confounding in the Design of Nonrandomized Studies of Treatment Effects Using Secondary Data Sources：The International Society for Pharmacoeconomics and Outcomes Research Good Research Practices for Retrospective Database Analysis Task Force Report—Part II［J］. Value in Health. 2009，12，（8）：1053 – 1061.

［52］ Peterson AM，Nau DP，Cramer JA，et al. A Checklist for Medication Compliance and Persistence Studies Using Retrospective Databases［J］. Value in Health，2007，10（1）：3 – 12.

［53］ Berger ML，Dreyer N，Anderson F，et al. Prospective Observational Studies to Assess Comparative Effectiveness：The ISPOR Good Research Practices Task Force Report［J］. Value in Health. 2012，15，（2）：217 – 230.

［54］ Berger ML，Sox H，Willke RJ，et al. Good practices for real – world data studies of treatment and/or comparative effectiveness：recommendations from the joint ISPOR – ISPE Special Task Force on real – world evidence in health care decision making［J］. Pharmacoepidemiology and drug safety，2017，26（9）：1033 – 1039.

［55］ Berger ML, Dreyer N, Anderson F, et al. Prospective observational studies to assess comparative effectiveness: the ISPOR good research practices task force report. Value Health. 2012; 15 (2): 217 – 230.

［56］ Wang SV, Schneeweiss S, Berger ML, et al. Reporting to Improve Reproducibility and Facilitate Validity Assessment for Healthcare Database Studies V1.0 ［J］. Pharmacoepidemiology and Drug Safety. 2017, 26, (9): 1018 – 1032.

［57］ Sun X, Tan J, Tang L, et al. Real world evidence: experience and lessons from China ［J］. BMJ, 2018: k1580.

［58］ 孙鑫, 谭婧, 王雯, 等. 建立真实世界数据与研究技术规范, 促进中国真实世界证据的生产与使用 ［J］. 中国循证医学杂志, 2019, 19 (07): 755 – 762.

［59］ 孙鑫, 谭婧, 王雯, 等. 真实世界证据助推药械评价与监管决策 ［J］. 中国循证医学杂志, 2019, 19 (05): 521 – 526.

［60］ 谭婧, 程亮亮, 王雯, 等. 患者登记研究的策划与患者登记数据库构建: 基于观察性设计的真实世界研究 ［J］. 中国循证医学杂志, 2017, 17 (12): 1365 – 1372.

［61］ 彭晓霞, 舒啸尘, 谭婧, 等. 基于真实世界数据评价治疗结局的观察性研究设计技术规范 ［J］. 中国循证医学杂志, 2019, 19 (07): 779 – 786.

［62］ 温泽淮, 李玲, 刘艳梅, 等. 实效性随机对照试验的技术规范 ［J］. 中国循证医学杂志, 2019, 19 (07): 794 – 802.

［63］ 王雯, 高培, 吴晶, 等. 构建基于既有健康医疗数据的研究型数据库技术规范 ［J］. 中国循证医学杂志, 2019, 19 (07): 763 – 770.

［64］ 唐立, 康德英, 喻佳洁, 等. 实效性随机对照试验: 真实世界研究的重要设计 ［J］. 中国循证医学杂志, 2017, 17 (09): 999 – 1004.

［65］ 高培, 王杨, 罗剑锋, 等. 基于真实世界数据评价治疗结局研究的统计分析技术规范 ［J］. 中国循证医学杂志, 2019, 19 (07): 787 – 793.

［66］ 谭婧, 刘兴会, 孙鑫. 基于真实世界数据的疾病管理研究 ［J］. 协和医学杂志, 2019, 10 (03): 284 – 288.

［67］ 孙鑫. 基于真实世界数据的上市药品安全监测与评价 ［C］. 中国药学会、成都市人民政府、四川省食品药品监督管理局. 2018 年中国药学大会资料汇编. 中国药学会、成都市人民政府、四川省食品药品监督管理局: 中国药学会, 2018: 57.

［68］ 孙鑫, 谭婧, 唐立, 等. 基于真实世界证据的上市后药品评价技术框架体系: 思考与建议 ［J］. 中国循证医学杂志, 2018, 18 (04): 277 – 283.

［69］ Tsiachristas A, Burgers L, Rutten M, et al. Cost – Effectiveness of Disease Management Programs for Cardiovascular Risk and COPD in The Netherlands ［J］. Value in Health, 2015, 18 (8): 977 – 986.

［70］ Zhong Y, Valderrama A, Yao J, et al. Economic Evaluation of Treating Skeletal – Related Events among Prostate Cancer Patients. ［J］. Value in Health, 2017, 21 (3): 304 – 309.

［71］ Rognoni C, Ciani O, Sommariva S, et al. Real – World Data for the Evaluation of Transarterial Radioembolization versus Sorafenib in Hepatocellular Carcinoma: A Cost – Effectiveness Analysis ［J］. Value in Health, 2017, 20 (3): 336 – 344.

［72］ Lairson DR, Parikh R, Cormier JN, et al. Cost – Effectiveness of Chemotherapy for Breast Cancer and Age Effect in

277

Older Women ［J］. Value in Health, 2015, 18（8）：1070－1078.

［73］Ding L, Wu J. The Impact of China's National Essential Medicine Policy and Its Implications for Urban Outpatients：A Multivariate Difference－in－Differences Study ［J］. Value in Health, 2017, 20（3）：412－419.

［74］Venkataramani AS, Bor J, Jena AB. Regression discontinuity designs in healthcare research ［J］. BMJ, 2016：i1216.

［75］Law MR, Cheng L, Worthington H, et al. Impact of income－based deductibles on drug use and health care utilization among older adults ［J］. Canadian Medical Association Journal, 2017, 189（19）：E690－E696.

［76］Zang, X, Zhang M, Wei S. et al. Impact of public hospital pricing reform on medical expenditure structure in Jiangsu, China：a synthetic control analysis ［J］. BMC Health Service Research, 2019 19, 512.

［77］Shi X, Zhu D, Man X, et al. "The biggest reform to China's health system"：did the zero－markup drug policy achieve its goal at traditional Chinese medicines county hospitals? ［J］. Health Policy and Planning, 2019, 34（7）：1－9.

［78］刘国恩. 《中国药物经济学评价指南（2020中英双语版）》, 中国市场出版社, 北京 2020.08.

［79］国家医保局《基本医疗保险用药管理暂行办法》2020.07.31.

（刘国恩　吴久鸿　孙利华　吴晶　董朝晖）

药学史与本草学研究进展

一、引言

本文通过回顾药学史与本草学近几年的研究，重点总结了药学史、本草考证及本草考古研究三个方面的研究进展。药学史与本草学是中医药研究者开展药物研究的基础。在中国历史的长河中，药学史是其中渺小的一部分，但对中医药研究而言是不可或缺的重要内容。回顾药学史中古代药学史、近代药学史、中外药物交流史、药材生产经营厂店史、药学教育史、人物史等研究内容，可为指导药学各个领域展开继承与创新工作提供依据；本草考证是中药的研究基础，对本草进行考证，理清中药品种的来源，探索本草药物的道地性及总结其质量评价各要素，可为中药的正本清源以及现代研究提供本草学依据。新的时代，随着考古出土药物遗存的相继出土和新的科技考古手段突飞猛进，本草考古应运而生。本草考古以考古出土的药物及其相关遗存为对象，将古代本草与现代科技考古相结合，重建中医药文化遗存的时空框架及中医药发展历史，揭示了药物的起源和发展、药物的形成和变迁以及药物生产过程的规律，为本草研究提供了新的途径。

二、药学史研究进展

药学史的研究内容包括许多方面，如古代药学史、近代药学史（特别是西药的传入及在国内的发展历史）、中外药物交流史、药材生产经营厂店与名优成药史、地方药事史、药商发展史、药材集散史、药学机构史、药学教育史、人物史、与医药有关的民俗研究等；药学史的研究主要从期刊论文、专业委员会学术会议论文、学术著作[1]、地方志和实地查访等方面展开。近年来，随着中医药的繁荣发展，药学史的研究逐渐受到学者的关注。接下来将从以下几个方面阐述药学史的最新研究进展。

（一）古代药学史研究

古代医药多不分家，许多医药的经营方式是前店后厂的私营模式，在这一时期内衍生出许多医学门派，这些门派多独具特色，在特定的医药领域能力突出，为古代药学史留下浓墨重彩的一笔。吴门医派具有丰富的医药学术内涵，其中包含本草学与药学史的发展成就，不仅对药学理论具有继承与创新研究，留下了大量的本草文献，而且重视中药材资源研究，形成了具有特色的道地药材"吴药"，为临床所常用。此外，还研制了一系列疗效可靠、名誉天下的传统药剂，同时带动了药业药师的兴盛与发展[2]。

地方志是按照一定体例，全面记述某一时期和某一地域自然、社会、政治、经济、文化等方面的情况或特定事项的史志文献。韩素杰[3]通过系统考察江苏省古代地方志的土产药物，了解江苏省古代药物出产概况，也为现今中药资源普查提供了一定的参考。

（二）近代药学史研究

中国医史研究在二十世纪的前半个世纪开始活跃起来，在大时代背景下，西药业在中国的传播及发展越加频繁。赵粤[4]通过梳理殖民地时期（1841—1940 年）的人口、政府政策、传统医药、疾病、流行病、热带气候等诸多影响香港西药业的发展历程，展示了香港西药业的萌芽，探讨了1841—1940 年，牵动西方药业在社区和医院领域发展的关键因素和药剂业在香港立法后对销售毒药、危险药品及药剂师培训的长远影响。在中国内地，北京协和医院（"老协和"）在慈禧太后基金的资助下成立，并于 8 年后招募第一位英国药剂师。此后，"老协和"人参与了编写第一版《中华药典》工作，许多英国药剂师及留英药学泰斗为"老协和"药剂科的学术与临床发展做出了重要贡献[5]。除西药的传入及外籍医药学家的影响外，近代西方科技对中药业的发展也做出了突出贡献。近代西方科技最初由传教士带入中国，由留学归国人员发展壮大，成立中国药学会，开展中药研究，开拓了生药学、中药药理学、中药化学等多个学科分支[6]。虽然这一时期国药业深受西方药业的引入与传播的影响，但上海地区在民国时期（1911—1949 年）由于开埠之后一段时期的沉淀，上海国药店数量显著增加，逐渐形成品牌中成药，其影响力进一步扩大，与同时期西药业相比，在药店数量、从业人员和药品种类等方面均高于西药业[7]。因此，近代中国药学史是西药业与中医药业相互融合又相互竞争的发展史。

（三）中外药物交流史

中国传统医药学体系在其形成过程中，并不是封闭的，一方面注重吸收外来医药文化，另一方面也把中国的医药文化传播给其他国家和民族，使其从中得到裨益，以促进中医药的国内外交流。

中国中医药的发展深受时代政治、经济背景的影响。早在秦统一前，中国各地区人民在医疗上已经积累了丰富的经验，形成了各具特色的医疗体系。但由于诸侯之间的势力割据、风俗习惯差异和语言文字的障碍使中医药文化的交流受到限制，秦汉的统一为中医药文化的发展奠定了基础[8]。隋唐时期，百业兴盛，国内外贸易交流频繁，当时的国都长安成为政治、经济、文化的交流中心，中朝、中日、中越交流越加频繁，对发展和丰富中国医药学，保障人民身体健康发挥了明显的作用，同时中国医药学也为世界中医药的发展做出重要的贡献[9]。

（四）药材生产经营厂店史

在中国古代漫长的药材生产与经营历史中，衍生出一批流传至今的中华老字号，如北京同仁堂、云南昆中药、江苏雷允上、湖南九芝堂、广东陈李济等。挖掘整理这些老字号企业的历史，从中探讨中成药传承的特点及规律，对于继承传统中医药具有重要的现实意义[10]。

一百多年前，在时代背景推动下，中医药传入西方国家。赵中振[11]教授探秘美国西部的俄勒冈州约翰日小镇，揭秘了淹没于历史长流中的中医药博物馆——金华昌。不仅反映了百余年前的中医药在国外的状态，而且再现了一个安贫乐道、两袖清风，具有崇高杏林精神的中国医药工作者的形象。

（五）药学教育史

自古以来，中国的医药学教育多来自师承授受、私人办学或官学教育，这种传统的教学模式传承多年，在教学中，医学教育与药学教育也没有明确分开。王海燕[12]等梳理药学教育独立之初的发展历程，取得了成绩，也收获了经验和教训，揭示了我国近代药学教育的开端，为未来药学教育提供了借鉴与指引。

新中国成立前，我国高等药学院校大多由国民党政府或私人创办。1949 年以后，政府对原有的药学院进行了调整。田丽娟[13]通过对这一时期高等药学院校的接管、改造与调整情况加以论述，分析利弊，为促进当前药学教育改革与发展提供参考。

（六）人物史

在中国历史中，中医药的发展壮大得益于许多中医药人的苦心孤诣。李时珍是我国明代伟大的药学家、杰出医学家、临床家、中国古代科学家。李时珍历经 27 年艰苦卓绝的努力，完成了近 200 万字的药学专著——《本草纲目》。1951 年，李时珍被评为古代世界文化名人之一。2018 年，正值李时珍诞辰 500 周年，由中华中医药学会、中国中药学协会、中国工程院医药卫生学部等单位联合主办的李时珍中医药大健康国际高峰论坛在湖北蕲春举办。本次会议论文的研究内容涵盖了李时珍学术思想和人文精神研究、李时珍生平考证研究、《本草纲目》医史文献研究、李时珍著作的版本、辑复整理、学术价值、李时珍及其著作的海外传播与影响等诸多内容，向我们展现了一代医药学大师的学术造诣及人格魅力，彰显了薪火相传、生生不息的中国传统医药强大的生命力与感召力。

无独有偶，2018 年也是我国本草学家尚志钧先生 100 周年诞辰。尚志钧一生共辑复本草著作 19 部，出版本草著作 33 部，发表学术论文 268 篇，手抄笔录本草卡片资料两千多万字，为我国的本草文献工作做出了卓越贡献。尚志钧默默独行，60 年如一日，攻坚克难，辑复大量亡佚古代本草文献，他的精神受到本草后学的敬重和推崇，激励着年轻一辈砥砺前行[14]。

三、本草考证研究进展

中国特色的传统药物学在古代称为"本草"，寓意"以草为本"。对本草进行考证研究即是研究中国特色药物在历史朝代中的沿革与变迁，这一研究包含许多内容，如古今中药基原的延续与变迁，中药道地性的历史依据，中药质量评价的继承与变革等。对本草进行考证研究，理清中药源流，为中药的品质评价提供指导。

（一）中药材基原考证

中国地大物博，资源丰富，导致"同名异物""同物异名"的现象在中药材使用中此起彼伏，究其原因，主要是中药材基原的混乱。因此，梳理中药材基原的历史沿革，通过历代本草文献研究，结合当今药材市场调查鉴定，核实古今用药品种的延续与变迁，使古为今用，达到正本清源，保证用药安全的目的[15]。

绝大多数中药基原自古以来是一脉相承的，药名或品种未有变化，如炉甘石[16]、使君子[17]等，有些常用中药，如人参、当归、黄芪、知母[18]等，从汉代就沿用至今，已有两千余年的药用历史。在中国古代，受医药知识口口相授或书写笔误等的影响，有些中药的基原混乱或遗失，在历史中逐渐演变成其他科、属、种的植物。近年来，王德群教授[19-23]等重新梳理了我国最早的本草古籍——《神农本草经》的内容，对基原存在质疑或遗失的积雪草、苦菜、酸酱、淮木、蘗木等本草的基原进行了新的鉴定，为中药资源的利用提供依据，肃清本源。

中国一直是多民族聚居的国家，民族药学是我国传统药学的重要组成部分，对民族药的基原考证亦是近年来的研究热点。由于名称及别称混乱的原因，在历史中满药胡桃楸（Juglans mandshurica Maxim）一直与同属植物核桃（Juglans regial）混用，通过对满药胡桃楸的考证，确定了其药用来源，为其资源的开发和利用提供依据[24]。因历代医籍的传承有异及名称的混乱，各地传统医学所用拳参不尽相同，布日额[25]梳理了蒙药拳参的来源为蓼科植物拳参（Polygonum bistortaL）的干燥根，确保了临床用药安全。

（二）药材道地性的探讨

在中药的质量评价上，历代医家均十分强调中药材产地的重要性。《神农本草经》[26]："土地所出，真伪新陈，并各有法"。《本草纲目》[27]："动植形生，因地舛性。春秋节变，感气殊动；离其本土，则质同而效异"。明代官修《本草品汇精要》中明确提出的"道地"被后世所认可，成为优质药材的标志。道地药材多指特定区域所产的历史悠久、品质佳、疗效好的药材[28]。然而药材的道地区域在历史上并非一成不变，大部分均存在产地变迁，甚至出现由西南至东北的远距离迁徙，这为道地药材产地的确立及其深入研究带来了困难。

詹志来等[29]以黄芪和丹参为例，对各时期本草著作所记载的产地进行深入分析，从人文、社会、自然三个方面阐述了道地药材变迁的原因，归纳总结了中药材产地变迁的诸多因素，为优质道地产区的确立提供了本草学依据，也为道地药材的进一步深入研究奠定基础。

福建省地处中国东南沿海，素有"东南山国"之称，拥有丰富的亚热带植物区系所组成的常绿阔叶林植物群落，含道地30多种。郑丽香[30]等梳理了闽产中药枇杷叶、乌梅及青皮三种中药道地产区的沿革，为这三种药材的道地性研究提供本草学依据。

（三）质量评价

中药材作为一种特殊商品，自古以来中药材形成了"看货评级，分档议价"的经验质量评价方法，即中药材商品规格[31]。我国著名中药学家谢宗万提出"辨状论质"是中药材品种传统经验鉴别之精髓观点[32]。"辨状"内容包括辨药材的形状、大小、色泽、表面特征、质地、断面特征及气味等。"论质"则有两方面的内容：一是药材真伪，二是优劣评判。其中大小、色泽、气味、质地等具有量化概念或程度的性状特征，在判断药材质量优劣中一直发挥着重要作用。历代本草从形状，大小，表面特征等辨别药材真伪优劣。

黄芪形"直如箭杆"，质地"柔软如绵"，断面"金井玉栏"，具豆腥气等主要特征从宋明时期开始形成并一直沿用至今[33]；除此以外，具有相同特性的一类药材的发展历史也逐渐被归纳总结，用以药物的质量评价。"析霜"是指某些药材在放置过程中自然或人为干扰下析出特定化合物晶体的现象。于大庆[15]等对具有"析霜"现象的五味子、牡丹皮、苍术、厚朴、白鲜皮等 7 味药材进行了总结分析，阐述了药材"析霜"与其质量的内在联系。综上所述，古人对中药质量十分重视，这也正是历代本草学家经验的智慧体现。

四、本草考古学研究进展

人类的生存与繁衍与医药学息息相关。史前的先民，在生存与繁衍过程中，逐渐地认识并应用了药物。中国医药学的历史源远流长，可以追溯到遥远的古代。古代文献中有大量关于药物起源与应用的传说，如"神农尝百草"等。人类的生命与生活离不开药物。因此，一些药物、药物用具、医药文书等在考古遗址中保存下来。2018 年，黄璐琦院士结合本草学与考古学的学科领域创造性提出本草考古的学科概念[35]。

本草考古是系统研究考古出土药物或药物相关遗存的新方向，是考古学与本草学的交叉领域，不仅服务于考古学，也是本草学的重要领域，它们共同的目标均是认识和了解古代人类与预防疾病、治疗疾病的历史，包括药物的利用，进而阐述人类医药文化的发展过程。随着大量的药物或药物相关遗迹（遗存）相继出土，为开展本草的考古研究提供了有利条件，进而为本草考古的建立奠定了基础。目前，对本草考古研究主要集中在以下几个方面。

（一）史前药物的本草考古

中华文明以三皇五帝开篇，神农氏尝百草始有中医药。"神农尝百草"一直被认为是中国药物的起源，这一观点最早记载于西汉刘安著的《淮南子·修务训》，神农氏代表了中国原始社会晚期的先民。然而，始终没有发现史前实物能证明"神农尝百草"是真实存在的。

袁媛[36]等对浙江 3 个新石器时期遗址中出土的疑似史前灵芝样品进行研究，通过^{14}C 放射性同位素质谱、环境扫描电子显微镜和光学显微镜观测，根据担孢子表观形态鉴定史前样本为担子菌纲灵芝属真菌。这一研究成果，将灵芝的使用史从上古的神农时期向前推进了约 2000 年，伴随着早期农业的形成，人们对具有灵芝外观的真菌进行了持续地探索和利用。

（二）失传药物的本草考古

中国历史上，曾出现许多灿烂的医药文化或备受瞩目的瑰宝，受时代变化、朝代更替的影响，逐渐消失在历史潮流中，而文献资料也只得窥见其冰山一角。通过文史资料结合现代科学技术，以出土遗存为样品，澄清药物基原品种，揭开失落文化的面纱。

蕲簟，是李时珍家乡蕲春的"蕲州四宝"之一，曾为贡品，被唐宋诗词竞相吟诵。目前，蕲簟已经消失，其制作工艺也已失传。1974 年，湖北蕲春县蕲州镇王要村刘家咀明代墓葬中出土了蕲簟。查良平等[37]通过实物资料，结合扫描电子显微镜技术，复原了明代蕲簟基原以及取材部位，为有效发掘蕲簟文化资源提供了依据。

（三）中药炮制的本草考古

中药必须经过炮制之后才能入药，是中医用药的特点之一。中药炮制是中医药文化的重要组成部分，有关炮制药物的文字记载最早可追溯到《黄帝内经》，但有关对古代炮制技术的记载，文字过于简略，使得复原传统技艺、实现"遵古炮制"存在一定困难。彭华胜等[38]通过历代文献典籍考证，并结合现代科技手段，确定了西汉海昏侯墓出土的木质漆盒内的样品是迄今发现的最早的中药辅料炮制品。这一结果的发现，为中药炮制的起源研究提供了有力的实证，为深入了解我国古代药物炮制与应用历史提供依据。

五、小结与展望

药学史、本草考证是本草学研究的传统研究内容，随着现代科技的发展，衍生出了新的发展领域，即本草考古。从三者的关系来看，药学史及本草考证内容为本草考古提供大量的史料研究基础，使本草考古富有新的活力；而本草考古的研究结果又丰富了药学史的研究内容，为本草考证提供新的依据。

中医药文化源远流长，与中华文明一样灿烂久远，本草考古拥有广阔的学术舞台，但目前依然有很多处女地。我国学者虽然在药物考古方面有很多发现，并开展了诸多探索和研究，但客观上说，这些研究尚属于零星的初步阶段。本草考古尚需要凝聚力量，锻炼队伍，借助现代考古研究的成果，共同推动考古学与本草学的学科发展。

参考文献

［1］万芳．中国药学史研究的回顾与思考［A］；第十九届全国药学史本草学术研讨会暨 2017 年江苏省药学会药学史专业委员会年会论文集［C］；2017．

［2］陈仁寿．吴门医派之本草发展述略［A］；第十九届全国药学史本草学术研讨会暨 2017 年江苏省药学会药学史专业委员会年会论文集［C］；2017．

［3］韩素杰，Shelly Chen．基于地方志的江苏省土产药物研究［J］．中医文献杂志，2018，36（4）：18－21．

［4］赵粤．香港西药业在殖民地时期的萌芽（1841—1940）［A］；第十八届全国药学史暨本草学术研讨会学术论文集［C］；2015．

［5］赵粤．北京协和医院和英国药剂师的渊源：1910－1941［A］；第十九届全国药学史本草学术研讨会暨 2017 年江苏省药学会药学史专业委员会年会论文集；2017．

［6］李楠，万芳．近代西方科技引进对民国时期中药学术之影响［A］；第十八届全国药学史暨本草学术研讨会学术论文集［C］；2015．

［7］段瑶，万芳．民国时期（1912—1949 年）上海国药业发展探析［J］．中国现代中药，2018，20（3）：349－354．

［8］丁树栋，管恩兰．试论秦汉时期中医药的国内外交流［A］；第十八届全国药学史暨本草学术研讨会学术论文集［C］；2015．

［9］丁树栋，管恩兰．试论隋唐五代时期中朝日越间的医药交流［A］；第十八届全国药学史暨本草学术研讨会学术论文集［C］；2015.

［10］陈宗凤．中国五大老字号中成药企业历史及其特色比较［J］．云南中医中药杂志，2014，35（9）：90－93.

［11］赵中振．沧海遗珠—被遗忘的中医药博物馆［J］．中华医史杂志，2018，48（1）：47－53.

［12］王海燕，程伟．我国近代西药学教育的发展［A］；第十九届全国药学史本草学术研讨会暨2017年江苏省药学会药学史专业委员会年会论文集；2017.

［13］田丽娟．建国初期高等药学院校的改革与发展［A］；第十八届全国药学史暨本草学术研讨会学术论文集［C］；2015.

［14］彭华胜，解博文，万芳．当代著名本草文献学家尚志钧［J］．中华医史杂志，2019，49（1）：34－37.

［15］赵海亮．中药材品种本草考证的学术史研究［D］．北京中医药大学，2016.

［16］张志杰，杨莲菊．炉甘石本草考证及现代研究进展［A］；第十九届全国药学史本草学术研讨会暨2017年江苏省药学会药学史专业委员会年会论文集；2017.

［17］温秀萍，吴晶晶，陈达婷，等．使君子的本草再考证［A］；第十九届全国药学史本草学术研讨会暨2017年江苏省药学会药学史专业委员会年会论文集；2017.

［18］郝近大，陈仁寿．本草学概论［M］．北京：中国中医药出版社，2016：94.

［19］李光燕，王德群，宋向文．《神农本草经》积雪草考［A］；第十八届全国药学史暨本草学术研讨会学术论文集［C］；2015.

［20］李光燕，王德群．《神农本草经》苦菜考［A］；第十八届全国药学史暨本草学术研讨会学术论文集［C］；2015.

［21］王星星，王德群，刘耀武．《神农本草经》酸酱考［A］；第十八届全国药学史暨本草学术研讨会学术论文集［C］；2015.

［22］刘校，王德群．《神农本草经》淮木考证［A］；第十八届全国药学史暨本草学术研讨会学术论文集［C］；2015.

［23］程铭恩，王德群．《神农本草经》中"蘖木"考［A］；第十九届全国药学史本草学术研讨会暨2017年江苏省药学会药学史专业委员会年会论文集；2017.

［24］朱凤琴，王玉斐，祁嘉雯，等．满药胡桃楸的本草考证研究［A］；第十九届全国药学史本草学术研讨会暨2017年江苏省药学会药学史专业委员会年会论文集；2017.

［25］布日额．蒙药拳参的本草考证［J］．世界最新医学信息文摘，2017（20）：183－184.

［26］神农本草经［M］．尚志钧校注．北京：学苑出版社，2008：111.

［27］李时珍．本草纲目［M］．刘衡如辑校．北京：华夏出版社，2013：37.

［28］Jing L，Zhao ZZ. Review of Astragali Radix［J］. Chinese Herbal Medicines，2011，3（2）：90－105.

［29］詹志来，邓爱平，彭华胜，等．基于历代本草产地变迁的药材道地性探讨—以黄芪、丹参为例［J］．中国中药杂志，2016，41（17）：3202－3208.

［30］郑丽香，曾德鑫，蔡慧卿，等．三种闽产中药的道地沿革考［J］．中医药导报，2017（18）：60－62.

［31］秦雪梅，孔增科，张丽增，等．中药材"辨状论质"解读及商品规格标准研究思路［J］．中草药，2012，

43（11）：2093.

[32] 谢宗万. 中药品种传统经验鉴别："辨状论质"论 [J]. 时珍国医国药，1993，5（3）：19 – 21.

[33] 彭华胜，张贺廷，彭代银，等. 黄芪道地药材辨状论质观的演变及其特点 [J]. 中国中药杂志，2017，42（9）：1646 – 1651.

[34] 于大庆，查良平，彭华胜. "析霜"类药材的种类及其历史源流 [J]. 中国中药杂志，2018，43（12）：2624 – 2627.

[35] 彭华胜，袁媛，黄璐琦. 本草考古：本草学与考古学的交叉新领域 [J]. 科学通报，2018，63（13）：16 – 23.

[36] 袁媛，王亚君，孙国平，等. 中药灵芝使用的起源考古学 [J]. 科学通报，2018，63（13）：1180 – 1188.

[37] 查良平，彭华胜，于大庆，等. 明代蕲簟的来源及工艺的考古研究 [J]. 科学通报，2018，63（13）：1189 – 1198.

[38] 彭华胜，徐长青，袁媛，等. 最早的中药辅料炮制品：西汉海昏侯墓出土的木质漆盒内样品鉴定与分析[J]. 科学通报，2019，64（9）：935 – 947.

（彭华胜　万芳）

药事管理学科发展研究

一、引言

药事管理学科是研究药事管理活动基本规律和一般方法的应用型学科，是药学科学的分支学科。该学科以药品质量管理为重点，解决公众用药安全问题为导向，运用社会学、法学、经济学、管理与行为科学等学科理论与方法，对药品研制、生产、经营、使用、监管等活动进行研究，总结其基本规律以指导药学事业健康发展[1]。过去的两年，药事管理学科在教育、科研等方面稳步发展，学术交流活跃，深入与广泛地参与国家药品监督管理体系和法制建设。针对药品监管、国家药品集中采购、药品价格谈判、医药大数据的挖掘和应用、药品真实世界数据的研究等诸多药事管理热点问题，取得了可喜的成果，凸显了学科交融和新的增长点。2019年，药事管理学科迎来重大的事件——《中华人民共和国药品管理法》修定并实施和《中华人民共和国疫苗管理法》制定并实施，凸显了药品监督管理、质量管理、风险管理等理论与药事实践结合之必要。本文从教育、科研、学术交流、智库建设等方面，对近两年药事管理学科发展作一回顾。

二、药事管理学科的教育进展

（一）药事管理学专业和学科设置

1. 药事管理专业设置规模稳定，专业建设标准逐渐完善

1998年起，国内部分高校自主设立药事管理专业，自2012年起纳入教育部《普通高等学校本科专业目录》，作为特设专业，授予理学学士学位。目前国内约有403所普通高等院校设立药学类专业点（2017年度统计数据）[2]，其中13所（3.22%）高校设立了药事管理专业[3]，1所高校（沈阳药科大学）自主设置医疗产品管理专业（授予管理学学士学位）[4]。相对而言，药事管理专业的设置规模较小，自2016年以来几乎没有变化（表32），表明社会对药事管理专业应届本科毕业生的需求有限。普通高等院校设置药事管理专业在地域上相对集中，江苏、辽宁两省各有4家，这可能与中国药科大学、沈阳药科大学专业设置的辐射效应有关。2018年，中国药科大学举办全国药事管理专业人才培养与课程体系建设研讨会，提出了药事管理本科专业建设标准，对未来的专业建设发展具有引领作用[5]。

表 32　国内高等院校药事管理专业点设置

序号	获批年度	院校名称	主管部门
1	1996	中国药科大学	教育部
2	2006	沈阳药科大学	辽宁省
3	2009	天津商业学院（后更名为天津商业大学）	天津市
4	2011	南京中医药大学	江苏省
5	2011	广东药学院（后更名为广东药科大学）	广东省
6	2012	大连医科大学中山学院※	辽宁省
7	2012	长春中医药大学	吉林省
8	2012	东南大学成贤学院※	江苏省
9	2012	南京中医药大学翰林学院※	江苏省
10	2012	贵州医科大学	贵州省
11	2015	辽宁中医药大学杏林学院※	辽宁省
12	2015	辽宁何氏医学院※	辽宁省
13	2016	北京中医药大学	教育部

注：※. 经教育部批准和确认的独立学院。

2. 药事管理学科建设投入加大，研究生教育规模扩增

截至 2019 年 5 月 31 日，全国共 23 所高校自主设立了药事管理相关二级学科，包括药事管理学、社会与管理药学、药学信息学等 17 种二级学科称谓；2 所高校自主设立了与药事管理相关的交叉学科，6 所院校为博士学位授予点[6]（表 33）。北京中医药大学（中医学、中西医结合、中药学）、暨南大学（药学自定）的药事管理所在一级学科为"双一流"建设学科[7]，中国药科大学、海军军医大学药事管理（社会与管理药学）所在一级学科为国家重点学科[8]；中国药科大学[2]、海军军医大学的药事管理（社会与管理药学）学科为省部级重点学科专业。

从研究生培养看，2018—2019 年，相关学科培养博士研究生 12 名，学术型硕士研究生131名。招收药学硕士的 112 所院校中，22 所（占 10.20%）培养药事管理学科方向的专业硕士 97 名；招收中药学硕士的 49 所院校中，5 所（占 10.20%）培养了药事管理学科方向的专业硕士 13 名[9]。其他学科研究生培养，也广泛涉足药事管理领域研究，经查中国知网学位论文数据库，结合院校查询，2018—2019 年 148 个院校毕业的 582 名研究生以药事管理领域专题通过了毕业论文答辩，其中博士 23 名、专业博士 1 名、硕士 327 名、专业硕士 231 名。

表 33　普通高等学校自设二级学科、交叉学科名单（排名无先后）

学校名称	一级学科名称	二级学科名称	备注
北京中医药大学	中医学	医药卫生法学；中医药管理	博士学位授予点
天津大学	公共管理	卫生事业与药事管理	博士学位授予点
沈阳药科大学	药学	药事管理学；药学信息学[a]	博士学位授予点
长春中医药大学	药学	社会发展与管理药学；药物经济学	—
中国药科大学	药学	社会与管理药学，药学信息学[a]，药物经济学	博士学位授予点
浙江中医药大学	中药学	中药市场营销[a]	—
福建中医药大学	药学	社会发展与药事管理学	—
郑州大学	药学	药事管理学	—
河南大学	药学	药事管理学[a]	—
武汉大学	药学	药事管理学[a]	—
华中科技大学	管理科学与工程	医药信息系统[a]	—
武汉科技大学	公共卫生与预防医学	食品药品安全风险评价[a]	—
湖南中医药大学	药学	医药经济与管理	—
广州中医药大学	中医学	中医药管理学[a]	—
广东药科大学	药学	社会与管理药学；医药经济学	—
四川大学	临床医学	临床药物与器械评价学[a]	—
	药学	药事管理学	—
成都中医药大学	中药学	中药药事运营管理	—
贵州医科大学	药学	药事管理学[a]	—
贵阳中医学院	中医学	中医药事业管理[a]	—
云南中医药大学	药学	社会与管理药学[a]	—
西安交通大学	药学	药事管理学	博士学位授予点
烟台大学	药学	药事管理学[a]	—
海军军医大学	药学	社会与管理药学	博士学位授予点
中南大学		医药信息管理[a][b]	涉及一级学科：计算机科学与技术、基础医学、公共卫生与预防医学、管理科学与工程、生物医学工程、临床医学
暨南大学		药事管理学[b]	涉及一级学科：生物学、中药学、工商管理

注：a. 2018—2019 年未检索到该院校所设置专业的学位论文；b. 交叉学科，按照二级学科管理。

（二）药事管理教材与课程体系建设

1. 教材更新周期缩短，教材适用专业与教育层次更加丰满

根据教材编写周期的一般规律，2016 年曾迎来教材更新高峰，人民卫生出版社、高等教育出版社等出版了 8 本药事管理学类教材。但 2018—2019 年出现了"十三五"期间第二个教材出版高峰，出版了 18 本教材。主要原因有两个：一是 2018 年国家机构改革，药品监管体系发生重大变化，部分法规经过修订或修正，需要更新教材；二是教育部学位与研究生教育发展中心组织制定的全国第四轮学科评估指标体系中首次将"出版教材"这一指标纳入了科研水平评价指标体系[10]中，推动了各类教材的编写和出版。教材结构体系的优化表现在专业、教育层次上更加精准细化。整个十三五期间教材出版 35 本，其中本科（含）以上教材 21 本、职业教育教材 14 本，涉及出版社 11 家；规划类教材 28 本（占 82.36%）。可以预见，随着《药品管理法》的修订发布，必定会引起配套的法规、规章的新一轮的制、修订，"十四五"期间教材建设会迎来新的高潮。

2. 课程体系渐趋完善，内容的深度和广度更加合理

尽管药事管理专业设置规模较小，但《药事管理学》已在药学类各个专业的本科教育中均作为必修课程。许倩等问卷调查结果显示[2]，33 所院校设置的 142 个药学类专业（药学类 130 个，管理类 11 个），药事管理的相关课程覆盖率为 100%。相比之下，该课题组在 2008 年调研结果显示，421 个药学类专业中，药事管理学科课程的覆盖率仅为 58.2%[11]。

随着药事管理学科建设的不断发展，相关的课程体系也愈加完善。改变早期以药品监管为主，向药学、法学、社会学、经济学、管理与行为科学等学科交叉发展的趋势不断加强。许倩（2018）[2]对我国高等院校药事管理学科专业和课程设置状况调查发现，药事管理学科体系已由原先的重视《药事管理学》一门课程，到增加了《药品生产质量管理》《药品知识产权》《医药市场营销学》《药物经济学》等课程，在补充了药事管理学科的细节知识的同时，也满足了药事管理方向学生对知识的进一步追求。以中国药科大学为例，课程安排时间上也呈现出一种循序渐进的趋势（表 34）。

表 34　中国药科大学药事管理专业毕业生课程分类表

课程类别	课程名称	学分
公共课	政治，数学，英语，计算机，体育	50.8
药学基础知识课程群	化学（基础化学，分析与药分，化学药物），药学课程（生药学、中医药学基础，药剂，生理药理，临床医学概论，生化药物）	23
经济管理基础知识课程群	西方经济学，管理学，基础会计学，应用文写作，法学课程（民法，经济法，行政法，经济刑法）；统计学原理，现代社会调研方法，财务管理	27
医药行业专有课程群	中国药事法规，药品质量管理，国际药事法规，药学经济信息检索	10.5
医药行业特色课程群	国际贸易，营销模拟，组织行为学，人力资源管理，专业外语，市场营销	11

3. 教学方法灵活多样，社会学与管理学方法应用更为娴熟

各院校重视学生思政、思辨能力的培养，利用智慧校园等信息化、网络化的教学条件，不断探索教学方法的改进。北京中医药大学采用多元化的教学方式，以问题为基础的学习方式、案例教学法、任务驱动法、情境教学法等，加强学生主动学习能力、分析处理问题能力及独立思考能力[12,13]。大连大学对大学生在"药事虚拟仿真软件"环境中进行调查分析，"三独立学习法"比传统的药事管理实验课程的教学更加有效[14]。河南大学采用案例教学法、研讨式教学法、抛锚式教学法及体验式教学法在《药事管理学》课程教学中进行实践，激发了学生的学习兴趣，提高了学生的语言表达和学术交流能力，提升了学生的专业认知度[15]。淮南联合大学初步探索了"互联网 +"时代下"雨课堂"教学改革的实践过程，结果表明"雨课堂"能在很大程度上提升学生对《药事管理与法规》课程的积极性和自主性[16]。贵州理工学院通过"翻转课堂"的方式进行教学，实施以学生为主体、教师为主导的学习模式，增强了课堂中学生与教师间的交流、互动与反馈[17]。

4. 服务行业产业需要，任职培训项目与课程建设成果斐然

中国药科大学、沈阳药科大学等学校，针对医药行业对于药品注册、药品制造、风险管理、发展战略、药物经济评价等知识、工具、理念的迫切需求，设计了多种教育项目和课程体系。如沈阳药科大学的亦弘商学院，已构建了一套较为成熟的，针对职业能力培养、高层经理研修、高层经理培训等实训课程和案例研讨的模式[18]。国内专业学会在主办学术大会的同时，举办有关方法技术的短训班也逐渐成为一种专业培训的新模式。

（三）药事管理学科、专业平台建设

1. 药事管理学科的社会实践性助力申报国家级教学中心

药事管理学的特征之一是实践性，通过实践教学，引导学生调研药学中的社会问题和社会中的药学问题，是药学类本科生素质教育的重要内容。有药事管理学科参与的国家级实验教学中心有2个，分别是海军军医大学军事药学实验教学中心和遵义医学院药学实验教学示范中心[19]；国家虚拟仿真实验教学中心2个，分别是南京中医药大学中药学类虚拟仿真实验教学中心和江西中医药大学中药产业链关键环节虚拟仿真实验教学中心[20]。

2. 模拟仿真成为省部级教学中心和平台重点建设内容

据不完全统计，药事管理类省部级教学中心有4个，分别是：中国药科大学医药经济管理综合实验教学中心，建立了覆盖"经 – 管 – 法"的实验教学体系，并积极探索诸如数据挖掘等实验课程，被评为江苏省实验教学示范中心[21]；沈阳药科大学药事管理综合模拟实验室，获得了中央与地方共建高校优势特色学科实验室建设资金100万元[22]；北京大学临床技能教学中心，包含模拟药房、药物信息中心、高仿真生理药理模拟人系统，其中药物信息中心的建设包括合理用药案例教学系统和临床药学信息管理与支持系统两大主要信息系统[23]；海军军医大学药学勤务模拟实验室，为军队重点学科与重点专业建设项目，运行数个多样化军事任务药学保障模拟训练软件，用于学历教育和任职教育。

3. 实验实践教育平台致力于提高本科生的专业实践能力

近年来，各高校在药品生产质量管理相关教学实践中积极搭建特色教学平台。贵州医科大学通过角色扮演，借助 GMP 仿真平台，模拟小容量注射剂生产岗位仿真场景进行 GMP 实训[24]。太原工业学院通过建立药企教学实践基地，组织学生进厂见习[25]。南京中医药大学翰林学院从目标体系、内容体系、手段体系、考核体系、管理体系和保障体系着手，构建实践教学体系[26]。

三、药事管理学学术研究进展

（一）科研基金立项资助情况

1. 纵向基金资助总量增加，青年基金项目为主体

近年来，药事管理学科领域科研选题与研究设计的严谨性、创新性逐渐得到科学基金评审专家的认可。据不完全统计，2018—2019 年约有 65 项药事管理相关专题获得国家社会科学（15 项）、国家自然科学（30 项）和教育部人文社科基金项目（20 项）立项资助，涉及院校48 家。从申报单位看，13 家设立药事管理专业或药事管理类二级学科的院校获批 29 项（44.62%），主要申报国家自然科学基金和教育部人文社科基金；从项目类别看，青年基金项目34 项（占 52.31%），其次是面上项目和规划基金类项目 17 项（占 26.15%）（表35）。

表 35　65 项获国家和教育部资金资助的药事管理领域项目

项目类别	国家自然科学基金		国家社会科学基金		教育部人文社科基金		合计
	设立本学科专业的院校	其他院校	设立本学科专业的院校	其他院校	设立本学科专业的院校	其他院校	
重大研究计划	0	1	–	–	–	–	1
面上项目规划基金项目	7	6	0	0	2	2	17
一般项目	–	–	1	6	–	–	7
青年科学基金项目青年项目青年基金项目	7	7	1	3	9	7	34
地区项目西部项目	1	1	1	3	–	–	6
合计	15	15	3	12	11	9	65

2. 基金申报学科交叉交融，管理学科门类为主流

从申报学科门类看，管理学科（主要是宏观管理与政策）39 项（占 60.00%），交叉学科 8 项（占 12.31%），法学 6 项（占 9.23%），政治学、经济学各 3 项（占 4.62%），地理学、教育学、图书馆情报文献学、史学、药物学、内分泌系统各 1 项（占 1.54%）。

3. 基金立项主题多元，自然基金与社科基金资助各有侧重

从研究选题看，65 项课题涉及 24 个研究主题（多数课题涉及多个主题），资助热点包括药物警戒与药品风险管理、费用补偿、立法与法制、药品知识产权、药物经济学、用药行为学、药学服务、合理用药等。社会科学基金偏好于资助知识产权、立法和法制研究，而自然科学基金则偏好于药物警戒与药品风险管理、药品费用补偿研究（表36）。

表36　65项获国家和教育部资金资助的药事管理领域项目研究主题

序号	研究主题	国家自然科学基金	国家社会科学基金	教育部人文社科基金	小计
1	药物警戒与药品风险管理	9	3	2	14
2	费用补偿	10	1	3	14
3	立法与法制	0	3	3	6
4	药品知识产权	0	3	3	6
5	药物经济学	3	2	1	6
6	用药行为学	5	0	0	5
7	药学服务	5	0	0	5
8	合理用药	4	0	1	5
9	健康中国	0	3	1	4
10	药物创新机制	0	2	2	4
11	药品监管	0	2	2	4
12	一带一路	0	2	1	3
13	产业研究	1	1	1	3
14	药学信息	0	1	2	3
15	大数据挖掘	2	0	0	2
16	供应链管理与医药物流	0	0	2	2
17	资源配置	0	0	2	2
18	药物可及性	0	1	0	1
19	政策评估	0	1	0	1
20	标准化	0	1	0	1
21	药品采购	1	0	0	1
22	药师职业	1	0	0	1
23	药学史	0	0	1	1
24	药学教育	0	0	1	1

注：涉及多个主题分别统计。

（二）论文发表与专著出版情况

1. 学术论文数量增加，核心期刊载文率提升

近两年，中文科技期刊上发表的药事管理学术论文近万篇，其中约2600篇发表在中文核心期

刊，900 余篇发表在北京大学《中文核心期刊要目总览》期刊。使用中图分类号"R95"（药事管理，药事组织）、设定时间范围为 2018—2019 年进行检索，中国知网期刊全文数据库检出文献 10 411篇，其中核心期刊 1381 篇；维普中文期刊服务平台检出文献 8261 篇，其中核心期刊1855篇；中国生物医学文献服务系统检出文献 7425 篇，其中核心期刊 2588 篇；万方数据知识服务平台检出文献 5938 篇，其中核心期刊 1995 篇。《中文核心期刊要目总览（2017 版）》收录的 16 种药学类（R9）中文核心期刊中，有 14 种刊出药事管理领域相关文献[27]，2018—2019 年共刊出 941 篇（表 37）；《中国新药杂志》《中国医院药学杂志》《中国新药与临床杂志》《中国药房》《中国医药工业杂志》等载文率占 10% 以上。《中国药事》杂志检出药事管理文章 227 篇，占总载文量的 43.91%。尽管药事管理论文总量可观，但仅有 8 篇刊发在科学引文索引（SCI）收录期刊，22 篇刊发在中文社会科学引文索引（CSSCI）收录期刊。

表 37　14 个期刊药事管理领域（R95）载文量

序号	刊名	R95 类载文量			总载文量	占比（%）
		2018 年	2019 年	合计		
1	中国药房	95	114	209	1442	14.49
2	中国新药杂志	102	101	203	1020	19.90
3	中国医院药学杂志	94	83	177	1172	15.10
4	中国现代应用药学	19	61	80	1042	7.68
5	中国药学杂志	26	36	62	818	7.58
6	中国医药工业杂志	35	26	61	593	10.29
7	中国临床药理学杂志	22	34	56	1723	3.25
8	中国新药与临床杂志	28	23	51	347	14.70
9	国际药学研究杂志	2	17	19	405	4.69
10	药学学报	2	5	7	829	0.84
11	沈阳药科大学学报	5	1	6	402	1.49
12	中国药科大学学报	2	3	5	255	1.96
13	中国药理学与毒理学杂志	2	1	3	1254	0.24
14	药物分析杂志	2	0	2	609	0.33
合计		341	391	941	11911	7.90

2. 主题覆盖学科各领域，中外研究各有侧重

应用 PubMed 医学主题词（MeSH）分析方法，对 2018—2019 年中国生物医学文献服务系统（SinoMed）检出的 2588 篇中文核心期刊文献，排除 55 篇医疗器械研究文献后，剩余 2533 篇双人校对匹配医学主题词，并与同期 PubMed 主题词检索文献进行对比。从比较结果看，中外研究热点不尽相同。共同关注的有药品法规、药物利用、药师和医药产业。不同之处在于，国内论文关注药房管理、医院药学服务、药物治疗管理主题更多，仍以"医院药事管理"为主体；而国外论文对于社会科学、调查研究、用药差错、药物误用等关注更多（表38），更具"社会与管理药学"特征。

表38　2018—2019 年药事管理学科领域文章检文量排序

序号	SinoMed 中文核心期刊		PubMed 收录期刊	
	主题词	篇数	主题词	篇数
1	药品法规	366	药学相关的社会科学	3221
2	药房管理	339	处方管理	2619
3	医院药学服务	324	调查研究	2616
4	药品费用	252	药物利用	1707
5	药物利用	252	药品法规	1632
6	药物治疗管理	235	用药差错	1621
7	药师	199	药物误用	1598
8	处方管理	159	药学职业	1565
9	药物不良反应	156	医药产业	1531
10	医药产业	141	药品成本	962

3. 药品立法与药品法规研究聚焦注册审批，药品监管科学热度持续升温

以药品立法、药品法规为例，2533 篇中文核心期刊文献中，涉及药物临床试验与 GCP 127 篇、药品生产管理与 GMP 65 篇、药品专利与知识产权 42 篇、药品流通管理与 GSP 41 篇、仿制药一致性评价 27 篇、上市许可持有人制度 24 篇、药物非临床研究与 GLP 17 篇、药品追溯体系 6 篇，为《药品管理法》修订、药品注册审批制度改革提供了概念辨析、理论研讨或者实践经验数据。

药品监管科学是国内研究的另一热点，共有 140 篇论文在中文核心期刊上发表，超出同期 PubMed 检出的论文 102 篇（关键词检索）。美国 FDA 认为药品监管科学是一门评估所监管产品的安全性、有效性、质量及性能的新工具、新标准或新方法的科学[28]；中国药品监管科学的界定也渐成共识，应该是"研究药品监管的新机制、新方法、新技术、新标准，确保公众用药安全、有效、合理可及，不断提高公众健康水平"[29]。2016 年以来连续召开的中国药品监管科学大会[30,31]推广了药品监管科学的理念；2019 年国家药品监督管理局启动了《中国药品监管科学行动计划》[32]，将细胞和基因治疗产品技术评价与监管体系研究、上市后药品的安全性监测和评价方法研究、真实世界数据用于医疗器械临床评价的方法学研究等九项内容纳入首批重点研究规划；这些都推动了药品监管科学研究的兴起。

4. 统计学方法与数学模型应用提升研究的水平

从文献标题看，管理学工具和方法已融入药学实践，成为指导具体工作的一个选择。近两年共有 160 篇中文核心期刊药事管理文献应用了管理学工具、统计学方法或数学模型，其中 PDCA 循环

63 篇、品管圈 48 篇、SWOT 分析 8 篇、帕累托图和 ABC 分类各 6 篇，此外还有 Delphi 法、6σ、5S、目标管理等方法的应用；值得关注的是 2 篇瑞士奶酪模型文献，将医疗差错研究常用的这一模型拓展到用药差错和调剂工作失误研究；健康教育与健康促进模式 PRECEDE – PROCEED、服务质量管理差距的 SERVQUAL 模型也是首见用于药事管理研究。层次分析、加权 TOPSIS、因子分析、模糊评价、雷达图等统计学方法应用文献 16 篇，数据包络分析（DEA）研究论文 5 篇，这些统计方法或数学模型的应用，有助于揭示药事活动内在的规律。

5. 医疗机构药事管理研究持续关注集约化、信息化、智能化

国内中文核心期刊发表药事管理学术论文，在静脉输液集中配制（PIVAS）管理（66 篇）、信息化（58 篇）、自动化发药（32 篇）、智能药房（32 篇）、临床药学信息系统（61 篇）等主题发表数量已超出 PubMed 检出量，处方监测项目（包括处方点评、处方前置审核、住院医嘱监测干预等）论文数（102 篇）与 PubMed 检出量相平。国内医疗机构巨大的处方调配、医嘱审核工作量，对集约化、信息化、智能化发展建设需求迫切，每天产生的大数据进一步促进了药事管理、监管科学的发展。

6. 专著出版紧贴实践热点，但原创学术思想不够活跃

以国内最大的图书销售平台"当当"上架图书信息为基础，使用"药品""药物""医药"等关键词自由检索，剔除教材和教辅书，出版时间主要为 2018—2019 年的共检出 36 部书籍（表 39）。虽然因检索策略、发行策略等，表格中不能囊括全部药事管理相关书籍，但仍可以看出目前的专著覆盖了药事管理学科注册审批、质量管理、风险管理、知识产权、药品营销、医疗保险、监管等热点领域或话题，如医保药品谈判、药品上市许可持有人制度、药品审评审批制度等。但在著作体例和主要内容上，仍以法规解读、案例分析等为主，较少有著者学术主张或学术思想的传播；还有 10 本（占 27.78%）介绍国外药品监督管理体系或是译著。部分书籍语言生动，可读性强，受众面广，兼顾学术研究与科普，有助于推广社会药学的视角和观点。

表 39　2018—2019 年出版的部分药事管理学专著

序号	书籍名称	出版社	出版时间	主编
1	药品专利之战	知识产权出版社	2018 年 1 月	白光清
2	药品上市许可持有人制度导读	中国医药科技出版社	2018 年 10 月	杨悦
3	药用原辅料和包装材料关联审评改革	中国医药科技出版社	2018 年 3 月	杨悦
4	药品注册申报实务	中国医药科技出版社	2019 年 10 月	万仁甫
5	仿制药一致性评价政策研究	科学技术文献出版社	2019 年 4 月	王青宇
6	药品谈判：理论、机制及实践	社会科学文献出版社	2019 年 7 月	龚文君
7	药品监督管理典型案例及其评析	中国医药科技出版社	2019 年 5 月	刘作翔
8	超药品说明书用药参考（第 2 版）	人民卫生出版社	2019 年 10 月	张波、郑志华、李大魁

序号	书籍名称	出版社	出版时间	主编
9	药品价格形成机制研究	中国协和医科大学出版社	2017 年 10 月	史录文
10	食品药品领域惩罚性赔偿与集体诉讼制度研究	法律出版社	2018 年 6 月	冯博
11	基于药品专利诉讼战略的技术创新研究	法律出版社	2019 年 3 月	刘立春
12	危害食品药品安全犯罪典型类案研究	研究出版社	2019 年 1 月	张伟珂
13	食品药品安全监控预警机制研究	中国纺织出版社	2018 年 5 月	周俊
14	药物早期临床试验	北京科学技术出版社	2018 年 8 月	王兴河
15	药物的故事与事故	湖北科学技术出版社	2019 年 6 月	李定国
16	药物临床试验机构管理实践	科学出版社	2019 年 9 月	蒋萌、王慧萍
17	中国医药物流发展报告（2019）	中国财富出版社	2019 年 10 月	中国物流与采购联合会医药物流分会
18	医药行业大洗牌与药企创新	中华工商联合出版社	2018 年 7 月	林延君、沈斌
19	医药营销：诊所开发、维护与动销	中华工商联合出版社	2019 年 9 月	张江民
20	医药第三终端从控销到动销：诊所基层医疗	中华工商联合出版社	2019 年 11 月	王祥君、张芳文
21	医药专利的产业化	知识产权出版社	2019 年 1 月	侯庆辰
22	医药市场营销：理论、方法与实践	人民邮电出版社	2018 年 11 月	秦勇、张黎
23	中国医疗卫生事业发展报告 2017——中国药物政策与管理专题	中国社会科学出版社	2018 年 5 月	方鹏骞
24	中华人民共和国食品药品法律法规全书（含相关政策及典型案例）	中国法制出版社	2018 年 1 月	—
25	中华人民共和国食品药品法律法规全书（含相关政策）（2019 年版）	中国法制出版社	2019 年 1 月	—
26	中国医药卫生改革与发展相关文件汇编（2017—2018 年）	中国医药科技出版社	2018 年 8 月	—
27	美国药品审评制度研究	中国医药科技出版社	2017 年 10 月	袁林
28	FDA 药品与生物制品管理办法指南	中国医药科技出版社	2018 年 1 月	梁毅
29	FDA 特殊生物制品技术指南	中国医药科技出版社	2018 年 1 月	梁毅
30	FDA 职责与权力	中国医药科技出版社	2018 年 1 月	杨悦
31	21 世纪治愈法案	中国医药科技出版社	2018 年 1 月	杨悦
32	欧盟药品科学指南	中国医药科技出版社	2018 年 10 月	杨悦

序号	书籍名称	出版社	出版时间	主编
33	国际药品安全性评价策略：ICH 指导原则解读	辽宁科学技术出版社	2018 年 7 月	简·威廉·范德兰（荷）、约瑟夫·J.德乔治（美）
34	医药营销新规则：环境、实践与新趋势	电子工业出版社	2019 年 6 月	Mickey C. Smith
35	药物的故事	天津科学技术出版社	2018 年 8 月	亨利·科尔宾·富勒
36	医药代表实战指南（修订版）	电子工业出版社	2018 年 8 月	David Currier、Jay Frost

（三）学科平台与智库建设情况

1. 政学产研共建学科平台增加，智库中心作用初显

经过多年建设发展，目前以高校研究生学位授权点为主体，政、学、产、研合作，集中打造了学科平台，活跃在政府决策支持、学术推广创新和产业服务舞台，智库中心作用初显（表40）。过去两年，药事管理研究平台增加了9个，使得平台规模翻倍，实体平台数量占半数，这些主要得益于国家药品监督管理局的《中国药品监管科学行动计划》。非实体平台采取项目负责人（PI）管理模式，人才引进采取校-校联合或校-企联合方式兼职兼任，以项目为驱动，机制灵活；而实体平台则具有科研条件建设、研究生培养的优势。此外，营利性智库建设也很活跃，如秦脉、群英顾问、和君咨询等，参与了国家药品监督管理规章制度调研、论证工作。

表40　国内部分药事管理学科平台与智库

序号	学科平台	主办单位	成立时间	类别	特色
1	北京大学医药管理国际研究中心（IRCMA）	北京大学/澳门大学	2002	实体	集研究和教学为一体，促进产、学、研交流合作，致力医药政策制定和医药科技产业发展战略，研究方向包括国家药物政策、药事法规政策、药物经济学、医学信息大数据[33]
2	国家药物政策与医药产业经济研究中心（NDPE）	中国药科大学/中国药学会/中国医药工业科研开发促进会	2013	实体	为国家医药政策和行业发展提供政策咨询，研究药物政策、药物经济学、药品注册审批、基本药物、医疗保险、药品流通等制度[34]
3	北京中医药发展政策研究中心	北京中医药大学/北京市中医管理局	2014	实体	围绕北京市中医药事业发展中的政策、机制、体制等宏观和瓶颈问题开展政策研究[35]
4	药物政策与药物经济学研究中心	四川大学	2015	实体	药事管理、药物政策与药物经济学研究[36]
5	军队药材保障论证中心	海军军医大学	2017	实体	军队药物政策，医药储备，应急医药物流
6	药品监管科学研究院	沈阳药科大学	2019	实体	监管科学学科建设、人才培养、监管科学研究[37]

续表

序号	学科平台	主办单位	成立时间	类别	特色
7	药品监管科学研究院	山东大学	2019	实体	药械组合产品监管科学研究[38]
8	中药监管科学研究院	北京中医药大学/中国中医科学研究院/国家药品监督管理局	2019	实体	研究构建以数据为核心的中药智慧监管模式，构建中药安全警戒与预警系统、制定中药监管科学关键技术与标准规范、开展中药监管政策与法规研究，指导和完善中药监管技术支撑体系[39]
9	ICH 政策研究中心	中国药科大学	2018	非实体	建立 ICH 国际交流与合作中心，为药品注册工作提供智力支持，搭建 ICH 信息发布平台，为企业提供政策解读与注册战略咨询服务[40]
10	药物经济学评价研究中心	中国药科大学	2018	非实体	研究领域内前沿问题，推动国内药物经济学评价方法发展与国际接轨，为国家和各省市医保、卫生等相关决策部门提供经济证据支持，为国内医疗机构、制药及医疗器械公司提供药品及其他卫生技术经济学评价研究服务[41]
11	医药市场准入政策研究中心	中国药科大学	2018	非实体	为国家医疗保障局、国家卫生健康委员会、国家药品监督管理局及相关部门提供决策支持；为医药商业协会、RDPAC 等行业协会提供政策法规研究及政策实施评价服务，为其提升行业规范与效率提供支持；为国内外大型创新药品及医疗器械企业提供政策咨询服务[42]
12	国际食品药品政策与法律研究中心	沈阳药科大学	2016	非实体	专注国际药品、医疗器械、食品监管法律、政策、国际监管科学标准与指南研究工作，应对药品市场全球化、监管全球化、药物政策国际化的新形势，为政府以及药企服务。建有"国际药政通"公众号微信平台[43]
13	国家药物政策与医药经济发展研究中心[44]	沈阳药科大学	2018	非实体	
14	医药监管科学研究中心	清华大学	2018	非实体	监管科学、审评体系、政策实施、媒体倡导、大数据智能开发管理研究[45]
15	清华大学药品监管科学研究院	清华大学	2018	非实体	输送专业、拥有国际视野的复合型人才，打造高端、多方共融交流平台，打造国际权威智库[46]

2. 药品监管科学研究基地启动，学科发展形势利好

2019 年国家食品药品监督管理局启动的《中国药品监管科学行动计划》，明确三项重点建设任务之一是建设 3 ~ 5 家药品监管科学研究基地。2019 年当年，国家药品监督管理局批准了沈阳药科大学、山东大学作为药品监管科学研究基地，四川大学、华南理工大学作为医疗器械监管科学研究基地[50]，并与中国中医科学院、北京中医药大学签署中药监管科学研究合作协议，建设中药监管科学研究院；加上 2018 年与清华大学共建的医药监管科学研究中心和药品监管科学研究院，目前已完成在首都和东西南北五个方向的初步建设布局。

监管科学研究基地的建设，集中了优势学科资源，传导了药品监管科学创新压力，刺激了各高校对药事管理学科的投入，对学科发展极为利好。

四、药事管理重要实践活动

近些年，随着药事管理学科的不断发展，从药品管理法相关研讨和学术交流、药品监管科学的不断探索、各学术机构举办的年会或学术活动等多个方面都愈加活跃，基本呈现以院校、协会或科研单位为中心举办各类大小规模不等的学术活动。通过各类学术会议、论坛、峰会等活动，促进政府机关、医药产业、院校科研单位及社会其他主体对药事管理学科相关的问题进行探索交流和研究，积极推动"产学研用"深度融合，促进我国医药产业的健康快速发展。

（一）药品管理法有关的研讨和学术交流

《药品管理法》自 2001 年修订，中间经过 2013 年和 2015 年两次修正，近两年，经过全国人大常委会对《药品管理法（修正草案）》多次审议并向社会公众征求意见，最终于 2019 年 8 月 26 日，第十三届全国人大常委会第十次会议进行第三次审议并表决通过，并于 2019 年 12 月 1 日施行。

1. 《药品管理法》修订阶段密集组织研讨

2018 年 2 月 10 日，中国健康促进基金会等学术团体共同发起了"凝聚社会共识，发挥药师力量，助力健康中国战略——推进药师立法与优化药事服务政策高端研讨会"，凝聚药师专业团体力量，加快深化医药卫生体制改革，全面建立具有中国特色基本医疗卫生制度。2018 年 11 月 18 日，吉林省法学会经济法学研究会 2018 年学术年会暨"强化食品药品安全监管法的实现问题"学术研讨会在吉林召开，参会代表围绕着《药品管理法》和《疫苗管理法》的草案进行研讨。中国法学会于 2018 年 11 月 19 日组织召开了《药品管理法（修正草案）》专家研讨会暨中国法学会 2018 年第 30 期立法专家咨询会。2019 年 4 月 26 日，成都市律师协会医事法律专业委员举办《药品管理法》研讨会，就《药品管理法》修订中涉及的药品定义、假劣药品行政责任认定规则和原则等问题进行讨论。2019 年 6 月 29 日，蒲公英第十一届（济南）年会暨国际制药项目管理协会（IPPM）研讨会，有超过 500 名来自药监、药企、医药媒体、医药协会等成员参加，探讨 2019 新形势下的"药品监管、医药改革、新政解读、制药工程与项目管理"等热点、难点问题。

2. 《药品管理法》发布后积极参与宣贯

2019 年 9 月 17 日，在山东济南举办"新修订《药品管理法》宣贯大会"；10 月 9 日，广东省药品监督管理局举行新修订《药品管理法》宣贯大会；10 月 12 日，四川省药学会召开新《药品管理法》研讨会；10 月 14 日，海南省药监局与海南省医药行业协会联合召开了全省新修订《药品管理法》宣贯培训会议；11 月 22 日，上海医药行业协会组织了《药品管理法》宣贯讲座。这些宣贯会议，围绕新修订《药品管理法》的多项话题进行深入探讨，推动药品监管系统，深入领会《药品管理法》的立法宗旨、精神实质和重要内容，促进医药行业相关人员深刻学习《药品管理法》新规定与要求，不断推进药品监管体系和监管能力现代化。

为大力推进"两法"普法宣传工作深入开展，提高政府责任意识、监管部门法治意识、企业主体意识、公众参与意识，2019 年 10 月 23 日，国家药监局成立"《药品管理法》《疫苗管理法》宣讲团"，宣讲团以药事管理专家为主体，在全国进行了系列宣讲，掀起学法、普法的又一高潮。

（二）药品监管科学相关学术交流

药品监管科学概念提出已近十年，我国仍处于学习理念、梳理思路和建设起步阶段。2018 年、2019 年，中国药品监督管理研究会连续举办了中国药品监管科学大会。2018 年 11 月 2 日，中国药科大学召集了国际药事监管科学论坛暨首届教育者峰会，来自国内外 32 所高校、70 余位药事监管领域的教育学者汇集一堂，共同探讨药事监管科学发展与人才培养，正式成立国际药事监管教育推行委员会（Committee for International Pharmaceutical Regulatory Science Education Promotion, CIPRSEP）。2019 年 6 月 5 日，中国药科大学国家药物政策与医药产业经济研究中心在江宁校区举办了"中国药品监管科学学科发展"研讨会，来自国内外、省内外药品监管科学专家，以及药品生产企业、医院和中国药科大学各院系等 10 家单位 20 余名专家参与研讨。各国家药品监督管理局药品监管科学研究基地成立大会期间，也分别组织了药品监管科学研讨会。

（三）中国药学会药事管理专业委员会组织的学术活动

2018 年、2019 年，中国药学会成功主办第十八、十九届中国药师周，多个会场围绕实施"健康中国"战略，就我国医药创新战略和发展规划、新时代药学服务发展模式、科技创新和科学传播融合等重大问题进行深入交流和研讨；并于 2018 年 9 月举办 ICH 药物临床试验安全性数据风险管理研讨会，2019 年 4 月举办了药物警戒研讨会。

中国药学会药事管理专业委员会于 2018 年 8 月 23 至 25 日，召开"2018 年中国药学会药事管理专业委员会年会暨学术研讨会"，年会主题为"实现药事管理理论、文化自信和药品智能制造"，从 COVID-19 疫情医药卫生物资动员的经验教训看，2018 年年会的主题非常具有前瞻性。为配合落实"加快药学服务转型，提供高质量药学服务"指导意见、医改分级诊疗政策推行，促进国内基层医疗机构药学工作更加贴近临床，努力提供优质、安全、人性化的药学专业技术服务，2019 年药事管理专业委员会指导在杭州、兰州、衡阳先后举办药事管理与药学服务新进展研讨会，指导在大连举办《药事管理与药学服务新进展研讨会暨第十五届药学品管圈研讨会》。

（四）高校组织的药事管理学术活动

依托学科平台和智库高地，各高校积极主办学术会议，包括"药品上市许可持有人制度风险管理高峰论坛"（2018，中国药科大学），"聚焦政策变革，共促健康发展学术年会"（2018，中国药科大学），"我国台湾地区医药管理制度系列讲座"（2018，中国药科大学），"医保与药事服务发展国际研讨会"（2018，北京大学），"国家药物政策研讨会"（2018，北京大学）等。中国药科大学、沈阳药科大学、四川大学、天津大学等，作为国际药物经济学与结果研究学会（ISPOR）的分会单位，还持续举办了有关药物经济学学术年会和青年论坛。

五、药事管理学科发展趋势及建议

学科领域是知识创新的主战场，知识创新是技术创新、制度创新的基础与先导。近两年来，尽管药事管理学科在人才培养、论文发表、著作出版的体量上增幅不显，但在学科内涵上发展迅猛，给人以日新月异之感。

（一）药事管理学科的发展得益于多学科交融互促，未来可能分化多个亚学科、亚专业

近两年，药事管理领域获得45项国家基金和20项教育部基金资助，近600篇研究生学位论文研究课题有关药事管理学领域，中文核心期刊收录了2533篇药事管理学术论文，5个北大中文核心期刊的药事管理学术论文载文率在10%以上、部分接近20%，这些数据从外部评价角度，见证了药事管理科学的发展。从前述成果的完成单位来看，未开设药事管理专业或药事管理二级学科的单位，申报了涉及药事管理领域58.46%的科研基金，培养了研究药事管理问题63.43%的学术型学位研究生、涉及专业多达89个，表明其他学科对药事管理问题具有浓厚的兴趣；药事管理与运筹学、统计学、信息科学、系统科学、控制论、行为科学等相结合，以监管科学、循证药学为例，未来可能培育出多个学科增长点。

建议药事管理学科人才队伍在继续拓展跨学科合作的基础上，注重"内功"修炼，坚持药事管理主流主业，不仅关注"点"上的方法创新，还要关注"面"上和"系统"的知识创新和理论创新。

（二）药事管理学科的研究热点受政府需求驱动，未来可能多领域引领规划和决策

长期以来，药事管理致力于研究社会中的药学问题和药学中的社会问题，探寻解决问题的法制、机制，反哺服务社会。但部分研究领域仅限于学者的学术探索，有关成果很难转化落地。近两年，药事管理学科新增的9个研究平台，有6个是国家药品监督管理局与高校共建的研究中心或监管科学院，直接吸引了高校对于药事管理学科的资源配置和发展扶持；国家医保局组织医保药品价格谈判，成立了药物经济学专家测算组，引导了整个医药产业对药物经济学的重视和关注，打开了专业发展局面。反过来，也说明了相关领域专家学者的成果和建议，引起了政府主管部门的共鸣，才能纳入国家发展战略和医改政策，建立政策引领、政府主导、国家和产业投入、人才和智力输出的良性循环。

建议药事管理学科研究方向，不仅要追逐"热点"，保持敏捷和时效性，还应当关注基础问题和长期难以破解的问题，建立知识储备，解决复杂系统问题。例如，通过文献主题词分析，PubMed上与药学相关的社会问题、医院用药复杂系统问题（用药差错、药物误用等）的文献，远远超过中文核心期刊的有关文献。同时，还应当规避聚集"热点"问题带来重复建设或竞争内耗资源，形成优势学科方向，谋求差异化发展。

（三） 药事管理学科不断借鉴学习国外先进理论和经验，未来可在智能化、信息化和大数据挖掘上建立专业自信

发达国家的药品监督管理体系和法律体系一直是药事管理研究和学习的主要对象，如 2533 篇中文核心期刊药事管理论文中，有 167 篇（6.60%）研究美国、欧盟、日本和澳大利亚；36 本药事管理专著中，有 10 本（26.78%）研究美国、欧盟或是译注。但通过 PubMed 和 SinoMed 主题词分析，中文核心期刊在静脉输液集中配制（PIVAS）管理、信息化、自动化发药、智能药房、临床药学信息系统等主题发表数量上已超出 PubMed 检出量，处方监测项目（包括处方点评、处方前置审核、住院医嘱监测干预等）论文数与 PubMed 检出量相平。国内医疗机构巨大的处方调配、医嘱审核工作量，对集约化、信息化、智能化发展建设需求迫切，每天产生的大数据进一步促进了药事管理、监管科学的发展。

建议药事管理学科应当增强专业自信，充分发挥制度优势和人口福利，加强统计学、数学等方法应用，在多个领域勇于领跑全球药事管理研究。

（四） 药事管理专业人才培养规模将继续扩大，未来可借助高校的人才高地辐射效应壮大师资队伍

药事管理专业因其实践性、开放性的特点，社会对于任职教育（精英培养）需求多于学历教育。近两年，随着卫生体制改革的深入，医药产业对于药品注册、药品质量管理、药物利用评价、药物经济学评价等药事管理专业人才需求增加；现有的管理人员，也面临法规制度学习、业务能力提升等职业教育培训压力，沈阳药科大学亦弘商学院的兴起就是例证。未来药事管理人才培养规模还会持续增加。从近年的学科设立、研究生导师名录看，中国药科大学、沈阳药科大学、北京大学等高校培养的研究生，选择在其他高校就职后，积极发挥了学科融合和与导师课题组合作的纽带作用，助力就职院校设置药事管理相关学科，进而扩大师资队伍。

建议持续改进和完善药事管理高等教育和精英职业教育培养模式改革和课程体系、课程资源建设，探索药事管理国际化人才培养模式，为医药产业发展提供人才与智力支持。

参考文献

[1] 杨世民. 药事管理学（第6版）［M］. 北京：人民卫生出版社，2016.

[2] 许倩，袁菀忆，胡明，等. 2018 年中国药学会药事管理专业委员会年会暨学术研讨会论文集［C］. 中国药学会，2018.

[3] 国家教育部高教司. 专业设置［EB/OL］.（2019 - 06 - 25）［2020 - 02 - 23］. http：//www. moe. gov. cn/s78/A08/gjs_ left/moe_ 1034/.

[4] 中华人民共和国教育部. 教育部关于公布 2018 年度普通高等学校本科专业备案和审批结果的通知［EB/OL］.（2019 - 03 - 29） ［2020 - 02 - 23］. http：//www. moe. gov. cn/srcsite/A08/moe_ 1034/s4930/201903/

t20190329_ 376012. html.

［5］中国药科大学新闻网. 我校顺利召开全国药事管理专业人才培养与课程体系建设研讨会 ［EB/OL］.（2018 – 08 –
10）［2020 – 02 – 23］. http：//news. cpu. edu. cn/7e/d8/c244a98008/page. htm.

［6］国务院学位委员会办公室. 学位授予单位（不含军队单位）自主设置二级学科和交叉学科名单 ［EB/OL］.
（2019 – 08 – 10）［2020 – 02 – 23］. http：//www. moe. gov. cn/s78/A22/A22_ gggs/s8476/201907/t20190724_
392053. html.

［7］教育部学位管理与研究生教育司（国务院学位委员会办公室）. "双一流" 建设学科名单 ［EB/OL］.（2017 –
12 – 06）［2020 – 02 – 23］. http：//www. moe. gov. cn/s78/A22/A22_ ztzl/ztzl_ tjsylpt/sylpt_ jsxk/201712/
t20171206_ 320669. html.

［8］教育部学位与研究生教育发展中心. 国家重点学科名单 ［EB/OL］.（2010 – 06 – 29）［2020 – 02 – 23］. http：//
www. cdgdc. edu. cn/xwyyjsjyxx/zlpj/zdxkps/zdxk/.

［9］中国研究生招生信息网. 硕士专业目录 ［EB/OL］.（2017 – 12 – 06）［2020 – 02 – 23］. https：//yz. chsi. com.
cn/zsml/zyfx_ search. jsp.

［10］中国学位与研究生教育信息网. 全国第四轮学科评估工作概览 ［EB/OL］.（2017 – 12 – 06）［2020 – 02 – 23］.
http：//www. chinadegrees. cn/xwyyjsjyxx/xkpgjg/283494. shtml#3.

［11］胡明，蒲剑，蒋学华，等. 我国高等药学院校药事管理学科本科课程体系调查 ［J］. 中国药房，2008（22）：
1683 – 1687.

［12］王林元，张建军，王佳，等. 案例教学应用于药事管理教学中的认识与实践 ［J］. 中医教育，2019，38（03）：
29 – 32 + 35.

［13］王英姿，王新杰，王林元，等. 多元化教学在药事管理学教学中的应用探究 ［J］. 中国药事，2019，33（02）：
212 – 216.

［14］王惠国，王海欣，秦海宏，等. "三独立学习法" 在药事管理实验课程教学中的应用研究 ［J］. 教育现代化，
2019，6（11）：115 – 117 + 121.

［15］刘玲，马宇丹. 药事管理学课堂教学方法实践与探讨 ［J］. 中国药事，2019，33（05）：601 – 604.

［16］柴翠元，董海丽，郭红彦. "互联网＋" 时代下《药事管理与法规》课程 "雨课堂" 混合教学模式探究 ［J］.
教育教学论坛，2019（20）：127 – 128.

［17］李燕，马小彦. 翻转式教学模式在《药事管理与法规》教学中的应用 ［J］. 山东化工，2019，48（23）：189 – 190.

［18］彭司勋. 中国药学年鉴 ［M］. 北京：中国医药科技出版社，2017.

［19］教育部办公厅. 关于开展 2015 年国家级实验教学示范中心建设工作的通知 ［EB/OL］.（2016 – 06 – 18）［2020 –
02 – 23］. http：//www. moe. gov. cn/srcsite/A08/moe_ 736/moe_ 735/s5661/201506/t20150629_ 191609. html.

［20］教育部办公厅. 关于开展 2015 年国家级虚拟仿真实验教学中心建设工作的通知 ［EB/OL］.（2016 – 06 – 04）
［2020 – 02 – 23］. http：//www. moe. gov. cn/srcsite/A08/s7945/s7946/201506/t20150618_ 190671. html.

［21］中国药科大学国际医药商学院实验教学中心 ［EB/OL］.（2016 – 06 – 18）［2020 – 02 – 23］. http：//sxy. cpu.
edu. cn/8808/list. htm.

［22］沈阳药科大学工商管理学院介绍 ［EB/OL］.（2016 – 06 – 18）［2020 – 02 – 23］. http：//sba. syphu. edu.

cn/dpzw. jsp？urltype = tree. TreeTempUrl&wbtreeid = 1053.

［23］北京大学药事管理与临床药学系. 临床技能教学中心简介［EB/OL］.（2018 - 01 - 16）［2020 - 02 - 23］. http：//dpacp. sps. bjmu. edu. cn/mnyfyywxxzx_ 20180116155505054406/192303. htm.

［24］姜云芳，张可人，李相陵，等. GMP 实训在药事管理教学中的应用研究［J］. 中国当代医药，2019，26（03）：175 - 177.

［25］郭丽君. 基于应用型人才培养的药事管理学教学改革与探索［J］. 山东化工，2018，47（02）：124 - 125.

［26］杨令，薛原，吴玲霞. 药事管理专业应用型人才培养实践教学体系构建［J］. 教育现代化，2019，6（82）：34 - 38.

［27］陈建龙，朱强，张俊娥，等. 中文核心期刊要目总览（2017 版）［M］. 北京：北京大学出版社，2018.

［28］FDA. Advancing Regulatory Science at FDA：A Strategic Plan（August 2011）.［EB/OL］.（2018 - 01 - 16）［2020 - 02 - 23］. https：//www. fda. gov/media/81109/download.

［29］邵明立. 中国药品监管科学研究框架之思考［J］. 中国食品药品监管. 2019，12：4 - 9.

［30］新华网. 第三届中国药品监管科学大会在京召开聚焦药品科学监管［EB/OL］.（2018 - 09 - 07）［2020 - 02 - 23］. http：//www. xinhuanet. com/fortune/2018 - 09/07/c_ 129949445. htm.

［31］中国药品监督管理研究会. 第四届中国药品监管科学大会在京召开［EB/OL］.（2019 - 10 - 24）［2020 - 02 - 23］. http：//www. cncsdr. org/index. php？ m = content&c = index&a = show&catid = 10&id = 726.

［32］国家药品监督管理局. 国家药监局启动中国药品监管科学行动计划［EB/OL］.（2019 - 04 - 30）［2020 - 02 - 23］. http：//www. nmpa. gov. cn/WS04/CL2056/337150. html.

［33］中国药科大学国际医药商学院国家药物政策与医药产业经济研究中心［EB/OL］.（2018 - 12 - 29）［2020 - 02 - 23］. http：//sxy. cpu. edu. cn/97/d5/c8810a104405/page. htm.

［34］北京中医药大学管理学院. 北京中医药发展政策研究中心简介［EB/OL］.（2015 - 04 - 08）［2020 - 02 - 23］. http：//guanli. bucm. edu. cn/kxyj/zcyj/25936. htm.

［35］四川大学华西药学院临床药学与药事管理学系简介［EB/OL］.（2018 - 05 - 03）［2020 - 02 - 23］. http：//pharmacy. scu. edu. cn/news. aspx？id = 2089.

［36］中国日报网. 国家药品监督管理局药品监管科学研究基地落户沈阳药科大学［EB/OL］.（2019 - 11 - 24）［2020 - 02 - 23］. https：//baijiahao. baidu. com/s？id = 1651066403755691312&wfr = spider&for = pc.

［37］山东大学药品监管科学研究院举行第一次监管科学研究选题讨论会［EB/OL］.（2019 - 07 - 19）［2020 - 02 - 23］. https：//www. shcm. sdu. edu. cn/info/1031/2323. htm.

［38］国家药品监督管理局携手北京中医药大学共同成立中药监管科学研究院［EB/OL］.（2019 - 06 - 28）［2020 - 02 - 23］. http：//www. bucm. edu. cn/xxxw/56516. htm.

［39］中国药科大学国际医药商学院 ICH 政策研究中心［EB/OL］.（2017 - 11 - 15）［2020 - 02 - 23］. http：//sxy. cpu. edu. cn/97/d7/c8810a104407/page. htm.

［40］中国药科大学国际医药商学院药物经济学评价研究中心［EB/OL］.（2017 - 11 - 21）［2020 - 02 - 23］. http：//sxy. cpu. edu. cn/97/d8/c8810a104408/page. htm.

［41］中国药科大学国际医药商学院医药市场准入政策研究中心［EB/OL］.（2017 - 11 - 13）［2020 - 02 - 23］. http：//sxy. cpu. edu. cn/97/d9/c8810a104409/page. htm.

［42］中国药品监督管理研究会. 药品管理法高端论坛暨国际食品药品政策与法律研究中心成立［EB/OL］. （2018 － 01 －
16）［2020 － 02 － 23］. http：//www. cncsdr. org/index. php？ m = content&c = index&a = show&catid = 35&id = 424

［43］沈阳药科大学工商管理学院. 我校成功召开国家药物政策与医药经济发展研究中心创新发展座谈会［EB/
OL］. （2016 － 11 － 24） ［2020 － 02 － 23］. http：//sba. syphu. edu. cn/content. jsp？ urltype = news.
NewsContentUrl&wbtreeid = 1137&wbnewsid = 1274.

［44］清华大学医学院成立 "医药监管科学研究中心［EB/OL］. （2018 － 03 － 16） ［2020 － 02 － 23］. http：//www.
med. tsinghua. edu. cn/SingleServlet？ newsId = 929.

［45］新华网. 清华大学成立中药、监管科学两大研究院［EB/OL］. （2018 － 04 － 01） ［2020 － 02 － 23］. https：//
baijiahao. baidu. com/s？ id = 1597351804016866897&wfr = spider&for = pc.

［46］国家药品监督管理局. 2019 年度医疗器械注册工作报告［EB/OL］. （2020 － 03 － 17） ［2020 － 05 － 20］.
http：//www. nmpa. gov. cn/WS04/CL2176/375831. html.

（舒丽芯 陈盛新 张爱萍 刘新社 叶桦 田侃 方宇 任磊 韩丹 郭明明 章逸倩）

COMPREHENSIVE REPORT

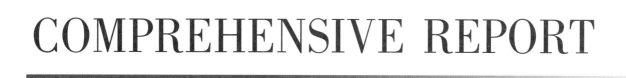

Advances in Pharmacy

Comrade Xi Jinping's "implementation of healthy China strategy" in the nineteen major reports of the CPC is a strategic plan for the CPC Central Committee, which is centered on Comrade Xi Jinping, from the long-term development and the forefront of the times, to uphold and develop socialism with China's characteristics in the new era. "Strategy" has elevated "Healthy China" to the level of national strategy. Among them, it is extremely significant for us to vigorously develop the pharmaceutical industry for implementing this strategy. It has been three years since the implementation of the "Strategy". At the same time, 2020 was also the last year of the "Outline of the National Medium- and Long-term Scientific, and Technological Development Plan (2006—2020)" and the last year of the national "13th Five-Year Plan". During this period, the various disciplines of pharmacy and the pharmaceutical industry have been developed rapidly.

In recent years, tremendous changes have taken place in the field of pharmacy. On August 26, 2019, the Twelfth Meeting of the Standing Committee of the Thirteenth National Peoples Congress of the People's Republic of China revised and passed the Second Amendment to the Drug Administration Law of the People's Republic of China, and on December 1, 2019 This revision was the second systematic and structural major revision to the Pharmaceutical Administration Law of the People's Republic of China since its promulgation in 1984 and the first comprehensive revision in 2001. Effective practices were elevated to laws to provide stronger legal protection for public health. Correspondingly, the "Regulations for the Implementation of the Drug Administration Law of the People's Republic of China" implemented on September 15, 2002 was also revised on February 6, 2016. The "Regulations for the Implementation of the Drug Administration The relevant provisions of the Drug Administration Law of the People's Republic of China have been explained in more detail, and in accordance with the legislative purpose and relevant principles of the Drug Administration Law of the People's Republic of China, new regulations and measures have been added to meet the actual needs of drug supervision and administration.

In order to optimize the work process of drug review and approval, standardize and strengthen the management of drug registration, the State Administration for Market Regulation has issued the "Measures for the Administration of Drug Registration"; at the same time, in order to implement the management requirements for the whole life cycle of drugs and strengthen the supervision and management of drug production, the State Administration for Market Supervision has issued Measures for the Supervision and Administration of Pharmaceutical Production. The two new versions of the "Measures" will be officially implemented on July 1, 2020. The new version of the "Measures for Production Supervision and Administration" mainly regulates the entire process of drug production from four aspects: comprehensively standardizing production licenses, comprehensively strengthening production management, comprehensively strengthening supervision and inspection, and comprehensively implementing severe punishments. The Management Law and the newly revised "Regulations for the Implementation of the Drug Administration Law of the People's Republic of China" were mutually connected. On the whole, the new "Production Supervision and Management Measures" emphasized process, supervision, and responsibility, and put forward higher requirements for companies to comply with drug production quality management regulations, which objectively also helped ensure drug quality.

On July 2, 2020, the National Medical Products Administration and the National Health Commission jointly issued an announcement, officially promulgating the 2020 edition of the "Pharmacy of the People's Republic of China". The 2020 edition of the Chinese Pharmacopoeia will be officially implemented on December 30 this year. Its implementation will help to improve the overall level of China's drug standards, further protect the safety of public medication, promote the structural adjustment of pharmaceutical industry, promote China's pharmaceutical products to go international, and stride forward from a major pharmaceutical country to a powerful pharmaceutical country.

On June 19, 2017, the first meeting of 2017 of the International Human Drug Registration Technology Coordination Committee (ICH) was held in Montreal, Canada. The meeting approved the application of China's State Food and Drug Administration, and the State Food and Drug Administration became a formal member of the international human drug registration technical coordination committee. The accession of the State Food and Drug Administration of China to ICH helped the State Administration to learn from the latest international regulatory scientific achievements and to absorb advanced international regulatory concepts, to enhance China's drug regulatory capabilities and levels, gradually participate in and guide the formulation of international rules, and strengthen its presence in international organizations the right to speak also marks the international community's recognition of the Chinese government's drug review and approval reforms and China's pharmaceutical industry. It meant that the international community was willing to accept Chinese regulatory agencies, pharmaceutical industries, and research institutions in the process of formulating the highest international rules and standards. This had a very positive and positive impact on our regulatory system and the international recognition of the pharmaceutical industry.

On December 25, 2016, the Twenty-fifth Meeting of the Standing Committee of the Twelfth National People's Congress of the People's Republic of China passed the "Traditional Chinese Medicine Law of the People's Republic of China", which was formally implemented on July 1, 2017. The Law of the People's Republic of China on Traditional Chinese Medicine was a law formulated to inherit and promote traditional

Chinese medicine, guarantee and promote the development of traditional Chinese medicine, and protect people's health. It was required to follow the development law of traditional Chinese medicine, establish a management system in line with the characteristics of traditional Chinese medicine, maintain and give full play to the characteristics and advantages of traditional Chinese medicine; adhere to both support and standardization, vigorously support the development of Chinese medicine, give full play to the role of traditional Chinese medicine in medical and health undertakings, and further standardize the practice of traditional Chinese medicine to ensure medical safety and quality. The promulgation and implementation of the "Traditional Chinese Medicine Law of the People's Republic of China" has provided a solid legal guarantee for the inheritance and innovation of Chinese medicine.

In order to strengthen vaccine management, ensure vaccine quality and supply, standardize vaccination, promote the development of the vaccine industry, protect public health, and maintain public health safety, the 11th meeting of the Standing Committee of the 13th National People's Congress of the People's Republic of China was held in 2019, and the "People's Republic of China Vaccine Management Law" was passed on June 29, and the "People's Republic of China Vaccine Management Law" came into effect on December 1, 2019. This meant that China's first special legislation in the field of vaccine management has been settled. Vaccine was a strategic and public welfare product of our country. The most important thing was that it was not a general commodity. The main target was children, the future of the country. Therefore, it was necessary to further summarize experience and improve the vaccine management system. Due to the particularity of vaccine management and quality requirements, special legislation was also conducive to enhancing the pertinence, effectiveness and feasibility of legislation. In addition to the above - mentioned newly amended laws and regulations, China has successively implemented a number of reforms in recent years to actively promote the development of good practices in China's pharmaceutical industry. On August 18, 2015, the State Council issued the "Opinions of the State Council on Reforming the Review and Approval System for Drugs and Medical Devices". The opinions clearly included the main objectives of improving the quality of review and approval, improving the quality of generic drugs, and improving the transparency of review and approval. As a result, the quality and standards of China's pharmaceutical and medical devices have been continuously improved, which has better met the needs of the public for drug use. On November 4, 2015, the Standing Committee of the National People's Congress decided to authorize the State Council to launch a pilot drug marketing authorization holder system in some places, allowing drug research and development institutions and researchers to obtain drug approval numbers and assume corresponding responsibility for drug quality; The State Council organizes the reform of drug registration classification, improves drug quality, and promotes the transformation and upgrading of the country's drug industry; advances the reform of the drug review and approval system, encourages drug innovation, improves

311

drug quality, and provides practical experience for further reform and improvement of the drug management system. On October 8, 2017, the "Opinions on Deepening the Reform of the Review and Approval System to Encourage Innovation in Drugs and Medical Devices" was issued and implemented by the General Office of the Central Committee of the Communist Party of China and the General Office of the State Council. Its implementation aims to promote structural adjustment and technological innovation of the pharmaceutical and medical devices industry. Improve industrial competitiveness, meet the clinical needs of the public, deepen the reform of the review and approval system, and encourage innovation in pharmaceutical and medical devices. On October 20, 2019, the "Opinions of the Central Committee of the Communist Party of China and the State Council on Promoting the Inheritance, Innovation and Development of Traditional Chinese Medicine" was released. The opinions stated that Chinese medicine was a great creation of the Chinese nation, a treasure of ancient Chinese science, and a key to opening the treasure house of Chinese civilization, has made a great contribution to the proliferation of the Chinese nation and had a positive impact on the progress of world civilization. At the same time, it also requires the full implementation of the policy of equal emphasis on traditional Chinese and Western medicine, the establishment of a sound governance system in accordance with the laws of traditional Chinese medicine, the vigorous development of the development basis of traditional Chinese medicine and the development of talents, and earnestly inherit and develop the precious wealth left by our ancestors of traditional Chinese medicine.

In recent years, especially since the Third Plenary Session of the Eighteenth Central Committee of the Communist Party of China, the reform of China's medical and health system has been deepening. and the health status of the people and the fairness and sustainability of basic medical and health services have been improved. July 16, 2020, the General Office of the State Council issued the "Key Tasks for Deepening the Reform of the Medical and Health System in the Second Half of 2020", emphasizing the strengthening of the public health system, deepening the implementation of the Healthy China Initiative, deepening the comprehensive reform of public hospitals, deepening the reform of the medical guarantee system, and improving the drug supply guarantee system as well as coordinating and advancing the core tasks of other key medical-related reforms, adhering to the people-centered development concept, coordinating and deepening medical reform and the prevention and control of the new crown pneumonia epidemic, putting prevention in a more prominent position, and shifting the focus on disease treatment to people's health, deepen the joint reform of medical care, medical insurance, and medicine, provide strong support for winning the battle against epidemic prevention and control, and ensuring the safety of people's lives and physical health.

After completing the "2006—2007 Pharmacy Development Report", "2008—2009 Pharmacy Development Report", "2010—2011 Pharmacy Development Report" and "2014—2015 Pharmacy Development Report", the Chinese Pharmaceutical Association organized the compilation the 2019—2020

Pharmaceutical Development Report again. The Chinese Pharmaceutical Association takes the promotion of the development of China's pharmacy disciplines and the improvement of my country's medical and health industry as its own responsibility and makes continuous efforts to actively promote my country to become a strong country in basic pharmaceutical research and pharmaceutical industry with independent innovation capabilities.

Written by the Chinese Pharmaceutical Association

REPORTS ON SPECIAL TOPICS

Report on Medicinal Chemistry

Drug discovery is a driving force for economic growth that contributes billions of dollars to the global GDP annually, which is also a good indicator of a country's innovative capability. Aiming to raise its global standing and become a leading innovative force in the world, China has made painstaking efforts in reforming its innovative system across virtually all industries. As a result of the launch of a mandated comprehensive reform plan, the pharmaceutical industry in China has been subject to a dramatic shift towards innovation for the past five years and has produced dozens of independently-developed novel drugs. The requirements for more innovative talents and cutting – edge technology have undoubtedly contributed to the rapid growth of the discipline of Medicinal Chemistry in China, evidenced by the ever-increasing percentage of academic publications authored by Chinese researchers in leading journals.

Despite China's rapid growth in the field of drug discovery, ground-breaking Medicinal Chemistry discoveries and innovations have continued to be pioneered by researchers from developed countries. The revolutionary tumor immune therapies have provided novel tumor targets that form the new frontline of Medicinal Chemistry efforts against tumor. The ingenious conception of protein proteolysis-targeting chimeras (PROTACs) offers a novel targeting approach that can potentially expand the druggable human genome. Novel screening approaches, such as DNA-encoded libraries, will continue to accelerate the drug discovery process. Moreover, in the "big-data" age, artificial intelligence (AI) will undoubtedly have huge impacts on future drug R&D.

Having compared the status – quo of Medicinal Chemistry research in China and that of developed countries, we argue that China's original innovation in this field is still insufficient, albeit the tremendous amount of work has been published. Moreover, the cooperation between universities and pharmaceutical companies is less valued in China, and it compromises the translational value of academic research. Nonetheless, there are also some silver linings. The optimal research environment maintained by Chinese regulators and the generous funding provided by the government will continue to shape the discipline for the better. The treasured Chinese traditional medicine remains to be invaluable assets for drug discovery. Major environment – protecting and resource-saving regulations have taken into effect in China's pharmaceutical industry, which lay the foundation for its long – term and sustainable growth.

We predicted and analyzed the future directions in the field of Medicinal Chemistry. Kinases, a well-characterized and highlydruggable class of drug targets, will continue to be favored by medicinal

317

chemists. How to overcome drug resistance induced by kinase inhibitors and how to expand their utilities beyond tumor therapies are challenges ahead. Targets traditionally perceived as "undruggable", such as KRAS, protein – protein interactions (PPIs) are becoming a special focus of concentrated research. Modulators of these challenging targets will give us more insights into their biological implications and clinical values. Construction of large screening libraries with novel and more complex molecular structures requires further development of synthetic methods, highlighting the symbiotic relationship between Medicinal Chemistry and Organic Chemistry. Finally, roles of computational methods in drug discovery will be greater than ever before due to the increasing accessibility of computational resources. Further upgrade of computational techniques is integral to the future development of Medicinal Chemistry.

Written by Xu Yungen, Peng Kewen, Zhao Linxiang, Chen Kaixian

Report on Pharmaceutics

Pharmaceutics is a comprehensive technical discipline aiming at solving clinical medication, studying the basic theory, formulation process, quality control and rational application of drug dosage forms and pharmaceutical preparations. At present, the overall level in the basic research field of pharmaceutical preparations with foreign gap is not large, especially in the high-end preparation based on nanotechnology research has obvious superiority, however, there is a big gap in the development and industrialization of high – end preparations, especially innovative high-end preparations, It is still in the position of "a big power rather than a great power in pharmaceutical preparations".

Data analysis of the "2018 Statistical Annual Report of Chinese Medicine" by the Ministry of Industry and Information Technology showed that there were 6, 076 chemical, biological and traditional Chinese medicine preparations in China, among which only 120 high-end pharmaceutical preparations, accounting for 1. 97% of all pharmaceutical preparations, and most of them were generic products. Meanwhile, 6, 076 pharmaceutical preparations involved 1, 816 manufacturers, of which only 154 were high-end pharmaceutical preparations manufacturers, accounting for 8. 48% of all manufacturers. The above data can also indicate that China has obvious deficiencies in the application capacity of innovative technologies, manufacturing capacity of enterprises and output quantity of high – end preparations. In addition, the level of my country's pharmaceutical preparation enterprises is also related to the region in which they are located. The distribution of enterprises in each administrative region is unbalanced, such as Jiangsu, Zhejiang, Shanghai, Shandong, Fujian, Jiangxi, Anhui and other provincial and municipal groups in east China, and Beijing, Tianjin, Hebei, Shanxi, Inner Mongolia and other provincial and municipal groups in north China. Regional economy as a whole is relatively developed, numerous pharmaceutical colleges and universities, research institutes, reflected in the support of high-tech product output has a unique advantage in capital, technology and talent. In terms of high-end preparations, there are only 5 provinces and cities with more than 10 high-end preparation manufacturers in China, among which Jiangsu has obvious advantages, followed by Shandong, Shanghai and Zhejiang, and then Beijing.

At present, China has a group of national senior academic and technical talents in the field of basic research on pharmaceutical preparations. With the continuous deepening of interdisciplinary integration and the continuous emergence of new technologies and methods, the interdisciplinary and technological integration of pharmaceutical preparations has significantly improved the quality and level of basic and applied research. However, there are still five problems restricting China to becoming a powerful country in pharmaceutical preparations, namely, theoretical innovation and development, dosage form and preparation innovation, evaluation technology innovation, intelligent manufacturing and continuous manufacturing, and shortage of applied high-end talents. The accordingly put forward the strategic development of countermeasures of "strengthening foundation, keeping balance, developing innovation, and paying attention to the application", and five aspects of strategic layout, namely, strengthen the pharmaceutical preparations to overcome physical barrier mechanism and evaluation methods research, implement the pharmaceutical preparations in lesion location of drug release mechanism and quantitative research, intensify the design and validation efforts in the innovation and the original pharmaceutical preparations, promote the intelligent manufacturing and continuous manufacturing of interdisciplinarity and joint research, speed up the cultivation of pharmaceutical preparations applied talents. It provides theoretical, technical and human resources guarantee for improving the quality and efficiency of pharmaceutical products in China and transforming China from a big pharmaceutical country to a powerful pharmaceutical country.

Written by Lu Weiyue, Zhang Qiang, Lv Wanliang, He Qin,
Wang Hao, Hu Fuqiang, Wu Chuanbin, Wei Gang

319

Report on Therapeutic Antibody Drugs

As an important tool of modern scientific research, antibodies play an indispensable role in cutting-edge fields such as genomics and proteomics, and the most important and most successful therapeutic products for biotechnology drugs. Trastuzumab (Herceptin) is the first monoclonal antibody approved by the FDA for the treatment of solid tumors. In the past 20 years, the basic and clinical research of monoclonal antibodies targeting tumors has progressed rapidly. Antibody drugs have become the fastest growing class of biotech drugs with the highest compound growth rate. Major developed countries in the world attached great importance to the development of antibody drugs, and supported antibody drug research and development through various programs or special projects, and have achieved remarkable results. In June 2018, in the Antibody Engineering & Therapeutics (AET) conference held in Amsterdam, The Netherlands, therapeutic antibodies were once again pushed to the forefront, covering antibody-mediated tumor immunotherapy, new generation ADCs and bispecific antibody drugs, new Structural antibody – like proteins, antibody libraries and other developments. The research and development of antibody drugs has entered the third generation, the era of genetically engineered antibodies, from the first generation of antibody drugs derived from animal multivalent antisera to the second generation of monoclonal antibodies prepared by hybridoma technology. Antibody drug – mediated targeted therapy also accounts for half of tumor immunotherapy and is a new force in the development of comprehensive tumor therapy in recent years.

Written by Yang Xiangmin, Tang Juan, Wei Ding, Jiang Jianli

Report on Marine Drugs

This report summarizes the progress made in 2019—2020 in Marine drug development and the application of modern technologies in R&D. Marine ecosystems were recognized as having the potential to contain a wealth of novel new drug leads, and the contribution appears to be modest due to the undeniable clinical utility of the drugs licensed. In the past few decades, China – based natural products researchers have turned from traditional sources of natural products discovery towards marine drug discovery research. They found a dramatically different environment for biosynthesis including new building blocks and incorporating unprecedented enzymatic reactions. The results indicated that marine sources possess significant potential to generate new drugs. Within the past two years, several collaborations have been constructed to encourage the interaction of academic marine science with drugs industries, while the pharmaceutical industry now accepts as a major frontier for medical research. Academic researchers began to collaborate with pharmacologists and, the potential of the oceans became clear with many unique bioactive substances being extracted from marine plants and invertebrate animals. It is certain that many marine-organism derived agents are in various stages of preclinical development, and other marine drug candidates are also entering the screening system and being evaluated in preclinical studies. It is quite clear that marine compounds have the potential to treat a wide array of diseases in addition to cancer. The collection of macroscopic marine organisms and their drug evaluation continues today with good success. Under the financial supports by government, Chinese scientists have achieved a number of marine drug candidates that are process for pre-clinic or clinic trials. Sodium oligomannate (GV – 971) is a representative example that derived from marine algae being developed for the treatment of Alzheimer's disease (AD), and received its approval by CFDA in 2019 with the functions for the treatment of mild to moderate AD to improve cognitive function. In order to overcome the major obstacles that have arisen are the largely uncultivable nature of marine invertebrates with an unsustainable collection of insufficient samples for the extraction of an adequate yield of lead compounds to be used for further R and D, the frequent re – isolation of known entities, and the untapped silent synthetic genes that have caused the bottleneck in marine drug development, metabolomics affords the opportunity for a plethora of advancements, particularly in the field of drug discovery from marine natural products. Recent improvements reveal the indisputable value of the analytical techniques used within metabolomics in the discovery of marine natural products, gene-function analysis, and diagnostic platforms. Molecular network tool is also an effective visualization and dereplication tool, allowing fast identification of known analogs and has allowed simultaneous interpretation of several variables.

321

Written by Lin Wenhan, Yu Guangli, Zhang Wen, Li Guoqiang, Li Dehai

Report on Microbial medicine and Antibiotics

Microbial drugs mainly refer to clinical drugs derived from secondary metabolites of microorganisms, of which antibiotics are the main representatives of microbial drugs. Microbial drugs are generally produced by microorganisms such as filamentous fungi, actinomycetes and bacteria during the reproduction process, which can kill or inhibit the growth of microorganisms and have physiological regulation and therapeutic effects. They can also be synthesized by artificial synthesis or modern biotechnology. It is obtained by modification and optimization, and it is mainly obtained by extraction and isolation after fermentation by using microorganism producing bacteria, or obtained by semi-synthetic or biotechnology transformation or modification.

Antibiotic resistance is a common phenomenon, a coping strategy adopted by pathogenic microorganisms in order to survive in the face of antibacterial pressure. It started when Penicillin has been first introduced since the 1940s. Moreover, every new antibiotic will appear bacterial resistance after 2 ~ 3 years of application. Whenever clinically relevant drug resistance appears, it is usually solved by modifying the structure of existing antibiotics, but the cross-resistance of existing drugs is limited, so it is necessary to develop a new class of antibiotics. At present, the research and development of new antibiotics is not only a scientific and technicalissue, but also often correlates with economic and commercial challenges. Therefore, the International Health Organization and responsible major countries are committed to the appeal and layout of the research and development of new anti-drug-resistant bacteria antibiotics.

A review of the research content of authoritative journals on microbial natural products in the past three years found that in recent years, more and more studies have been conducted on fungi in special habitats. In addition to deep-sea-derived fungi that are still an important source of novel framework compounds, the proportion of novel secondary metabolites found in traditional Chinese medicine endophytic fungi and mangrove endophytic fungi is also increasing. In addition, from the perspective of the corresponding authors and correspondents of these studies, Chinese scholars have become more and more important in the research of natural products, and they have become the world's first army.

At present, microbial drugs and antibiotics are an important part of the international API market. The global market for antibiotic preparations is estimated to be between $42 billion and $45 billion in 2018, and will grow at a compound annual growth rate of 4 to 5 percent over the next six years, and may eventually reach close to $60 billion in 2024.

Written by Si Shuyi, You Xuefu, Gao Renlong, Chen Minghua

Report on Pharmaceutical Analysis

Pharmaceutical analysis has been applied to medicine quality control, toxicological analysis, clinical medicine analysis and in vitromedical analysis. In recent years, the development of biomedicine and health science has also put forward higher requirements for medicine analysis technology.

In the field of chemical pharmaceutical analysis, the national medicine safety 'twelfth Five-year' plan puts forward the most important requirements of the chemical medicine consistency evaluation, which requires the consistent of impurity profile, the consistent of stability, and the consistent of dissolution laws in vivo and in vitro, in order to the quality of generic medicine. High sensitivity of GC-MS and LC-MS/MS technology, through the derivatization method will be strong reactivity or unstable genotoxic impurities into the stable compounds to determine medicineanalysis technology in the aspect of genotoxic impurities detection is widely used. The pharmacokinetic study of chemical drugs can clarify the dynamic changes of drug absorption, distribution, metabolism, and excretion in the body. It is an indispensable part of a comprehensive understanding of the interaction between the human body and drugs, and it is also the basis for clinically reasonable drug use programs. In recent years, a variety of drug analysis methods have been applied to the study of pharmacokinetics and have been combined with enzyme-linked immunosorbents, radioisotope tracer technology, in vivo imaging technology and other methods to supplement each other and provide more reliable data. In addition, pharmaceutical analysis also plays an important role in the detection of active ingredients of medicines and illegal medicines, greatly improved the role of active ingredients of medicines and controlled the major threat of harmful ingredients in medicines to public health.

323

Long-term clinical practice had proved that traditional Chinese medicine has irreplaceable curative effect and application potential. The composition of Traditional Chinese medicine is complex, and the detection of single chemical composition is often difficult to solve the problem of its quality control. Therefore, in recent years, multistage mass spectrometry combined with chromatographic techniques and one-measure-multi-evaluation as a new multi-index synchronous detection method has gradually become the mainstream method for the quality evaluation of Traditional Chinese medicine. For the important holistic view and synergistic effect, the "quality marker" method established by LiuChangxiao has been applied more and more in the process of analyzing the effectiveness of TCM. Besides, systems biology, transcriptomics and disease gene networks are also further used to study the effectiveness mechanism of TCM.

In addition, different types of chromatography-mass spectrometry detection, high resolution mass spectrometry, Mass spectrometry imaging technique, microfluidic chip technology and the development of spectroscopy, have greatly enriched the medicine analysis technique of detection means, enhanced the accuracy of the medicine analysis, in the future, pharmaceutical analysis technology will continue to the formation and characteristics and advantages of multidisciplinary cross fusion, do a good job in the eyes of the development of medicine.

Written by Xie Xiaoyu, Zhen Xueyan, Yu Hang, Zhang Zhengwei,

Wang Sicen, Wang Yan, Ma Shuangcheng

Report on Toxic pathology

Drug safety is the first of the three basic elements of drugs. Drug safety evaluation is a necessary procedure and important step for new drugs to enter the final clinical trial and before marketing, while toxic pathology is the core basis of drug safety evaluation and plays an irreplaceable important role. Through the examination of toxic pathology, the location, degree, nature, and prognosis of pathological damage caused by drugs can be determined, which provides the most important basis for the evaluation of drug safety. At present, compared with developed countries, there is a great gap in the toxicity of pathology in China, which mainly existed in diagnosis standard, non – standard operation procedures, uneven professional and technical level , the lack of training and examination system. These problems serious influence the quality, scientificity, and reliability of drug safety evaluation, and is also a key bottleneck and technical barrier that urgently needs to be resolved when Chinese innovative drugs enter the international market and gain international recognition.

The Toxic Pathology Committee of the Chinese Pharmaceutical Association was established in Beijing on March 19, 2015. This is the first professional committee of toxic pathology in my country. At the inaugural meeting, Academician Sang Guowei, vice chairman of the Standing Committee of the 11th National People's Congress and chairman of the Chinese Pharmaceutical Association, attended and gave a speech, which marked a new milestone in the field of preclinical drug toxicity pathology research in China. The establishment of the Toxic Pathology Committee has established a high-level academic exchange platform, a window for exchanges with international counterparts, and a communication channel with government regulatory agencies for China's preclinical toxic pathology professionals, which will surely drive the development strategy of national innovation contribute to the implementation of and the development of medical and health services.

325

In recent years, with the rapid development of biomedicine industry, new drugs and new technologies have been emerging constantly. The application of AI technology, big data and other advanced technologies has brought great opportunities and challenges for preclinical safety evaluation and even toxic pathology. At the sametime, with the continuous expansion and increase of biomedical research and development companies, the demand for highly specialized toxic pathology talents is increasing day by day. Therefore, it is necessary to further strengthen the training of talents and establish a qualification assessment and evaluation system for toxic pathology professionals to provide new drugs in China. And continue to carry out various forms of academic exchanges and training, strive to improve the professional and technical level, and strengthen extensive exchanges and cooperation with international counterparts, strive to develop new technical methods in line with international standards.

Written by Daping Dongzi, Wang Hemei, Kong Qingxi,

Lv Jianjun, Qiao Junwen, Ren Jin, Yang Xiuying,

Zhang Zean, Zhang Hui, Lin Zhi, Hu Chunyan

Report on Pharmaceutical engineering

Pharmaceutical engineering is a new interdisciplinary subject based on pharmacy, chemistry, engineering, life sciences and management. It mainly studies engineering technology and production site management issues in the pharmaceutical process. Pharmaceutical engineering can be divided into chemical pharmaceutical engineering, traditional Chinese medicine pharmaceutical engineering, biopharmaceutical engineering and pharmaceutical preparation engineering. Chemical pharmaceutical engineering focuses on the use of technical means to solve engineering technical problems in the production process of chemical drugs and realizes the large-scale production of chemical drugs. It has strong engineering technical characteristics and is the main part of pharmaceutical engineering. In recent years, a large number of new technologies and new processes have been developed and applied in the field of chemical and pharmaceutical engineering, such as molecular distillation technology, asymmetric catalysis, biocatalysis technology, continuous flow microreaction technology, and pharmaceutical intelligent manufacturing technology, which have greatly promoted the development of pharmaceutical engineering.

The core content of Chinese medicine pharmaceutical engineering is to study the law of the Chinese medicine pharmaceutical industry process and to solve the engineering technical problems in the unit operating system in the production practice. It is an important part of realizing the modernization of Chinese medicine. Since October 20, 2019, the Central Committee of the Communist Party of China and the State Council issued the About Promotion After the "Opinions on the Inheritance and Innovation and Development of Traditional Chinese Medicine", along with the improvement of the level of traditional Chinese medicine production technology, the level of Chinese medicine pharmaceutical engineering has also been continuously developed, the wide application of near-infrared spectroscopy and terahertz spectroscopy, the vigorous advancement of intelligent Chinese medicine manufacturing, and the implementation of continuous Chinese medicine manufacturing , Have greatly accelerated the development of Chinese medicine pharmaceutical engineering. At the same time, the Chinese medicine pharmaceutical majors opened by many domestic universities have also cultivated a large number of reserve talents for the Chinese medicine pharmaceutical engineering industry.

Biopharmaceutical engineering includes microbial pharmaceutical engineering and modern biopharmaceutical engineering that combines cell engineering, enzyme engineering, fermentation engineering and protein engineering with genetic engineering as the core. The development of biopharmaceutical engineering has been nearly a hundred years, especially in recent years, thanks to the application of new sensor technology, the use of new animal cell culture devices, the development of separation and purification technology and synthetic biotechnology, a large number of biopharmaceuticals have been obtained. In 2019 alone, there will be heavy news in the field of biopharmaceuticals such asTuoyi, Honghanlin, Ganlut Sodium Capsules and so on.

In recent years, a series of advances and breakthroughs have been made in modern pharmaceutical preparation technology. The development of new preparation technologies and new methods and their further cross integration with life sciences, engineering sciences and other disciplines have become the industry of pharmaceutical preparation innovation, reform and development, and new technologies. Globalization provides unprecedented opportunities. The application of various innovative technologies such as microneedle transdermal drug delivery technology, anti-tumor drug/stent combinations, 3D printing technology, and microfluidic technology has also promoted the innovation of pharmaceutical preparations. At present, my country's pharmaceutical industry has experienced a process from imitation to a combination of imitation and innovation. The industrial structure has been optimized and upgraded, and its competitiveness has been strengthened. However, due to the long–term neglect of pharmaceutical preparation technology, the level of preparations in my country is still lagging behind developed countries. In the critical period when the research of pharmaceutical preparations has developed to the fourth–generation drug delivery system targeting the cellular level based on in vivo feedback information. It is even more necessary to grasp the opportunity to vigorously develop pharmaceutical preparation technology, strive to complete the curve overtaking in the shortest time, and to become a strong country in pharmaceutical preparations.

Written by Wang Zhixiang, Qu Haibin, Feng min,

Wuqiaqing, Zhang Cong, Jiang Liqun

Report on Chinese materia medica resource

Chinese materia medica resource（CMMR）is the source of traditional Chinese medicine and the material basis for the inheritance and development of traditional Chinese medicine. CMMR has become a national strategic resource because of its importance. Science of CMMR is a multi－disciplinary, interdisciplinary and scientific management science developed on the basis of biological taxonomy, ecology, geography, biochemistry, natural medicinal chemistry and Chinese materia medica. It is a science that studies the types, quantity, distribution, temporal and spatial changes, rational development and utilization and scientific management of CMMR.

In the past two years, the basic theoretical research of Science of CMMR was developing and innovating continuously on the basis of the original theory. The core of basic research on Science of CMMR was to elaborate the quality, evaluation, protection and sustainable utilization of CMMR. Through the continuous research of CMMR, we can find new medicinal resources to improve the quality of Chinese medicine and to ensure the safety and effectiveness of clinical medication. The research objects and research ideas of Science of CMMR are very extensive. Molecular pharmacognosy and other interdisciplinary means were used to analyze comprehensively from macro to micro level. The theoretical research of Science of CMMR was mainly reflected in the types, distribution and division of Science of CMMR, the formation mechanism of genuine medicinal materials, the breeding and cultivation of medicinal plants, the ecological and environmental adaptability of Science of CMMR, the quality and evaluation of Science of CMMR, and the biosynthesis and regulation of effective components of traditional Chinese medicine. In recent years, the molecular pharmacognosy research on the formation mechanism, quality evaluation, biosynthesis and regulation of effective components of genuine medicinal materials, the revelation of replant mechanism of traditional Chinese medicine in the field of medicinal plant breeding and cultivation, and the research of microecology and microevolution in the field of ecological and environmental adaptability of CMMR are hot and difficult problems in the field of Science of CMMR. It is not difficult to see from the above research contents that most of the current studies have reflected the organic combination of basic research on CMMR with modern biological disciplines（such as molecular biology, bioinformatics, system biology, synthetic biology, etc.) and multi – omics technology. The scientific research achievements of CMMR mainly focus on the formation mechanism of genuine medicinal materials, the classification research of medicinal plants, the breeding and cultivation of medicinal plants, the ecological and environmental adaptability of CMMR, the quality and evaluation of CMMR, the biosynthesis and regulation of effective components of traditional Chinese medicine, and the integration of Science of CMMR with other disciplines. These achievements can provide theoretical and practical basis for the quality, evaluation, protection, development and sustainable utilization of CMMR.

Although the Science of CMMR has developed rapidly in recent years, the research results are quite abundant, there are still some deficiencies in some research fields, such as multi angle, deep – seated and systematic research on genuine medicinal materials, research on the development and protection of CMMR, research on the gene of traditional Chinese medicine, and research on the sustainable utilization of CMMR. Therefore, the future development direction of Science of CMMR mainly includes the investigation and dynamic monitoring of CMMR, the protection of rare and endangered traditional Chinese medicine, the formation reason and producing area tracing research of genuine medicinal materials, ecological agriculture and soil remediation of traditional Chinese medicine, development and recycling of CMMR, synthetic biology of CMMR, and economics of CMMR. With the continuous development of the basic theory of Science of CMMR and the continuous improvement of variousomics and modern biotechnology, it is believed that in the near future, some key and difficult problems in the field of Science of CMMR will be solved. At the same time, we expect that in the next ten years, under the guidance of traditional Chinese medicine theory, combined with international cutting-edge science and technology, such as data science, information technology and biotechnology, the Science of CMMR will develop into a domestic first-class discipline with digital resource management, three-dimensional resource protection, ecological resource utilization, molecular scientific research and inter-disciplinary talent cultivation.

Written by Huang Luqi, Miu Jianhua, Lan Qingshan,

Peng Daiyin, Guo Lanping, Qiu Zhidong,

Zhang Zhongyi, Zhang yongqing, Zhang Xiaobo

329

Report on Ethics of Medical Research in China

The establishment of Chinese institutional ethics committees and medical research ethics review work generally follow the footsteps of European and American ethics committees and ethical review systems, especially the US ethics committees and ethics review systems. The core culture and values of China are combined with China's national conditions to form its own characteristics.

China's ethics committee originally appeared for the purpose of establishing medical ethics, and ethics review was only its auxiliary function, mainly because domestic clinical medical research was not active enough at that time, and there was not much international cooperation in clinical medical research. With the rapid development of modern scientific and technological revolution, ethical issues in life sciences and medical research continue to emerge. The hospital ethics committee has been given an important mission, namely, how to protect the safety, health and rights of subjects in clinical medical research, and ethic review has gradually become one of the main functions of the ethics committee.

In China, new ethical issues and challenges in the development of medical research have been accompanied by the development of research ethics, which has contributed to the spiral progress of medical research management and ethical review.

The HeJiankui "gene-edited babies" incident reported on November 26, 2018, became an event that shocked the global scientific community immediately. For a time, international voices accusing China of lacking a bottom line of research ethics were raging, triggering a series of investigations by the National Health and Construction Commission and the Ministry of Science and Technology. Finally, the He Jiankui related personnel were sentenced for this. The National Health Commission issued an emergency action. On February 26, 2019, it promulgated the "Regulations on the Clinical Application of New Biomedical Technologies (Draft for Comment)". It is emphasized that the purpose of formulating these regulations is to "standardize the clinical research and transformation application of new biomedical technologies, promote medical progress, ensure medical quality and safety, and maintain human dignity and life and health", and pioneered the implementation of clinical research on new biomedical technologies Hierarchical management. The clinical research of new low-and medium – risk biomedical technologies is managed by the provincial health authority, and the clinical research of new high-risk biomedical technologies is managed by the health authority of the State Council. After a lapse of one month, the "Administrative Measures for Clinical Research and Transformation of Somatic Cell Therapy (Trial)" (draft for comments) came into being on March 29, 2019. The National Health Commission emphasized that it was to "meet clinical needs, standardize and promote the clinical research and translational application of somatic cell therapy, and formulate these measures in accordance with the "Drug Administration Law of the People's Republic of China" and "Regulations on the Management of Medical Institutions".

Written by Zhao Xiu li, Zhao Jun, Shen Yifeng,

Li Xuening, Zhao Xia, Wang Xin

Report on Drug clinical trial industry

On February 19, 2004, the former State Food and Drug Administration and the Ministry of Health jointly formulated the "Measures for Qualification Accreditation of Drug Clinical Trial Institutions (Trial)", and thus began to implement the qualification accreditation of drug clinical trial institutions. By the end of 2019, the number of national drug clinical trial institutions accredited has increased by nearly ten times, and has now reached 886, mainly in areas with high medical standards such as Guangzhou, Jiangsu, and Beijing. The "Drug Administration Law of the People's Republic of China" that was implemented on December 1 2019 changed drug clinical trial institutions from qualification accreditation to filing management. As of the end of September 2020, 739 hospitals have completed the registration of drug clinical trialinstitutions, and according to the current filing speed, it is expected that the number of qualification filings for drug clinical trial institutions will exceed the number of qualification certifications for drug clinical trial institutions by the end of 2020.

On September 6, 2013, the former State Food and Drug Administration issued Announcement No. 28 of 2013 through its official website, requiring that all those who have obtained the State Food and Drug Administration's clinical trial approval and conduct clinical trials in China should report on this Platform for registration and information disclosure. As of

August 2020, a total of 11 372 clinical studies have been registered on the platform, and the number of registrations has been steadily increasing since 2016.

In 2005, the team of Professor WuTaixiang and Professor Li Youping from West China Hospital of Sichuan University established the China Clinical Trial Registration Center. In 2007, the Ministry of Health designated it to represent my country to participate in the World Health Organization International Clinical Trial Registration Platform. From the analysis of the types of clinical studies registered in the past, most of the clinical studies currently registered in the China Clinical Trial Registration Center are clinical studies initiated by researchers. In the past ten years, the number of clinical studies registered by the China Clinical Trial Registration Center has been increasing year by year. At present, more than 36 000 items have accumulated. Project registration areas are also concentrated in Shanghai, Beijing, Guangzhou and other places. Generally speaking, with the improvement of relevant policies, laws and regulations on drug clinical trials in Mainland China, the number and quality of drug clinical trials have gradually increased.

Written by Xu Zhong Yuan, Cao Yu, Wang Meixia,
Chen Yongchuan, Wang Xiuqin, Tang Anbang

Report on Clinical trial of Chinese medicine on tumor

Although Chinese herbal medicine has been more and more widespread used by patients and medical workers all over the world, high-quality clinical trials of Chinese herbal medicine in oncology are still limited. We made recommendations for scientifically rigorously designed clinical trials to evaluate their safety and effectiveness for cancer patients. In order to achieve this goal, the Chinese Pharmaceutical Association TCM Oncology Drugs and Clinical Research Professional Committee convened a working group composed of clinical oncology experts, TCM experts, clinical researchers, biostatisticians and industry/government representatives to formulate TCM Principles and methods of oncology drug clinical trials. They determined the research and development direction of two types of drugs according to the purpose of treatment: prolonging survival and symptom management. The working group also emphasized the use of appropriate international standards to evaluate the effects of Chinese herbal medicines, and to formulate more appropriate standardized diagnostic criteria, treatment methods, and outcome evaluations of Chinese medicine based on the characteristics of Chinese medicine. These recommendations are aimed at improving research design and methods to conduct more rigorous and scientific clinical research of Chinese medicine on tumor.

Written by Lin Hongsheng, Zhang Weidong, Lu Yin, Xu Ling,

Yang Guowang, Chen Xiaoguang, Liu Jie, Fan Huiting

Report on Hospital pharmacy

The progress of the construction of the hospital pharmacy discipline in China is manifested in: establishing the educational system for clinical pharmacy and train clinical pharmacists; promoting pharmacists to participate in clinical rational use of drugs; giving full play the leading role of the Hospital Pharmacy Committee of the Chinese Pharmaceutical Association; carrying out hospital pharmacy academic activities and international exchanges; publishing hospital pharmacy academic journals and series of textbooks; Selection of national key specialty construction units of clinical pharmacy. By the end of 2019, the National Health Commission had entrusted the Chinese Hospital Association to build 262 hospitals into national clinical pharmacist training bases, and trained 14, 498 clinical pharmacists and 2 071 clinical teachers in total; Entrusted the Clinical Pharmacy Branch of the Chinese Medical Association to open 153 clinical pharmacy student training centers and 36 teacher training centers; The Hospital Pharmacy Professional Committee of the Chinese Pharmaceutical Association always puts academic activities and discipline construction in the first place: co-organized the "Tsinghua University International Innovation Management (Hospital Pharmacy Management) Postgraduate Course Program" with Tsinghua University and Xi'an Janssen Pharmaceutical Co. Ltd. and has held classes so far in the 11th period, 618 new department directors with modern management concepts were trained for hospital pharmacy. They continue to explore the research goals and tasks of the hospital pharmacy discipline, to expand the connotation and extension of the discipline construction, to publish a series of papers and publish the monograph "The History of the Development of Chinese Hospital Pharmacy"; Build an academic exchange platform, strengthen cooperation and exchanges with fraternal societies, and expand academic influence; Actively participate in international exchanges and lead Chinese hospital pharmacists to the world; On April 21, 2020, the International Pharmaceutical Federation (FIP) officially released the Expert Consensus on CoVID – 19 Clinical Rational Drug Use formulated by the Hospital Pharmacy Professional Committee of the Chinese Pharmaceutical Association (CMA), contributing "China's experience" and "China's wisdom" to the global joint fight against CoVID – 19.

By consulting domestic and foreign hospital pharmacy literature in the past 20 years, with the help of bibliometrics and CiteSpace software, compare the progress of domestic and foreign hospital pharmacy subjects: Foreign hospital pharmacy research has always attached importance to "pharmaceutical service" and "education". The frequency of "care" and "education" as keywords is as high as 1 419 times, accounting for 44.3%; In the domestic literature, "education" has not entered the forefront of keyword frequency, and "service" only accounts for 7.4%; The emerging words "interprofessional education" and "medication reconciliation" in related literature in recent years deserve our great attention; The top three foreign hospital pharmacy literatures (78 times, 68 times, 55 times), are still related to "pharmaceutical care" and "education", which proves once again that this is the focus of global hospital pharmacy research.

The future development of hospital pharmacy in my country should focus on solving the following problems: Pay close attention to the construction of hospital pharmacy disciplines, improve the clinical pharmacy education system, promote the construction of relevant laws and regulations, and comprehensively promote pharmaceutical services; The highlights of the revised version of the Basel Statement of the International Federation of Pharmacy (FIP) on the future development of hospital pharmacy are: for the first time the concept of "drug conscientious use" is proposed and the specific meaning is explained; Further clarify the responsibilities of hospital pharmacists; expand the responsibilities and authority of hospital pharmacists; The concept of "seven corrects" was put forward for the first time; "cooperativeprescription" became a new prescription model and accelerated its promotion; FIP's global perspective on health development vision in 2020: improve the level of pharmaceutical practice and science to benefit patients; The American Association of Health System Pharmacists' outlook on hospital pharmacy: the future development of hospital pharmacy, the industry mission must be patient-centered and meet the needs of individual patients for medication; As hospitals continue to improve the quality of medical care and provide better services to patients, the social status of pharmacists will become more and more important.

Written by Zhang Yu, Chen Xiao, Zhang Bikui, Miao Liyan,

Zhao Rongsheng, Wu Xin'an, Qv Jian

Report on Pharmacoepidemiology

This paper introduced the international and domestic research progress in pharmacoepidemiology and made predictions and suggestions for the research trend and development direction of the discipline. In recent years, the automatic monitoring of adverse drug reactions (ADR) and the active monitoring of ADRs in China have been deepened, thereby improving the efficiency and quality of ADR reporting, reducing the cases of ADR omission, and sharing the warning information of drug safety. Domestic scholars used data mining technology to mine and evaluate ADR signals, which could find drugs that were harmful to human health timely and accurately and provided reference for people to use drugs safely. Ji Xiangmin and others selected pharmacological network models (PNM) to predict adverse drug reactions. In addition, in China, the real-world electronic diagnosis and treatment data have been further utilized. In recent years, Wu Jiarui's team has completed a total of 120 meta-analysis studies on traditional Chinese medicine injections, involving 32 types of traditional Chinese medicine injections and 31 diseases, which provided an example for the re-evaluation of traditional Chinese medicine injections. Based on a systematic review of the standards or guidelines of pharmacoepidemiology research methodology at home and abroad, the Committee of Pharmacoepidemiology of the Chinese Pharmaceutical Association has formulated a pharmacoepidemiological research methodology guide line that is in line with China's national conditions. At present, several foreign countries have started the construction of active monitoring system for the safety of post-marketing drugs, among which the typical example was the US FDA's Sentinel Initiative. In recent years, real-world evidence (RWE) has made significant breakthroughs in terms of concept, legislation and practice, and the use of real - world data (RWD) to generate RWE through appropriate design and analysis has become a common concern in academia, industry, and regulatory agencies. Cooperation networks or organizations such as the International Monitoring Network on rational use of drugs, the European Network of pharmacoepidemiology and Pharmacovigilance Centers, the European Monitoring Network for Antimicrobial Abuse, and the Asian cooperation network on pharmacoepidemiology established by the WHO have played an important role in promoting the comparative study of drug use among different countries or regions. Various types of bias are almost always encountered in pharmacoepidemiological research. Therefore, selection bias and its control, information bias and its control, confounding bias and its control were one of the most active areas of pharmacoepidemiological research. The future development trend of pharmacoepidemiology is the transformation of medical big data research from "data mining" to "data cultivation". The real-world research is more and more extensive, and the evidence-based pharmaceutical research is further developing. In the future, it is necessary to strengthen policy guidance, increase support for pharmacoepidemiological research, encourage institutional cooperation and international exchanges, improve the pharmacovigilance data system, learn from foreign ADR relief systems, and gradually establish an ADR relief system that suits China's national conditions.

Written by Xin Huawen, ZhanSiyan, Wu Jiarui

Report on Pharmacoeconomics

Pharmacoeconomics has played a critical role in China's national healthcare system reform as a result of explicit policy demand and improved discipline capability. In 2017—2019, the relevant government agencies conducted the drug reimbursement negotiation for three consecutive years and emphasized the importance of pharmacoeconomics evidence, in which reports of pharmacoeconomics evaluations and budget impact analyses were officially included as the supporting evidence in determining prices. In addition, with China's diagnosis-related groups (DRGs) payment reform deepening, pharmacoeconomics will also play a greater role in the determination of hospital formulary list and clinical rational drug use.

As a core content of pharmacoeconomics, pharmacoeconomics evaluation aims to identify, measure and compare the cost and health outcome of different interventions. Several scholars have focused on the key elements of study design for pharmacoeconomics evaluation and have made some progress on methodology in the recent years, including (i) translating the Chinese versions of EQ – 5D – 3L, EQ – 5D – 5L and SF – 6D instruments and establishing the corresponding tariffs for the general population of mainland China, which may enhance the accuracy of health outcome measurement; (ii) using partitioned survival model and discrete events simulation model (DES) to perform the analyses in a pharmacoeconomic evaluation; (iii) using network meta-analysis (NMA) to compare the efficacy between two interventions in the absence of head-to-head comparison evidence; (iv) improving causal inferences by analytic methods (multiple regression analysis, stratified analysis, propensity score analysis, etc.) to obtain real-world evidence, which could be used in pharmacoeconomics evaluation.

After nearly ten years of development, a complete curriculum system for pharmacoeconomics with more professional teachers has been established in many universities in China. In addition to universities, the relevant research institutes, associations as well as hospitals, etc. have also begun to engage in pharmacoeconomics studies. In order to help these scholars conducting pharmacoeconomics studies in a more standardized way and improve the quality and level of studies, the China Society for Pharmacoeconomics and Outcomes Research have compiled "China Guidelines forPharmacoeconomic Evaluations 2020 (Chinese-English Version)" led by the Chairman Golden Liu. What is more, Chinese scholars have also compiled several books or textbooks related to pharmacoeconomics methodology, which may greatly promote the development of pharmacoeconomics in China.

More efforts will be made in basic research, achievement transformation and application of pharmacoeconomics in the years ahead to improve the quality of studies, provide more high-quality evidence for the determination of hospital formulary list and clinical rational drug use, and inform China's healthcare system reform.

Written by Liu Guo'en, Wu Jiuhong, Sun Lihua, Wu Jing, Dong Zhaohui

337

Report on Pharmaceutical History and Materia Medica

Pharmaceutical history and materia medica are the foundation of the study of TCM and an important part of the scientific research system of TCM. The main research contents include the study of pharmaceutical history, the textual research of materia medica and the archaeological research of materia medica.

In recent years, with the prosperity and development of Traditional Chinese medicine, the research on Pharmaceutical history has gradually attracted the attention of scholars. Pharmaceutical history research involves many aspects, such as the history of ancient history, the history of modern medicine, especially the introduction of western medicine and in the development history of domestic, history of Chinese and foreign drug exchanges, the history of medicinal materials production and operation factories, the history of famous and high-quality medicines, the history of local medicines, the history of the development of pharmacies, the history of medicinal materials collection and dissemination, the history of pharmaceutical institutions, the history of pharmaceutical education, the history of people, and the research of folklore related to medicine. The research on the pharmaceutical history is mainly carried out from the aspects of journal papers, academic conference papers of professional committees, academic works, local chronicles, and field visits.

The textual research of materia medica was carried out to clarify the origin and flow of traditional Chinese medicine and provide guidance for the quality evaluation of traditional Chinese medicine. The traditional pharmacology with Chinese characteristics was called "materia medica" in ancientChina, which means "grass-based". The textual research on materia medica is to study the evolution and change of Chinese characteristic drugs in the historical dynasties. This research includes many contents, such as the continuation and change of ancient and modern TCM foundations, the historical basis of the authenticity of TCM, and the inheritance and change of the quality evaluation of TCM.

In 2018, AcademicianLuqi Huang creatively put forward the concept of materia medica by combining the disciplines of materia medica and archaeology. Materia Medica Archaeology is a new direction for the systematic study of archaeological drugs or drug-related remains. It is the intersection of archaeology and Materia Medica. It not only serves archaeology but is also an important field of Materia Medica. The common goal is to understand ancient humans and the history of prevention and treatment of diseases, including the use of medicines, further elaborates the development process of human medical culture.

By reviewing the recent research progress of pharmaceutical history and materia medica, this paper aims to pay attention to the research trends of pharmaceutical history and guide the new direction of pharmaceutical research, clarify the source and flow of materia medica, expound the genuineness of materia medica, and provide the basis for the quality evaluation of materia medica, to reveal the origin and vicissitude of materia medica, and obtain new development opportunities.

Written by Peng Huasheng, Wan Fang

Report on Pharmacy Administration

The overall scale of pharmacy administration education is stable, and colleges and universities are increasingly devoted to discipline construction now. Among the more than 400 domestic universities with pharmacy specialties, 13 universities have established pharmacy administration majors, 23 universities have independently established secondary disciplines related to pharmacy administration, and 2 universities have independently established pharmacy administration-related inter-discipline, 6 universities are PhD conferral units, and 2 universities are selected as "double first-class" subjects. In recent two years, more than 130 academic PhDs and master students, and more than 110 professional master students have been trained. Among the master graduation thesis of various majors, 582 are related to pharmacy administration; 18 textbooks have been published; 2 national experimental teaching centers, 2 national virtual simulation experiment teaching centers and 4 provincial and ministerial teaching centers have been established.

Pharmacy administration is active in academic research, and the construction of think tanks facilitates the development of supervision science. From 2018 to 2019, 65 pharmacy administration-related topics from 48 colleges and universities received funding from the National Social Science (15), National Natural Science (30), and the Ministry of Education Humanities and Social Sciences Fund Project (20). In recent two years, there have been nearly ten thousand academic papers regarding pharmacy administration published in Chinese scientific journals, of which about 2 600 are published in Chinese core journals, thus the scientific research on drug regulation continues to heat up; 36 monographs have been published. 9 new drug administration research platforms and 7 drug supervision research institutes (centers) were added. The construction of the supervision research base has concentrated the superior disciplines resources, transmitted the pressure of drug supervision scientific innovation, stimulated the investment in pharmaceutical administration discipline on the part of universities, which is extremely beneficial to the discipline development.

Pharmacy administration practice "industry, education, research and utilization" is deeply integrated. Colleges, associations, or scientific research units take the initiative, through various academic conferences, forums, summits and other activities, to promote government agencies, pharmaceutical industry, college scientific research units and other social members to explore and communicate issues about pharmacy administration disciplines. So as to promote the healthy and rapid development of China's medical and pharmaceutical industry.

Through analysis of Chinese and foreign academic papers by medical subject words retrieval, it is found that the research hotspotsare vary. The common concerns include drug regulations, drug utilization, pharmacists, and the medical and pharmaceutical industry. The difference is that domestic papers focus more on the topics of drug store administration, hospital pharmacy services, and drug treatment administration, namely, "hospital pharmacy administration" is the main body; while foreign papers follow on social sciences, investigations, medication errors, and drug misuse, etc., presenting more characteristics of "social and administration pharmacy".

Thanks to the huge amount of prescription distribution and medical order review workload in domestic medical institutions, the intensive, informational and intelligent academic papers published in medical institutions' pharmaceutical affairs administration have exceeded or approached PubMed detection, including centralized preparation of intravenous infusion (PIVAS) administration, informatization, automated drug delivery, intelligent pharmacy, clinical pharmacy information system, prescription monitoring items (including prescription reviews, pre-prescription review, inpatient medical order monitoring intervention, etc.), etc. Big data mining has further promoted the development of pharmaceutical administration and regulatory science.

Firstly, the multidisciplinary focus on the field of pharmacy administration (reflected in funds and graduate degree thesis). With the deepening of interdisciplinary integration, pharmacy administration may divide into multiple sub-disciplines and sub-specialties in the future.

Secondly, discipline research hotspots are driven by government's needs, and in the future, the pharmacy administration think tank will play an active role in planning and decision-making in various fields.

Thirdly, discipline development continuously learns from advanced foreign theories and experiences, and may lead international peers in intelligence, informatization and big data mining in the future.

Finally, the scale of pharmacy administration professionals will continue to expand. In the future, the talents highland radiation effect of universities can be used to strengthen the teaching staff.

Written by Shu Lixin, Chen Shengxin, Zhang Aiping, Liu Xinshe, Ye Hua, Tian Kan, Fang Yu, Ren Lei, Han Dan, Guo Mingming, Zhang Yiqian